口腔顎顔面疾患
カラーアトラス

監修　道　健一　昭和大学歯学部第一口腔外科学講座教授
編集　佐藤　廣　日本大学歯学部口腔外科学Ⅱ講座教授
　　　白数力也　大阪歯科大学口腔外科学第一講座教授
　　　又賀　泉　日本歯科大学新潟歯学部口腔外科学教室第2講座教授
　　　道　健一　昭和大学歯学部第一口腔外科学講座教授
　　　山根源之　東京歯科大学オーラルメディシン講座教授

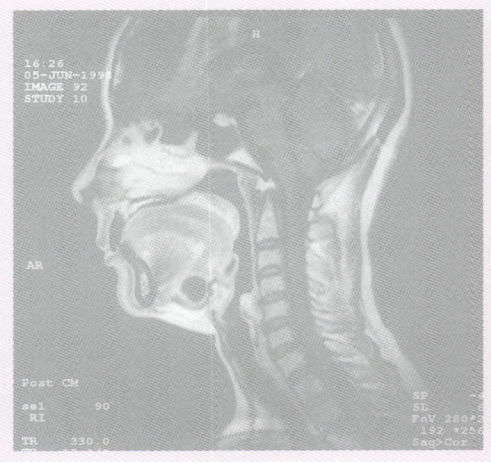
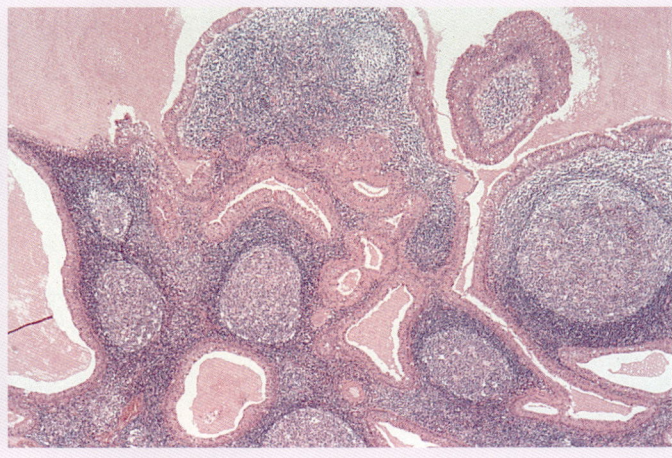

永末書店

執筆者一覧

有家　　巧	大阪歯科大学口腔外科学第二講座助手
有末　　眞	北海道医療大学歯学部口腔外科学第Ⅱ講座教授
石橋　克禮	鶴見大学歯学部口腔外科学Ⅱ講座教授
植野　　茂	大阪歯科大学口腔外科学第一講座講師
覚道　健治	大阪歯科大学口腔外科学第二講座教授
久保田英朗	神奈川歯科大学口腔外科学第2講座教授
古郷　幹彦	大阪大学大学院歯学研究科顎口腔病因病態制御学講座助教授
坂下　英明	明海大学歯学部口腔外科学第2講座教授
佐藤　　廣	日本大学歯学部口腔外科学Ⅱ講座教授
下田　恒久	福岡歯科大学口腔外科学講座助教授
白数　力也	大阪歯科大学口腔外科学第一講座教授
住吉　周平	福岡歯科大学口腔外科学講座講師
高井　良招	朝日大学歯学部口腔外科学講座教授
中村　武夫	日本大学松戸歯学部口腔外科学Ⅱ講座教授
南雲　正男	昭和大学歯学部第二口腔外科学講座教授
西村　　均	日本大学松戸歯学部口腔外科学Ⅱ講座講師
本田　武司	福岡歯科大学口腔外科学講座教授
又賀　　泉	日本歯科大学新潟歯学部口腔外科学教室第2講座教授
道　　健一	昭和大学歯学部第一口腔外科学講座教授
虫本　浩三	大阪歯科大学口腔外科学第一講座助教授
山岡　　稔	松本歯科大学口腔顎顔面外科学教授
山根　源之	東京歯科大学オーラルメディシン講座教授
山本　美朗	明海大学歯学部口腔外科学第1講座教授

（五十音順）

序

　歯科医師は口腔科の専門医として、社会に貢献することが望まれている。そのために学部教育、卒後研修、生涯教育において、口腔・顎・顔面全体の疾患についての広い知識と実用的な診断能力を身につけることが要求されている。高度な手術を含めた専門的な治療は治療環境が整った地域拠点病院に任せられるとしても、診断については初学者あるいは一般臨床家といえども、一定以上の能力が要求される。このような状況に対応するために学部学生、卒後臨床研修医、および一般臨床医に理解しやすい診断学の成書が必要である。

　現存の成書にも口腔疾患の診断を目的としたものがいくつかみられるが、専門家向けのものは膨大で理解しにくい傾向があり、学部学生向けあるいは国家試験向けのものでは内容的に偏りがあり、やや不十分なきらいがある。また、一方では医学・歯学の進歩および出版界の変化はめざましいものがあり、名著といわれたものでも年限を経て実用性が乏しくなってしまった。

　そこで、本書は最新の疾患分類あるいは疾患概念に基づく構成とし、学部学生や卒後研修医にも理解でき、一般臨床医や専門医にも役立つ内容で、しかも、あまり膨大ではない成書を目指すことを編集方針とした。従って、稀な疾患で学会で症例報告されるようなものまでも含む必要はないと考えて、疾患の範囲を限定した。そのために疾患の種類としては口腔外科で扱う疾患の80％程度に止まると思うが、一般臨床医が遭遇する症例の99.9％、拠点病院で取り扱う症例の99％は網羅されていると思う。

　本書の書名としては当初、永末書店からすでに刊行されている「口腔顎顔面外科治療学」と合わせて「口腔顎顔面外科診断学」とし、両者を一連のものとする案もあった。しかし、本書が口腔外科学の専門書としてではなく、歯科医学あるいは口腔科学を目指す多くの人の診断の指針となることを願って「口腔顎顔面疾患カラーアトラス」とした。結果的に書名は合わなくなったが、本書は内容的に「口腔顎顔面外科治療学」との姉妹書として編集されているので、本書で足りない治療学の部分はこの書を参考にして頂きたい。

　執筆陣は本書の永続性を願って、全国私立大学の新進気鋭の教授を中心として構成した。その結果、最新の知見に基づいた原稿と適切な症例を頂くことができた。執筆にご協力頂いた諸先生に深謝する。

　本書の体裁については、永末書店のご理解を頂いて最先端の出版技術を盛り込んで頂くこととした。ご尽力頂いた同書店の桂川啓子氏、加藤啓子氏、佐藤祐子氏に感謝する。

　最後に、本書が歯科界の発展にいささかでも寄与することができることを願って筆を擱く。

2000年11月1日
道 健一

目 次

■ 第1章　歯と歯周組織の疾患 ■

1．歯の疾患　　　　　　　　　　　　　　　　　本田　武司／下田　恒久／住吉　周平

総　論 2

1）萌出の異常 4
　①先天歯　4　／②乳歯の晩期残存　4　／③智歯の埋伏　5　／④その他の埋伏　6　／
　⑤過剰埋伏歯（正中過剰埋伏）　6

2）数の異常 7
　①少数歯症および先天欠如　7　／②過剰歯　8

3）位置の異常 8
　①歯の転位　8　／②歯の移転　8

4）咬合の異常 9
　①反対咬合　9　／②切端咬合　10　／③過蓋咬合　10　／④交叉咬合　10　／
　⑤叢生　10　／⑥歯間離開　10

5）大きさと形の異常 11
　（1）歯冠の異常 11
　　①巨大歯　11　／②矮小歯　11　／③円錐歯　11
　（2）歯根の異常 11
　　①歯根肥大　11　／②歯根の弯曲　11
　（3）癒合歯・癒着歯 12
　　①癒合歯　12
　（4）歯内歯 12

6）構造の異常／着色・変色 13
　①Hutchinsonの歯　13　／②エナメル質形成不全　13　／③Turnerの歯　13　／
　④象牙質形成不全　13　／⑤斑状歯　13　／⑥変色歯　13

7）物理的・化学的損傷 14
　①咬耗と摩耗　14　／②侵蝕症　14

8）歯髄・歯根尖の疾患 14
　①齲蝕によらない歯髄炎　14

9）外傷 15
　①歯の破折　15　／②歯の脱臼　16　／③歯の嵌入　16

2．歯周組織の疾患　　　　　　　　　　　　　　　　　　　　　　　　　　　　有末　眞

総　論 17

1）歯肉炎および類似疾患 18
　（1）慢性剥離性歯肉炎 18
　（2）肥大性歯肉炎・歯肉増殖症 18
　　　①口呼吸性歯肉炎　18　／②フェニトイン歯肉増殖症　18　／③ニフェジピン歯肉増殖症　18
　（3）歯肉線維腫症 19

2）腫瘍類似疾患 19
　　　①義歯性線維腫　19　／②フラビーガム（コンニャク状顎堤）　19

3）エプーリス 20
　　　①肉芽腫性エプーリス　21　／②線維性エプーリス　21　／③血管腫性エプーリス　21　／
　　　④骨形成性エプーリス　21　／⑤巨細胞性エプーリス　22　／⑥先天性エプーリス　22　／
　　　⑦妊娠性エプーリス　22

第2章　口腔・顔面の疾患

1．先天異常および発育異常　　　　　　　　　　　　　　　　　　　山岡　稔／古郷　幹彦

総　論 24

1）裂奇形 26
　　　①唇裂　＜両側唇裂＞＜片側性不完全唇裂＞＜片側性完全唇裂＞　26
　　　②その他の顔面裂　＜横顔裂＞＜斜顔裂＞＜正中上唇裂＞＜偽正中上唇裂＞　27

2）口唇・頬部の異常 28
　　　①先天性下唇瘻　28　／②先天性口角小窩　28　／③Fordyce斑　28　／④咬筋肥大症　28

3）舌・口底の異常 29
　　　①巨大舌　29　／②舌扁桃肥大　29

4）小帯の異常 30
　　　①上唇小帯異常　30　／②頬小帯異常　30　／③舌小帯短縮（舌強直）症　30

2．損　傷　　　　　　　　　　　　　　　　　　　　　　　白数　力也／虫本　浩三／植野　茂

総　論 31
　　　①切創　32　／②挫創　32　／③咬傷　32　／④裂創　32　／⑤気腫　33　／
　　　⑥放射線性口内炎　33　／⑦熱傷　33　／⑧電気的損傷　33

3. 感染症（付：炎症）　　　　　　　　　　　　　　　　　　久保田 英朗

総 論 34

A．細菌感染症 38

1）非特異性炎 38
①急性口底炎　38　／②頬部蜂巣（窩）織炎　39　／③扁桃周囲膿瘍　40　／
④急性化膿性リンパ節炎　40　／⑤慢性リンパ節炎　41　／⑥外歯瘻　41　／
⑦歯性重症感染症　42

2）特異性炎 43
①顎部放線菌症　＜顔面＞＜根尖＞　43　／②梅毒　44　／
③結核性リンパ節炎／口腔結核　45

3）口腔カンジダ症 46
①急性偽膜性カンジダ症　46　／②慢性肥厚性カンジダ症　46　／
③紅斑性（萎縮性）カンジダ症　46

B．ウイルス感染症 47

1）単純疱疹ウイルス感染症 47
①疱疹性歯肉口内炎　47　／②疱疹性口内炎　47　／③口唇疱疹　47

2）水痘・帯状疱疹ウイルス感染症 48
①帯状疱疹　48　／② Hunt 症候群　48

3）コクサッキーウイルス感染症 49
①ヘルパンギナ　49　／②手足口病　49

4）麻疹ウイルス感染症 49

4．嚢 胞　　　　　　　　　　　　　　　　　　　　　　　中村 武夫／西村 均

総 論 50

A．非歯原性嚢胞 51

1）先天性嚢胞 51
①類皮嚢胞および類表皮嚢胞　51　／②鰓嚢胞（側頸嚢胞）　52　／③甲状舌管嚢胞　53　／
④鼻歯槽嚢胞（鼻唇嚢胞）（Klestadt 嚢胞）　54

2）唾液腺貯留嚢胞 54
①粘液嚢胞（下唇、頬粘膜）　55　／②ガマ腫　55　／③ Blandin-Nuhn 嚢胞　56

B．歯原性嚢胞 56

1）幼児の歯肉嚢胞（Epstein 真珠） 56

5．腫瘍および類似疾患

総論 .... 山根　源之 58

A．良性腫瘍 .... 山根　源之 62

1）上皮性腫瘍 62
①乳頭腫　62　／②多形性腺腫　62

2）非上皮性腫瘍 63
①線維腫　63　／②脂肪腫　63　／③リンパ管腫　＜リンパ管腫＞＜囊胞性リンパ管腫＞　64　／④血管腫　＜口腔内の血管腫＞＜顔面の血管腫＞＜Sturge-Weber症候群＞　65　／⑤神経鞘腫　66　／⑥神経線維腫症（von Recklinghausen病）　67

B．悪性腫瘍 .... 道　健一 68

1）前癌病変 68
①白板症　68　／②紅板症　69

2）癌腫 70
（1）扁平上皮癌 70
①上顎歯肉癌　72　／②上顎硬口蓋癌　73　／③下顎歯肉癌　74　／④舌癌　76　／⑤口底癌　77　／⑥頰粘膜癌　78　／⑦中咽頭癌　78
（2）小唾液腺悪性腫瘍 79
①腺様囊胞癌　80　／②粘表皮癌　80　／③多形性腺腫内癌腫　81　／④腺房細胞癌　81

3）肉腫 82
①悪性線維性組織球腫　82　／②横紋筋肉腫　83

4）その他 84
（1）悪性リンパ腫 84
①悪性リンパ腫（口腔内）　84　／②悪性リンパ腫（頸部）　85
（2）悪性黒色腫 86
（3）転移性腫瘍 86

C．腫瘍類似疾患 .... 道　健一 88
①軟部好酸球肉芽腫　88　／②壊死性唾液腺化生　89

6．口腔粘膜疾患および類似疾患 　　　　　　　　　　　南雲　正男

総論 90

1）色素性病変 92
①メラニン色素沈着症　92　／②外因性色素沈着　92　／③色素性母斑　92

2）潰瘍形成性疾患 93
①褥瘡性潰瘍　93　／②Riga-Fede病　93　／③壊死性潰瘍性歯肉口内炎　93

3）アフタ性潰瘍 94
　①孤立性アフタ　94　／②慢性再発性アフタ　94　／③Behçet病　95
4）角化病変 96
　①扁平苔癬　96　／②白板症　97
5）自己免疫性水疱症 98
　①尋常性天疱瘡　98　／②類天疱瘡　98
6）多形滲出性紅斑 99
　①多形滲出性紅斑　99　／②Stevens-Johnson症候群　99
7）舌炎および類似疾患 100
　①地図状舌　100　／②溝状舌　100　／③正中菱形舌炎　101　／④黒毛舌　101　／
　⑤舌苔　101　／⑥平滑舌　101
8）口唇炎および類似疾患 102
　①肉芽腫性口唇炎　102　／②血管神経性（Quincke）浮腫　102　／③口角びらん　103
9）血液疾患・出血性素因による口腔症状 .... 道　健一 ... 104

　総　論 104
　（1）赤血球系の変化を主徴とする疾患 106
　　①鉄欠乏性貧血（Plummer-Vinson症候群）　107　／②悪性貧血（Hunter舌炎）　107　／
　　③巨赤芽球性貧血（胃全摘出後）　107
　（2）白血球系の変化を主徴とする疾患 108
　　①急性骨髄性白血病　108
　（3）出血性素因を主徴とする疾患 109
　　a．血小板の異常によるもの 110
　　　①特発性血小板減少性紫斑病（ITP）（急性下顎骨周囲炎）　110
　　b．凝固因子の異常によるもの 110
　　　①血友病A　110

7．唾液腺疾患　　　　　　　　　　　　　　　　　　　　　　　　　　　又賀　泉

　総　論 112
1）唾石症 114
　①耳下腺唾石　114　／②顎下腺導管内唾石　115　／③顎下腺腺体内唾石　115
2）大唾液腺炎 116
　①化膿性耳下腺炎　116　／②化膿性顎下腺炎　116　／③反復性耳下腺炎　117　／
　④流行性耳下腺炎　117
3）免疫異常による唾液腺炎 118
　①Sjögren症候群　118
4）唾液腺の腫瘍および腫瘍類似疾患 119

- (1) 腫瘍 119
    - a．良性腫瘍 119
      - ①顎下腺多形性腺腫　119　／②耳下腺多形性腺腫　120　／③耳下腺Warthin腫瘍　121
    - b．悪性腫瘍 122
      - ①耳下腺癌（多形性腺腫内癌腫）　122　／②顎下腺癌（腺様囊胞癌）　123　／
      - ③顎下腺癌（腺房細胞癌）　124
  - (2) 腫瘍類似疾患 125
    - ①慢性硬化性唾液腺炎（Küttner腫瘍）　125

8．神経疾患・心因性病態　　　　　　　　　　　　　　　　　　　　　　　　　佐藤　廣

総　論 126

- 1）神経麻痺 128
  - ①顔面神経麻痺　128　／②三叉神経麻痺　129　／③舌下神経麻痺　129
- 2）神経痛 130
  - ①三叉神経痛　130

■ 第3章　顎・顎関節の疾患 ■

1．先天異常および発育異常

総　論 ....道　健一 132

A．口蓋裂および類似疾患 ....道　健一 136

- 1）口蓋裂 136
  - ①口蓋裂　136　／②唇顎口蓋裂　136
- 2）Pierre Robin 症候群（先天性小下顎・舌下垂症）... 136
- 3）先天性鼻咽腔閉鎖不全症 137
  - ①粘膜下口蓋裂　137　／②口蓋短小症（顔面鼻咽腔症候群：CATCH22症候群）　137

B．顎骨の異常 ....坂下　英明／山本　美朗 138

- 1）顎変形症 138
  - ①上顎前突症　138　／②上顎後退症　139　／③下顎前突症　＜非対称症例＞　139　／
  - ④小下顎症　140　／⑤開咬症　141　／⑥顔面非対称（進行性顔面半側萎縮症）　141　／
  - ⑦骨隆起　＜口蓋隆起＞＜下顎隆起＞　142
- 2）続発性顎変形症 142
  - ①歯槽堤萎縮症　142

C．骨系統疾患および類似疾患 …… 又賀　泉 …… 143

1）骨軟骨異形成症 …… 143
①鎖骨頭蓋骨異形成症＝鎖骨頭蓋異骨症　143　／②大理石骨病（Albers-Schönberg病）144　／③McCune-Albright症候群　145

2）異骨症 …… 146
①下顎顔面異骨症（Treacher-Collins症候群）146　／②頭蓋顔面異骨症（Crouzon症候群）147　／③口腔・顔面・指趾症候群（OFD症候群）148

3）顔面骨罹患を伴う症候群 …… 149
①Marfan症候群（クモ状指趾症）149　／②基底細胞母斑症候群　150

4）顔面骨罹患を伴う染色体異常症 …… 151
①Down症候群　151

5）代謝病・内分泌疾患 …… 152
①腎性骨異栄養症　152　／②Paget骨病（変形性骨炎）153

2．損　傷　　　　　　　　　　　　　　　　　　　　　　　　　山根　源之

総　論 …… 154

A．骨折 …… 156

1）顎骨骨折 …… 156

（1）上顎部骨折 …… 156
①上顎部骨折（Le Fort Ⅰ）157　／②上顎部骨折（Le Fort Ⅱ）157　／③上顎部骨折（Le Fort Ⅲ）158　／④上顎部骨折（吹抜け骨折・blow-out）159

（2）下顎骨骨折 …… 160
①下顎骨骨折　161　／②下顎骨骨折（下顎頸部）161　／③陳旧性下顎骨骨折（不正癒合）162　／④小児下顎骨骨折　162　／⑤病的下顎骨骨折　163

2）その他の顔面骨骨折 …… 164
①頬骨・頬骨弓骨折　164　／②鼻骨骨折　164

B．顎関節外傷 …… 165
①顎関節脱臼　165　／②外傷性顎関節炎　166

3．感染症　　　　　　　　　　　　　　　　　　　　　　　　　石橋　克禮

総　論 …… 167

1）顎骨の炎症 …… 170
①根尖性歯周組織炎　170　／②辺縁性歯周組織炎　170　／③智歯周囲炎　170　／④下顎骨骨膜炎　171　／⑤上顎骨骨膜炎　172　／⑥下顎骨骨髄炎　173　／⑦歯性上顎洞炎　174　／⑧Garré骨髄炎　175　／⑨慢性（び漫性）硬化性骨髄炎　176　／⑩放射線性骨髄炎　177

2）顎関節の炎症 178
　　　　①化膿性顎関節炎　178

4．嚢胞および類似疾患　　　　　　　　　　　　　　　　　　　　　　　　　　　佐藤　廣

総　論 180

　1）歯原性嚢胞 182
　　　　①歯根嚢胞（根尖・根側）　182　／②残存性嚢胞　182　／③含歯性嚢胞　183　／
　　　　④歯原性角化嚢胞（原始性嚢胞）　184　／⑤歯原性角化（多発性）嚢胞　185　／
　　　　⑥側方性歯周嚢胞（疑い例）　186　／⑦歯周嚢胞（疑い例）　186

　2）非歯原性嚢胞 187
　　　　①鼻口蓋管嚢胞　187

　3）その他の嚢胞 187
　　（1）いわゆる顔裂性嚢胞 187
　　　　①正中上顎嚢胞（正中口蓋嚢胞）　187　／②球状上顎嚢胞　188
　　（2）術後性上顎嚢胞 189
　　（3）上顎洞粘液嚢胞 190

　4）嚢胞類似疾患 191
　　　　①孤立性（外傷性、単純性、出血性）骨嚢胞　191　／②静止性骨空洞　191　／
　　　　③脈瘤性骨嚢胞　192

5．腫瘍および類似疾患

総　論 .... 白数　力也／虫本　浩三／植野　茂 194

A．歯原性腫瘍 .... 白数　力也／虫本　浩三／植野　茂 198

　1）上皮性腫瘍 198
　　　　①エナメル上皮腫　198　／②歯原性石灰化上皮腫　200

　2）混合腫瘍 201
　　　　①エナメル上皮線維腫　201　／②腺様歯原性腫瘍　202　／③石灰化歯原性嚢胞　203　／
　　　　④歯牙腫　＜複雑性歯牙腫＞＜集合性歯牙腫＞　204

　3）間葉性腫瘍 205
　　　　①歯原性線維腫　205　／②歯原性粘液腫　206　／③良性セメント芽細胞腫　207

B．非歯原性腫瘍 .... 高井　良招 208

　1）良性腫瘍 208
　　　　①骨　腫　208　／②セメント質骨形成線維腫　209　／③軟骨腫　210　／
　　　　④下顎頭部骨軟骨腫　211　／⑤下顎頭滑膜軟骨腫　212　／⑥中心性血管腫　213

　2）悪性腫瘍 214
　　　　①骨肉腫　214　／②上顎洞癌　215

C．腫瘍類似疾患 .... 高井　良招 216
①線維性骨異形成症　＜上顎＞＜下顎＞　216　／②根尖性セメント質異形成症　218　／
③Histiocytosis X（組織球症X）　219

6．顎関節疾患　　　　　　　　　　　　　　　　　　　　　　　　　　　　覚道　健治／有家　巧

総　論 220

1）発育異常 222
①下顎頭過形成症　222

2）顎関節強直症 223
①顎関節強直症（骨性）　223　／②顎関節強直症（線維性）　224

3）顎関節症 225
①顎関節症Ⅲ型　＜顎関節症Ⅲ-a型＞＜顎関節症Ⅲ-b型＞　225　／
②顎関節症Ⅳ型　227

参考文献 228

索引 229

第1章

歯と歯周組織の疾患

1．歯の疾患
2．歯周組織の疾患

1. 歯の疾患

<table>
<tr><th rowspan="2">歯の発生、萌出の異常を起こす原因</th><th colspan="2"></th><th>歯胚の発生</th><th>歯の石灰化開始</th><th>萌出時期</th><th>歯根完成期</th><th>歯列の完成</th></tr>
<tr><td colspan="2">乳歯</td><td>胎生 5 ～ 9 週</td><td>胎生 18 ～ 23 週</td><td>5 カ月 ～ 38 カ月</td><td>1 歳 6 カ月 ～ 3 歳</td><td>3 ～ 4 歳</td></tr>
<tr><td></td><td colspan="2">永久歯
（智歯）</td><td>胎生 4 カ月 ～ 生後 8 カ月
生後 4 年</td><td>出生時 ～ 生後 35 カ月
7 ～ 10 歳</td><td>5 歳 8 カ月 ～ 12 歳 5 カ月</td><td>9 歳 ～ 16 歳
18 ～ 25 歳</td><td>15 ～ 16 歳</td></tr>
<tr><td></td><td colspan="2">全身的因子</td><td colspan="5">遺伝性疾患、母体の障害、乳児期の栄養障害・疾病・薬物投与、全身発育、内分泌機能、Ca代謝などの異常。</td></tr>
<tr><td></td><td colspan="2">局所的因子</td><td colspan="5">裂奇形、歯胚の位置、萌出位置・方向、歯嚢の状態、炎症、外傷、放射線照射、乳歯の状態、隣接歯・過剰歯の状態。</td></tr>
</table>

		種　類	診断・治療	好発部位
疾患の概要	1）萌出の異常	①早期萌出	平均萌出時期よりも早く萌出する歯 → 障害があれば抜歯、切縁削除、切縁被覆。 先天歯：出生時：出生時に萌出している歯。 　　　　新生歯：新生児期に萌出する歯。	下顎乳中切歯
		②晩期萌出	平均萌出時期よりも遅く萌出する歯 → 開窓、萌出誘導、牽引。	
		③晩期残存	乳歯が交換期を過ぎても脱落せずに残存している状態 → 後継歯の状態によって抜歯か保存。	
		④埋伏歯	萌出時期を過ぎても歯冠の全部あるいは一部が萌出しない状態 → 部位と障害に応じて抜歯、開窓、萌出誘導、牽引。	智歯、犬歯、第二小臼歯、上顎中切歯。
	2）数の異常	①少数歯症 先天欠如	先天的に歯数が不足した状態 → 欠如の数に応じて補綴処置、隣在歯の矯正治療。	上顎：側切歯、第二小臼歯。 下顎：中切歯、側切歯、第二小臼歯。
		②過剰歯	歯種の定数以上に発現する歯 → 障害があれば抜歯。	上顎正中部（正中歯）、臼後部（臼後歯）、上顎大臼歯近心頬側（臼傍歯）。
	3）位置の異常	本来の萌出位置とは異なる位置に萌出する歯 → 位置に応じて矯正治療、再植、抜歯、形態修正。		
		①転位	水平方向の異常。	前歯、智歯、下顎小臼歯。
		②傾斜	歯軸の傾斜。	前歯、小臼歯、智歯。
		③高位、低位	垂直方向の異常。	欠損歯の対合歯、半埋伏歯。
		④逆生性歯	萌出方向が上下逆のもの。	上顎前歯、下顎智歯、下顎小臼歯。
		⑤捻転	長軸を中心とした回転。	小臼歯、中切歯、下顎側切歯。
		⑥移転	位置が入れ替わった状態。	上顎犬歯と第一小臼歯、上顎側切歯と犬歯。
	4）咬合の異常	正常咬合としての条件を具備していない咬合状態 → 矯正治療、外科的矯正、咬合調整。		
		①反対咬合	咬合時に連続3歯以上が逆被蓋を示す状態。	
		②切端咬合	上下歯列が切縁で対咬する状態。	
		③過蓋咬合	上下前歯の咬合関係が正常範囲を越えて深い状態。	
		④交叉咬合	中心咬合位で上下歯列弓が1カ所で交叉している状態。	
		⑤叢生	数歯にわたって唇舌側に交互に転位して、隣在歯の接触関係に乱れが生じた状態。	
		⑥歯間離開	歯冠が接触せずに開いた状態。	
	5）大きさと形の異常	(1)歯冠の異常	巨大歯、矮小歯、円錐歯、盲孔、結節、エナメル真珠 → 形態修正、抜歯。	
		(2)歯根の異常	歯根肥大、歯根弯曲、過剰根、台状根、樋状根、長さの異常 → 歯内療法、抜歯時に要注意。	
		(3)癒合歯・癒着歯	2本以上の歯が結合した状態 → 齲蝕になりやすい。 癒合歯：エナメル質、象牙質、歯髄の一部を共有した状態。 癒着歯：セメント質のみで結合している状態。 双生歯：正常歯と過剰歯の結合。	
		(4)歯内歯 （内反歯、重積歯）	歯冠象牙質がエナメル質とともに歯髄腔内に陥入した異常形態歯。 → 齲蝕になりやすいので、予防処置が必要。	

	種　類		診断・治療の概要
疾患の概要	6）構造の異常／着色・変色	①Hutchinsonの歯	先天性梅毒によって、主として上顎永久切歯切縁に半月状の切痕を形成した状態 → 歯冠修復。
		②エナメル質形成不全	エナメル質の形成過程の異常によって、同一時期に形成されるエナメル質が全顎にわたって障害を受けた状態 → 形態修正、齲蝕予防処置。
		③Turnerの歯	乳歯の局所の炎症によって生じた後継永久歯の形成異常 → 形態修正、歯冠修復。
		④象牙質形成不全	遺伝性に象牙質の形成が障害を受けて生じた異常歯 → 形態修正、歯冠修復。
		⑤斑状歯	歯の石灰化の時期に過剰なフッ素摂取により生じた石灰化不全 → 形態修正、歯冠修復。
		⑥着色歯	歯に色素が沈着して色調に変化のみられる歯 → 形態修正、歯冠修復。
		⑦変色歯	歯の硬組織の色調が二次的に変化したもの → 脱色、形態修正、歯冠修復。
	7）物理的・化学的損傷	①摩耗	機械的作用による歯質の表在性の欠損 → 歯冠修復。
		②咬耗	咬合によって歯質が欠損した状態 → 歯冠修復、咬合調整。
		③侵蝕症	酸などの化学的作用によってエナメル質の表面が脱灰した状態 → 歯冠修復。
	8）歯髄・歯根尖の疾患	齲蝕によらない歯髄炎	小臼歯、大臼歯の咬合面の中心結節や切歯舌側の切歯結節の破折によるもの、辺縁性歯周炎、隣在歯の根尖部の疾患、上顎洞の疾患などが逆行性に波及したものがある。→ 歯内療法、原疾患の治療。
	9）外傷	①破折	歯冠破折、歯冠・歯根破折、歯根破折 → 部位に応じて歯内療法、歯冠修復、歯根端切除法、抜歯。
		②脱臼	完全脱臼、不完全脱臼、嵌入 → 症状に応じて再植固定、牽引固定、抜歯。

1）萌出の異常

①先天歯

概説 出生時に既に萌出している出生歯と、新生児期（生後1カ月以内）に萌出する新生歯がある。このような歯を、いわゆる先天性歯・先天歯という。乳歯が早期萌出した場合と過剰歯の場合がある。下顎切歯に多く、上顎はごく稀である。左右対称的に萌出し、通常は2歯であるが数歯にわたるものも稀にある。先天歯の鋭利な切縁によって舌下部に潰瘍を形成したものをRiga-Fede病という。

治療方針 哺乳時に乳首に損傷を与える場合には、抜歯するか切縁の削除を行う。脱落し、気管内吸引の恐れがある場合にも抜歯する。

症　例：1カ月、男児
主　訴：舌小帯の潰瘍
現病歴：新生児より下顎乳切歯部に先天歯がみられた。舌小体が傷つき哺乳量が増えない。
（東京歯科大学オーラルメディシン講座症例）

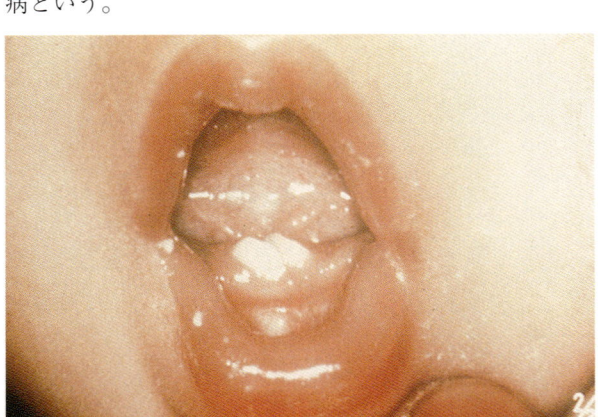

図1　口腔内：左右乳切歯の早期萌出と舌小帯の潰瘍がみられる。

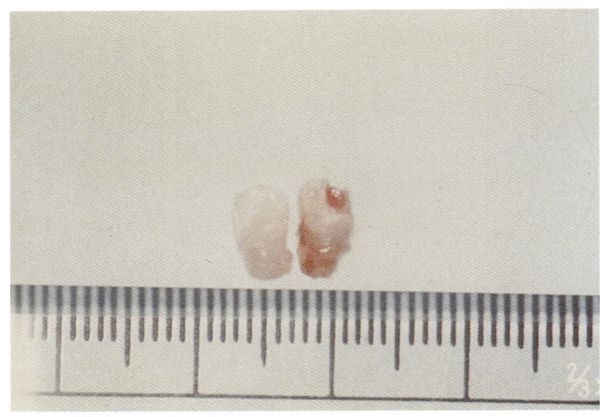

図2　抜歯した先天歯。

②乳歯の晩期残存

概説 後継永久歯萌出の時期に至っても、乳歯が脱落せず残存している状態。原因は、乳歯の歯髄壊疽や周囲組織の炎症等による不規則な歯根吸収、後続永久歯の転位や欠如が挙げられる。後続永久歯が欠如している場合、乳歯の歯根吸収は軽微で全く吸収しないものもある。

治療方針 後続永久歯の萌出をうながす意味で抜歯を行う。後続永久歯が欠如し、残存乳歯が隣接永久歯や歯周組織に悪影響を与えない場合、経過をみることもある。

症　例：8歳、女子
主　訴：|1 部の精査希望
現病歴：A|A の唇側より 1|1 が萌出してきたが放置。最近 A| が脱落したが、|A は動揺もなく脱落するような傾向がない。

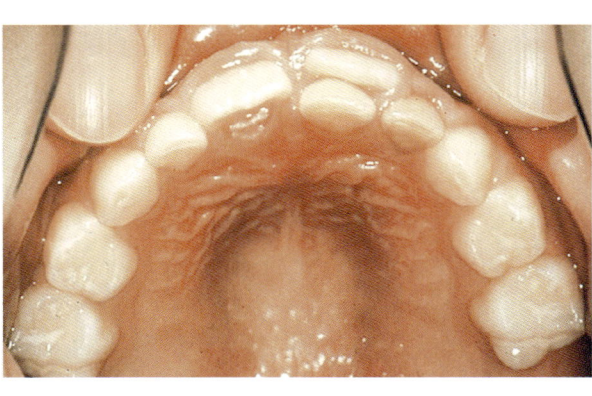

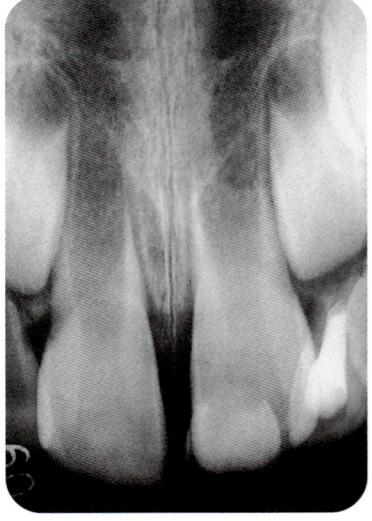

図1（左）　口腔内：|A は残存し、その唇側に |1 の萌出が認められる。

図2（右）　X線写真：|A の歯根は吸収しているが、|1 がその唇側から萌出しているため晩期残存となっている。

③智歯の埋伏

概説 一定の萌出時期が過ぎても歯冠の全部、あるいは一部が萌出せず、口腔粘膜下または顎骨内にある歯を埋伏歯という。智歯は、顎の発育が不十分であると、萌出するスペースがなくなり骨内に埋伏する。埋伏した智歯は様々な障害をもたらす。例えば、埋伏智歯と口腔との間に連絡路が生ずると細菌感染を来し、智歯周囲の歯肉あるいは骨の炎症を来したり、第二大臼歯の齲蝕や萌出異常、さらに近心の歯を押すことにより歯列異常をもたらしたりする場合もある。また、濾胞性歯嚢胞の原因となったり、下顎智歯では下顎角部骨折を惹起する誘因にもなるとされている。

治療方針 埋伏智歯は、前述の障害が起こった場合や起こる可能性がある場合、あるいは歯科・矯正治療上必要な場合抜歯が適応となる。炎症がある場合、消炎治療を行ってから抜歯する方がよい。埋伏の状態によって局所麻酔のみの抜歯が困難な場合は、鎮静法の併用や全身麻酔を行う。

抜歯の際に留意すべき事項は、智歯の傾斜方向、傾斜度、埋伏の深さ、歯根の数、形態や弯曲の状態、周囲歯槽骨の状態などがある。また、下顎では下顎管との、上顎では上顎洞との位置的関係に注意する。通常、歯冠の一部または全部が粘膜下に埋伏しているため、粘膜骨膜弁を形成後、歯槽骨の削除、歯冠や歯根の分割を適宜行い抜歯する。一般的に、上顎より下顎の方が術後の腫脹が強い。

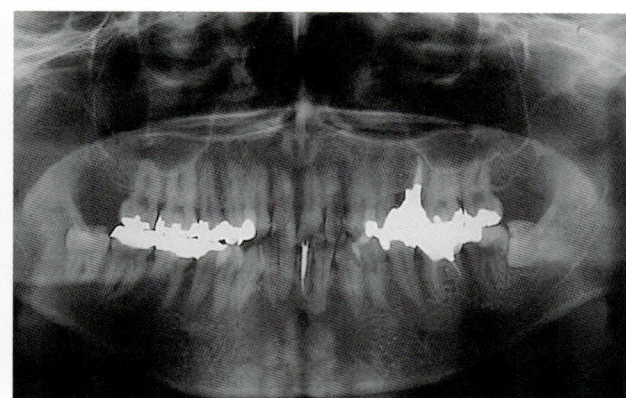

症例1：23歳、男性
主　訴：|8 部疼痛
現病歴：数日前より |8 部の自発痛が発現。市販の消炎鎮痛薬を服用したが、疼痛に改善傾向がなかった。

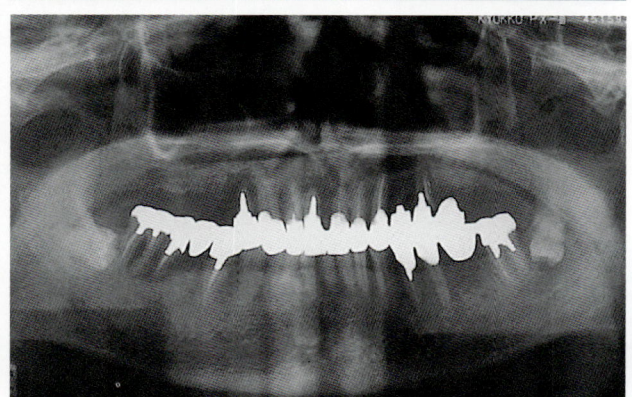

症例2：52歳、男性
主　訴：|8 部疼痛、左側頰部腫脹
現病歴：5日前より |8 部疼痛を自覚。3日前より左側頰部の腫脹発現。某歯科を受診し、抗菌薬、消炎鎮痛薬を内服していたが、腫脹に改善傾向がなかった。

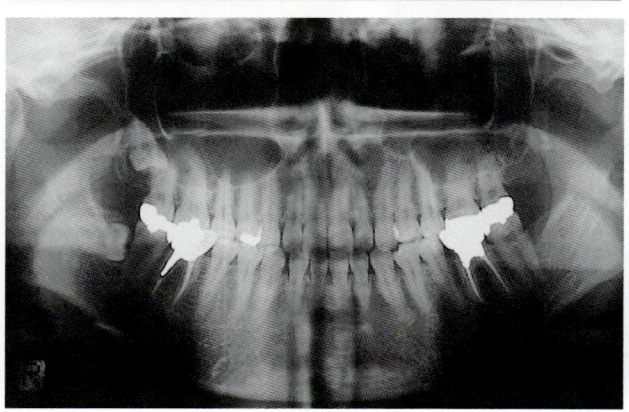

症例3：28歳、男性
主　訴：|8 抜歯希望
現病歴：約10日前より |8 部歯肉の腫脹と疼痛が発現。某歯科を受診し、抗菌薬、消炎鎮痛薬の処方を受け内服後、歯肉腫脹、疼痛は消退してきた。

④その他の埋伏

概説 1歯または少数歯が埋伏している場合と、多数歯が埋伏している場合とがある。傾斜していたり、水平になったりして転位していることが多い。また、完全に顎骨内にある時は、細菌感染による炎症や神経圧迫などによる症状が発現せず、自覚症状もないため、X線写真検査により偶然発見されることが少なくない。

治療方針 隣在歯に影響を及ぼす場合、炎症の原因になる場合、神経を圧迫し、三叉神経痛の原因となるような場合、あるいは歯科および矯正治療上必要な場合に、抜歯の適応となる。

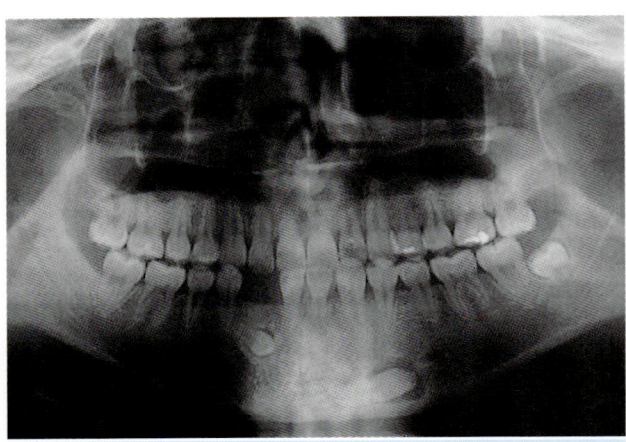

症例1：17歳、女性
主　訴：埋伏歯抜歯希望
現病歴：2⏌欠損のため某歯科受診。X線写真にて埋伏歯を指摘された。

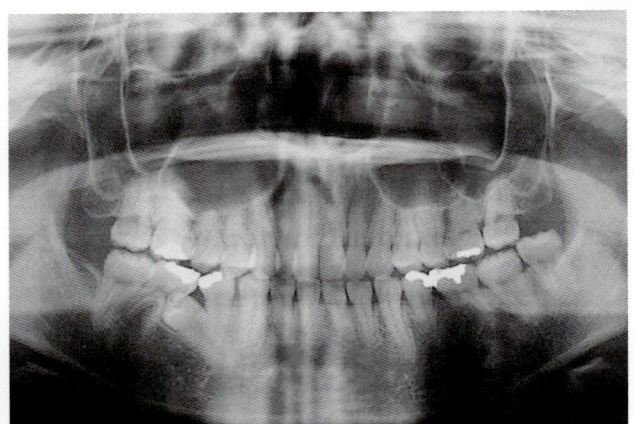

症例2：28歳、男性
主　訴：⏌5 埋伏歯抜歯希望
現病歴：左上大臼歯部の冷水痛にて某歯科受診。パノラマX線写真にて埋伏歯を指摘された。

⑤過剰埋伏歯（正中過剰埋伏）

概説 過剰歯は萌出する余地がないため、顎骨内に埋伏していることが多い。自覚症状はほとんどない場合が多く、X線写真で偶然に発見される場合も多い。上顎前歯部は過剰歯の好発部位で、特に正中歯は埋伏していることが多く、中切歯の正中離開の原因となりやすい。

治療方針 抜歯が適応であるが、その際、埋伏の状態や近接歯との関係を考慮する必要がある。過剰埋伏歯の向きは順、逆生あるいは水平のものもある。

症例1：5歳、女児
主　訴：A⏌部歯肉の違和感
現病歴：A⏌部歯肉の違和感を自覚し、某歯科受診。X線写真にて上顎正中部に2つの過剰埋伏歯が認められた。

症例2：46歳、女性
主　訴：埋伏歯抜歯希望
現病歴：2⏌根尖相当部の疼痛を主訴に某歯科受診。X線写真にて1⏌2 の根尖病変と、1⏌根尖相当部に過剰埋伏歯の存在を指摘された。

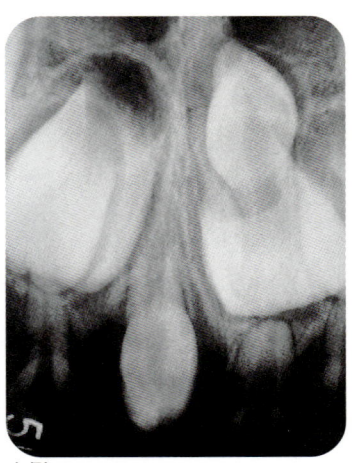
症例1

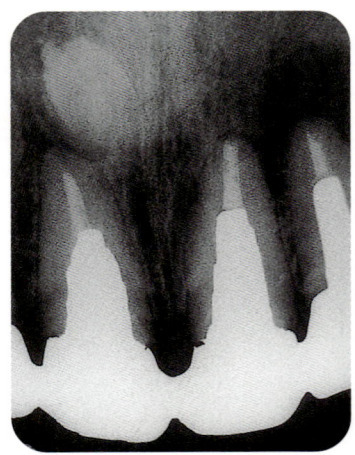
症例2

2) 数の異常

①少数歯症および先天欠如

概説 部分的な歯の欠如から、完全欠如（無歯症）に至るものまで、先天的に歯数が不足するものをいう。一般に性差はない。歯胚の欠如や増殖抑制、退化現象に起因するといわれている。遺伝的な要因の関与が多く唱えられ、外胚葉異形成症や表皮水疱症、胎児性軟骨異形成症、唇顎口蓋裂などでみられる。全身的後天的因子として母親の栄養障害や風疹、乳児期の栄養障害などが、局所的後天的因子として高度な顎炎、あるいは放射線治療の既往などが考えられている。

治療方針 臨床像から診断は比較的容易である。乳歯と永久歯がともに欠如することがあるが、歯の脱落や埋伏など見かけ上の欠如との鑑別が必要である。永久歯では乳歯に比べて多く、上顎では側切歯、第二小臼歯、下顎では中切歯や側切歯、第二小臼歯に多くみられる。審美性や咀嚼機能の障害を来すことが多く、早期に補綴処置を行うことが多い。

症例1：12歳、女子
主　訴：精査希望
現病歴：同年齢の他人と比べ、乳歯の晩期残存や永久歯の未萌出が気になっていた。

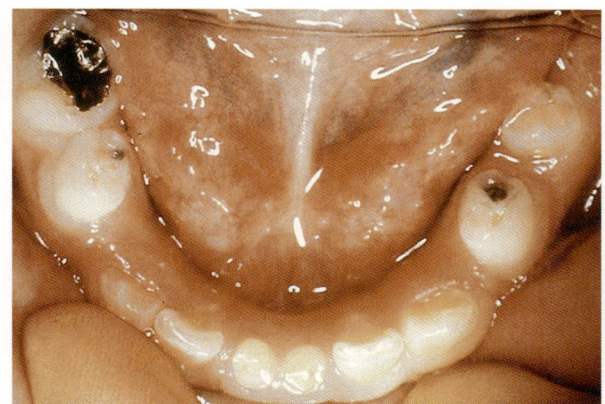

症例1　口腔内写真（下顎）：EDA｜AD は晩期残存している。

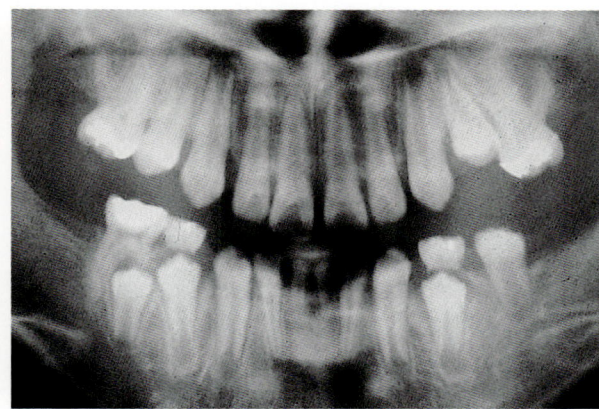

症例1　パノラマX線写真：EDA｜AD は晩期残存、7 4｜4 7、76 1｜1 67 は先天欠如。

症例2：27歳、女性
主　訴：1｜1 欠損の補綴治療希望
現病歴：以前より 1｜1 欠損が気になっていたが放置。最近他人より同欠損を指摘されて受診。これまでに永久歯を抜歯された既往はなく、X線写真にて先天欠如であることが初めて分かった。

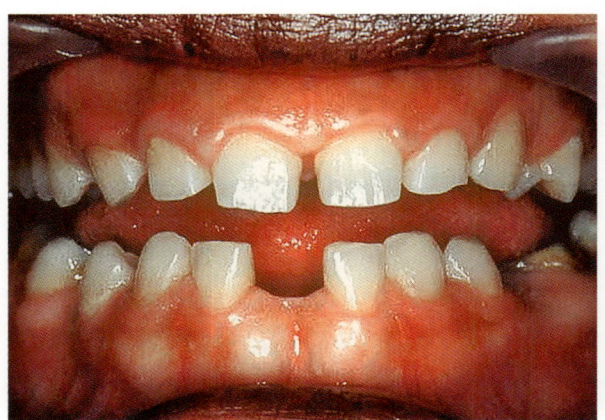

症例2　口腔内写真

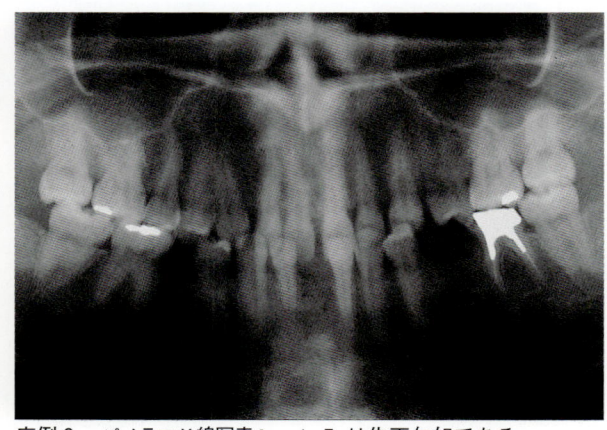

症例2　パノラマX線写真： ｜5、51｜15 は先天欠如である。

②過剰歯

概説 過剰歯とは各歯種の定数以上に現れる歯をいう。先天歯のエナメル器が引き続き発育したために生じた過形成とされ、正中歯（左右中切歯間に出現）や臼後歯（第三大臼歯後方に出現）、臼傍歯（上顎第二・第三大臼歯近心頬側に出現）などが代表的なものである。原因は不明で、出現頻度は永久歯の方が高く（2～3％）、乳歯に現れることは稀とされ、もし乳歯に現れた際には永久歯にも出現しやすい（約30％）。部位では上顎前歯部にみられることが多く、次いで上顎大臼歯、犬歯では極めて少ない。また、小臼歯部の過剰歯は上顎より下顎に多くみられる。

治療方針 矮小歯や円錐歯などの形態異常を示すことが多い。また、歯列不正や正常歯の歯根吸収、含歯性嚢胞の原因にもなりやすい。通常は自覚症状がなくとも抜歯が勧められる。

症　例：5歳、男児
主　訴：過剰歯抜歯希望
現病歴：歯科検診にて、上顎正中部に過剰歯が萌出していることを指摘された。

＜上顎正中過剰歯＞

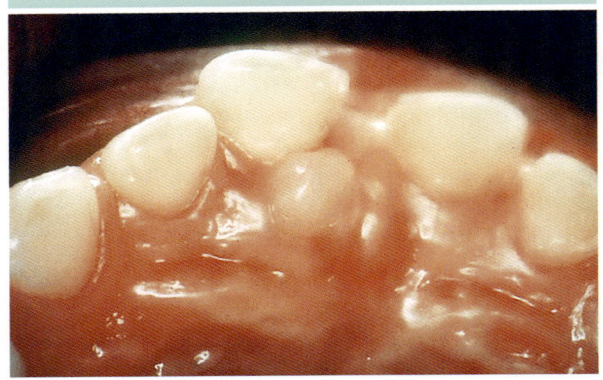

口腔内：A|A 間の口蓋側歯肉に過剰歯が萌出してきている。

＜その他の過剰歯＞

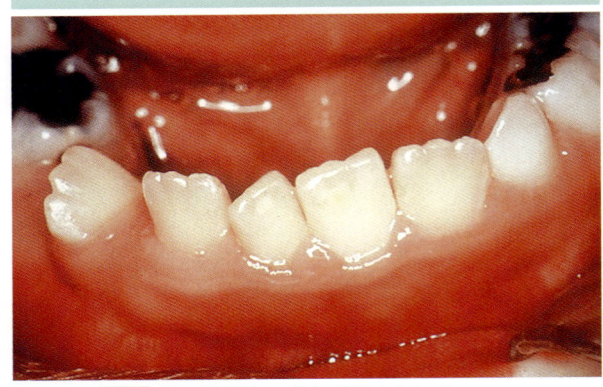

口腔内：1|1 間に過剰歯の萌出が認められる。

3）位置の異常

概説 歯列弓の連続性や対称性、咬合平面、歯軸などの関係において現れる個々の歯の位置異常を指す。転位、傾斜（近心、遠心、唇頬側、舌側）や低位・高位、逆生性歯（埋伏）、捻転（近心、遠心）、移転などがある。通常は永久歯群に多く、上顎に多い。乳歯の早期喪失や晩期残存などの局所的後天的因子、生後の内分泌異常、栄養障害、感染症、発育障害、神経障害などの全身的後天的因子、また胎生期の母体を介した機械的刺激や栄養障害などの先天的因子、さらには遺伝的因子の関与が考えられる。

治療方針 逆性埋伏歯であれば歯の牽引や抜去が、その他の位置異常では、審美性の問題があれば歯科矯正治療や形態修正などの処置が計られる。

①歯の転位

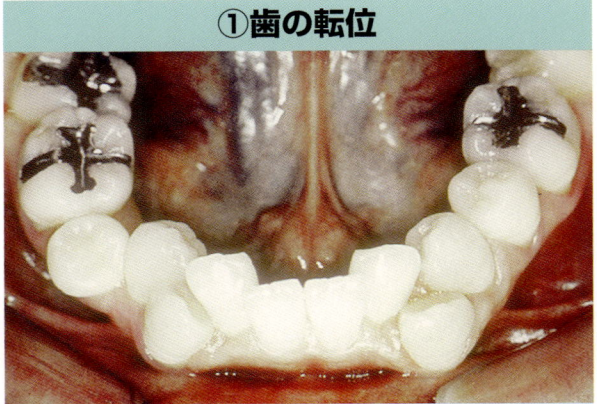

症　例：20歳、女性
主　訴：歯列不正、矯正治療希望
現病歴：以前より歯列不正が気になっていたが放置。歯列不正を友人より指摘され、矯正治療を希望している。

②歯の移転

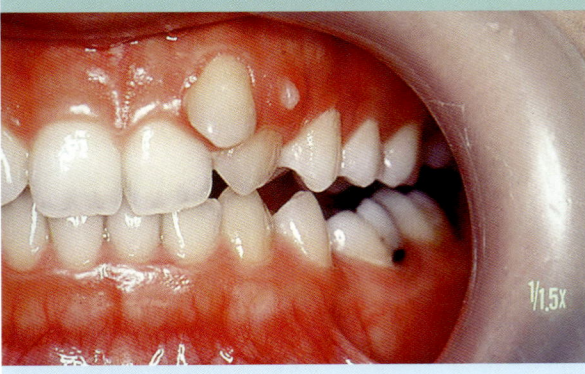

症　例：13歳、女性
主　訴：|2 3 相当部歯肉の違和感
現病歴：最近 |2 3 相当部歯肉の違和感を自覚するようになった。

4）咬合の異常

概説 咬合の異常、つまり不正咬合とは、正常咬合としての条件を具備していない咬合状態をいう。
① 反対咬合：咬合時に、上顎の前歯群が下顎の前歯群の舌側に位置し、連続3歯以上に逆被蓋関係を示す状態をいう。Angle Ⅲ級や下顎前突（歯性、機能性、骨格性）などのことが多い。
② 切端咬合：前歯部の被蓋関係が完全な逆被蓋にならず、上下歯列弓が切縁で対咬するような咬合型をいう。
③ 過蓋咬合：上下前歯の咬合関係が、垂直方向で正常範囲（上顎前歯は下顎前歯の唇面1/4～1/3を覆う）を超えて深い咬合型をいう。前歯部が骨格性あるいは歯槽性に過度に挺出している。Angle Ⅱ級2類に多くみられる。
④ 交叉咬合：中心咬合位において上下顎歯列弓が1カ所で交叉している咬合をいう。骨格型の異常と歯列型の異常によるもの、片側性と両側性の場合がある。
⑤ 叢生：歯が数歯にわたって唇（頰）側、舌側と交互に転位して、隣在歯との接触関係に乱れを生じている状態をいう。歯と顎の大きさの不調和に起因し、歯牙幅径の総和に対して歯列弓長が不足して起こる。
⑥ 歯間離開：歯の形態異常や位置異常、傾斜、捻転、過剰歯、欠如、および小帯の強直などによって歯間が離開している状態をいう。特に、上顎両中切歯間隙に認められるものを正中離開という。

治療方針 ① 反対咬合：歯性の場合は、上顎前歯の口蓋側転位・傾斜や下顎前歯の唇側転位・傾斜が主病態であるため、治療は弧線装置や床装置、アクチバートル（アンドレーゼン）を使うことが多い。機能性の場合は、12歳以上の患者は少ないとされ、下顎を本来の咬合位へ戻すためのアクチバートルやチンキャップが推奨される。しかし、骨格性の場合には、マルチブラケットによる矯正治療や、マルチブラケットを併用した外科的矯正手術が必要となる。
② 切端咬合：反対咬合のカテゴリーに入るため、機能性あるいは骨格性反対咬合の診断および治療基準に基づき、マルチブラケットによる治療が行われることが多い。
③ 過蓋咬合：上下顎前歯部の被蓋関係が過度に深いため、咬合挙上板や咬合斜面板、アクチバートルなどを使用し、下顎前歯の圧下と臼歯の挺出が図られる。
④ 交叉咬合：歯列型の異常に基づくものはアクチバートルやマルチブラケット、骨格性の場合は外科的矯正手術によって治療されることが多い。
⑤ 叢生：乳歯列期や混合歯列期に関しては歯列弓長の減少防止に留意し、さらに不調和の大きな場合には連続抜去法も考慮する。永久歯列期では、抜歯によるスペース不足の解消や非抜歯の際の歯列弓拡大を、マルチブラケットを用いて対処することが多い。
⑥ 歯間離開：原因となる過剰歯の抜去や、小帯の付着異常に対する小帯切離移動術を優先的に行い、さらにマルチブラケットを用いて離開の治療を行う。いわゆる ugly duckling stage（上顎中切歯萌出期から上顎犬歯の萌出期まで）では経過観察が多い。

① 反対咬合

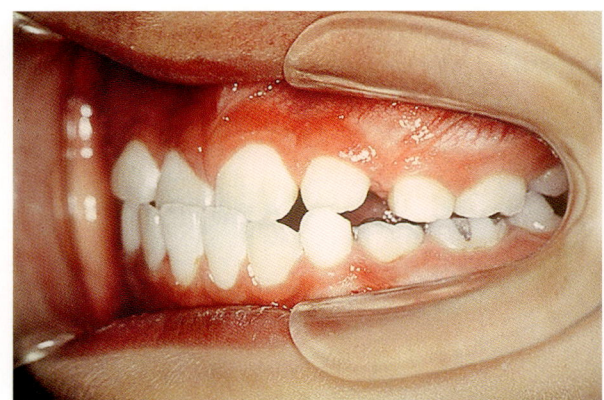

症例1：9歳、男子
主　訴：歯列不正
現病歴：以前より反対咬合が気になっていたが放置。歯科検診で反対咬合を指摘された。

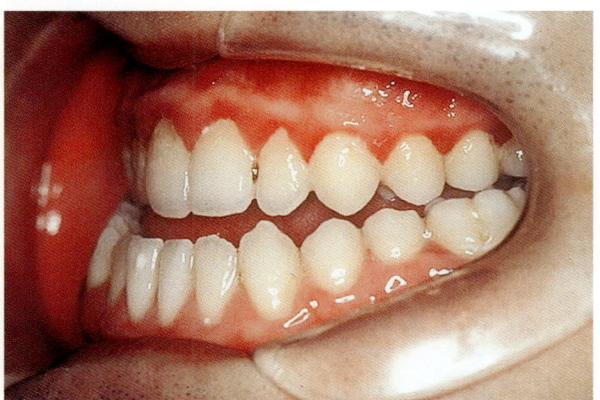

症例2：20歳、男性
主　訴：歯列矯正治療希望
現病歴：小学生時より下顎前突を自覚していたが放置。最近、前歯部での咀嚼とサ行の発音がしにくくなった。

②切端咬合

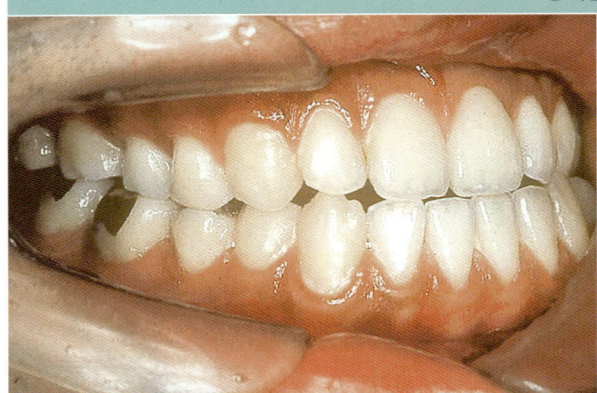

症　例：25歳、男性
主　訴：審美障害
現病歴：特に咀嚼および発音障害は自覚していなかったが、オトガイ部の突出感は気になっていた。

②切端咬合

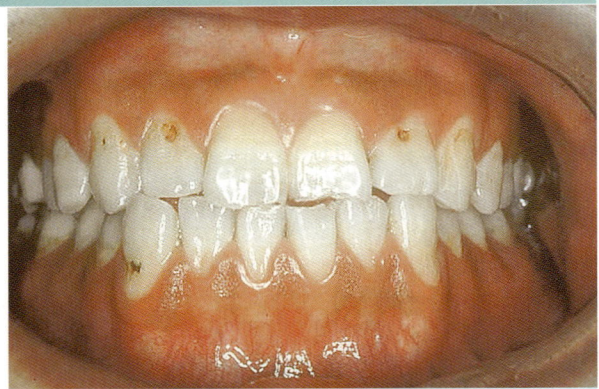

症　例２：27歳、男性
主　訴：審美障害
現病歴：幼少時下顎前突であったため、某歯科にてFKOによる咬合誘導の治療を受けていた。最近、前歯部の歯列が審美的に気になるようになった。

③過蓋咬合

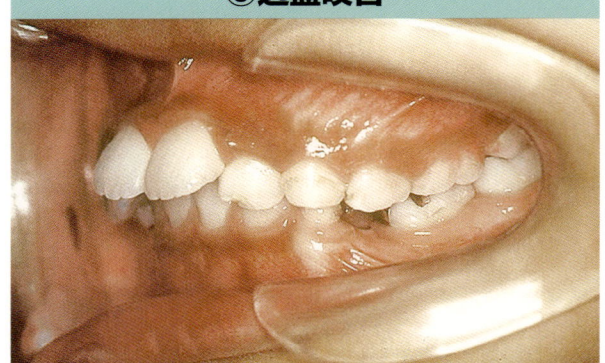

症　例：11歳、女子
主　訴：発音障害
現病歴：幼少時より指しゃぶりの習癖があった。以前よりサ行の発音が困難であった。

④交叉咬合

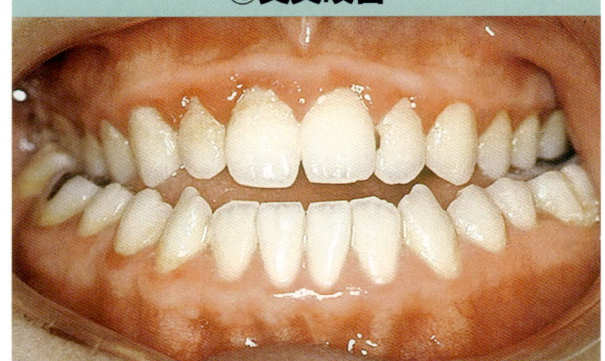

症　例：20歳、女性
主　訴：咀嚼障害
現病歴：前歯部での咀嚼が困難であり、下顎前突、前歯部オープンバイトで、臼歯部は交叉咬合になっていた。

⑤叢生

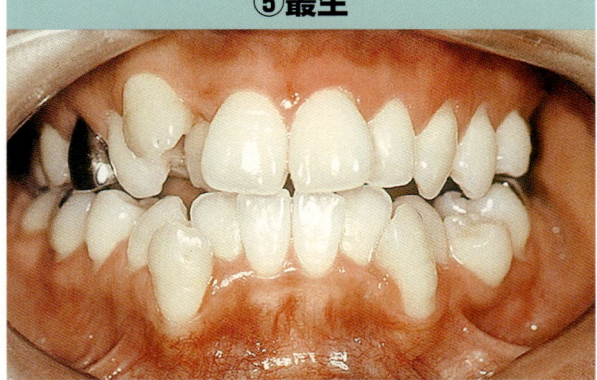

症　例：16歳、女性
主　訴：発音障害、矯正治療希望
現病歴：以前より歯列不正は自覚していたが放置。最近、サ行の発音がうまくできないことに気づいた。

⑥歯間離開

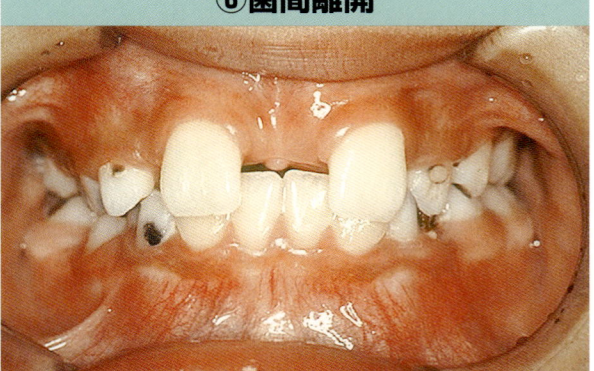

症　例：8歳、男子
主　訴：上顎前歯部診査希望
現病歴：BA|AB は既に脱落し、永久歯は左右1本ずつ萌出してきていたが、上顎中切歯部は永久歯の萌出がないため心配になった。X線写真検査にて 2|2 は先天欠如、1|1 は歯間離開していた。

5）大きさと形の異常

総論 2p

(1) 歯冠の異常

①〜③ 総論 2p

概説・治療方針　いわゆる歯の大きさの異常としての巨大歯や矮小歯、また矮小歯に多くみられる円錐歯、盲孔や結節（切歯、犬歯、中心、介在、カラベリー、臼傍、臼後など）、さらにエナメル真珠などがある。
巨大歯は歯冠幅と歯冠長が平均値よりも極端に大きいものをいい、逆に矮小歯は平均値よりも異常に小さいものをいう。ともに真性と仮性に分けられ、真性のものは脳下垂体の異常に起因し、全ての歯に異常がみられやすい。仮性のものは切歯や犬歯に多く、矮小歯は上顎側切歯や第三大臼歯によくみられる。円錐歯は、発育葉の発育不全による退化形態の1つと考えられ、歯根の短小や歯髄腔の未発達を伴いやすい。これらは萌出位置異常や余地不足、歯冠離開を呈しやすく、審美性に支障を来すことが多く、必要に応じて形態修正や矯正治療を行うことが多い。

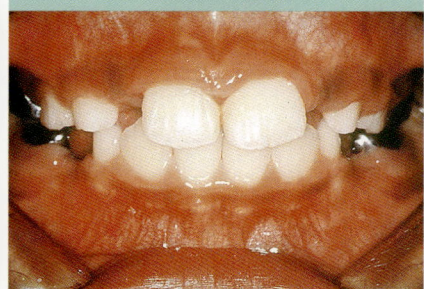

①巨大歯

症　例：7歳、男子
主　訴：1|1 の診査希望
現病歴：最近になり他人と比べて 1|1 が異常に大きいと感じてきた。

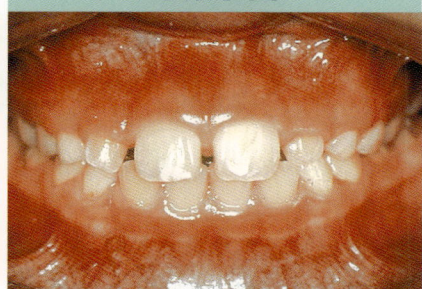

②矮小歯

症　例：8歳、女子
主　訴：正中離開
現病歴：診査にて 2|2 は矮小歯であることが分かった。

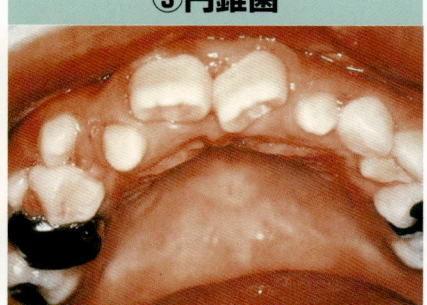

③円錐歯

症　例：11歳、男子
主　訴：歯列不正
現病歴：口腔内診査にて 2|2 は円錐歯であることが分かった。

(2) 歯根の異常

①〜② 総論 2p

概説・治療方針　形の異常である歯根肥大や歯根の弯曲、また数の異常（過剰根、台状根、樋状根）、さらに長さの異常がある。これらは、歯根形成を誘導するHertwig上皮鞘の障害によるものが多い。
歯根肥大は、先天性の歯根象牙質の過形成や、後天性に起こる第二セメント質の異常増殖によるものがあり、歯根の弯曲は歯根形成時に受けた外傷に起因することが多い。これらの歯根の異常を持つ歯に何らかの症状が現れ、保存的処置が奏功しない場合には骨開削を伴う難抜歯が行われる。

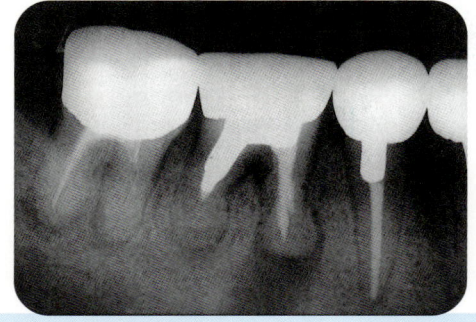

①歯根肥大

症　例：46歳、女性
主　訴：6 の咬合痛
現病歴：1週間程前より 6 の咬合痛を自覚。咬合痛に改善傾向はなく、経日的に疼痛も強くなってきた。

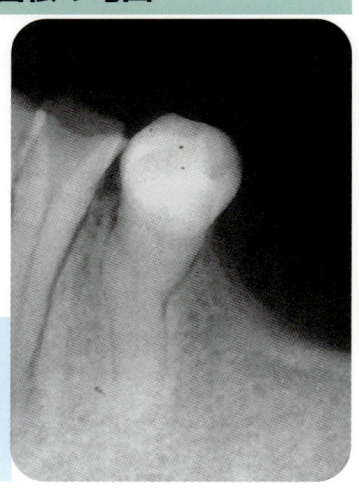

②歯根の弯曲

症　例：50歳、男性
主　訴：3 4 の冷水痛
現病歴：3 4 に冷水痛を感じることがあったが、最近その頻度が多くなった。

(3) 癒合歯・癒着歯

☞ 総論 2p

概説・治療方針 2本以上の歯が互いに結合している場合をいい、その結合状態から癒合歯と癒着歯に分けられる。
癒合歯とは、正常な2個以上の歯胚が発育中に互いに結合したものをいい、エナメル質や象牙質、歯髄腔の一部を共有している。正常歯と過剰歯の融合を双生歯と呼ぶこともある。乳歯に発現することが多く、部位的には下顎前歯部が最も多い。また、後継永久歯が欠如することがある。
癒着歯は、2個または数個の歯が歯根においてセメント質のみで癒着しているものをいう。エナメル質、象牙質、歯髄腔は別々で、結合部は第二セメント質が著しく増殖肥厚している。乳歯ではほとんどみられず、歯根が隣在歯と近接している上顎大臼歯に多くみられる。歯の萌出時にセメント質が過形成されて生じるといわれている。治療方針としては、歯の形態異常のため齲蝕の好発部位となりやすいので、注意を払いながら、経過を観察する。

① 癒合歯

症 例：4歳、男児
主 訴：B̲A̲の診査希望
現病歴：最近になりB̲A̲が癒合しているのを母親がみつけた。

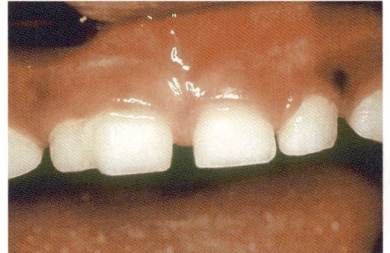
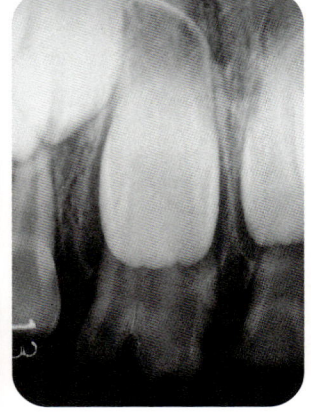

(4) 歯内歯

☞ 総論 2p

概説・治療方針 内反歯や重積歯とも呼ばれる。1つの歯の中に小さな歯が逆方向に埋め込まれたようにみえるために名付けられ、歯冠象牙質の一部がエナメル質とともに歯髄腔内に陥入した異常形態歯である。舌側結節の異常発達で、盲孔形成の異常とされ、歯冠部にある陥入が深く内部に入り込み、その程度が歯冠に限局したものから、歯根部、根尖部、さらに歯周組織まで貫通したものまである。好発部位は上顎前歯部、特に側切歯で、ごく稀に小臼歯、大臼歯、乳前歯にもみられる。治療方針として、その特異な歯冠形態のために食物残渣を認めることが多く、齲蝕に罹りやすいので、萌出直後に予防的修復が必要とされる。歯内歯の形態的特徴から、第二根尖孔の形成、エナメル質の欠如、歯髄腔の狭小化などにより歯髄炎、歯髄壊死に陥り、根尖性歯周炎あるいは歯肉膿瘍を継発することが多い。感染根管治療が可能である形態であれば、歯の保存は容易であるが、多くの症例では保存が困難で、抜歯または摘出されることが多い。

症例1：8歳、女子
主 訴：B̲の診査希望
現病歴：B̲の形態が反対側と比べて違うことは自覚していたが、特に自覚症状がなかったため放置していた。

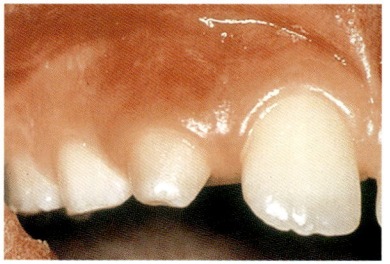
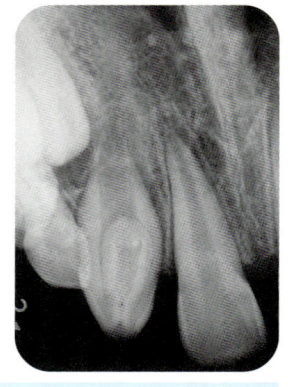

症例1↑口腔内：B̲の歯冠は樽状を呈している。
症例1→X線写真：歯冠部はエナメル質、象牙質が歯髄腔内に嵌入している。

症例2：27歳、男性
主 訴：左側下顎智歯部の疼痛
現病歴：1週間程前より左側下顎大臼歯部に咬合痛を自覚した。
（日本大学松戸歯学部第2口腔外科症例）

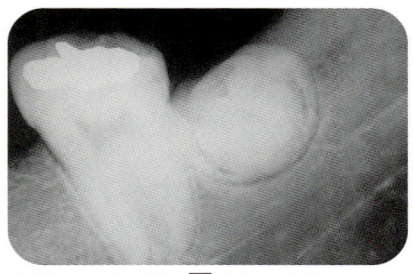
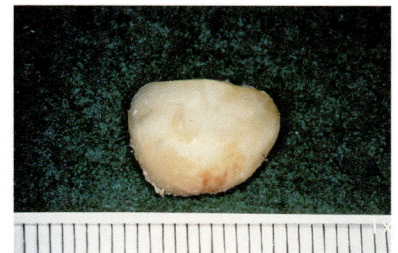
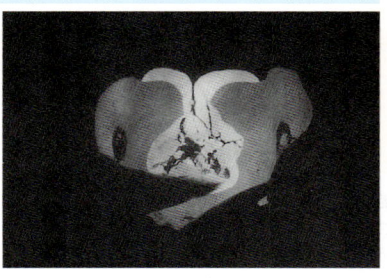

症例2　X線所見：7̲遠心に球形に歯牙様不透過像がみられ、歯冠、歯根、歯髄腔の区別は不明瞭。

症例2　摘出物：咬合面を底辺とした円錐球を呈し、歯冠部の一部を除きセメント質で覆われている。

症例2　摘出物軟X線所見（未脱灰研磨標本）：歯冠部エナメル質は歯根部へ深く陥入している。

6）構造の異常／着色・変色

①〜⑥ ☞ 総論 3p

概説・治療方針 ①Hutchinsonの歯：先天性梅毒の特有な病変の1つで、上顎永久歯切歯の切縁に浅い半月状の切痕があり、歯冠は樽状を呈し、切縁に行くに従って狭窄し、歯冠の幅も正常な歯に比べて小さい。この変化は、下顎切歯、稀に犬歯にみられることがある。
②エナメル質形成不全：エナメル質の形成過程が障害され、ほとんど全ての歯のエナメル質に形成障害が生ずる疾患。エナメル質の白濁、菲薄、欠損などがみられる。
③Turnerの歯：局所の炎症に起因した形成異常歯。一般に乳歯の根尖性歯周炎が、その直下に位置する形成中の後続永久歯に影響を及ぼし障害を起こす。エナメル質の減形成を認めることが多い。
④象牙質形成不全：遺伝的因子によって象牙質の形成が障害され、歯が灰褐色ないし灰青色のオパール様色調を呈する常染色体性優性遺伝を示す疾患。エナメル質は減形成を伴っていることが多い。
⑤斑状歯：歯の石灰化の時期に、過量のフッ素を継続的に摂取することにより石灰化不全を起こすフッ素性エナメル斑。エナメル質に白斑または白濁状として現れる。白濁が高度になるとエナメル質の実質欠損を呈する。
⑥着色歯：歯に色素が沈着して変色したもの。歯質内外からの着色に分けられる。歯質外からの着色は細菌性と外来性物質に分けられる。
⑦変色歯：歯の硬組織の色調が二次的に変化したもの。外傷などによる歯髄出血、歯髄壊死によって起きることが多い。稀に、甲状腺、下垂体、副腎の機能亢進、甲状腺機能低下でも起きることがある。

①Hutchinsonの歯

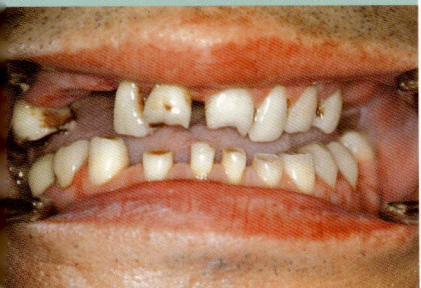

症　例：47歳、男性
主　訴：歯の欠損
現病歴：前歯の形態異常は気づいていた。
（日本歯科大学新潟歯学部第2口腔外科症例）

②エナメル質形成不全

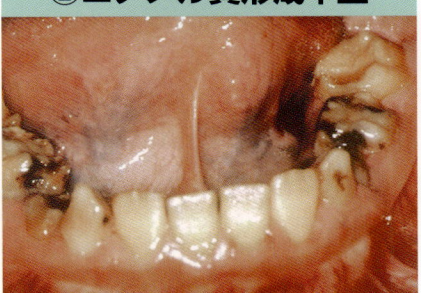

症　例：9歳、女子
主　訴：審美障害
現病歴：以前より、歯の色調が他人と違うことが気になっていた。

③Turnerの歯

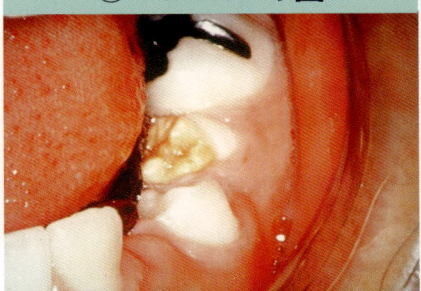

症　例：10歳、男子
主　訴：|5 の診査希望
現病歴：以前 E| は根尖性歯周炎にて抜歯を受けた既往あり。萌出してきた |5 の色調が他の歯と違うのに気づいた。

④象牙質形成不全

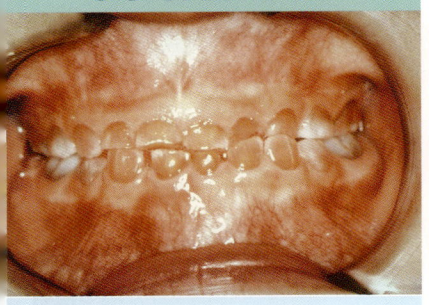

症　例：5歳、男児
主　訴：精査希望
現病歴：全顎の乳歯の色調が褐色気味であることが気になっていた。

⑤斑状歯

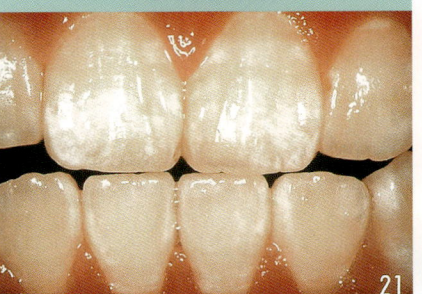

症　例：12歳、女子
主　訴：精査希望
現病歴：以前より歯の白斑は気づいていたが、自覚症状はなかった。

⑥変色歯

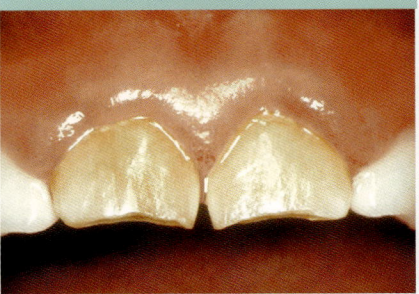

症　例：4歳、女児
主　訴：歯の変色の診査希望
現病歴：受診前に打撲の既往があった。A|A の色調変化を最近になって自覚した。

7）物理的・化学的損傷　①〜② 総論 3p

概説・治療方針　摩耗とは、ある異常な機械的作用によって生ずる歯質の表在性の病的擦り減りをいい、咬耗とは、上下顎の歯が繰り返し咬合接触することによって、エナメル質や象牙質が摩耗することである。咬耗は加齢に応じた生理的なものもあるが、その進行速度が著しく速く、象牙質の広範な露出や、歯冠長の喪失、咬合高径の低下を招くようなものもある。乳歯では生理的咬耗が顕著にみられる場合が多い。

侵蝕症は、各種の化学物質によるエナメル質の表在性の脱灰侵蝕をいう。治療は、歯冠修復あるいは保存修復を行うが、歯冠修復処置においては咬合の均衡を維持させるような配慮が必要になる。

①咬耗と摩耗

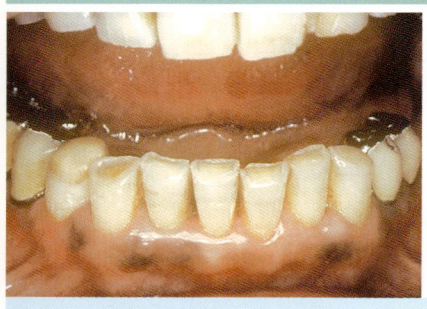
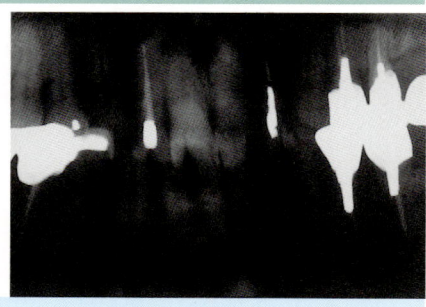

症　例：51歳、女性
主　訴：両側咬筋部のだるさ
現病歴：前歯の咬耗は認識していたが、特に自覚症状はなかった。患者は若年時より睡眠中のブラキシズムがあり、また仕事中に無意識にくいしばる習癖があった。数年前より起床時の両側咬筋部のだるさを覚えていた。

②侵蝕症

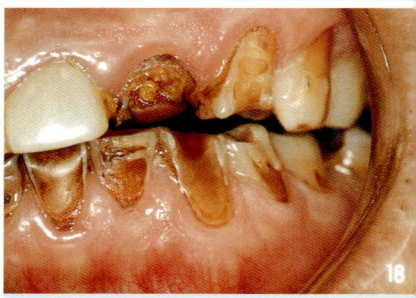

症　例：49歳、男性
主　訴：歯がしみる。
現病歴：21年前より、慢性腎不全血液透析療法中。（日本歯科大学新潟歯学部第2口腔外科症例）

8）歯髄・歯根尖の疾患　総論 3p

①齲蝕によらない歯髄炎　総論 3p

概説　小臼歯、大臼歯の咬合面中央に表れる中心結節や、切歯の舌側に表れる切歯結節の大きなものでは、結節の中に髄角が伸びているものがある。この結節が破折した場合、歯髄炎を併発することがある。また、高度な辺縁性歯周炎や、隣在歯根にまたがるような根尖性歯周炎あるいは歯根囊胞により、根管側枝や根尖孔から逆行性に発生する上行性歯髄炎もある。

治療方針　中心結節や切歯結節の破折で、歯髄の細菌感染の可能性が低い場合は、覆髄処置を行い、破折部の第二象牙質形成を期待する。しかし、予後が思わしくない場合、抜髄処置が必要になる。上行性歯髄炎は、歯髄炎の原因となる疾患の治療とともに、抜髄処置を行う。

症　例：12歳、男子
主　訴：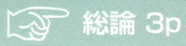の冷水痛
現病歴：氷を食べていたところ歯が破折したような感触を感じた。その後、5̅ の冷水痛を自覚するようになった。

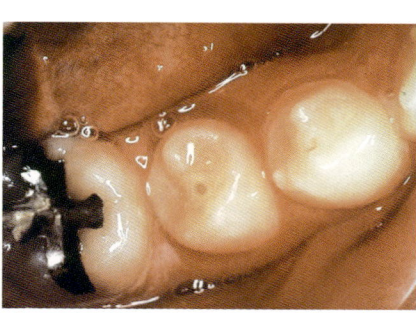
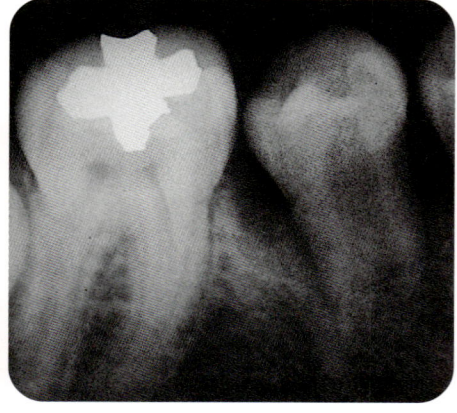

図1（左）口腔内：5̅ の中心結節が破折し、点状に露髄している。
図2（右）X線写真

9) 外傷

概説・治療方針　歯の破折は、直接外力によるものと、下顎骨を強打して上下顎の歯が激突する間接外力によるものがある。破折の部位別に、歯冠破折、歯冠・歯根破折、歯根破折に大別される。歯冠破折は、一般的に破折片の再接着か、コンポジット・レジンによる修復を行う。露髄を伴う場合は歯髄の処置が必要になってくる。歯冠・歯根破折は、エナメル質と象牙質およびセメント質を含む破折で、破折の位置により破折片の除去、修復に加え、歯髄処置、歯肉切除、歯槽骨整形あるいは矯正的挺出、外科的挺出等の治療法が選択される。通常、歯の長軸方向に破折した場合は抜歯の適応となる。歯根破折は象牙質とセメント質および歯髄を含む破折で、破折片の位置が歯根の歯冠側1/3より根尖側にある場合、歯冠側の破折部を整復固定することが基本である。破折部位が歯肉に非常に近い場合、歯冠側破折片の除去が適応となり、根尖側破折片の矯正的あるいは外科的挺出を行う。

歯の脱臼とは、外力により歯を支持する歯根膜線維に断裂があり、歯槽窩から歯が脱落、または歯の植立異常を来すことをいう。歯の支持組織の一部でつながっているものを不完全脱臼、歯が歯槽窩から完全に脱落したものを完全脱臼という。不完全脱臼は、異常な動揺はないが著明な打診痛を認める打撲、異常な動揺はあるが臨床上あるいはX線写真上で歯の変位が認められない亜脱臼、歯冠側への変位を認める挺出性脱臼、歯槽骨骨折を伴った側方性脱臼、歯槽窩内にもぐり込むように歯が変位する嵌入に分けられる。不完全脱臼歯は、打撲、亜脱臼を除き、基本的に整復固定を行う。嵌入歯においては、歯根膜への機械的な損傷が起こっている可能性があることや、元の歯槽窩の骨壁が破壊されていることから、嵌入歯を元の位置へ整復しても予後は必ずしも高くない。自然挺出を期待したり、矯正的挺出が提案されている。一方、完全脱臼歯は、可及的に早く再植することが第一選択となる。その予後は、歯の脱離から再植までの時間と保存状態に左右される。歯根膜は乾燥に弱く、乾燥状態が長くなると歯根膜が壊死し、再植後の歯根吸収の確率が高くなる。歯根未完成歯の再植は、歯髄の再生も期待できるが、根完成歯は根管処置を施さないと歯根吸収を惹起する危険が残る。

①歯の破折

症例1：8歳、男子
主　訴：1⎤の疼痛、咀嚼障害
現病歴：自転車で走行中、道路の側溝に落ち、顔面を強打。歯が破折し疼痛も出てきた。

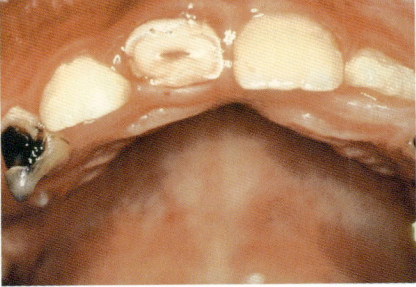

症例1（左）　口腔内：1⎤の歯冠破折。歯冠は歯肉縁で破折し、露髄している。

症例1（右）　X線写真：歯冠中央部で水平的に破折し、歯根遠心の歯根膜腔の拡大がみられる。

症例2：8歳、女子
主　訴：咀嚼障害
現病歴：遊戯中、他人と顔面同士が衝突。⎣1の疼痛が出てきた。

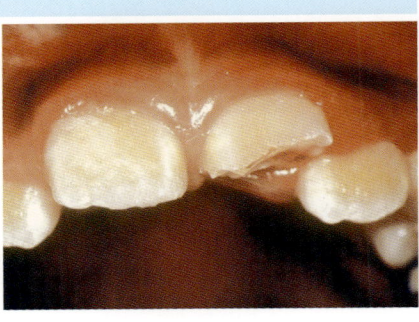

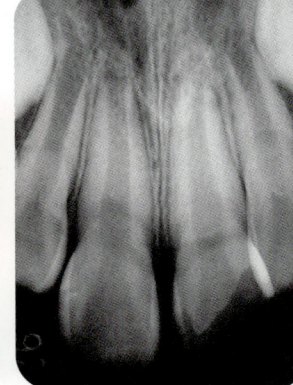

症例2（左）　口腔内：⎣1の歯冠破折。

症例2（右）　X線写真：歯冠は唇側の切端側1/3から舌側1/2にかけて破折している。

②歯の脱臼

> 総論 3p

症例1：5歳、男児
主　訴：A|A 部疼痛
現病歴：遊戯中転倒。上唇部が机の縁にぶつかり受傷。

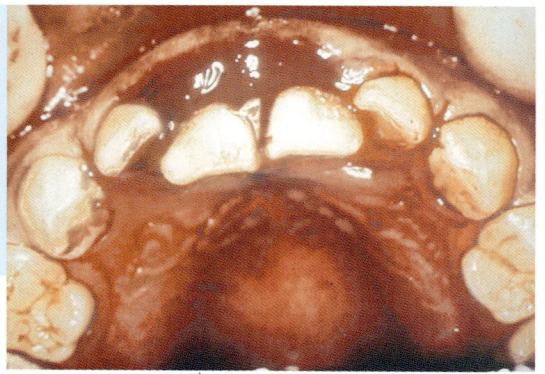

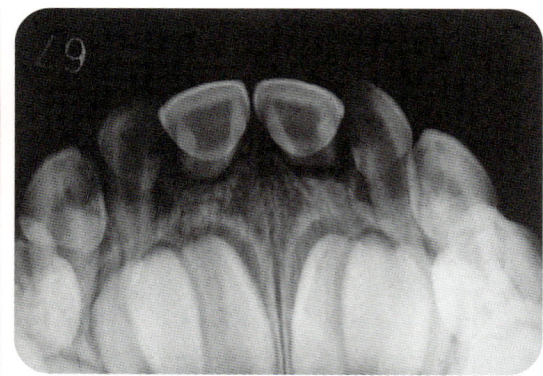

症例1　口腔内：A|A は舌側に変位した側方性脱臼を呈している。

症例1　X線写真：A|A は歯根破折も認め、歯冠は頬舌的に変位している。

症例2：9歳、男子
主　訴：1| 脱離、|1 接触痛
現病歴：野球の練習中、他人がスイングしたバットが顔面に当たり受傷。

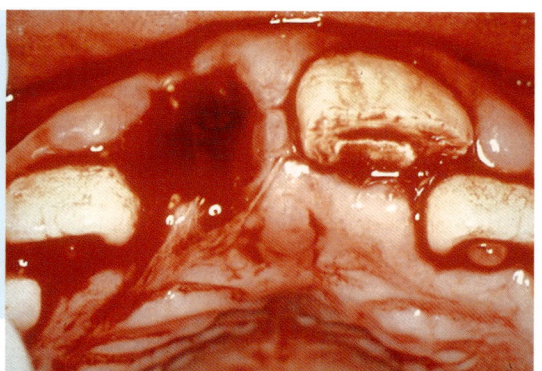

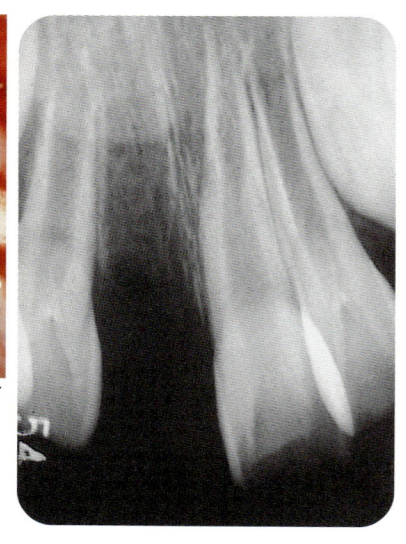

症例2　口腔内：1| は完全脱臼で、|1 は歯冠破折している。

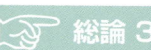

症例2　X線写真：|1 部歯槽骨は垂直的に骨折している。

③歯の嵌入

> 総論 3p

症　例：11歳、女子
主　訴：1|1 部疼痛
現病歴：道路が凍結した朝の通学中、前のめりに顔面から転倒し受傷。

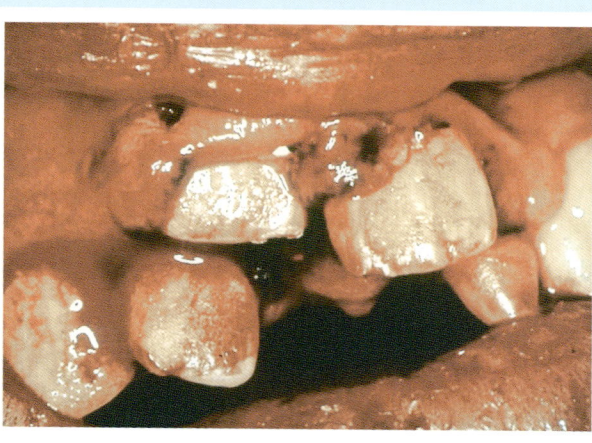

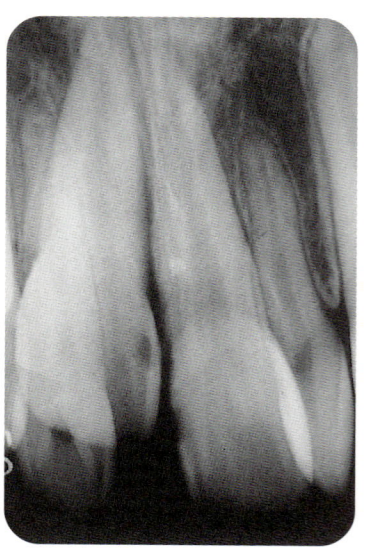

図1（左）　口腔内：1|1 は嵌入し、同部の歯肉裂傷も認められる。

図2（右）　X線写真：根尖側への変位は |1 の方が大きい。歯の破折は認められない。

2．歯周組織の疾患

疾患				本態・診断→治療
疾患の概要	性状変化 1) 色素沈着症	(1) メラニン色素沈着		生理的、色素性母斑、甲状腺機能亢進、Addison病、McCune-Albright症候群、Peutz-Jeghers症候群、von Recklinghausen病、悪性黒色腫 → 原因疾患の診断、必要に応じて切除。
		(2) 外来性色素沈着		水銀、鉛 → 必要に応じて切除。
	2) 角化病変	(1) 扁平苔癬		→ 金属アレルギーの診断、疼痛があれば、副腎皮質ステロイド軟膏塗布。
		(2) 白板症、Epstein真珠		→ 必要に応じて切除。
	3) 炎症性疾患	歯肉炎及び類似疾患	(1) 単純性歯肉炎	局所因子（プラーク）により生じた歯肉炎 → 口腔清掃。
			(2) 複雑性歯肉炎	全身性あるいは局所の特殊因子が関与しているもの。プラークによる歯肉炎、口呼吸性歯肉炎、フェニトイン歯肉増殖症、ニフェジピン歯肉増殖症、シクロスポリン歯肉増殖症、思春期性歯肉炎、妊娠性歯肉炎、白血病性歯肉炎 → 原因の除去、口腔清掃。
			(3) 特殊な歯肉炎	急性壊死性潰瘍性歯肉炎：辺縁部歯肉を中心とした壊死、潰瘍を主症状とする。全身抵抗力減退による菌交代による。 → 消毒薬含嗽、抗菌薬投与、安静、栄養補給。 慢性剥離性歯肉炎：歯肉上皮の剥離によるびらん形成を主症状とする。 → 副腎皮質ステロイド軟膏塗布。 歯肉線維症：一般に遺伝性、歯肉の広範なび漫性肥大を示す疾患。 → 歯肉切除
			(付) 肥大性歯肉炎・歯肉増殖症	上記のうち歯肉が肥大・増殖する傾向を示すもので、複雑性歯肉炎に属するものが多い。→ 原因の除去、口腔清掃、歯肉切除。
		歯周炎	(1) 成人性歯周炎	慢性辺縁性歯周炎
			(2) 早期発症型歯周炎	思春期前歯周炎、若年性歯周炎
			(3) 急速進行性歯周炎	
			(4) 全身疾患に伴う歯周炎	Down症候群、糖尿病1型、Papillon-Lefèvre症候群、AIDS、特殊な歯肉炎から進行したもの。
			(5) 壊死性潰瘍性歯周炎	急性壊死性潰瘍性歯肉炎から進行したもの（第2章6.口腔粘膜疾患」参照）。
	4) 腫瘍類似疾患	①義歯性線維腫		義歯床縁の慢性刺激に対する反応性の結合組織の増生物。 →義歯調整、必要に応じて切除。
		②フラビーガム、コンニャク状顎堤		床下の顎堤粘膜が圧縮性、可動性に富む状態で増生したもの。 → 義歯調整、必要に応じて切除。
		エプーリス		歯肉部に生じた良性の限局性腫瘤を総括した臨床名 → 必要に応じて切除、原因歯抜去。
			組織型による分類（石川,1982） ①肉芽腫性エプーリス	炎症性肉芽組織の増生からなるもの。
			②線維性エプーリス	主に線維組織の増生からなるもの。
			③血管腫性エプーリス	血管腫様の構造を示すもの。
			④線維腫性エプーリス	線維腫性組織の増生からなるもの。
			⑤骨形成性エプーリス	線維性組織中に硬組織の形成が明らかなもの。
			⑥巨細胞性エプーリス	多数の巨細胞を有するのを特徴とするもの。
			発症時期による分類 ①先天性エプーリス	新生児の生下時に歯肉にみられる良性の限局性腫瘤。
			②妊娠性エプーリス	妊娠腫（肉芽腫性、血管腫性、線維性エプーリス）。
	5) 囊胞	歯肉囊胞、歯原性囊胞（「第2章 4.囊胞」を参照）		
	6) 腫瘍	歯原性		良性・悪性（「第2章 5.腫瘍および類似疾患」を参照）
		非歯原性		良性・悪性（「第2章 5.腫瘍および類似疾患」を参照）

1）歯肉炎および類似疾患　　総論 17p

（1）慢性剥離性歯肉炎　　総論 17p

概説・治療方針　歯肉の上皮が剥離を来し、軽快と増悪を繰り返しながら慢性に経過する稀な病変で、中年の女性（閉経期）に生じることが多い。主に唇側歯肉に広範囲な浮腫性の発赤として生じ、次第にその一部の上皮が剥離、脱落し鮮紅色のびらん面が露出し、灼熱感、接触痛を伴う。さらに進行すると、遊離歯肉から付着歯肉、やがては歯槽粘膜にも及ぶ。原因は明らかでないが、組織学的に上皮直下に著しい炎症があり、高度な症例では上皮下に水疱が形成されることから、水疱を形成する皮膚科疾患の変種とする考えが強い。治療は病因が明らかでないため確実な方法はないが、口腔清掃、含嗽水による洗浄、ステロイド軟膏の局所塗布を行う。一般に長期の経過をたどるが、自然に軽快することもある。

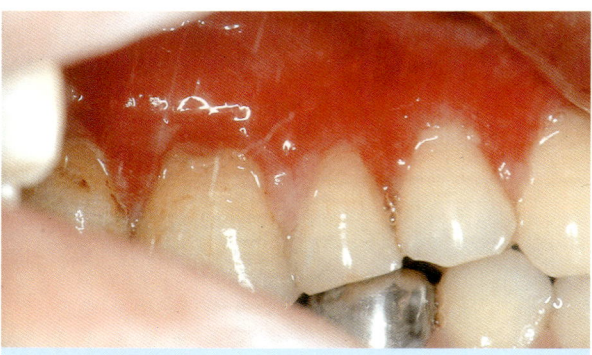

症　例：54歳、男性
主　訴：歯肉の発赤と塩味がしみる。
現病歴：1年前から歯肉の発赤に気づく。時々症状は軽快したが、摂食時のしみる感じが常にある。
（北海道医療大学第1歯科保存科　小鷲悠典教授提供）

（2）肥大性歯肉炎・歯肉増殖症　　①～③ 総論 17p

概説・治療方針　肥大性歯肉炎：慢性の単純性歯肉炎あるいは辺縁性歯周炎がもとになり、歯肉の結合組織が増生し肥大を来すもので、プラーク、歯石、歯列不正、口呼吸などの慢性の局所的刺激が重要な因子と考えられている。また、全身的な原因では性腺の内分泌との関係が深い。肥大は上下顎の前歯部、特に唇側に多く、歯間乳頭部から始まり、緩慢な増大とともに範囲も広がり、歯列全体に及ぶこともある。色調や硬さは、健康な部分とほとんど変わらないものもあるが、浮腫性で発赤を伴う部分と健康色に見える部分とが混在している症例が多い。治療は局所的原因の除去と口腔清掃、ブラッシングを行うが、進行したものでは歯肉切除が適用される。

歯肉増殖症：抗痙攣薬であるフェニトイン（ジフェニルヒダントイン）や、Ca^{2+}拮抗剤のニフェジピンを長期に服用した場合に、しばしば歯肉に増殖性の病変が生じる。増殖は歯間乳頭の赤く軟らかい浮腫性の腫脹として始まり、遊離歯肉へと広がり、線維形成とともに硬くなる。高度になると歯冠が覆い隠されることもある。組織学的には歯肉上皮の肥厚と、固有層の結合組織の著しい増生が主体である。発症因子としてプラークが重要で、炎症が生じた後にこれらの薬剤が修飾因子として働き、歯肉の増殖が生じるものと考えられている。徹底したブラッシングによるプラークの除去と歯肉マッサージが治療の基本で、症例によっては歯肉切除や薬剤の変更を考慮する。

①口呼吸性歯肉炎

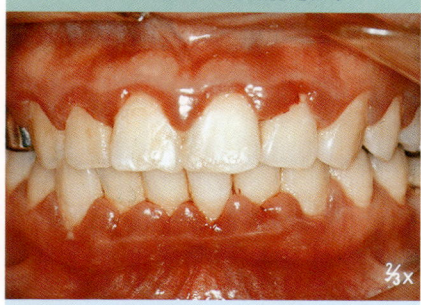

症　例：33歳、女性
主　訴：歯肉からの出血と口臭
現病歴：小児の頃より鼻閉があり、口呼吸が認められる。口腔清掃状態は不良で、5年前から歯肉の肥大と出血に気づく。（北海道医療大学第1歯科保存科　小鷲悠典教授提供）

②フェニトイン歯肉増殖症

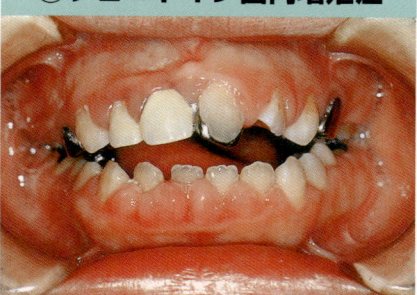

症　例：41歳、男性
主　訴：下顎前歯部の歯肉腫脹
現病歴：知的障害にて施設入園中。6歳時にてんかん発作が発症し薬剤服用中。8年前から歯肉腫脹が確認されているが、発症の時期は不明。

③ニフェジピン歯肉増殖症

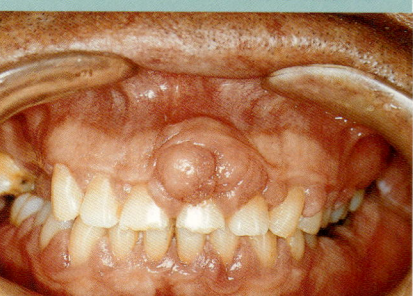

症　例：64歳、男性
主　訴：上顎前歯部歯肉の腫脹による審美障害
現病歴：ニフェジピン服用3年後に、上顎前歯部歯肉の増殖に気づいたが放置。漸次増大したため、服用4年半後に来院。

（3）歯肉線維腫症　☞ 総論 17p

概説・治療方針　常染色体性優性遺伝により家族性に生じる歯肉の発育異常で、上下顎の歯肉全体あるいは一部が肥大する稀な疾患。高度のものでは全歯冠がほとんど歯肉に覆われることもある。肥大した歯肉は正常歯肉よりやや白色を呈し、弾性硬で炎症症状を欠く。乳歯列にも永久歯列にも、歯の萌出に伴って発病しやすい。思春期に増殖が最も強く、多毛症を合併しやすいことなどから、内分泌機能との関連も疑われているが明らかではない。組織学的には上皮の角化亢進、上皮突起の深部増殖、緻密なコラーゲン線維の増生が著明であるが、毛細血管や線維芽細胞の増生は乏しく、炎症細胞浸潤も軽度である。治療は口腔清掃指導後、歯肉切除を行うが、再発防止には術後の厳格なブラッシングの励行が重要である。

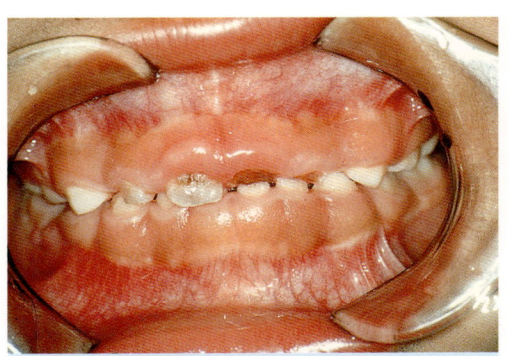

症　例：5歳、男児
主　訴：全顎にわたる歯肉の腫脹
現病歴：乳歯の萌出時に一致して歯肉が肥大し、下顎前歯の咬合面近くまで及んだ。

2）腫瘍類似疾患　①〜② ☞ 総論 17p

概説・治療方針　真の腫瘍ではないが、組織が腫瘍性の増殖を示す疾患を腫瘍類似疾患といい、歯周組織に生じるものとして義歯性線維腫、フラビーガム（コンニャク状顎堤）などがある。

義歯性線維腫：不適合な義歯床の慢性刺激によって、義歯床下の粘膜に結合組織線維の増生や硝子化を来したもので、ときには床縁部粘膜などに分葉状の隆起を生じることもある。増殖性変化は、義歯の機械的刺激に基づく固有層における結合組織の増生によるもので、真の腫瘍ではないため、義歯性線維症とも呼ばれる。ときには義歯装着後に歯槽骨が吸収され、その顎堤頂部の義歯床下にみられることもある。一般に上顎にやや多く、前歯部の歯槽堤から歯肉唇（頬）移行部にかけてみられ、舌側には少ない。治療は外科的に切除するが、口腔前底が浅くなる場合には歯槽堤形成を併用する。

フラビーガム（コンニャク状顎堤）：床下の顎堤粘膜下の骨が吸収したところへ増生した圧縮性、可動性に富む軟組織で、顎堤粘膜の結合組織の増生を伴った慢性炎症である。フラビーガムは、骨との付着部以外は骨の支持がないため、加圧による形態的変化が通常より大きく、義歯の安定が悪く、咀嚼不全など機能低下をもたらすことが多い。治療は外科的に切除する場合が多いが、口腔前庭部がなくならないように注意が必要である。また、切除を行わない場合には、印象時にフラビーガムが圧による形態変化を受けないよう、印象法に考慮を払う必要がある。

①義歯性線維腫

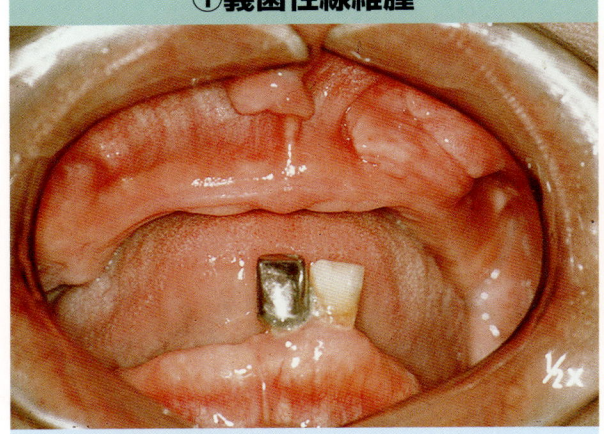

症　例：45歳、女性
主　訴：数年前からの上顎義歯辺縁部の腫瘤
現病歴：5〜6年ほど前に義歯を装着。数年前に腫瘤に気づいたが徐々に増大してきた。

②フラビーガム（コンニャク状顎堤）

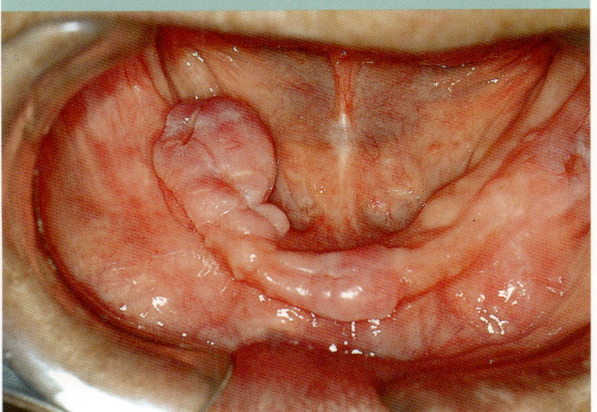

症　例：77歳、女性
主　訴：義歯不適合と下顎顎堤部の腫脹
現病歴：15年前に総義歯装着。5年前より右下顎臼歯部歯肉が漸次増大し、義歯が不適合となった。

3) エプーリス

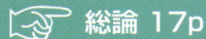 総論 17p

概説　歯肉、歯根膜、歯槽骨骨膜などの結合組織から発生し、歯肉に限局して生じた良性の腫瘤を総括した臨床的名称で、炎症性・反応性の増殖物である。稀に、悪性腫瘍の歯肉転移がエプーリス状を呈することがある。比較的多い疾患で、20～30歳代が全体の40％を占める。10歳以前には少なく、極めて稀に新生児に認められることがある（先天性エプーリス）。性別では女性が男性の約2倍である。また、妊娠性エプーリスは妊婦の1％内外に認められている。歯肉のいずれの部位にも生じるが、特に上顎の前歯部に好発し、一般に唇側の歯間乳頭部に形成されるものが多い。

発育は緩慢なものが多く、形態は有茎性、あるいは広い基部を有するものなど様々であり、表面は平滑、凹凸不整、または分葉状を呈する。色調や硬さは、肉芽腫性のものは軟らかく赤みを帯びており、特に血管に富んだものでは出血しやすい。線維成分に富んだものは白色を帯び比較的硬い。

組織学的には石川・秋吉（1982）は以下のように分類している。

i) 肉芽腫性エプーリス
　炎症性の肉芽組織の増生からなるもので、古くなると線維性のものに移行する。本邦では線維性エプーリスとともにエプーリスの大多数を占める。

ii) 線維性エプーリス
　主に線維組織の増生からなるもので、増生した肉芽組織の線維化したものが主である。線維の増生は不規則で、少数の石灰化物を伴うことがある。

iii) 血管腫性エプーリス
　毛細血管の増生ないし拡張が著明で、血管腫様の構造を示すもの。

iv) 線維腫性エプーリス
　線維腫性組織の増生からなり、線維腫と同様の像を呈し、少数の石灰化物を認めることがある。

v) 骨形成性エプーリス
　線維性組織の中に硬組織の形成が明らかなもので、多くは線維骨と同様な構造を示すが、層板骨質あるいはセメント質がみられることもある。

vi) 巨細胞性エプーリス
　卵円形ないし紡錘形の細胞と多数の多核巨細胞を混じた組織からなり、歯肉に形成された周辺性巨細胞肉芽腫と考えられている。欧米に比べ、本邦では極めて稀である。

最近の分類（二階、1997）では、先天性エプーリスを除き、一般に歯肉に炎症性・反応性に生じる肉芽腫性病変を、線維性と従来の巨細胞性エプーリスの2型に大別している。

そのうち線維性エプーリスを、炎症性肉芽組織の成熟度により、幼弱な肉芽組織よりなる肉芽腫性、毛細血管腫様を呈する血管腫性、毛細血管の拡張の目立つ末梢血管拡張性、および線維化の進んだ狭義の線維性などに細分類している。また、線維性エプーリスで骨やセメント質の形成を伴うものをセメント質・骨形成性エプーリスとしている。近年、エプーリスという名称を病理診断名としては用いず、これらを歯肉の炎症性線維性過形成としてとらえる傾向もある。

なお、妊娠性エプーリス（妊娠腫）は妊娠3カ月頃から発現し増大するが、分娩後には腫瘤の発育は停止するかまたは縮小する。組織学的には、妊娠前期では肉芽腫性、妊娠後期では血管腫性のものが多く、分娩後は線維性であるといわれている。

先天性エプーリスは新生児の主に上顎前歯部の歯槽堤に生じ、球形または卵円形の腫瘤としてみられ、大きさは0.5～1.5cm程度のものが多く、表面は健康な粘膜で被覆されている。組織学的には顆粒細胞腫と同様な像を示すものが多いが、線維性あるいは線維腫性の構造を示すもの、平滑筋組織の増生からなるものもある。

治療方針　原因歯を含め、切除と、歯槽骨の一部の削除あるいは十分な掻爬が原則とされているが、骨植状態が良い場合には歯の保存が可能なこともある。妊娠性エプーリスは経過中に出血、著しい増大などがない場合は分娩後まで処置を控える。また、先天性エプーリスは授乳、成長、発育、乳歯の萌出を考慮し切除する。完全に摘出すれば予後は良好であるが、底部の掻爬が不十分であったり、エプーリスの発生の原因が引き続き存在している場合には再発することがある。

①肉芽腫性エプーリス

症　例：76歳、女性
主　訴：4│3部頬側歯肉の腫脹
現病歴：約9カ月前に4│3部辺縁歯肉に腫脹を認めたが、疼痛がないため放置。徐々に増大してきた。

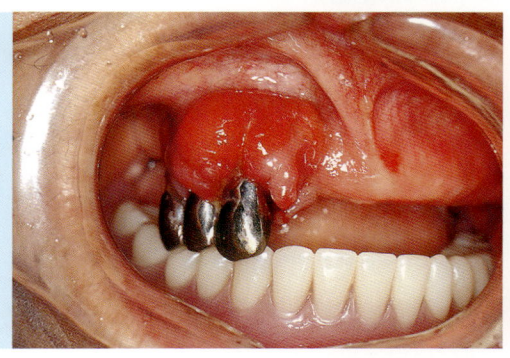
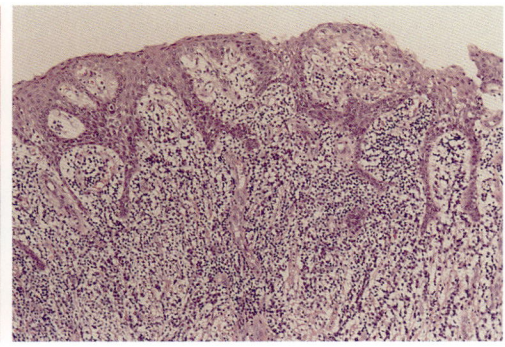

②線維性エプーリス

症　例：86歳、女性
主　訴：2│3部歯肉の腫瘤
現病歴：数年前から2│3部歯肉の腫瘤に気づいていたが、特に症状がないため放置していた。

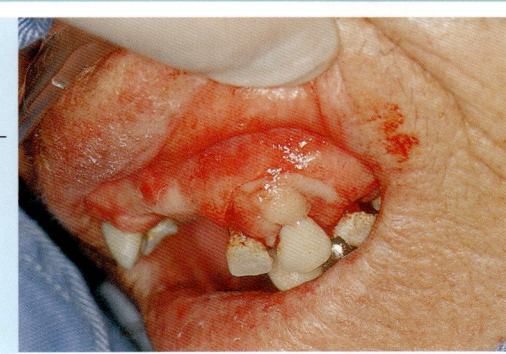
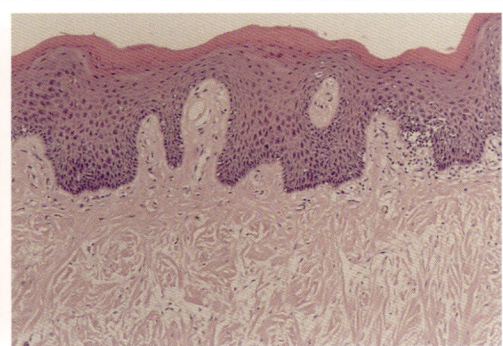

③血管腫性エプーリス

症　例：61歳、男性
主　訴：│67部のブラッシング時の出血
現病歴：約2カ月前ブラッシング時に出血し、│67部歯肉の腫脹に気づく。最近腫脹はやや縮小し、出血も少なくなった。

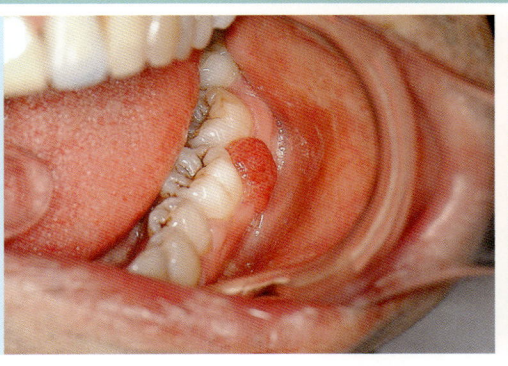
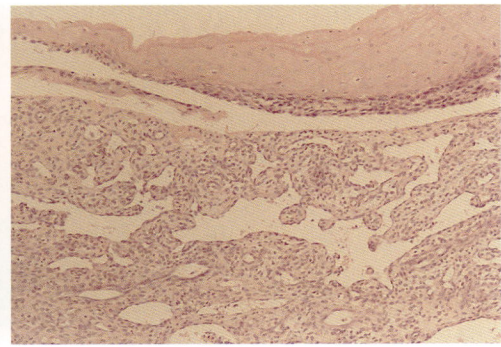

④骨形成性エプーリス

症　例：37歳、女性
主　訴：│12部歯肉の無痛性腫脹
現病歴：3年前に│12部歯肉の腫脹に気づき、近医歯科にて数回切除。6カ月前に同部位の再腫脹に気づいたが、最近やや増大してきた。

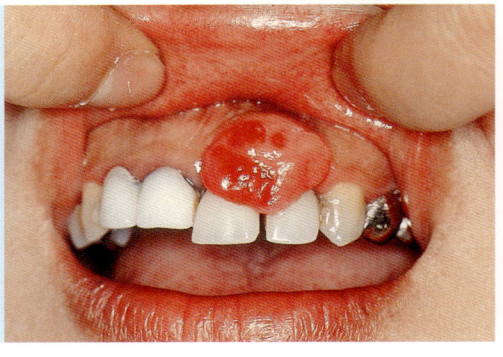
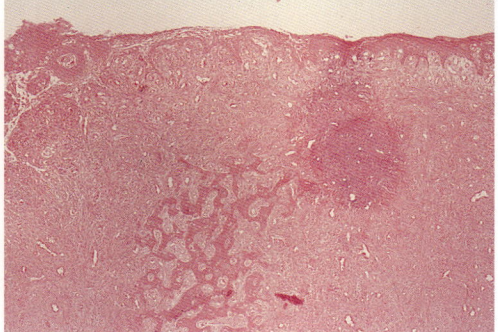

⑤巨細胞性エプーリス

症　例：56歳、男性
主　訴：左側下顎前歯部歯肉の腫脹
現病歴：2～3年前より2⏌唇側歯肉部に米粒大の腫瘤を認めるも無痛性のため放置。昨年頃より、2⏌周囲唇舌側の歯肉が腫脹してきたため、近歯科受診し1⏌②③のブリッジを撤去した。(福岡歯科大学口腔外科症例)

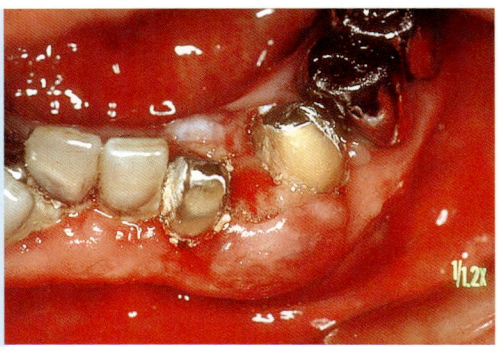 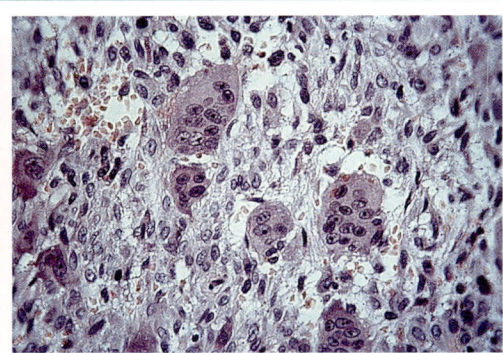

⑥先天性エプーリス

症　例：7日、女児
主　訴：右下顎歯肉の球形腫瘤
現病歴：出生時直径10mm大の腫瘤を認め、7カ月後に1/3大となり、9カ月目に摘出(線維性エプーリス)。(北海道大学口腔外科症例)

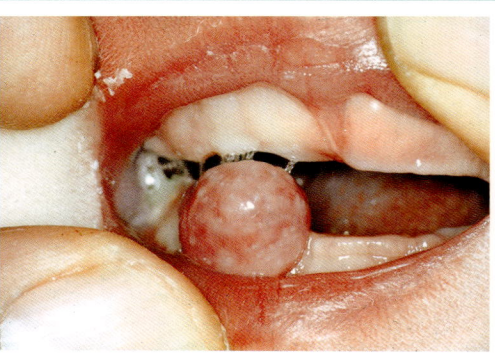 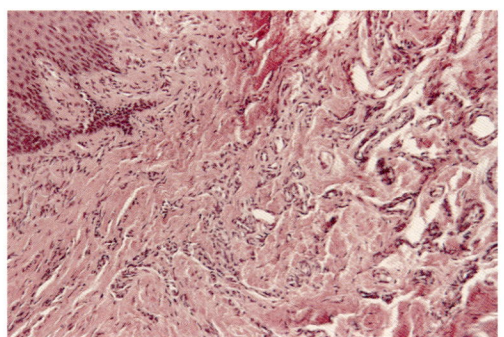

⑦妊娠性エプーリス

症　例：26歳、女性(妊娠8カ月)
主　訴：上顎前歯部唇側および口蓋側歯肉の腫瘤
現病歴：初診3週間前に上顎前歯部口蓋側、1週間前に唇側歯肉の腫瘤に気づく。徐々に増大してきた。(ミラー像)

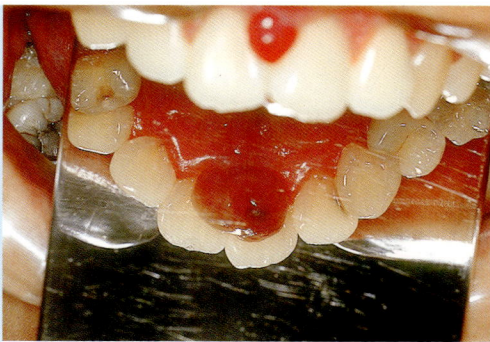 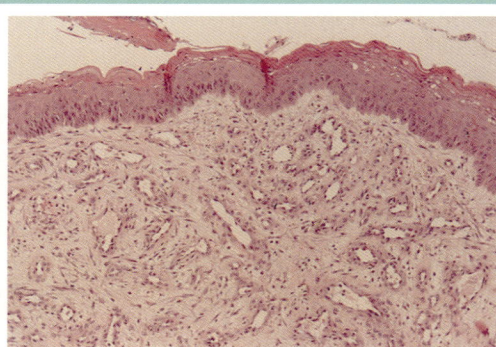

第2章

口腔・顔面の疾患

1．先天異常および発育異常
2．損　傷
3．感染症（付：炎症）
4．嚢　胞
5．腫瘍および類似疾患
6．口腔粘膜疾患および類似疾患
7．唾液腺疾患
8．神経疾患・心因性病態

1. 先天異常および発育異常

<table>
<tr><th colspan="2">定義・分類</th><th colspan="3"></th></tr>
<tr><td rowspan="3">定義・分類</td><td>先天異常</td><td>胎生期に発現し、生下時に発症しているか、潜在している異常。</td><td colspan="2">機能的異常
器質的異常（奇形）─①外表奇形
　　　　　　　　　　②内臓奇形</td></tr>
<tr><td>発育異常</td><td>身体の発育に伴って発現する異常。</td><td colspan="2">機能的異常
器質的異常</td></tr>
<tr><td>変形症</td><td>組織または器官の永続的な変形で、障害の認められるもの。</td><td colspan="2">「第3章　顎骨および顎関節の疾患」を参照。</td></tr>
</table>

先天異常の表現型

1)	発育過剰、過形成	二重唇、巨大舌
2)	発育抑制、欠如	正中上唇裂
3)	癒合、癒着	小口症
4)	癒合不全（分離）	唇裂、斜顔裂、先天性口角瘻（口角小窩）
5)	残遺	舌小帯短縮（舌強直）症、類皮嚢胞、甲状舌管嚢胞
6)	位置の異常	小帯位置異常

先天異常の原因

1)	遺伝的要因	①単一遺伝子異常	常染色体優性遺伝、常染色体劣性遺伝、X連鎖性遺伝、Y連鎖性遺伝
		②多因子遺伝	
		③染色体異常	
2)	環境的要因	①物理的要因	X線、温熱、外力、酸素
		②化学的要因	化学物質、栄養障害、内分泌障害
		③生物学的要因	風疹、ウイルス、トキソプラズマ
3)	遺伝要因と環境要因の相互作用		多因子遺伝のしきい説

疾患の概要

1) 裂奇形　①唇裂

顔面の発生過程における内側鼻突起（球状突起）と上顎突起の癒合不全（中胚葉塊欠損による）。

a. 裂型別分類

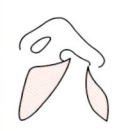

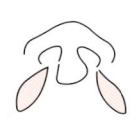

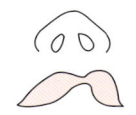

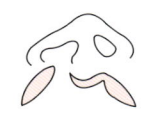

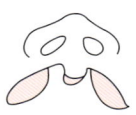

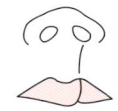

左側完全唇裂　両側完全唇裂　左側不完全唇裂　右側完全左側不完全唇裂　両側不完全唇裂　左側皮下唇裂

b. 発生頻度

出産数 384,230 名に対する発生率（％）（日本）

唇裂	0.052
唇顎口蓋裂	0.086
口蓋裂	0.037
計	0.175

（宮崎　正ら、1985より）

出産数 2,509,881 名に対する発生率（％）（California）

唇裂	0.029
唇顎口蓋裂	0.048
口蓋裂	0.031
計	0.108

（Tolarova M M & Cervenka J, 1998より）

裂型による口唇裂患者分布（西原一秀ら、1998に一部付加）

	片側性				両側性			計	男/女比
	右		左						
	完全	不完全	完全	不完全	完全＋完全	不完全＋不完全	完全＋不完全		
唇裂	14	41	40	71	9	17	3	195	1.2
唇顎口蓋裂	32	17	62	11	36	14	20	192	1.4
計	46	58	102	82	45	31	23	387	1.3
％	12	15	26	21	12	8	6	100	
	27		47		26				

疾患の概要	1)裂奇形	①唇裂	c．障害の概要 　①審美障害、②哺乳障害、③歯の障害、④合併奇形の可能性（心奇形、四肢の奇形など）。 d．治療の概要 　ⅰ）出生直後　　　家族への疾患の概要、治療計画の説明。哺乳指導。合併疾患の診断（小児科との併診）。 　ⅱ）生後3～4カ月　口唇形成手術。両側性では1回法と2回法がある。 　ⅲ）5～6歳～成人　口唇修正手術（二次手術）、唇裂鼻修正手術（口蓋裂を合併する場合は「第3章 1.先天異常および発育異常」口蓋裂の項を参照）。 e．手術法 　三角弁法（Cronin法） 　　A　　　　　　B　　　　　　C 　回転伸展弁法（Millard法） 　　A　　　　　　B　　　　　　C
		②斜顔裂	顔面の発生過程における外側鼻突起と上顎突起の癒合不全（上方部）、および内側鼻突起と上顎突起の癒合不全（下方部）。
		③横顔裂	顔面の発生過程における上顎突起と下顎突起の癒合不全。
		④正中上唇裂	顔面の発生過程における内側鼻突起（球状突起）の癒合不全や発育抑制、欠如。
		⑤正中下唇裂	顔面の発生過程における左右の下顎突起の癒合不全。極めて稀。
		（付）偽正中上唇裂	全前脳胞症（前脳から発生する終脳と間脳の形成不全）の一症状として発現する正中上唇裂。
	2)口唇・頬部の異常	①巨大唇	先天性と後天性がある。**原因**：吸唇癖、肉芽腫性口唇炎、腫瘍。
		②先天性口唇瘻	先天異常で口唇口蓋裂に伴う下唇瘻が多い。ときに唾液分泌がある。
		③先天性口角瘻（口角小窩）	上顎突起と下顎突起の癒合不全による先天異常。
		④Fordyce斑	口腔内に生ずる異所性脂腺で、成人に多くみられる。
		⑤二重唇	先天異常と後天性（弄唇癖、義歯性線維腫）がある。
		⑥小口症	先天異常と後天性（外傷性瘢痕）がある。
		⑦咬筋肥大症	青年期以降にみられる。咀嚼癖との関連が疑われる。
		治療：原因の除去、形成手術。Fordyce斑は、通常は処置の必要がない。	
	3)舌・口底の異常	①巨大舌	先天性（クレチン病、Down症）と後天性（腫瘍、末端肥大症）がある。 真性、相対的、機能的巨大舌に分けられる。 治療：原因除去、形成手術
		②舌扁桃肥大	左右対称性に肥大したリンパ組織である。 治療：肥大があれば消炎処置、原因の除去。
	4)小帯の異常	①上唇小帯異常	過短、短縮により、上顎中切歯の位置異常を来す。
		②頬小帯異常	肥大、過短、過剰形成により、義歯の安定に影響する。
		③舌小帯短縮（舌強直）症	過短、短縮、癒着により、舌運動障害から構音に影響を与える。
		治療：障害があれば伸展手術。	

1) 裂奇形

①唇裂

概説 上顎突起と内側鼻突起の間で裂を生じたものであり、性差はなく、片側性、両側性にみられる。片側性が多く、その中でも左側が右側の約2倍を占める。唇裂単独で、あるいは顎裂、口蓋裂を伴ってみられる。後者が前者の約2倍を占める。程度により、外鼻孔に至るものを完全唇裂といい、外鼻孔に至らないものを不完全唇裂、皮下に裂があり、口唇運動の際の変形によって知りうる皮下唇裂に分ける。赤唇縁（vermillion border）の切痕（notch）だけのものもある。裂の大きなものでは、鼻翼の扁平化、外鼻孔の拡大がみられる。不完全唇裂にSimonart's bandと呼ばれる橋状組織をみることもある。哺乳障害がみられる。

治療方針 出生時、手術時期までの健康管理（他に先天奇形の合併がありうる）を行い、母親や家族に原因・障害・治療法、育児法についてカウンセリングを行う。乳首の保持不能や、口腔内陰圧形成不全により哺乳困難のある場合、乳首の大きさや孔の調整を行う。
外科的手術は、直線法を行うと口唇のつりあがりや外鼻変形が目立つため、通常、三角弁法（Cronin法、Tennison法、Randall法）や回転伸展弁法（Rotation-advancement法：Millard法）が用いられ、生直後～4カ月頃に行われることが多い。両側唇裂では、1～4カ月の間隔をおいて片側ずつ行う場合と、両側を同時に行う一回法とがある。鼻や口唇の形態の変化、瘢痕の状態を長期的に観察し、二次手術については口唇のみの修正（瘢痕の除去、vermillion borderの修正、口輪筋の再建）は適宜行い、歯列・顎変形を伴う場合は歯科矯正治療と手術を行う。口唇の組織量が不足している場合はAbbe法を行う。

＜両側唇裂＞

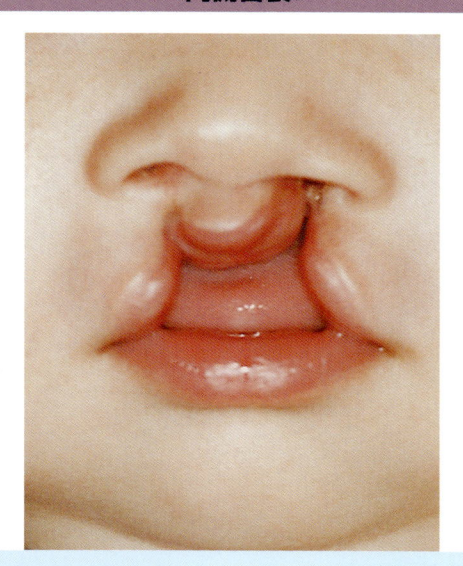

症　例：0歳3カ月、男児
主　訴：審美障害
現病歴：出生時より両側唇顎口蓋裂を認める。

＜片側性不完全唇裂＞

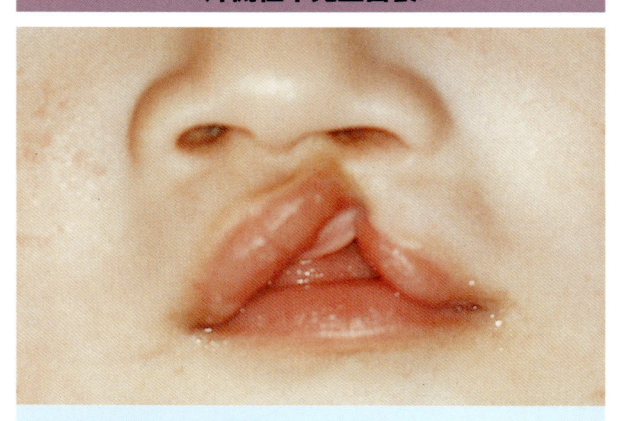

症　例：0歳2カ月、男児
主　訴：審美障害
現病歴：出生時より左側唇裂を認める。

＜片側性完全唇裂＞

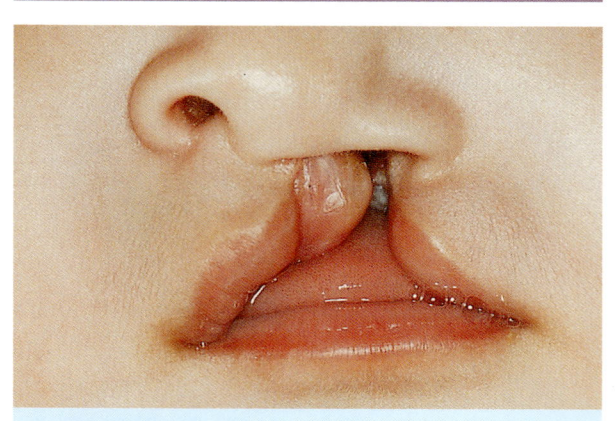

症　例：0歳3カ月、女児
主　訴：審美障害
現病歴：出生時より左側唇顎口蓋裂を認める。

②その他の顔面裂

概説 極めて稀な裂奇形で、男性に多く、他の奇形を伴うことが多い。

斜顔裂：上唇の側方部から鼻翼、下眼瞼の内側縁に及ぶ裂で、外鼻孔より下方部では内側鼻突起と上顎突起間、上方部では外側鼻突起と上顎突起間で生ずる。しばしば両側にみられる。鼻涙管が露出する。

横顔裂：口角から頬、さらに重症例では耳に至る。大(巨)口症ともいわれ、上顎突起と下顎突起間で生ずる。両側性もみられる。

正中上唇裂：両眼間狭窄を伴う例と、両眼開離の例がある。前者は無嗅脳症と人中、顎間部の低形成、無形成がみられる（偽正中上唇裂）。後者は前頭・鼻部の形成異常で、原始の脳が鼻橋間に突出し、両眼が近心に移動できない状態であり、鼻、上唇における正中顔面裂をみる（真性正中上唇裂）。

正中下唇裂：下顎突起の中胚葉塊欠損により生じ、下顎正中裂を伴うことがある。

治療方針 基本的には唇裂と同様の治療が必要となる。

斜顔裂：早期にZ-形成術、骨移植、眼瞼欠損に対する形成術を行う。

横顔裂：早期にZ-形成術、外耳の形成術を行う。難聴のある場合、耳鼻科的治療を要する。

正中上唇裂：単純な直線法、V-Y法、裂の大きな場合はAbbe flapで修正する。歯槽や前歯欠損に対しては、義歯や骨移植が必要となる。

正中下唇裂：単純な直線法などで修正する。

＜横顔裂＞

症　例：0歳6カ月、男児
主　訴：審美障害
現病歴：出生時より左側横顔裂を認める。

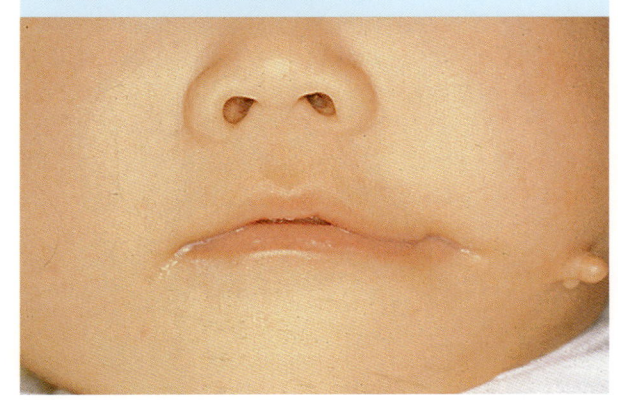

＜斜顔裂＞

症　例：0歳、女児
主　訴：審美障害
現病歴：出生時より両側斜顔裂を認める。

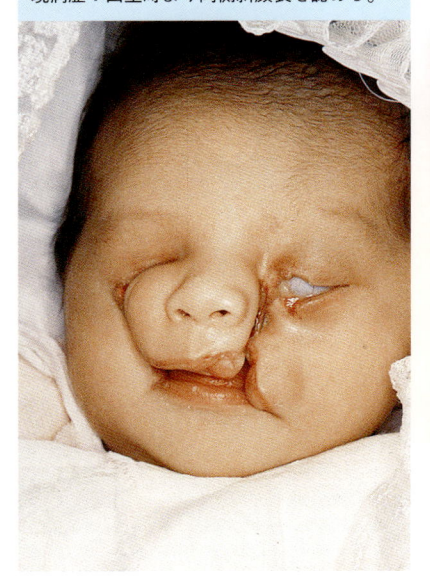

＜正中上唇裂＞

症　例：0歳、男児
主　訴：審美障害
現病歴：出生時より上唇正中に裂を認める。

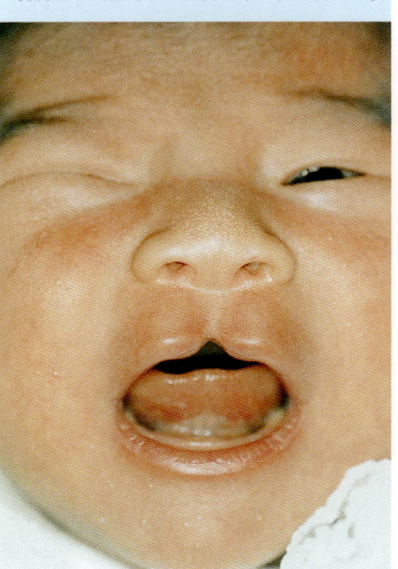

＜偽正中上唇裂＞

症　例：0歳、男児
主　訴：審美障害
現病歴：出生時より偽正中唇裂を認める。(全前脳胞症、holoprosencephaly)

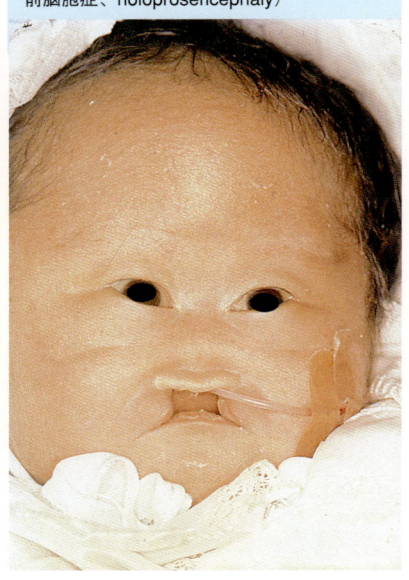

2) 口唇・頬部の異常

①~④ ☞ 総論 25p

概説・治療方針 巨大唇：先天的、あるいは吸唇癖、クレチン病、肉芽腫性口唇炎、血管運動神経性浮腫、血管腫、リンパ管腫などにみられる。原因を除去し、審美・機能障害があれば形成手術を行う。

先天性口唇瘻：遺伝も考えられ、単独あるいは、口唇口蓋裂に伴ってみられる。下唇に多く、片側性、両側性に生じ、両側性では対称的に現れる。円形に陥凹した瘻孔にはゾンデを3～10mm挿入できる。瘻孔周囲が隆起しているものや、粘稠な分泌液をみることもある。上唇では、鼻と赤唇の間の人中の正中に発現するものが多い。四肢の異常を伴うこともある。審美面から瘻の切除を行う。

先天性口角瘻：口角に両側あるいは片側にみられ、上顎突起と下顎突起の発生過程における中胚葉塊の異常と考えられている。軽度のものでは小窩となる。耳部の瘻孔を伴う例もある。炎症を起こしたり、審美障害があれば切除する。

Fordyce斑：異所性脂腺で頬粘膜後方部、口唇、大臼歯部歯肉にみられる。平坦でやや隆起した黄白色、粟粒大の小斑点が数個から数百個集簇し、左右対称的に両側にみられ、粘膜を伸展させるとよくみえる。肉眼的には3歳頃からみられ、成人に多くみられるようになる。疼痛などがなく、存在を自覚することはほとんどない。病的意義もなく、機能も明らかでない。

二重唇：先天的、あるいはAscher症候群（眼瞼皮膚弛緩と甲状腺腫をみる）に伴い、上唇が赤唇と口腔粘膜の境界の水平方向の襞や溝により二重にみえる。談笑の際に審美障害を来す。弄唇癖、外傷や義歯床縁の刺激による線維腫に基づく場合もある。原因の除去を行う。過剰部分を切除する。

小口症：無顎症（下顎欠如）や単眼症に伴うが、多くは電気や化学損傷による瘢痕に基づく。口角形成手術や口腔前庭形成手術を行う。

咬筋肥大症：青年期以降にみられ、原因不明であるが、咬筋部の膨隆は咬合時により顕著となり、硬さを増す。咬筋の一部切除や、筋付着部の骨削除を行う。

①先天性下唇瘻

症　例：41歳、男性
主　訴：審美障害
現病歴：出生時より両側唇裂および下唇瘻を認める。

②先天性口角小窩

症　例：24歳、女性
主　訴：口角部の異常
現病歴：自覚症状はなかったが、埋伏智歯の抜歯を希望して病院口腔外科を受診した際に担当医に指摘された。左側口角部に小窩が認められる。（昭和大学第1口腔外科症例）

③Fordyce斑

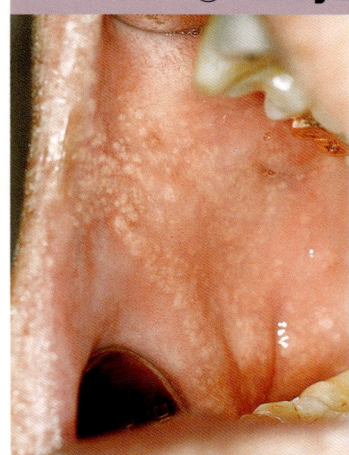

症　例：71歳、男性
主　訴：両側頬粘膜の黄白色斑の精査
現病歴：某歯科受診中、両側頬粘膜の黄白色の斑点を指摘される。自覚症状は認めない。

④咬筋肥大症

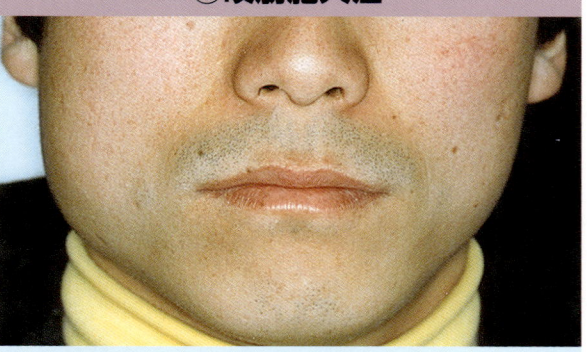

症　例：23歳、男性
主　訴：右側下顎角部の腫脹
現病歴：1年前より右下顎角部が腫脹し、徐々に増大を認める。

3）舌・口底の異常

①巨大舌

概説 舌が著しく巨大なもの（真性）で、先天的にはクレチン病、Down症候群、リンパ管腫などでみられ、後天的には血管腫、リンパ管腫、神経線維腫、末端肥大症、アミロイドーシスなどで生ずる。舌尖は歯列外に突出しており、肥大した筋の圧力により、舌縁には歯の圧痕がみられ、歯列弓の拡大、開咬、歯間離開や前歯の前方傾斜を生ずる。その結果、咬合異常を来したり、歯周疾患をもたらす。真性のほかに、通常の舌の大きさであっても歯列弓が狭小なために生じる相対的、あるいは舌の過度の活動による機能的なものがある。

治療方針 原因が明らかな場合はその除去を行う。舌縮小術が歯科矯正学的に必要なこともある。

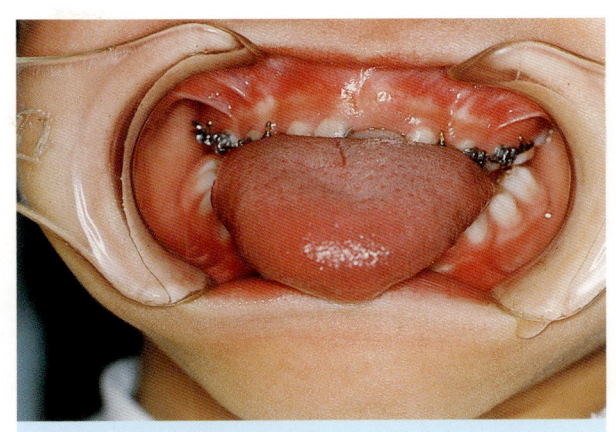

症　例：3歳、女児
主　訴：開咬および発音障害
現病歴：出生時より舌が大きく、3歳頃より下顎前突、および前歯部開咬を認める。

②舌扁桃肥大

概説 舌の側縁後部のリンパ組織で、左右対称性に類円形に肥大がみられ、Waldeyer輪のなかの1つである。葉状乳頭部にみられることもある。小豆〜大豆大で2、3個の小腫瘤となっている。小児ではみられず、中年の女性に多い。急性口蓋扁桃炎に合併したり、口蓋扁桃摘出後や機械的刺激によって炎症を起こし、嚥下痛、異和感、灼熱感、刺激感を訴えることがある。

治療方針 消炎を行うのみで、外科的処置を要しない。機械的刺激の原因があれば除去する。舌癌を疑って受診することが多いので、その本態についてよく説明する。

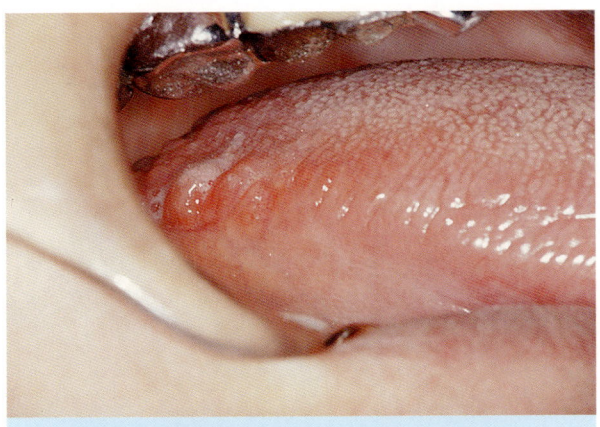

症　例：55歳、女性
主　訴：異和感
現病歴：2カ月程前より異和感と腫瘤に気づき、消退しないため来院。

4) 小帯の異常

①〜③ ☞ 総論 25p

概説・治療方針　上唇小帯が歯槽頂を超え、切歯乳頭部まで至っている場合、上唇小帯異常（過短、短縮）という。上顎中切歯の位置異常を来し、正中離開や補綴物維持不安定をもたらす。上顎側切歯が萌出しても正中離開がみられる場合や、上唇の運動制限を生ずる場合、手術を要する。

上唇小帯切除術は、小帯組織に切除を加え、縫合するものである。V-Y法は、小帯の付着部に沿ってV字の切開を加え、上方に移動、伸展させ、Y字型に縫合する方法である。Z-plastyは小帯上にZ型切開を加え、作られた2つの三角弁を入れ換え、伸展をはかる方法である。

頬小帯は上下顎の歯槽と頬粘膜の間に存在する小帯で、歯槽頂に付着し、肥大、過短、過剰形成などを示す。開口により移動するため、義歯の安定に影響を与え、褥瘡をもたらすので、義歯床縁の設定に注意する。歯列不正や歯周炎を継発することもある。歯槽部に高位に付着している場合は、付着部に沿って切開を加え、粘膜骨膜弁を歯肉頬移行部にまで移動させるV-Y法、あるいはZ-plastyにより伸展をはかる。

線維性の舌小帯が舌尖近くに付着している状態を舌小帯異常（過短、短縮、癒着）と呼ぶ。特に、幅広く舌尖に付着し、舌の運動を阻害しているものを舌強直症という。通常は発育異常であるが、稀に外傷性、あるいはOFD症候群や、正中下顎裂にもみられる。舌尖の上方・前方への運動障害を認め、構音障害（ラ行など）、哺乳・摂食障害、舌の前方突出時の舌尖の形態異常をもたらす。哺乳障害があれば早期に手術を行うが、高度でなければ経過観察する。3〜4歳で何らかの障害があれば舌運動の機能訓練を行い、5歳以降に構音に問題を残す場合には手術を施し、さらに機能訓練（構音練習）を行う。手術は小帯の中央部で横切開を加え、菱形の創を縦方向に縫合することにより伸展できる。手術の際、舌下小丘、舌下襞、舌筋層を損傷しないよう注意する。

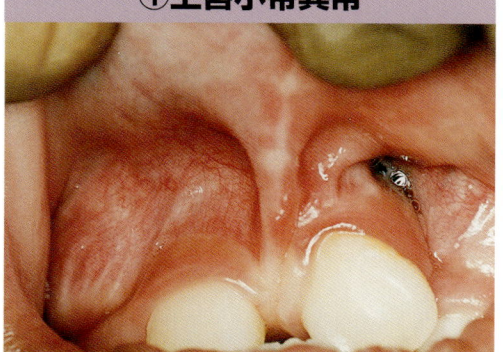

①上唇小帯異常

症　例：9歳、男子
主　訴：上顎前歯部審美障害
現病歴：某歯科にて上顎中切歯の正中離開、上唇小帯異常の指摘。

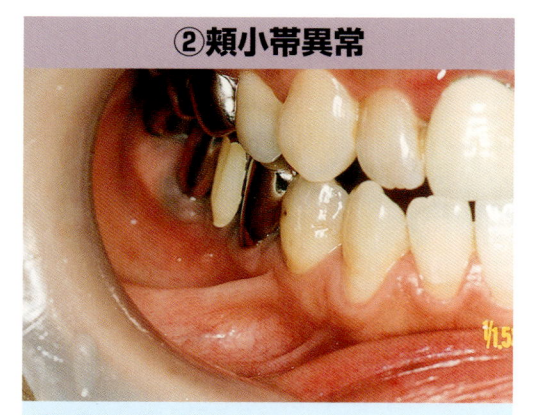

②頬小帯異常

症　例：30歳、女性
主　訴：頬小帯の強直
現病歴：某歯科にて頬小帯異常の指摘。

③舌小帯短縮（舌強直）症

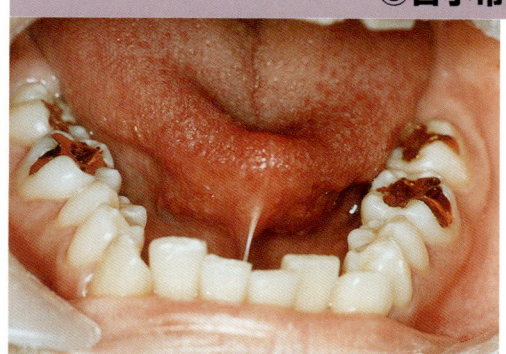

症例1：19歳、女性
主　訴：構音障害
現病歴：幼少時より舌小帯の短縮を認める。

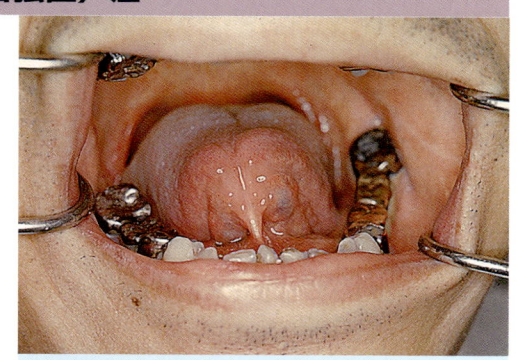

症例2：36歳、男性
主　訴：構音障害
現病歴：幼少時より舌小帯の短縮を認める。

2．損　傷

定義	損傷	病的に働く外的刺激によって、組織および臓器が形態的、機能的に障害を受けた状態。
	創傷	損傷によって生じた病的状態。
	外傷（外傷性損傷）	損傷のうち、治療を目的とした人為的な操作によらないもの。
	疾患性損傷	病的変化による損傷。

分類	1）損傷の部位による分類	(1) 軟組織損傷
		(2) 骨折
		(3) 顎関節損傷
		(4) 歯の損傷
	2）損傷刺激の時間による分類	(1) 急性外傷
		(2) 慢性外傷
	3）受傷後の時間による分類	(1) 新鮮外傷
		(2) 陳旧性外傷

疾患の概要	1）急性外傷	(1)機械的損傷		機械的な外力（刺激）によって生じる損傷。
			①開放性損傷＝創	鋭的または鈍的に外力が加わることによって、皮膚または粘膜が離解し開放され、皮膚・粘膜下組織・血管、筋肉やその他の臓器が病的な影響を受ける。感染を合併することが多い。 切創、挫創、咬傷、裂創、刺創、割創、擦過創など。
			②非開放性損傷＝傷	皮下および粘膜の開放を伴わない損傷。 表在性：打撲傷、皮下気腫など。 深在性：筋肉、腱、関節、骨、内臓などの損傷。
		(2)放射線による損傷		放射線の被曝、放射線治療による放射線性口内炎（1～4度）。
		(3)温度的損傷	①高温による組織の損傷（火傷、熱傷）	第1度：表皮熱傷（紅斑と浮腫） 第2度：真皮熱傷（紅斑、浮腫、水疱形成） 第3度：皮下熱傷（組織壊死）
			②寒冷による組織の損傷（凍傷）	第1度：紅斑性凍傷 第2度：水疱性凍傷 第3度：組織壊死
		(4)化学的損傷		化学薬品（強酸、強アルカリ、重金属塩、毒性ガス、腐食性化学製品）との接触、歯科治療薬による組織の損傷。
		(5)電気による損傷（電撃傷）		電気分解作用、凝固作用、ジュール熱作用による損傷、ガルバニー電流による障害。
		症状の概要	全身症状	意識喪失、ショック、呼吸困難。
			局所症状	創あるいは傷の周囲に炎症症状が発現し、傷では内出血による皮下溢血および血腫、創では出血がみられる。合併損傷による症状。
		治療方針の概要		①出血、呼吸抑制、ショックに対する救急処置。 ②合併損傷（頭蓋内損傷、眼合併損傷など）の診断と応急処置、対診。 ③デブリードマン、縫合、消炎・感染予防処置。
	2）慢性外傷			侵襲の少ない外力が、持続的あるいは断続的に加えられることによる外傷。
		原因		歯による誤咬、歯の鋭縁・補綴物による褥瘡、咬合力による歯・顎関節の外傷など。
		特殊な病態		褥瘡性潰瘍、Riga-Fede病、Bednerのアフタ（「第2章 6.口腔粘膜疾患および類似疾患」参照）。
		治療方針		原因の除去、安静。

①切創

概説・治療方針 鋭利な刃物により組織が断裂したもので、創縁は直線的、創面は平滑で組織の挫滅も少ない。創底では、神経、血管、筋肉の断裂を伴うことがある。浅い切傷では異物迷入のないことを確認し、深い場合は止血処置後、筋層、皮下組織、表皮の各層を死腔を残さないように緊密に丁寧に縫合する。

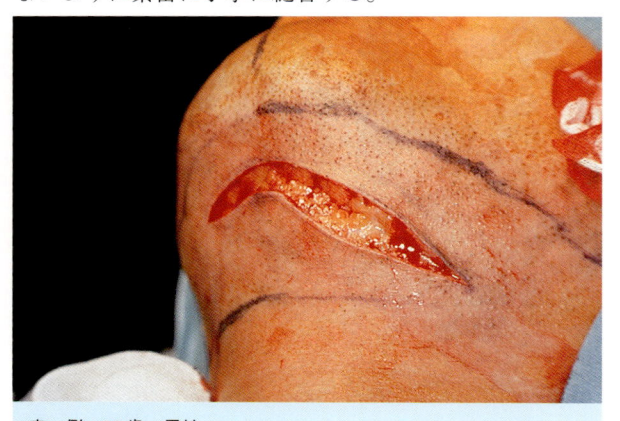

症　例：26歳、男性
主　訴：下顎前歯部の腫脹
現病歴：下顎骨歯原性腫瘍の手術時のメスによる切開創。

②挫創

概説・治療方針 鈍的な外力によって、組織が挫滅するとともに離断したもの。創縁は不規則で、周囲組織の挫滅が著明である。創腔に異物や壊死組織片が存在するので、滅菌生理食塩液で洗浄するとともに壊死物質や凝血塊などを除去し、創縁を整形した上で縫合する。

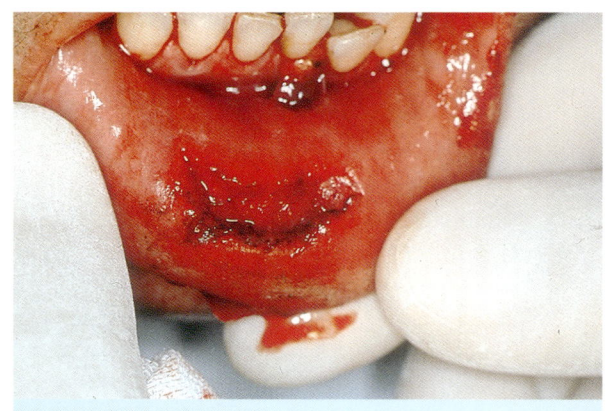

症　例：32歳、男性
主　訴：下唇粘膜の創と疼痛
現病歴：自転車走行中に転倒し、顔面を強打。下顎前歯によって発生した下唇粘膜部の挫滅創。

③咬傷

概説・治療方針 ヒトや動物の歯による機械的損傷で、自ら誤咬する場合が多い。犬などによる場合は細菌感染に注意が必要である。創が小さい場合は、口腔内を清潔に保つ以外に特に処置の必要はない。損傷が大きい場合は一般の損傷処置に準じ、縫合や感染予防が必要である。

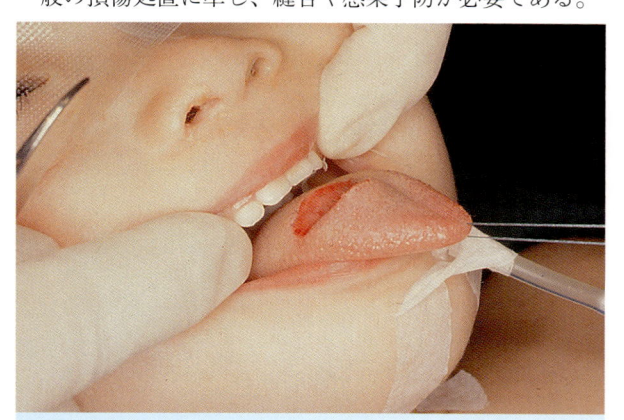

症　例：4歳、女児
主　訴：舌背中央の創と出血ならびに疼痛
現病歴：遊技中に転倒してオトガイを強打した時に、上顎前歯歯列により舌背に割創に類する損傷を生じた。

④裂創

概説・治療方針 鈍的外力が皮膚・粘膜面に斜めないしは切線方向に作用し、皮膚、粘膜、筋肉組織などが離断されて生じる。創形や創縁は不規則であるが、一般に組織の挫滅は少ない。滅菌生理食塩液で洗浄して、異物や凝血塊を除去し、創縁の縫合を行う。

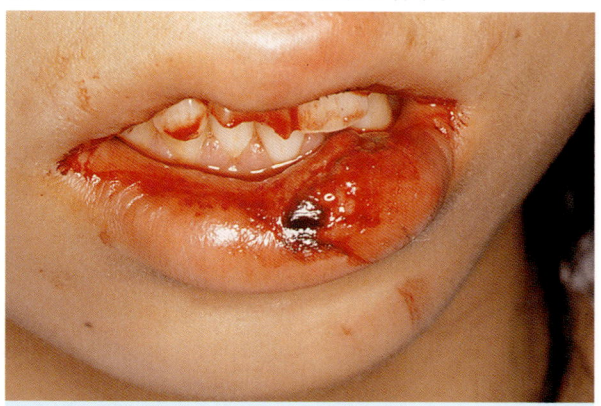

症　例：27歳、女性
主　訴：下唇の損傷と出血ならびに疼痛
現病歴：自転車にて走行中、転倒。その際、顔面を強打して発生した下唇の裂傷。前歯の破折もみられる。

⑤〜⑧ ☞ 総論 31p

2．損傷

⑤気腫

概説・治療方針　空気が皮下の疎生結合組織内に侵入・貯留した状態。表在性でび漫性の広汎な腫脹を呈し、"プチプチ"という特有の捻髪音を発する。気道、上顎洞などの損傷や、歯科用シリンジの使用時に発症する。通常は漸次自然吸収されて数日中に消失するが、拡散しないように圧迫したり、抗菌薬の投与を行うこともある。

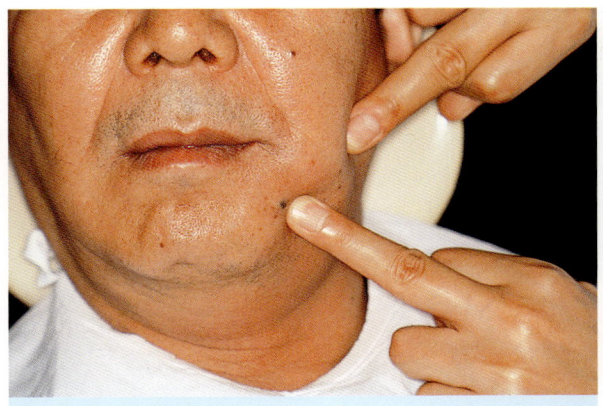

症　例：61歳、男性
主　訴：左側頬部の違和感
現病歴：歯科治療中、急に頬部および顎下部に腫脹と違和感を感じた。圧迫により捻髪音を認める。

⑥放射線性口内炎

概説・治療方針　口腔癌の治療に使用される放射線による口腔粘膜の炎症。早期には浮腫と紅斑が主たる症状であるが、さらに進むと水疱形成、びらん、粘膜上皮剥離などが発症し、食物の経口摂取が困難となる。含嗽などにより口腔内清掃をはかる。

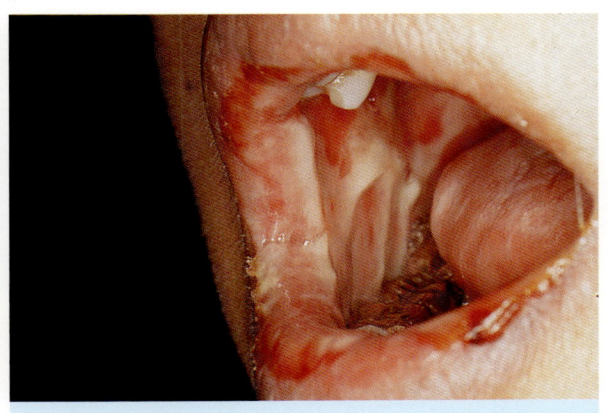

症　例：56歳、男性
主　訴：放射線治療後の口腔粘膜の接触痛
現病歴：歯肉癌に対して60COを30Gy照射したが、口腔粘膜全体に発赤やびらんが発現した。接触痛が著しい。

⑦熱傷

概説・治療方針　高温による組織の損傷で、口腔内では乾熱による火焔性熱傷や、湿熱による熱湯傷がみられる。カタル性口内炎の状態を呈し、発赤、腫脹、水疱形成、びらん等がみられる。口腔内を清潔に保ち、ステロイド軟膏などを塗布する。

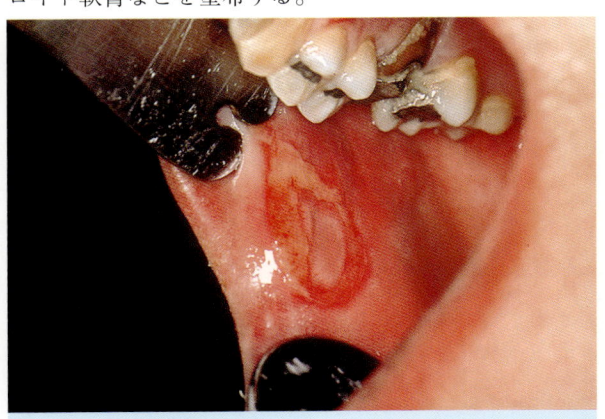

症　例：27歳、男性
主　訴：頬粘膜のびらんと疼痛
現病歴：揚げ立てのてんぷらを摂取したため、接触した頬粘膜に熱傷を生じた。

⑧電気的損傷

概説・治療方針　電流の電気分解作用や凝固作用、あるいは発生するジュール熱作用による損傷（電撃傷）である。電撃傷の大きな特徴は血栓形成と組織の壊死で、損傷は予想外に大きくなる。保存的療法をとり、創傷が充分に治癒してから再建を考える。

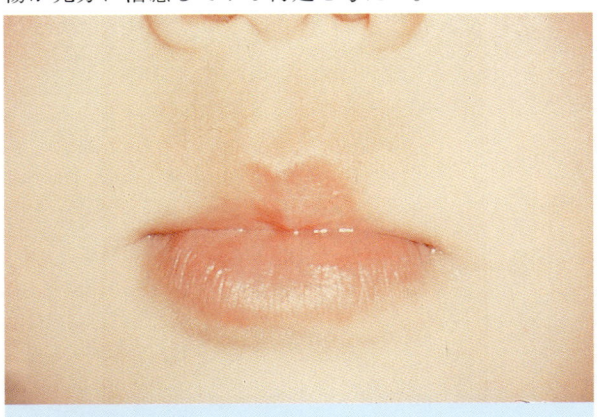

症　例：6歳、女児
主　訴：口唇の変形
現病歴：3歳時にコンセントによる火傷を受けた。その後、上唇部の瘢痕拘縮が強く、小口症の状態となる。

3．感染症（付：炎症）

定義	炎症	生体にある一定以上の刺激が加わったとき起こる生体の防御反応である。		
	感染	寄生体（微生物）が宿主（生体）に侵入し増殖すること。		
	感染症	感染によって発病した疾病。		

1．炎症

1)炎症の原因	(1) 外因	微生物感染・物理的刺激・化学的刺激。		
	(2) 内因	代謝異常	生体の代謝異常によって生ずる有害物質の刺激（尿酸による痛風）。	
		免疫反応の産物	外来からの侵入物に対して、体内に産生された抗体が刺激となる。	
2)炎症の経過	(1) 第1期（血管透過性亢進期）	病的刺激により、局所組織中のヒスタミン、セロトニン、ブラジキニン、プロスタグランジンなどのケミカルメディエーターが活性化して、血管の拡張、透過性の亢進を起こす。		
	(2) 第2期（白血球遊走期）	好中球が遊走因子により誘導されて、炎症巣に遊走浸潤し、微生物、異物を貪食する。		
	(3) 第3期（結合組織増殖期）	①マクロファージなどの細網内皮系細胞が増殖し、細菌、壊死物質を貪食する。 ②次いで形質細胞、リンパ球、肥満細胞、線維芽細胞が増殖し、血管新生が起こり肉芽が形成される。 ③次いで組織は線維化し、瘢痕を形成する。		
3)炎症の5徴候	(1) 発赤	刺激により局所の血管が拡張、充血することによる。		
	(2) 熱感	血管拡張や局所の代謝亢進による温度の上昇による。		
	(3) 腫脹	血管の透過性亢進により、高分子・蛋白質が血管外に漏出し、浸透圧が上昇することによる。慢性炎症では組織の増殖も関与する。		
	(4) 疼痛	内因性発痛物質（ヒスタミン、プロスタグランジン）の遊離、pH低下、温度上昇、腫脹による痛み受容器への刺激による。		
	(5) 機能障害	上記の症状や肉芽形成による。		
4)炎症の全身への影響	(1) 発熱	炎症では発熱物質が産生される。発熱とは37℃以上を意味し、稽留熱、弛張熱、間歇熱などの熱型がある。		
	(2) 白血球の増加と核の左方移動	急性炎症時には、全身的防御反応により末梢血中に好中球が増加する。炎症が強度だと白血球の産生と補給が不十分となり、未成熟な桿状核を有する好中球が末梢血に出現して核の左方移動を起こす。炎症後期では、末梢血中に炎症産物の処理を担当する単球が増加する。ウイルス感染ではリンパ球がやや増加し、好中球は減少することが多く、血球数は発病初期に正常もしくは減少する。		
	(3) 赤血球沈降速度の亢進	血液中のフィブリノゲン、α2-グロブリン、γ-グロブリンの増加による非特異的な反応である。		
	(4) C反応性タンパク（CRP）の増加	炎症や組織破壊に伴い増加する。非特異的な反応であるが、炎症早期より変化するために診断価値は高い。		
5)炎症の分類	(1) 時間的経過による分類	①急性炎	炎症初期にみられ、炎症の5徴候が強く、全身症状も出現する。	
		②亜急性炎	急性炎と慢性炎の中間型。	
		③慢性炎	炎症症状や全身症状は軽度であるが、長期間にわたり持続する。	
	(2) 病理組織学的分類	①変質性炎	組織の変性、壊死を主体とし、滲出と増殖が軽い炎症。実質性炎とも呼ばれる。	
		②滲出性炎	局所滲出を主体とする炎症であり、臨床で遭遇する急性炎の大部分を占める。	
		③漿液性炎	血漿成分が血管外へ滲出する炎症。漿液が結合組織内に滲出したものが炎症性水腫、上皮層に滲出すると水疱となる。	
		④カタル性炎	粘膜下浅層の血管から漿液が滲出し、表層の粘膜を破壊しないで表面へ滲出する炎症。	
		⑤化膿性炎	液化により膿汁が形成される炎症。	
			膿瘍	限局的な化膿性炎により、膿汁が組織中に貯留した状態であり、周囲から肉芽組織の形成が起こり、膿瘍を被包して膿瘍膜を形成する。臨床的には波動を触れる。膿瘍が皮膚粘膜の表面で自潰して、排出孔を形成したものを瘻という。膿汁が組織間隙を流下して、別の場所に新しく膿瘍を形成したものを流注膿瘍という。
			蜂巣（窩）織炎	化膿性炎が疎性結合組織を広範にび漫性に進展したもの。化膿性炎の中では重篤である。
			化膿性表皮カタル	粘膜下浅層の血管から滲出がみられ、組織を破壊しないで上皮細胞間隙を通って表面に滲出する炎症である。滲出した場所が体腔の場合には膿汁が貯留する。これを蓄膿症という。

3．感染症（付：炎症）

1．炎症	5) 炎症の分類	(2) 病理組織学的分類	⑥線維素性炎	滲出液中に多量の線維素を含有し、これが粘膜面、潰瘍面などに滲出、析出して偽膜を形成するような炎症で、偽膜性炎とも呼ばれる。
			⑦出血性炎	滲出液中に多量の赤血球を含む炎症。
			⑧壊疽性炎	炎症巣内で感染微生物により腐敗を起こす炎症。
			⑨増殖性炎	組織の増殖を主体とする炎症。
			⑩特異性炎	特定の病原体に対して、組織が特有な反応を示し、特異な肉芽組織を形成する炎症。（例：結核、梅毒、癩、放線菌症）

2．感染症	A．概説	1) 感染症の発症・進展の機序	(1) 宿主の抵抗性	宿主・寄生体・薬剤関係。 ①局所的要因：解剖学的防壁、希釈・排泄機構、体液中の抗菌物質、食菌作用、炎症反応。 ②全身的要因：免疫機構、基礎疾患など。 　日和見感染：基礎疾患あるいは特定の薬剤などによって、抵抗性が減弱している患者に発生する弱毒菌感染症。
			(2) 寄生体の条件	侵襲性、組織破壊力、臓器親和性など。
			(3) 薬剤の条件	抗菌力、抗菌スペクトラム、吸収・分布・排泄、副作用。 菌交代現象：抗菌薬の投与により、その薬剤に感受性のない細菌が異常に増殖する現象。 菌交代症　：菌交代現象によって細菌が異常に増殖し、それが感染症に発展したもの。
		2) 分類	(1) 原因微生物による分類	①細菌感染症：歯性感染症、術後感染症、放線菌症、結核、梅毒、カンジダ症など。
				②ウイルス性感染症：単純疱疹、帯状疱疹、ムンプス、麻疹、手足口病など。
				③原虫感染症：トキソプラズマ症など。
				④その他：猫ひっかき病など。
			(2) 感染部位による分類	口底炎、頬部蜂巣（窩）織炎、扁桃膿瘍、リンパ節炎、唾液腺炎、口内炎など。
	B．細菌感染症	1) 感染の経路	(1) 歯性	齲蝕 → 歯髄炎 → 歯周組織炎 ────────→ 所属リンパ節炎 歯肉炎、歯周炎 → 歯周組織炎 → 顎骨炎 →　　↑↓ 歯冠周囲炎（智歯周囲炎） ────────→ 周囲組織の炎症 　　　　　　　　　　　　　　　　　（副鼻腔、眼窩、周囲軟組織）
			(2) 非歯性	外傷、手術創（抜歯創）、注射刺入創 ────→ 所属リンパ節炎 鼻性上顎洞炎　　　　　　　→ 顎骨炎 →　↑↓ 顎関節炎　周囲組織の炎症 ────→ 周囲組織の炎症 唾液腺炎 血行性感染 リンパ行性感染
		2) 疾患の概要	(1) 非特異性炎	

		疾患名	概念	症状
		①急性口底炎	下顎の歯性感染症からオトガイ下隙、舌下隙、顎下隙へ波及した感染症。	前述の炎症の局所・全身症状、顎下部、口底の症状が著明、開口障害、嚥下痛、気道閉塞による呼吸困難を起こしやすい（Ludwigアンギーナ）。
		②頬部蜂巣（窩）織炎	主として上顎の歯性感染症から頬部疎性結合組織へ波及した感染症。	前述の炎症の局所・全身症状、顔面、頬部の症状が特に著明、膿瘍形成をしやすい。
		③扁桃周囲膿瘍	上・下顎の智歯または大臼歯部から扁桃周囲へ波及した感染症。	前述の炎症の局所・全身症状、扁桃周囲・軟口蓋・口蓋舌弓の症状が著明で、口蓋垂が健側偏位、嚥下痛・開口障害が顕著。
		④急性化膿性リンパ節炎	口腔・顔面の急性炎症に続発する所属リンパ節の感染症、オトガイ下、顎下、深頸リンパ節に多くみられる。	所属リンパ節の炎症症状。
		⑤慢性リンパ節炎	急性リンパ節炎からの慢性化と、最初から慢性で発症する場合がある。	腫脹が主体で他の炎症症状が不明瞭。

			疾患名	概念	症状
2．感染症	B．細菌感染症	2）疾患の概要			
		(1) 非特異性炎	⑥歯瘻	慢性の歯性感染症の一症状、膿瘍が自潰して瘻孔を形成する。	皮膚または粘膜の瘻孔からの排膿、ゾンデ診で原因病巣に到達する。 瘻：組織内部の病巣あるいは空隙から、粘膜あるいは皮膚面へ連絡している一定の長さをもった組織欠損。 瘻孔：瘻の開口部。 瘻管：一定の長さをもった組織欠損。 歯瘻：歯の疾患に由来する瘻孔。 　外歯瘻：口腔外にできた歯瘻。 　内歯瘻：口腔内にできた歯瘻。
			⑦組織隙の炎症（歯性重症感染症）	顔面・頸部の組織隙へ波及した感染症、組織隙は相互に連絡し炎症が進行しやすいので、重症感染症になりやすい。 組織隙の部位に応じた症状。 顎骨炎拡大波及経路 頭蓋底←眼窩→他の副鼻腔　側頭窩 上顎洞→頬隙 上顎→翼口蓋窩・側頭下窩 後咽頭隙→側咽頭隙 下顎→翼突下顎隙・側頭筋隙 舌下隙→顎下隙　耳下腺隙 オトガイ下隙→縦隔洞　頸部血管隙	
			⑧眼窩蜂巣(窩)織炎	上顎の歯性感染症が翼口蓋窩、上顎前壁、あるいは上顎洞を経て眼窩へ波及した感染症。	前述の炎症の局所・全身症状、眼瞼浮腫、眼球突出、眼球運動障害を起こす。
		(2) 特異性炎	①顎部放線菌症	放線菌（Actinomyces israelli）による感染症、膿汁中に放線菌塊（ドルーゼ）がみられる。	顔面の定型的な症例では難治性、板状硬の腫脹、頑固な開口障害、顎骨の多発性の骨欠損像。非定型的な根尖性では難治性、根尖のX線透過像。
			②梅毒	梅毒トレポネーマ（Treponema pallidum）による感染症。第3期のゴム腫で特異な肉芽腫の病理像を示す。	第1期：感染後2～3週で感染部位に無痛性の初期硬結を触れ、やがて表面に潰瘍を形成する（硬性下疳）。 第2期：感染後2～3カ月に皮膚の発疹（バラ疹）が生じる。やがて表面に潰瘍を形成する（扁平コンジローマ）。梅毒血清反応（Wassermann反応、TPHA）陽性になる。 第3期：感染後2～3年でゴム腫を発症する。小結節状腫瘤の表面に潰瘍を形成する。
			③結核（結核性リンパ節炎、口腔結核）	肺結核などからの二次的感染と初期感染がある。病理像で類上皮細胞とLanghans型巨細胞を特徴とする肉芽腫がみられる。ツベルクリン反応陽性。	a．結核性リンパ節炎：深頸リンパ節に好発する。リンパ節が数珠状に連続して弾性硬に腫脹する。内部が乾酪変性を起こすと、自潰して瘻孔を形成する。 b．口腔結核：口腔内の小結節が自潰して潰瘍を形成する。潰瘍は浅く、鮮紅色で表面顆粒状、辺縁鋸歯状、穿掘性。
		(3) 真菌感染症（口腔カンジダ症）	①偽膜性カンジダ症	カンジダ、アスペルギルスなどの真菌による感染症。カンジダ症が主である。口腔カンジダ症はCandida属菌の主としてCandida albicansによる感染症、抵抗力の減弱などによる菌交代現象（日和見感染）によって発現する。	口腔粘膜に小斑点状の苔状物（偽膜）が付着し、ぬぐい去ると発赤を認める。
			②肥厚性カンジダ症		粘膜に肉芽腫性変化を伴った増殖がみられる。
			③紅斑性（萎縮性）カンジダ症		偽膜に覆われた粘膜に萎縮や紅斑が認められる。
			④慢性皮膚粘膜カンジダ症		幼小児期から全身の皮膚粘膜に再発性、難治性のカンジダ感染を認める。

3．感染症（付：炎症）　37

B・細菌感染症	3）治療の原則・方針	（1）原因療法	化学療法	抗菌薬投与	ペニシリン系、マクロライド系、セフェム系、ピリドンカルボン系、抗結核薬、抗真菌薬。
				免疫療法	免疫血清、抗毒素血清。
			原因の除去		腐骨除去、抜歯。
		（2）対症療法	局所的療法	外科的消炎法	膿瘍切開、穿刺排膿、根管処置。
				清掃・消毒	含嗽、洗浄、消毒薬塗布。
				理学的療法	罨法（プリースニッツ罨法、冷罨法、温罨法）、赤外線療法、超短波療法。
			全身的療法		薬剤投与：解熱鎮痛薬、消炎鎮痛薬、消炎酵素薬、ステロイド薬。 安静、食事療法、栄養補給、水分補給。

2．感染症

C・ウイルス感染症 — 疾患の概要

		概念	症状	治療
（1）単純疱疹ウイルス（Herpes Simplex Virus：HSV）感染症		HSVによる感染症、HSV抗体価の上昇。 分類：症状に応じて病名が付けられる。 ①疱疹性歯肉口内炎 ②疱疹性口内炎 ③口唇疱疹	初感染：主に小児、発熱、全身倦怠、口腔粘膜、歯肉の多数の小水疱を形成し、7〜10日で自然治癒。 再感染、回帰感染：症状が軽度、歯肉の症状はない。	治療：安静、栄養補給、二次感染予防、抗ウイルス薬（アシクロビル）投与。
（2）水痘・帯状疱疹ウイルス感染症		水痘と同じウイルス（Varicella-Zoster Virus：VZV）の再感染または回帰発症による感染症、全身抵抗力の減退、放射線照射などが誘因。VZV抗体価の上昇。	発熱、神経痛様疼痛、知覚神経支配領域に一致した小水疱（口腔内アフタ）。顔面神経の膝神経節に感染すると、顔面神経麻痺の症状を合併する（Ramsay-Hunt症候群）。	安静、栄養補給、二次感染予防、抗ウイルス薬（アシクロビル）投与、疼痛管理。
（3）コクサッキーウイルス感染症		コクサッキーウイルスの感染によって発症する感染症。		
	①ヘルパンギナ　主としてコクサッキーウイルスA群（coxsackie virus A）のうちのA_4ウイルスによる感染。		幼・小児の軟口蓋、咽頭に小水疱からアフタを形成する。発熱、全身倦怠、嚥下痛などの風邪様の症状、7〜10日で自然治癒。	
	②手足口病　主としてコクサッキーウイルスA群（coxsackie virus A）のうちのA_{16}ウイルスによる流行性の感染症。		幼・小児に好発。口腔粘膜と手掌、足蹠に小水疱を発症、口腔内では小水疱がアフタになる。発熱、全身倦怠。7〜10日で自然治癒。	安静、栄養補給、二次感染予防。
（4）麻疹ウイルス感染症		麻疹ウイルスの感染によって発症する感染症	全身の皮膚発疹、臼歯部頬粘膜の帯青色の小斑点隆起（Koplik斑）、発熱、全身倦怠。	安静、栄養補給、二次感染予防。

A．細菌感染症

1）非特異性炎

☞ 総論 35p

①急性口底炎

☞ 総論 35p

概説 解剖学的位置関係より、下顎前歯部病変はオトガイ下隙と舌下隙に、下顎臼歯病変は顎下隙と舌下隙に波及しやすい。38℃台の発熱と、これに伴う熱症状を認める。皮膚は緊張して発赤、光沢を生じ、膿の貯留を示す波動を触知することがある。開口障害、嚥下障害を認め、強度の自発痛、圧痛を訴える。また、原因歯には打診痛、歯肉の発赤腫脹を認める。臨床検査にて、白血球の増加、核の左方移動、赤血球沈降速度の亢進、CRP上昇、蛋白尿がみられる。炎症が口底から後方へ向かい口狭へかけて進展すると、気道を圧迫し、呼吸困難を来すようになる（Ludwigアンギーナ）。

治療方針 抗菌薬、消炎薬、鎮痛薬の投与。口腔内、外からの切開排膿。安静、補液、栄養管理。急性炎症消退後に原因歯の抜歯。

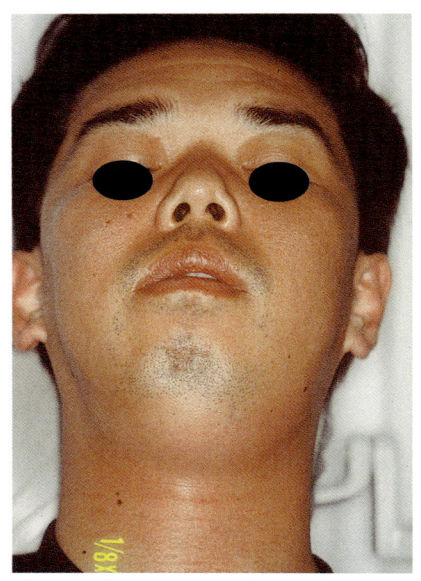

図1　顔貌：オトガイ下部の発赤、腫脹を認める。

症　例：34歳、男性
主　訴：嚥下障害
現病歴：下顎臼歯部の治療を近医で行っていたが、2日前から38℃台の熱発、舌の挙上と嚥下困難感が出現した。

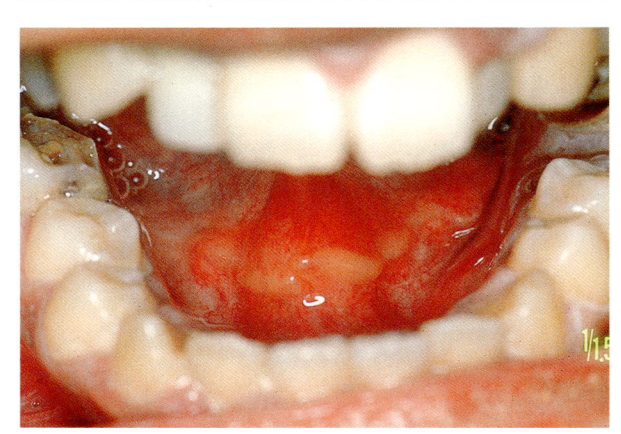

図2　口腔内：舌の挙上と口底の腫脹を認める。

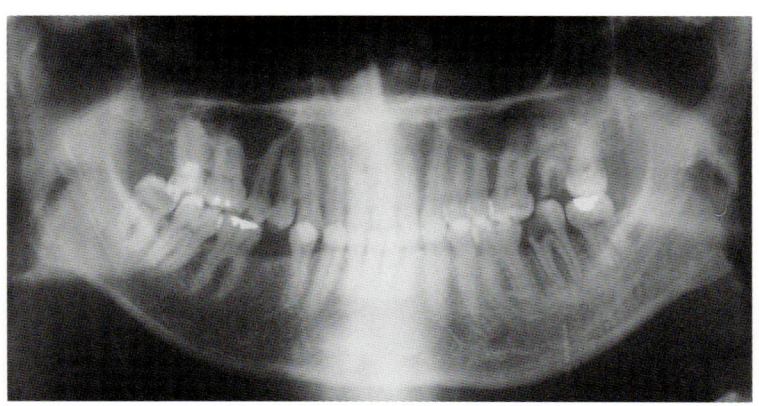

図3　パノラマX線写真：[6 が原因歯と思われる。

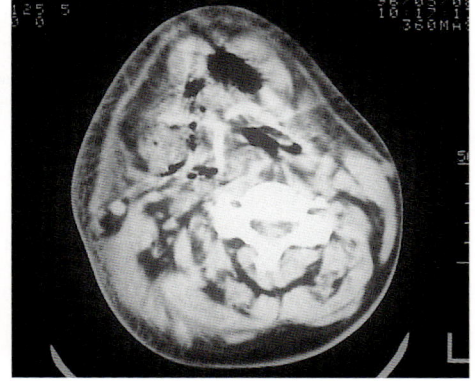

図4　X線CT写真：顎下隙、オトガイ下隙に膿瘍形成を認める。

②頬部蜂巣（窩）織炎

> 総論 35p

概説 歯性感染症から、炎症が上下顎骨頬側骨皮質、骨膜を穿孔し、頬部疎性結合組織に波及した状態。頬粘膜下に膿瘍を形成すると、頬粘膜の発赤、圧痛、波動を呈し、顔面にび漫性の腫脹をみる。炎症が頬部皮下に及び皮下膿瘍を形成すると、外部より圧痛、波動を触れる。さらに、炎症が拡大すると耳下腺、側頭下窩、翼口蓋窩へ波及する。

治療方針 抗菌薬、消炎薬、鎮痛薬の投与。粘膜下膿瘍は口腔内から、皮下膿瘍は口腔外からの切開排膿。安静、補液、栄養管理。急性炎症消退後に原因歯の抜歯。

症　例：65歳、女性
主　訴：左頬部の腫脹、疼痛
現病歴：数日前から左下顎臼歯部の自発痛があり、次第に左頬部から側頭部へかけての腫脹と疼痛が出現した。

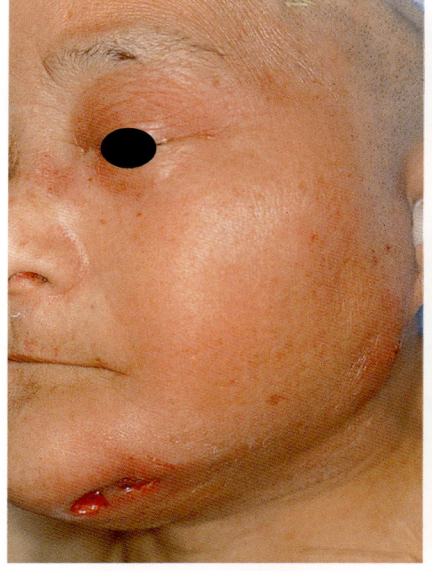

図1　顔貌：左頬部から側頭部へかけて、び漫性の腫脹を認める。

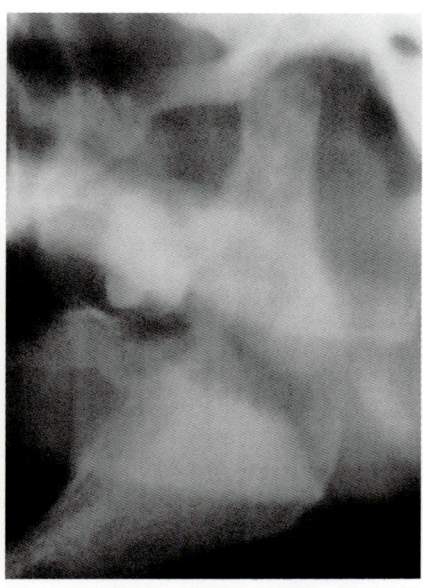

図2　X線写真：下顎頭と下顎窩の骨吸収像を認める。

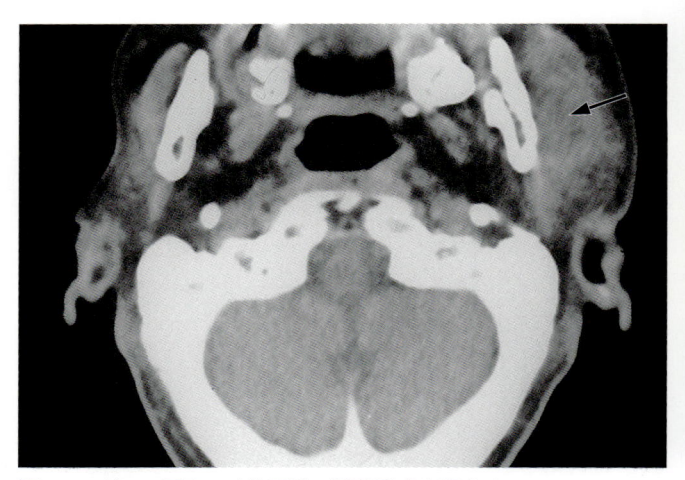

図3　X線CT写真：咬筋下隙に膿瘍形成を認める。

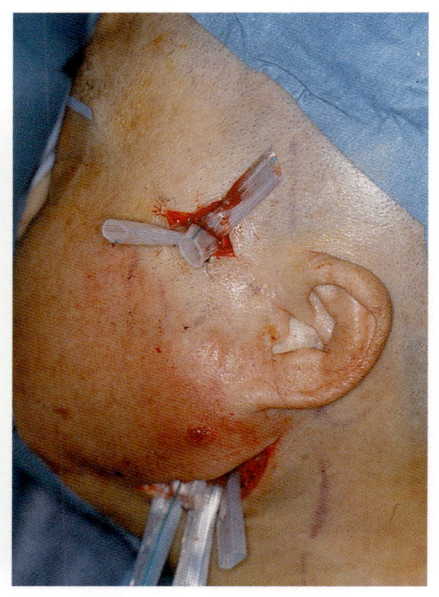

図4　切開ドレナージ後の所見

③扁桃周囲膿瘍　　総論 35p

概説　智歯周囲炎や智歯の抜歯窩から炎症が波及することが多い。扁桃の外側部には上咽頭収縮筋があり、これがバリアーとなり、これより内方に炎症の主体が現れる。このため、扁桃、口蓋舌弓、軟口蓋が発赤腫脹する。発熱とその随伴症状が出現し、口蓋舌弓、軟口蓋の腫脹が強くなると、口蓋垂は健側に偏位する。自発痛、嚥下痛、開口障害が強い。

治療方針　抗菌薬、消炎薬、鎮痛薬の投与。安静、補液、栄養管理。膿瘍形成時には切開排膿する。急性炎症消退後に原因歯の抜歯。

症　例：34歳、男性
主　訴：咽頭部痛と開口障害
現病歴：10日程前から右下顎臼歯部歯肉の腫脹と疼痛を自覚していたが、次第に開口障害が出現し、咽頭部の疼痛、嚥下痛が出現した。

図1（左）口腔内：強度の開口障害を認める。
図2（中）パノラマX線写真：右側第三大臼歯の齲歯を認める。
図3（右）X線CT写真：下顎枝内側から側咽頭隙へかけて膿瘍形成を認める。

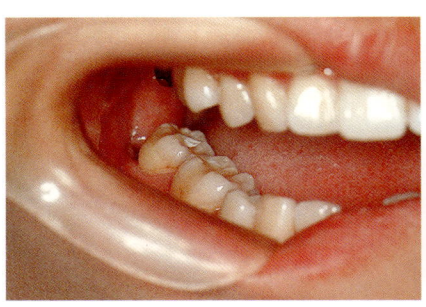

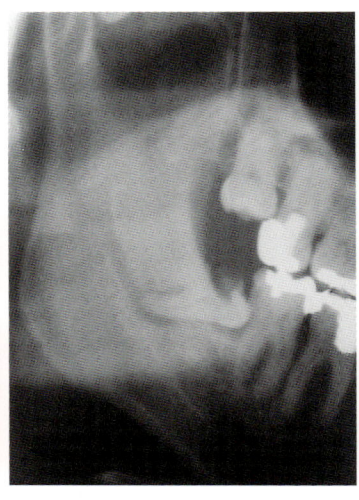

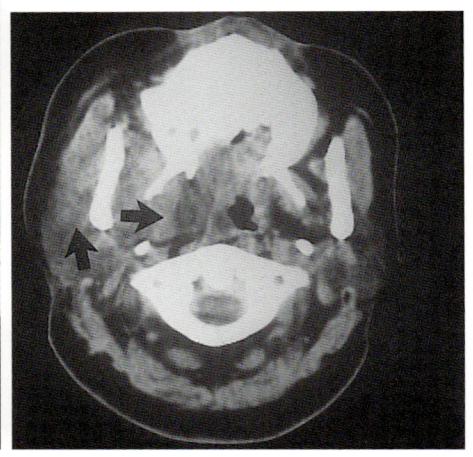

④急性化膿性リンパ節炎　　総論 35p

概説　急性歯性炎症に続発する、また稀に血行性感染による。症状としては、中程度の発熱を伴い、リンパ節の腫脹、圧痛、自発痛を認める。口底炎または顎下腺炎との鑑別が必要である。

治療方針　抗菌薬、消炎薬の投与。原因歯の処置、膿瘍を形成していれば切開排膿。

症　例：1歳6カ月、男児
主　訴：左顎下部の腫瘤
現病歴：6日程前38℃台の熱発と感冒様症状を認め、解熱後左顎下部に腫瘤があるのに母親が気づいた。

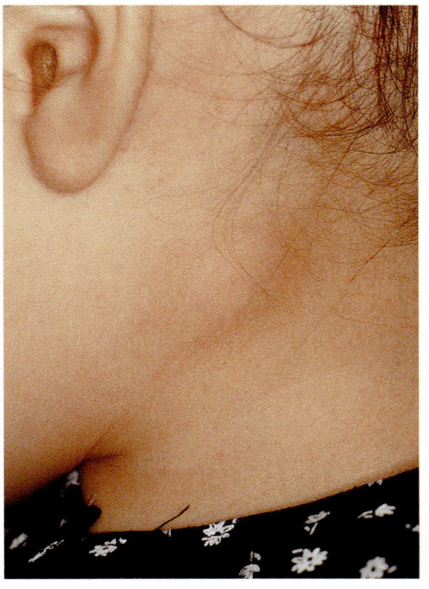

図1　顔貌：左頸部の腫脹を認める。
図2　X線CT写真：内部壊死を思わせるリンパ節の腫脹を認める。

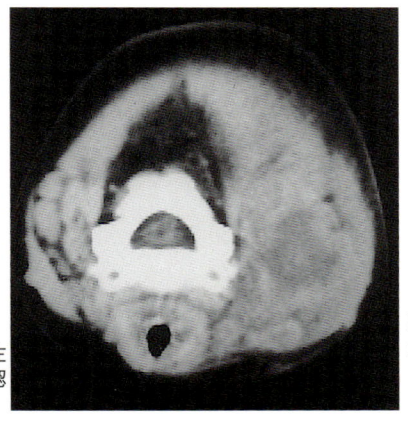

3. 感染症

⑤慢性リンパ節炎　総論35p

概説　急性リンパ節炎からの慢性化と、初期から慢性炎として発症する場合がある。症状として、腫脹は弾性硬で可動性であることが多い。また、自覚症状を欠くことが多い。特異性炎との鑑別が必要である。

治療方針　抗菌薬、消炎薬の投与。原因歯の処置、膿瘍を形成していれば切開排膿。

> 症　例：51歳、女性
> 主　訴：右顎下部の腫瘤
> 現病歴：数年前から右顎下部のしこりを自覚していたが、大きさに変化がないため放置していた。最近少し増大傾向にあるため、当科を受診した。

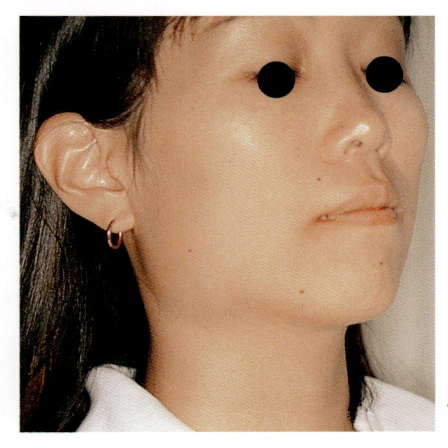

顔貌：右顎下部のリンパ節腫脹

⑥外歯瘻　総論36p

概説　根尖性あるいは辺縁性の歯周組織炎から骨膜下や粘膜下に膿瘍を形成し、さらに軟部組織、皮下に膿瘍が波及すると、皮膚が自潰し瘻孔を形成する。これを外歯瘻という。

治療方針　原因歯の抜歯、根管処置、根尖部病巣の掻爬を行い、瘻管を含んで瘻孔を切除する。本症例では、X線写真上 2| の根尖部病変が疑われ、瘻孔からゾンデを挿入すると 2| 部に達した。瘻孔を含む皮膚を切開し、瘻管とともに病巣を摘出した。原因歯は抜歯した。

> 症　例：54歳、男性
> 主　訴：オトガイ部の腫瘤
> 現病歴：2年前からオトガイ部に腫瘤を認めるようになり、しばしば同部から出血、排膿を繰り返した。

図1　顔貌：オトガイ部に小豆大の腫瘤を認める。
図2　X線写真：下顎前歯部の根尖部病変を認める。
図3　手術時：瘻管を確認し、摘出した。
図4　摘出物所見：皮膚、瘻管、根尖部の病巣の連続を認める。

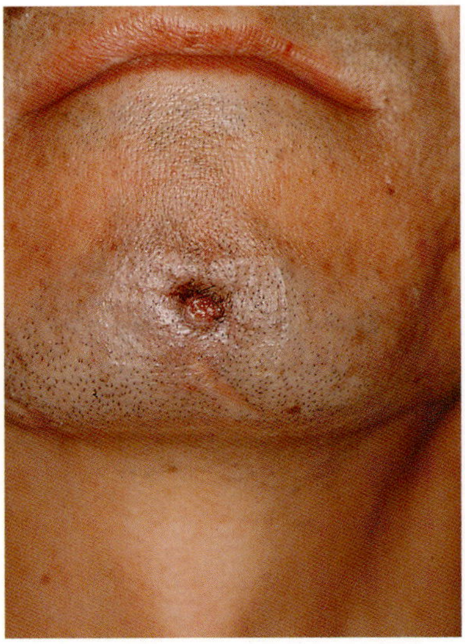

図1

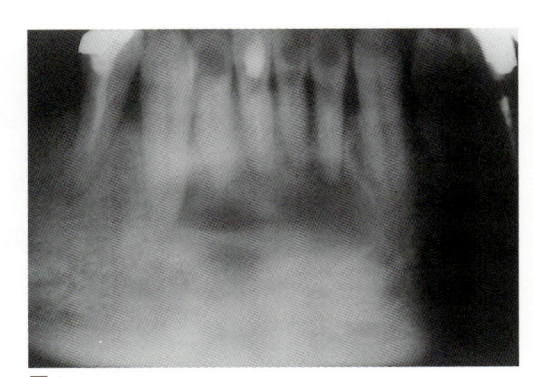

図2

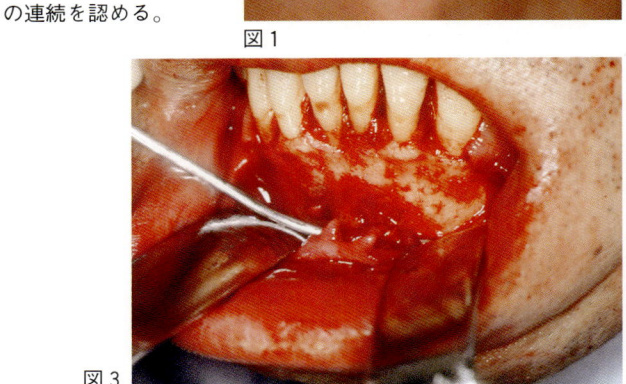

図3

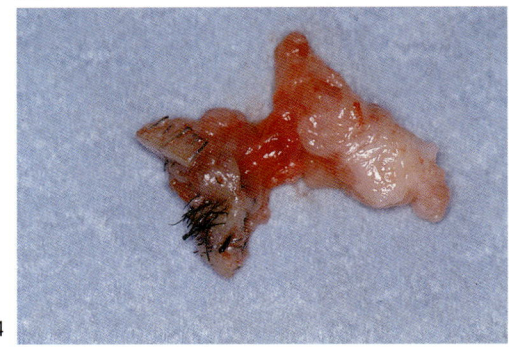

図4

⑦歯性重症感染症

☞ 総論 36p

概説 糖尿病、肝疾患、その他の基礎疾患を有する患者では、組織隙を炎症が急速に波及し、広範囲に膿瘍を形成、縦隔や肺まで感染が波及し、菌血症、敗血症を引き起こしたり、播種性血管内凝固症候群（DIC）を併発し、重篤化することがある。特に、嫌気性菌の混合感染ではガスの産生に伴い、急速に膿瘍形成部位が拡大することがあり、迅速な処置を要する。

治療方針 X線CT撮影で膿瘍形成部位の適格な診断を行い、積極的に切開排膿を図る。また、膿の細菌検査を頻回行い、起炎菌の同定を行う。起炎菌が同定されるまでは、広域スペクトラムを有する抗菌薬の大量投与、γ-グロブリン製剤の使用、安静、補液、栄養管理を行う。炎症が口底から後方へ向かい口狭へかけて進展すると、気道を圧迫し、呼吸困難を来すようになる（Ludwigアンギーナ）。この場合、早期に気管切開を行い、気道を確保する。

症例1：34歳、男性
主　訴：口底部の腫脹と嚥下困難感
現病歴：約2週間前から左下顎臼歯の治療を行っていたが、2日前から口底部から顎下部へかけての腫脹と嚥下困難感が急に出現した。
経　過：初診時に局所麻酔下に顎下、頸部の切開ドレナージを行ったが、翌日鎖骨上部までの発赤、腫脹が認められ、X線CT検査の結果、前縦隔への膿瘍の拡大が認められた。ただちに胸部外科に転科し、縦隔膿瘍の切開排膿処置と強力な化学療法を行い、救命しえた。

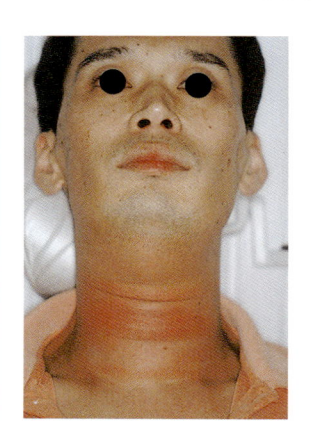

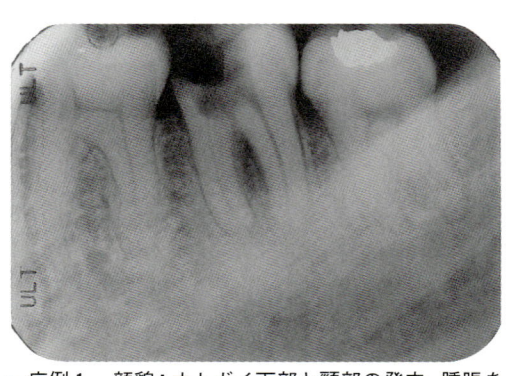

←症例1　顔貌：オトガイ下部と頸部の発赤、腫脹を認め、波動を触知する。
↑症例1　X線写真：|6 が原因歯と思われる。

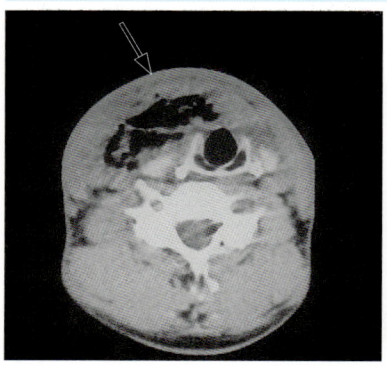

症例1　X線CT写真：ガスを混じた膿瘍を認める（矢印）。

症例1　胸部X線CT写真：前縦隔に膿瘍形成を認める（矢印）。

症例1　切開ドレナージ時の所見。

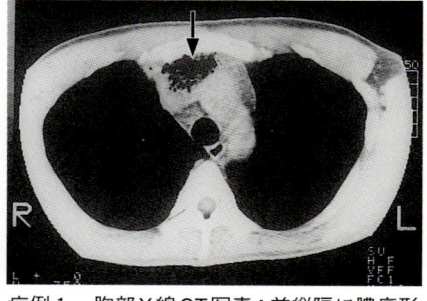

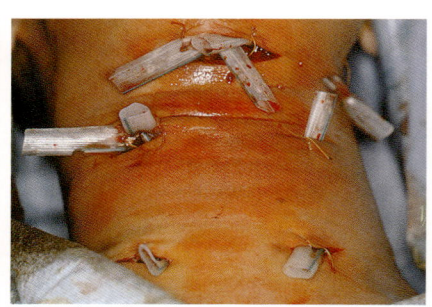

症例2：31歳、女性
主　訴：口底部の腫脹と呼吸困難
現病歴：約1週間前から他院で左下顎臼歯の治療を行っていたが、2日前より口底部から顎下部へかけての急速な腫脹と呼吸困難が出現した。
経　過：初診時ただちに気道確保のため気管切開を行い、顎下部、深頸部の膿瘍切開ドレナージを施行した。

症例2（左）初診時顔貌所見：気道確保のためエアーウェイを挿入している。
症例2（右）X線CT写真：顎下部、深頸部にガスを混じた膿瘍形成を認め、気道の圧排、狭窄を認める（矢印）。

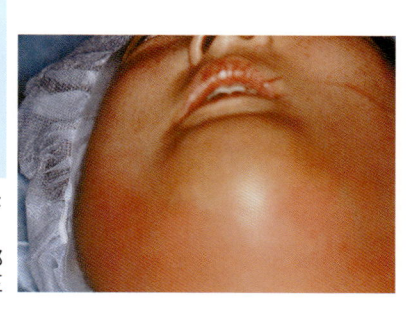

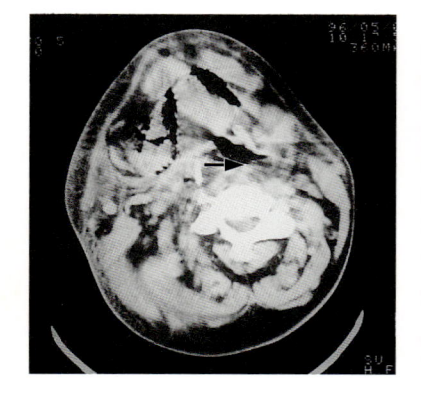

2）特異性炎

①顎部放線菌症

概説 口腔常在菌の嫌気性グラム陽性菌である放線菌（*Actinomyces israelli*）による感染。本菌はグラム陽性、非抗酸性で、基本形態は糸状を呈し、分岐を持った桿状体である。生体内で発育する場合は、周囲に向かって菌糸を出し、末端は膨大して棍棒状を呈し、菌集団を形成する。これを放線菌塊（ドルーゼ）という。人体においては板状硬の腫脹を伴う慢性炎症像を呈し、肺、腸（回盲部）と下顎部が三大好発部位である。顎顔面領域での感染経路は齲歯、歯冠周囲炎から波及するものが多い。また、通常化膿菌との混合感染であることが多い。初発症状は混合感染により急性顎炎、顎周囲炎を示すが、次第に慢性化し、智歯周囲炎、骨髄炎と類似の症状を呈し、頬部、耳下腺咬筋部、頸部にび漫性腫脹と板状硬結をみるようになる。同時に、頑固な開口障害を伴うが、局所病変の割合には全身症状は軽度で、血液検査所見にも変化は少ない。原発部を中心に板状硬結を伴った腫脹部の一部が軟化して、数個の膿瘍（多発性膿瘍）を形成する。これが自潰すると、黄白色、粘稠な、ときに血液を混じ、チョコレート色をした膿汁を排出する。部分的に小膿瘍を形成し、自潰して瘻孔を形成する。膿汁中に淡黄白色の菌塊（ドルーゼ）をみる。この塊は芥子大または米粒大で、淡黄色やや光沢をおびた弾力性のものである。顎放線菌症の特有な点として、軟組織病変のみでなく骨膜、骨質を同時に侵している点で、骨侵食部に増生した肉芽組織内に菌塊が認められる。X線上、骨の崩壊と増生によって多発性骨欠損像を認める。

治療方針 軟組織病変が主である場合には抗菌薬（ペニシリン系）、消炎薬の投与。膿瘍を形成していれば切開排膿を行う。これに対し、骨病変を伴うものでは、上記に加え、積極的に骨病変の掻爬と原因歯の処置を行う。

〈顔　面〉

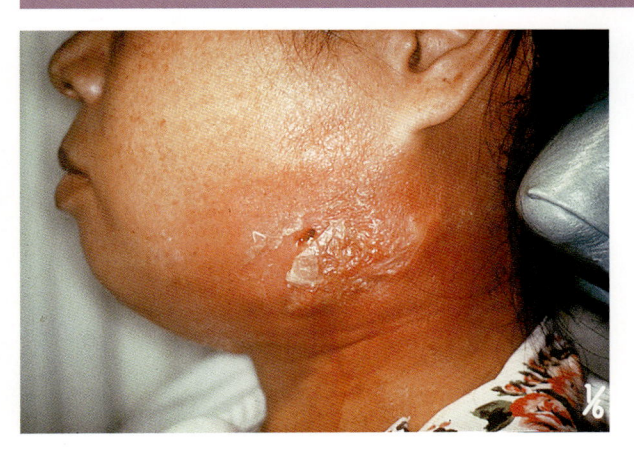

症　例：56歳、女性
主　訴：左頰部の腫脹
現病歴：数カ月前から左下顎部痛があったが放置した。その後、開口障害、左頰部の硬い腫脹と同部からの排膿を認めるようになった。

図1（左上）顔貌：左頰部の膿瘍自潰部。
図2（左下）病理組織像：膿汁中に認められた菌塊のヘマトキシリン・エオジン染色。
図3（右）内容物所見：膿汁中のドルーゼ。

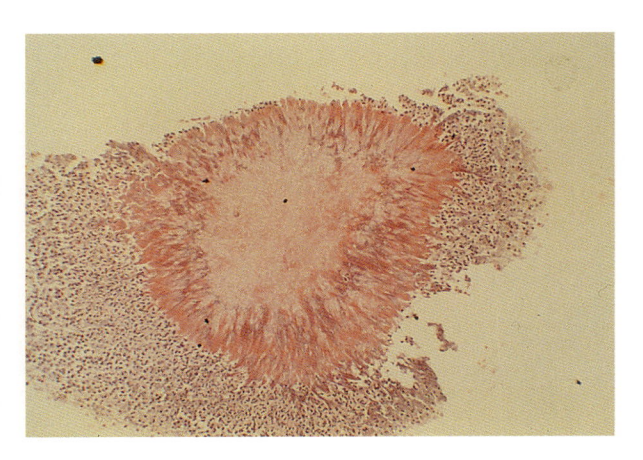

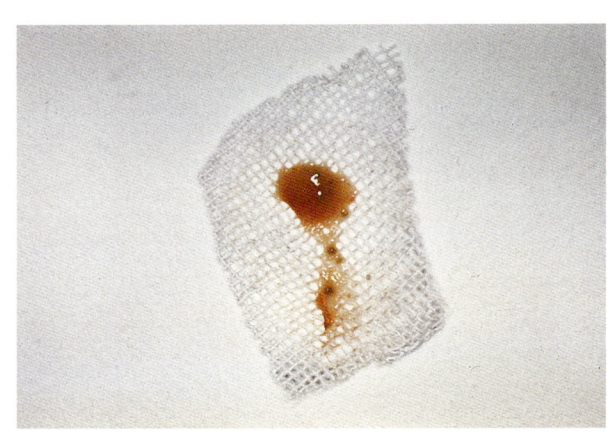

〈根 尖〉

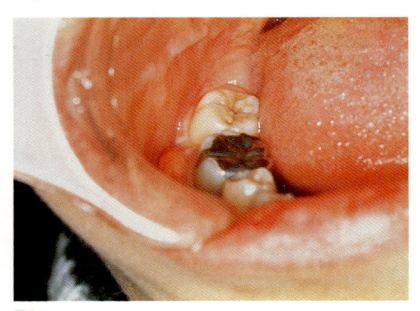

図1 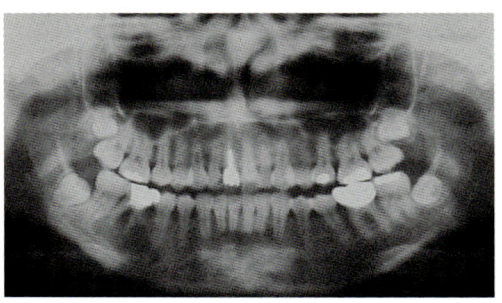
図2 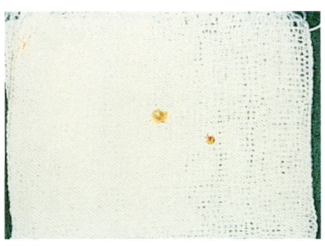
図3

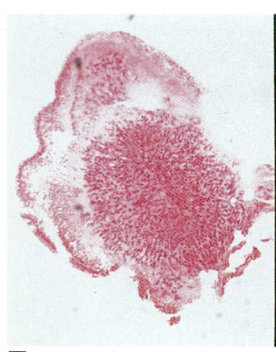

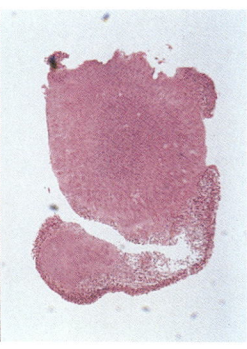

図4

図1 口腔内：6̲|頬側歯肉部に腫脹が認められ、圧痛があり波動を触れる。
図2 パノラマX線写真：6̲|歯根周囲に境界明瞭なX線透過像を認める。
図3 内容物：歯肉を切開して排膿させたところ、膿汁中に黄緑色の小顆粒が認められた。
図4 病理組織像：慢性炎症の像と好中球で囲まれた菌塊が認められ、周囲にわずかだが棍棒体が認められる。

症　例：18歳、女性
主　訴：6̲|部歯肉の腫脹
現病歴：2年前に6̲|の腫脹、疼痛があり、切開排膿などの処置を受けたことがある。1週前に再度、同部に腫脹、疼痛が発現した。
（昭和大学第1口腔外科症例）

②梅毒　　総論36p

概説・治療方針　梅毒トレポネーマによる感染症である。母体内での胎盤を介しての先天梅毒と、性行為による後天性梅毒がある。症状はいくつかの病期によって分けられる。

第1期：性交渉により、感染後2～3週後に粘膜に無痛性初期硬結を生じる。次第に大きくなり、指頭大の軟骨様硬結となり、表面に潰瘍を形成する（硬性下疳）。この時期、梅毒血清反応は陰性である。

第2期：感染後2～3カ月、梅毒トレポネーマは血行性に全身に移行し、発疹（バラ疹）を生じる。紅斑性梅毒疹、丘疹性梅毒疹を生じる。また、表面がびらん化し、癒合して不正形の潰瘍を形成する（扁平コンジローマ）。梅毒血清反応は陽性となる。

第3期：感染後2～3年。全身にゴム腫を生じる。口腔内では小結節状のゴム腫を生じ、中央部が融解して潰瘍を形成する。上顎口蓋部ではゴム腫により腐骨を形成し、これが分離して鼻腔に穿孔を生じることがある。

第4期：感染後十数年で、脊髄癆や脳梅毒などの神経病変を起こす。

診断はWassermann反応、TPHA試験をおこなう。治療は抗菌薬（ペニシリン系とくにベンジルペニシリン）の投与。

症　例：36歳、女性
主　訴：下唇の腫瘤
現病歴：2週間前に舌の潰瘍に気づいたが、次第に増大傾向にあった。

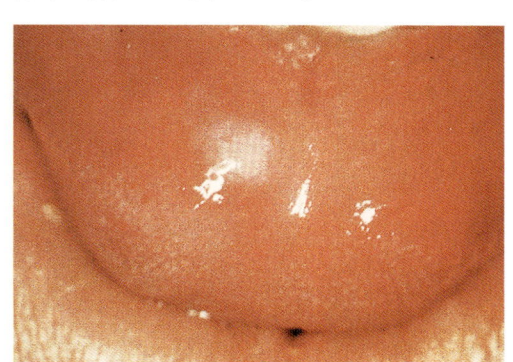

図1　口腔内：舌の潰瘍。

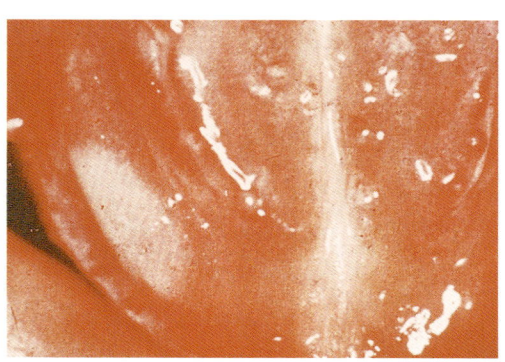

図2　口腔内：同一患者にみられた口底の潰瘍。

③結核性リンパ節炎／口腔結核

> 総論 36p

概説 肺結核から管内性、血行性、リンパ行性に感染し二次的に生じる場合、また稀に初感染によっても起こる。結核性リンパ節炎は、顎下部、頸部に多く発症し、初期には1～2個の可動性で圧痛のない弾性硬のリンパ節を触知する。進行するとリンパ節内の乾酪変性部が融解自潰し、顎下部、頸部に結核性瘻孔を生じる。慢性化すると乾酪壊死部に石灰化を生じる。診断は肺結核の有無の確認、ツベルクリン反応、病理組織検査、喀痰、膿汁や潰瘍面滲出液からの結核菌の証明がある（ただし培養には数週間を要する）。最近では、喀痰、胃液などのpolymerase chain reaction（PCR）検査から結核菌の遺伝子を同定し、より短期間で診断をすることができるようになった。

口腔結核は、初期には口腔内に粟粒大の灰白色または紅色の結節を生じ、これらが自潰し次第に大きな潰瘍となる。潰瘍は浅く、辺縁は鋸歯状、穿堀性である。診断と治療方針は結核性リンパ節炎と同様である。

治療方針 多くのものが続発病変であるため、原発巣の状態を考慮に入れて、全身療法と併せて局所の治療を行わなければならない。全身的には抗結核薬の投与、局所は口腔内の清掃と消毒、刺激物の除去が重要である。全身療法と併行しながら口腔潰瘍部の切除、リンパ節摘出を行わなければならない。

〈結核性リンパ節炎〉

症　例：41歳、女性
主　訴：左顎下部の腫瘤
現病歴：約1年前から左顎下部の無痛性腫瘤を自覚していた。最近少し増大傾向にあった。

図1（左上）顔貌：左顎下部の無痛性腫瘤。
図2（右上）X線CT写真
図3（左下）摘出リンパ節の病理組織像：乾酪壊死部と肉芽腫形成を認める。
図4（右下）ツベルクリン反応所見：強陽性を示す。

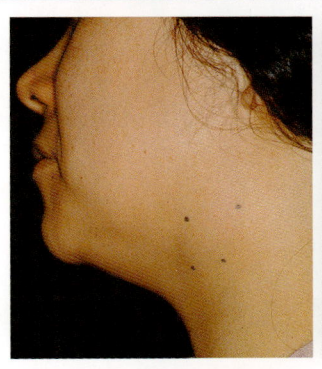

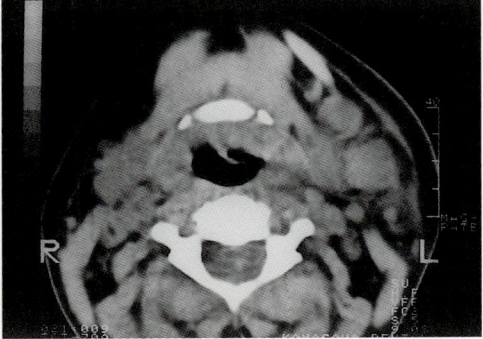

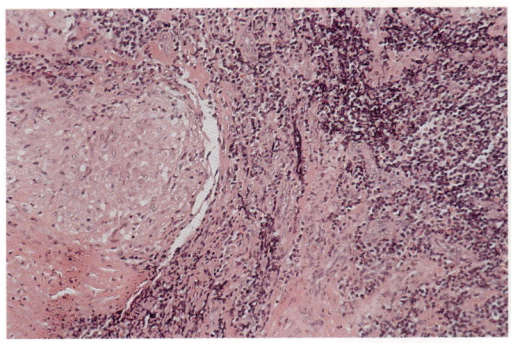

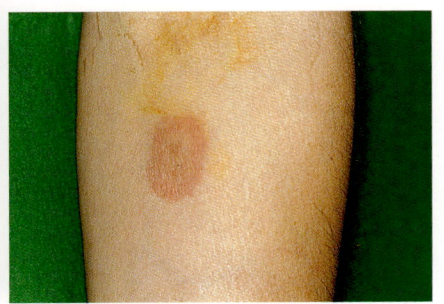

〈口腔結核〉

症　例：46歳、男性
主　訴：舌の潰瘍
現病歴：2週間前から舌右側縁の痛みを自覚。同部が潰瘍状を呈した。

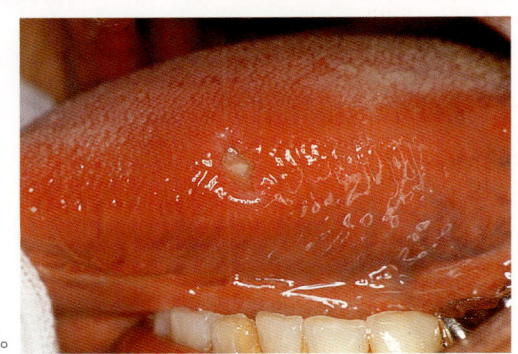

口腔内：舌の結核性潰瘍。

3) 口腔カンジダ症

①〜③ ☞ 総論 36p

概説・治療方針　真菌のカンジダ・アルビカンス (*Candida albicans*) 感染による。健常人の約30％にも非病原菌として存在するが、全身的な要因として抗生物質の投与、副腎皮質ホルモン療法、糖尿病、放射線治療中の悪性腫瘍患者など、抵抗力の減少により発症（日和見感染）する。初期では口腔粘膜に小斑点状の苔状物（偽膜）が生じ、ぬぐい去るとその下に発赤を認める（急性偽膜性カンジダ症）。慢性化すると偽膜が厚くなったり（肥厚性カンジダ症）、粘膜の萎縮を認めたりする。なお、特殊な病型に肉芽腫性カンジダ症がある。診断は、病変からカンジダ・アルビカンスが分離されれば確実である。治療には、抗生物質あるいは副腎皮質ホルモン剤を使用している場合は、薬剤の変更か中止が望ましい。ナイスタチン、アンホテリシンB、グリセオフルビンなどの抗真菌薬の内服や、同製剤の軟膏、含嗽薬の使用が有効である。ピオクタニンやゲンチアナ紫の局所塗布も行われる。

①急性偽膜性カンジダ症

症　例：72歳、女性
主　訴：舌下部の白斑
現病歴：口腔癌術後の患者。約半年間テガフール剤の内服を行っていたが、3週間前より上記白斑が出現した。

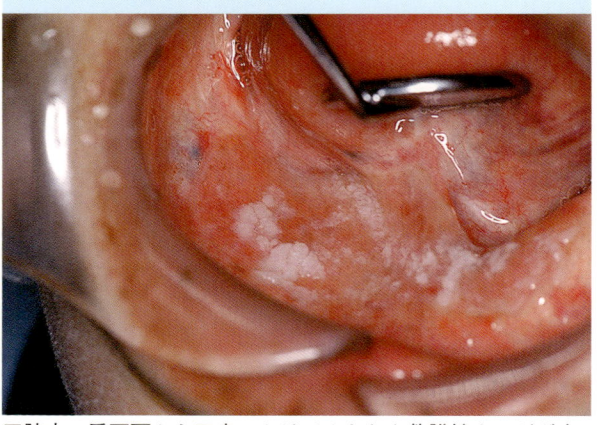

口腔内：舌下面から口底へかけてみられた偽膜性カンジダ症。

②慢性肥厚性カンジダ症

症　例：50歳、男性
主　訴：舌の白斑
現病歴：糖尿病で加療中の患者。数年前から舌の白斑に気づいていたが放置していた。最近病変が拡大し、気になった。

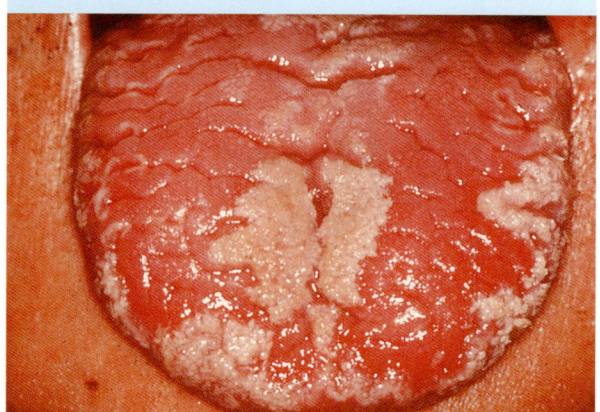

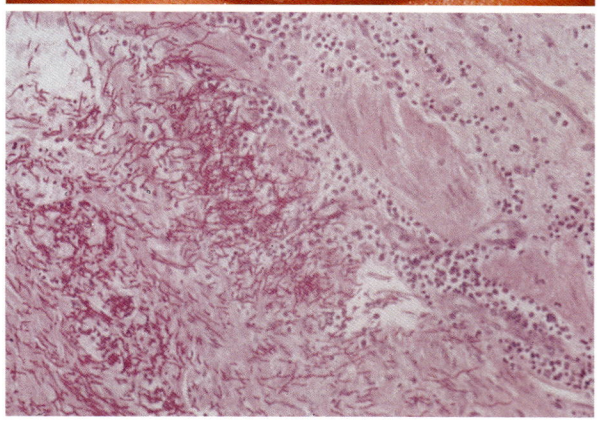

③紅斑性（萎縮性）カンジダ症

症　例：71歳、女性
主　訴：口蓋の灼熱感と口腔乾燥
現病歴：高血圧症にて降圧剤を内服している。口蓋の灼熱感と口腔乾燥を訴えて来院した。
（日本歯科大学新潟歯学部第2口腔外科症例）

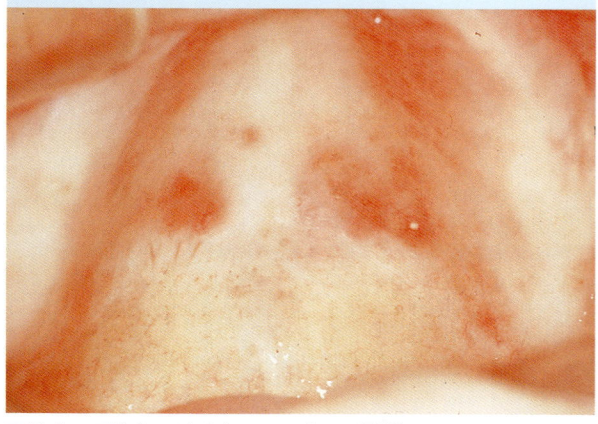

口腔内：口腔カンジダ症による白斑が脱落して、その下の粘膜は紅斑を呈している（口蓋）。

②図1（上）口腔内：舌の慢性肥厚性カンジダ症。
②図2（下）同症例の生検標本のPAS染色所見：PAS染色糸状菌を認める。

B．ウイルス感染症

1）単純疱疹ウイルス感染症　①〜③ ☞ 総論37p

概説　単純疱疹ウイルス（herpes simplex virus：HSV）の感染により生じ、疱疹性歯肉口内炎、疱疹性口内炎、口唇疱疹を生じる。発熱、全身倦怠感とともに、口腔粘膜に多数の小水疱を生じる。初感染は小児に多く、感冒様前駆症状と著しい歯肉炎を伴う。摂食障害が強く、口臭がひどい。通常10日程で治癒する。再感染あるいは回帰感染では症状が軽く、歯肉に病変がみられることが少ないので疱疹性口内炎と呼ばれる。口唇疱疹は、口唇粘膜皮膚移行部付近に直径1〜3mm程度の小水疱を形成する。水疱はすぐに破れ、痂皮を形成する。通常10日程で治癒する。診断は水疱内溶液からのウイルス分離、HSV抗体価の上昇を証明する。

治療方針　安静、栄養補給、補液を行い、二次感染防止のため抗菌薬を投与する。重症例では抗ウイルス薬（アシクロビル）を使用する。

①疱疹性歯肉口内炎

症　例：16歳、女性
主　訴：口内痛と摂食障害
現病歴：約1週間前39℃台の熱発と感冒様症状があり、口腔内にアフタが出現し、摂食障害が強かった。

図1　口腔内：口唇のびらんとアフタ形成。
図2　口腔内：歯肉のびらん。
図3　口腔内：舌のアフタ。

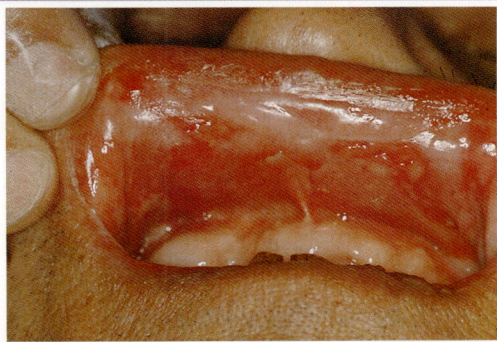

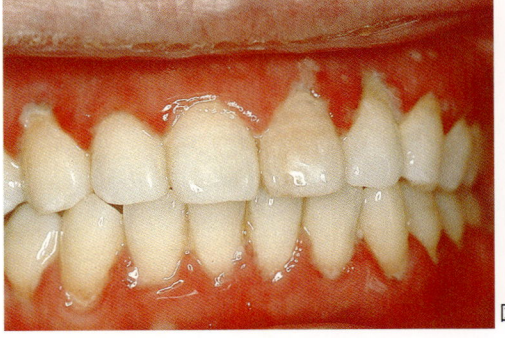

②疱疹性口内炎

症　例：19歳、女性
主　訴：口腔内の接触痛
現病歴：約1週間前39℃台の熱発と感冒様症状があり、口腔内にアフタが多数出現した。

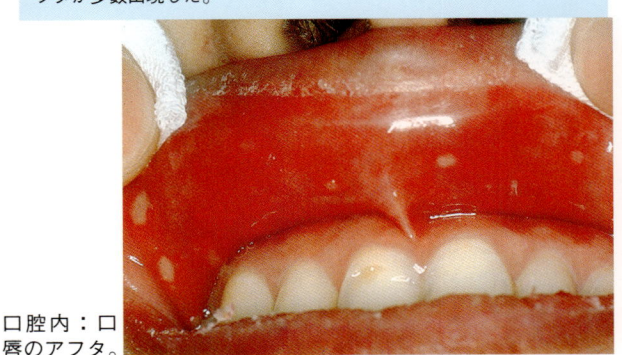

口腔内：口唇のアフタ。

③口唇疱疹

症　例：30歳、男性
主　訴：口角部の疼痛
現病歴：3日前から右口角部の水疱を認め、掻痒感があった。

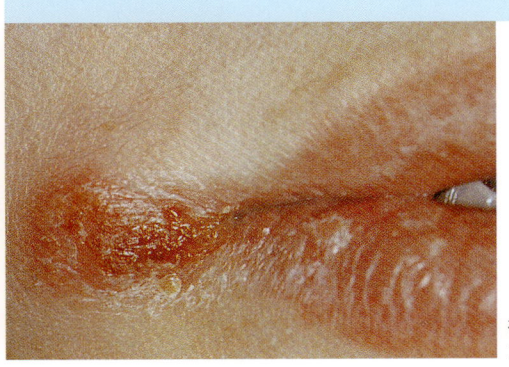

病態：右口角部の水疱。

2）水痘・帯状疱疹ウイルス感染症

概説 水痘と同じウイルス（水痘・帯状疱疹ウイルス：VZV）の再感染（回帰発症）による。すなわち、VZVによって幼児期に不顕性感染を受けたものが、何らかの誘因によって発症すると考えられている。誘因として外傷、過労、放射線治療、免疫抵抗性の低下がある。症状としては、発熱、神経痛様疼痛を伴い、神経支配領域（通常片側性）に沿って紅斑を生じ、これに水疱が生じる。水疱は破れ、血痂を形成する。口腔内では水疱が破れるとアフタとなる。顔面では三叉神経支配領域に発生する。第Ⅰ枝が侵されることが多いが、第Ⅰ枝と第Ⅱ枝、第Ⅱ枝と第Ⅲ枝というように、複数の神経枝が侵されることもある。治癒に約3週間を要する。しかし、罹患後の神経痛および顔面神経麻痺は遷延し、治療にも抵抗性である。診断には血清VZV抗体価の上昇、片側性で神経痛様疼痛を伴った水疱形成が神経支配領域に生じることから診断する。

水痘・帯状疱疹ウイルス感染により顔面神経（膝神経節）が損傷を受けると、顔面神経麻痺、耳部の水疱、耳鳴り、めまい、味覚障害などの症状を起こす。これをRamsay-HuntまたはHunt症候群という。

治療方針 抗ウイルス薬（アシクロビル）の投与が有効である。通常は対症療法が行われ、安静、栄養補給、補液を行い、二次感染防止のため抗菌薬を投与する。疼痛管理のため、神経ブロックや鎮痛薬（カルバマゼピン）の投与を必要とする場合がある。顔面神経麻痺に対しては、副腎皮質ホルモン剤、ビタミンB_{12}、末梢血管拡張剤、ATP製剤などが用いられ、星状神経節ブロックが行われる。

①帯状疱疹

症　例：50歳、女性
主　訴：左顔面部の疼痛と倦怠感
現病歴：約1週間前より感冒様症状から、左下顎から前頭部にかけての違和感、疼痛が出現した。歯科的な原因の有無につき内科から紹介された。

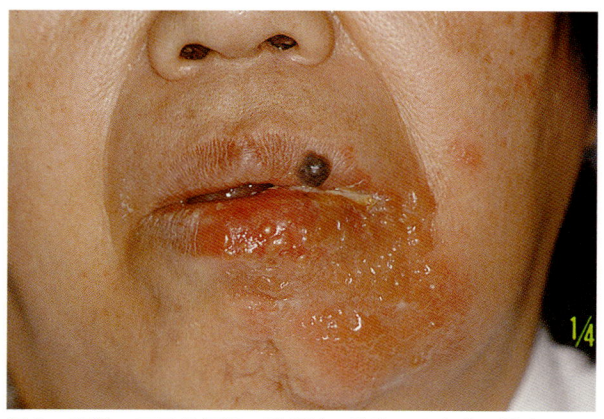

図1　顔貌：三叉神経第Ⅲ枝領域に発生した水疱の拡大写真。水疱は潰れずに形態を保っている。神経痛様の疼痛が出現して5日目に水疱が出現した。

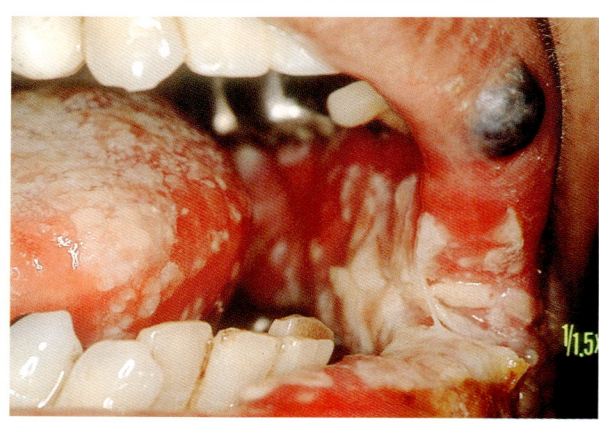

図2　口腔内：口腔内の水疱と、水疱が自潰して形成されたアフタ。

②Hunt症候群

症　例：70歳、女性
主　訴：顔面の変形（口のゆがみ）
現病歴：約3週間前感冒様症状があり、右顔面の違和感を自覚した。その後、口唇のゆがみに気づいた。

図1（左）顔貌：顔面右側の皺の減少と鼻唇溝の消失。
図2（中）顔貌：右眼の閉眼不全。
図3（右）顔貌：口笛時の口唇のゆがみ。

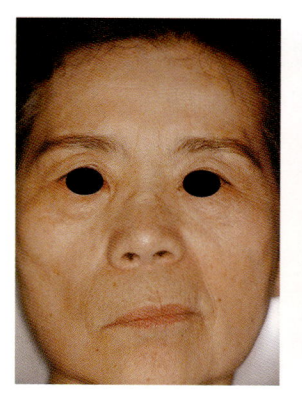

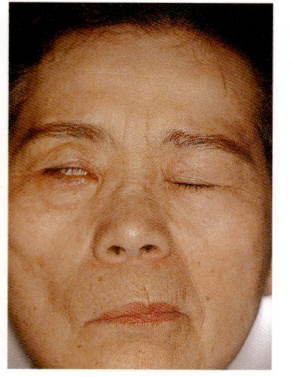

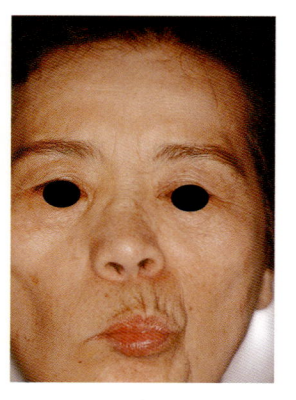

3）コクサッキーウイルス感染症

①〜② ☞ 総論37p

①ヘルパンギナ

概説・治療方針 コクサッキーウイルスA群（coxsackie virus A、特にA_4）による感染で、幼児にアフタ性咽頭炎として発症する。1〜4歳の幼児に多いが、稀に年長の子供や成人にもみられる。季節的には夏に多いといわれている。潜伏期は2〜9日間といわれ、発熱を初発症状とし、口狭部（軟口蓋、口蓋弓、咽頭）に左右対称的に水疱を形成する。水疱は破れアフタとなる。接触痛が強く、咽頭痛、嚥下痛を伴う。
治療は対症療法で、安静、栄養補給、補液を行い、二次感染防止のため抗菌薬を投与する。特に小児では、水分の補給に気をつける。約10日で治癒する。

症　例：4歳、男児　　主　訴：摂食障害
現病歴：1週間前39℃台の熱発があり、その後食欲がなくなった。口腔内にアフタを多数認めた。

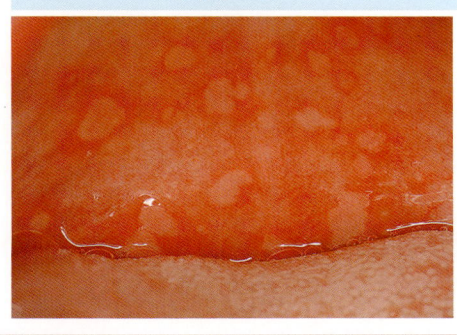

口腔内：軟口蓋から咽頭へかけての多数のアフタ出現。

②手足口病

概説 コクサッキーウイルスA群（coxsackie virus、特にA_{16}）、エンテロウイルスによる感染。1〜4歳の幼児に、発熱を初発症状として発症する。夏から秋にかけて多いといわれている。潜伏期は3〜5日で、両手、両足、口腔に限局して水疱を形成する。口腔では頬粘膜、口唇、口蓋などに水疱を発生する。水疱は破れて直径2〜3mmのアフタとなる。手足の水疱は米粒大、白色ないし淡紅白色で、壁が厚く破れにくい。粘膜疹は手足の小水疱と同時に発現することが多いが、稀に粘膜病変のみのこともある。約10日で治癒する。

治療方針 安静、栄養補給、補液を行い、二次感染防止のため抗菌薬を投与する。

症　例：15歳、男性
主　訴：摂食障害
現病歴：約1週間前38℃台の発熱があり、その後摂食時の疼痛を訴えた。

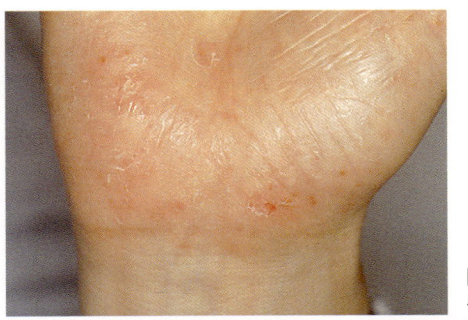

図1　病態：手の水疱。

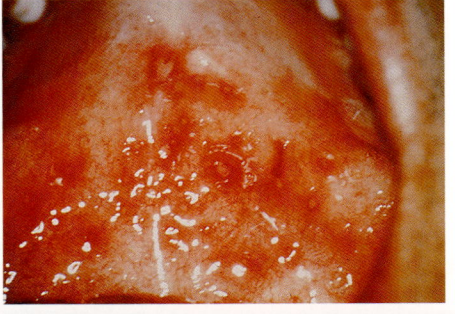

図2　口腔内のアフタ。

4）麻疹ウイルス感染症

☞ 総論37p

概説・治療方針 麻疹ウイルス感染による。高熱と全身皮膚発疹が特徴で、発症数日前に白歯部頬粘膜に帯青白色の小斑点状隆起（Koplik斑）を生じる。全身発疹を生じる頃にはKoplik斑は消失し、口腔粘膜に暗赤色斑が出現する。安静、栄養補給、補液を行い、二次感染防止のため抗菌薬を投与する。

症　例：6歳、男児
主　訴：発熱
現病歴：3日前に発熱があり、風邪様症状が続いた。その後、頬粘膜にKoplik斑が生じた。（東京歯科大学オーラルメディシン講座症例）

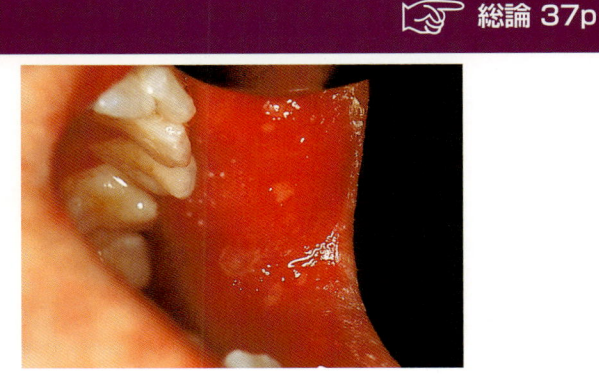

4. 嚢胞

			疾患名	本態	症状	内容液・物	病理組織像	鑑別診断
分類と疾患の概要	A・歯原性嚢胞		1）幼児の歯肉嚢胞（Epstein真珠）	歯胚形成後の残遺上皮から発生する小嚢胞。	出生時に歯槽堤に白色〜帯黄色の小結節。	角質物	錯角化した菲薄な扁平上皮に裏装された嚢胞壁。	先天性歯
			2）萌出嚢胞	萌出中の歯冠を取り囲む嚢胞、含歯性嚢胞の1型。	歯の萌出してくる部位の帯青色の腫脹。	帯黄色	口腔粘膜の直下に、菲薄な裏装上皮に覆われた嚢胞壁がある。	歯冠周囲炎、血管腫
			3）成人の歯肉嚢胞	歯堤の残遺上皮に由来する成人の歯肉の嚢胞。	歯肉の境界明瞭な小腫瘤。	淡黄色	重層扁平上皮と結合組織。	側方性歯周嚢胞、歯周嚢胞
	B・非歯原性嚢胞	1）先天性嚢胞	①類皮嚢胞 類表皮嚢胞	胎生期の外胚葉の迷入による先天性嚢胞。	口底正中に好発、無痛性、捻形性の境界明瞭な腫脹。	カユ状、豆腐のカス様。	類皮嚢胞：嚢胞壁に皮膚付属器官を認める。類表皮嚢胞：単に表皮の被覆のみを認める。	良性腫瘍、貯留嚢胞
			②鰓嚢胞（リンパ上皮性嚢胞、側頸嚢胞）	胎生期の鰓裂上皮に由来する先天性嚢胞。	側頸部に好発、境界明瞭な柔軟な腫脹、深部のものはときに呼吸抑制、嗄声。	乳白色〜赤褐色の粘液、ときにコレステリン結晶を含む。	嚢胞壁の上皮層の下にリンパ濾胞形成を伴ったリンパ組織の増生をみる。	良性腫瘍、顎下型ガマ腫、リンパ節炎
			③甲状舌管嚢胞（正中頸嚢胞）	胎生期の甲状舌管の上皮に由来する先天性嚢胞。	舌盲孔と甲状腺の間に発生する、境界明瞭な柔軟な腫脹。	無色透明、やや粘稠、ときにゼリー状。	嚢胞壁の上皮は様々、隣接して甲状腺組織、リンパ組織を認める。	良性腫瘍、顎下型ガマ腫、甲状腺疾患、類皮嚢胞・類表皮嚢胞
			④鼻歯槽嚢胞（鼻唇嚢胞、Klestadt嚢胞）	鼻涙管の残遺に由来する嚢胞。	鼻翼基部の歯槽骨面上に発生、無痛性、波動のある腫脹。	漿液性か粘液性、帯黄色。	線毛上皮、円柱上皮の裏装、嚢胞壁に腺細胞を認めることがある。	歯根嚢胞、顎骨嚢胞、根尖性歯周炎、歯槽膿瘍、良性腫瘍
		2）唾液腺貯留嚢胞	①粘液嚢胞	小唾液腺の流出障害による唾液腺貯留嚢胞。	境界明瞭な小半球状の粘膜色ときに帯青色の腫瘤、波動を触れる。下唇に好発。	帯黄色、粘稠。	停滞型：内面が上皮に覆われているもの。溢出型：線維組織の被膜で覆われたもの。	良性腫瘍、口唇炎、口唇瘻
			②ガマ腫（舌下型、顎下型、舌下・顎下型）	舌下腺の流出障害による口底の粘液嚢胞。	粘液嚢胞と同じ、舌下部、顎下部および舌下部と顎下部に発現するものがある。			類皮嚢胞・類表皮嚢胞、良性腫瘍
			③Blandin-Nuhn嚢胞	前舌腺（Blandin-Nuhn腺）に由来する舌下面の粘液嚢胞。	粘液嚢胞と同じ。			良性腫瘍
			④唾液腺導管嚢胞（耳下腺嚢胞、顎下腺嚢胞）	耳下腺、顎下腺の唾液腺貯留嚢胞。	唾液腺の腫脹、耳下腺に多い。		唾液腺導管上皮に覆われている。	唾液腺腫瘍
治療方針	全摘出一次閉鎖			ほとんどの嚢胞				
	開窓法			ガマ腫				
	穿刺吸引圧迫法			顎下型ガマ腫				
予後	予後良好			ほとんどの嚢胞				
	再発の高いもの			唾液腺貯留嚢胞				
	癌化の可能性があるもの			鰓嚢胞、甲状舌管嚢胞				

A．非歯原性嚢胞

1）先天性嚢胞　　　　　　　　　　　　　　　☞ 総論 50p

①類皮嚢胞および類表皮嚢胞　　　　　　　　☞ 総論 50p

概説　胎生期の外胚葉の迷入によって生ずる嚢胞で、嚢胞壁に皮膚付属器官すなわち表皮、汗腺、皮脂腺等を有するものを類皮嚢胞、単に表皮の被覆のみのものを類表皮嚢胞と呼ぶ。口腔領域では類表皮嚢胞が多く、好発部位は口底部で、稀に頰部、口唇、舌等にみられ、ときとして顎骨内に同様なものが発生する。解剖学的位置により、正中嚢胞と側嚢胞に区別されるが、ほとんどが正中嚢胞である。正中嚢胞は顎舌骨筋より上方に生ずる舌下型と、下方にみられるオトガイ下型に区別され、舌下型が過半数を占める。舌下型は舌を挙上させ、発音、摂食障害をもたらすが、疼痛などの自覚症状は少ない。オトガイ下型ではオトガイ下部の腫脹がみられる。内容は、黄白色のカユ状ないし豆腐カス状の物質を満たしている。病理組織学的には、嚢胞壁は線維性結合組織の被膜と角化性扁平上皮の裏層上皮よりなり、前述のごとく嚢胞壁の病理組織学的差異により、類皮嚢胞と類表皮嚢胞とに区別する。嚢胞内容は剥離上皮、コレステリン、脂肪などを含む。

治療方針　処置は摘出を行う。舌下型では口腔内切開、オトガイ下型では、オトガイ部の皮膚切開により摘出する。嚢胞壁は一般に厚く、周囲からの剥離は容易な症例が多い。

＜類表皮嚢胞＞

症　例：45歳、女性
主　訴：舌下部の腫脹と違和感
現病歴：5、6年前より舌下部に違和感を認めていた。違和感の増大とともに、口底から舌にかけて同部が腫脹してきた。

図1（右上）口腔内：粘膜切開後の類表皮嚢胞。
図2（左下）摘出物
図3（右下）病理組織像：ヘマトキシリン・エオジン染色（×100）

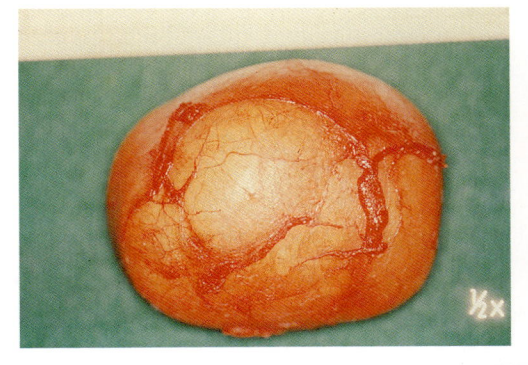

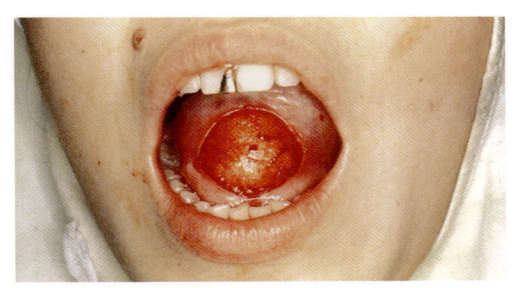

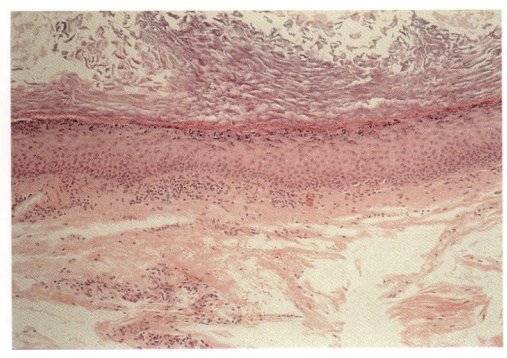

＜類皮嚢胞＞

症　例：31歳、女性
主　訴：舌下部の腫脹
現病歴：3カ月前に口内炎の治療のために耳鼻科を受診した時に、口底部の異常を指摘されたという。その後徐々に増大してきた。
（昭和大学第1口腔外科症例）

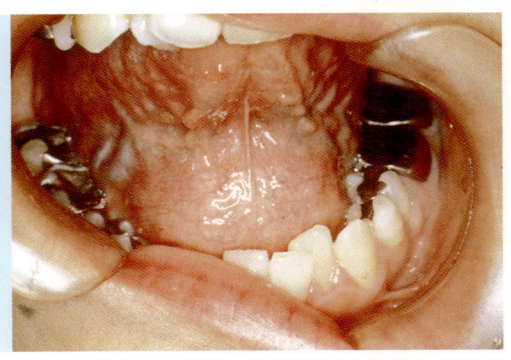

図1　口腔内：口底正中に境界明瞭な小鶏卵大、半球状の腫脹が認められる。表面粘膜は健常で波動を触れる。

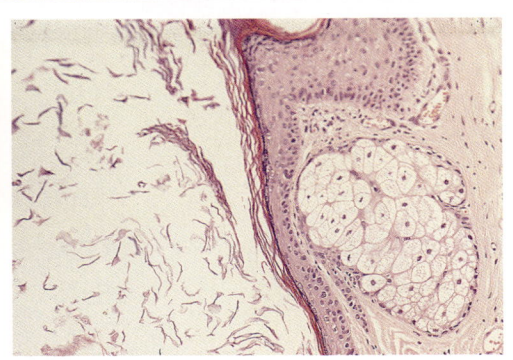

図2　病理組織像：表面は角化扁平上皮で覆われ、下層に皮脂腺が認められる。

②鰓嚢胞（側頸嚢胞）

総論 50p

概説　胎生期の鰓裂上皮に由来すると考えられている嚢胞であるが、胎生期のリンパ節内に腺上皮が迷入し、嚢胞化するとの説があり、リンパ上皮性嚢胞（lymphoepithelial cyst）とも呼ばれる。

好発部位は、胸鎖乳突筋前縁部、特に下顎角直下で、そのため側頸嚢胞（lateral cervical cyst）とも呼ばれる。頻度は稀で、発生に性差はなく、好発年齢は20歳以下が約半数を占める。側頸部に境界明瞭な可動性の軟らかい腫脹として認められる。深在性のものは、ときとして呼吸困難、狭窄感あるいは嗄声（させい）を生ずる。感染が加わると急激に増大し、疼痛を生じ発見されることがある。

鑑別すべき疾患としては、顎下型ガマ腫、類皮嚢胞、甲状舌管嚢胞、唾液腺腫瘍、甲状腺腫、悪性腫瘍の頸部リンパ節転移、悪性リンパ腫、非特異性および結核性リンパ節炎などがあげられる。触診に加え、穿刺により、乳白色の粘液またはコレステリン結晶を含む内容液が証明できれば、診断は容易である。MRI、X線CT診断、超音波診断および造影X線撮影などの画像診断は、有効な手段である。病理組織学的には、内層に重層扁平上皮、ときには円柱上皮、上皮下の結合組織中に濾胞形成を伴うリンパ組織の増生をみる。稀に、本嚢胞上皮より鰓原性癌が発生することがある。

治療方針　外科的に摘出する。深在性のものでは頸動・静脈、迷走・舌咽・舌下・副神経などの損傷を避ける。完全に摘出されれば再発はない。穿刺吸引、切開などの不完全な手術では、再発あるいは側頸瘻を作ることがある。

症　例：24歳、女性
主　訴：右側頸部の無痛性腫脹
現病歴：数年前より右側頸部の腫脹を自覚していた。

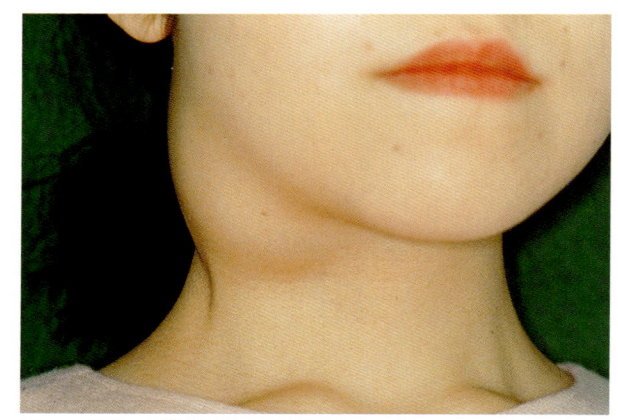

図1　病態：右側側頸部に小児手拳大の軟らかい腫瘤がみられる。

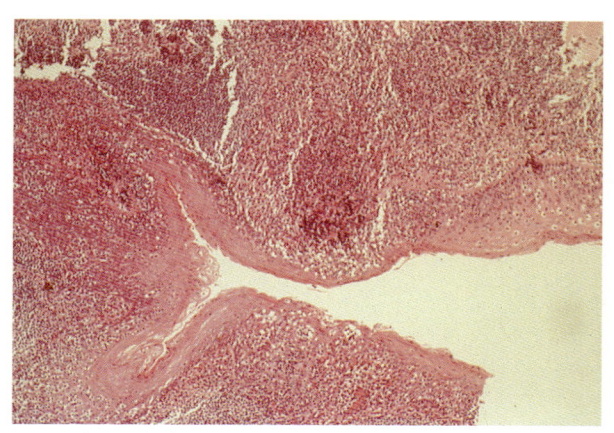

図2　病理組織像：ヘマトキシリン・エオジン染色（×100）

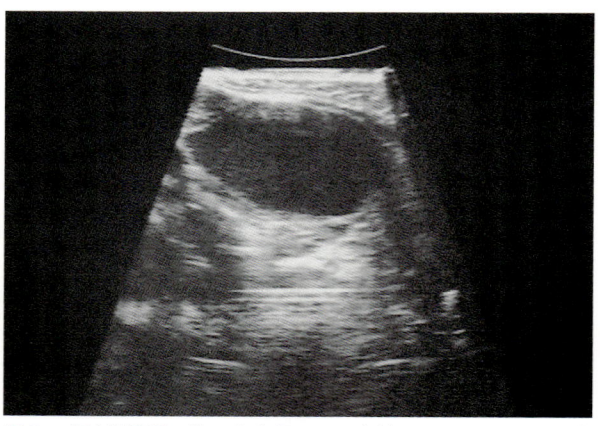

図3　超音波所見：均一な内部エコーを持つ5×2.5×2.5cm大の嚢胞。

③甲状舌管嚢胞

総論 50p

概説 胎生期の甲状舌管の上皮に由来する嚢胞で、舌盲孔と甲状腺の間に発生し、多くが上頸部正中、舌骨付近にみられることから、正中頸嚢胞（median cervical cyst）とも呼ばれる。稀に舌根部や口底部にも発生する。発生頻度は低く、男女比はほぼ同じ、発生年齢は10歳以下が約半数を占め、生下時からみられることがある。発生部位は舌盲孔から甲状腺にいたる全てであるが、甲状舌骨部が最も多く、次いで舌骨上部、舌盲孔部は稀である。多くは正中頸部に発生するが、側方に偏って存在することもある。無痛性、軟らかく、波動を触れる腫脹を示すものが多く、長期間放置される例がある。大きさは2～3cm程度で、大きくなった例では10cmのものもある。穿刺により粘液性の内容液を吸引する。舌骨との癒着があると、嚥下時に腫瘤は上下に動き、大きくなると咀嚼・嚥下・哺乳障害や開口障害を来す。感染、自壊を繰り返す例や不適切な手術例では、瘻を形成するものが多い。鑑別すべき疾患としては、顎下型ガマ腫、鰓嚢胞、類皮嚢胞、脂肪腫、リンパ節炎および異所性甲状腺などが挙げられる。臨床所見、内容液およびMRI、X線ＣＴ、造影X線診断および超音波診断などの画像診断により、診断は比較的容易である。病理組織学的には、発生部位により被覆上皮が異なり、下部にみられるもので線毛円柱上皮、口腔に近い部位では重層扁平上皮で覆われている。約半数には、嚢胞壁に甲状腺組織や粘液腺が含まれている。稀に、嚢胞上皮より乳頭腺癌や扁平上皮癌が発生することがある。

治療方針 外科的に摘出する。舌骨との癒着、舌盲孔への瘻管がみられる場合には、嚢胞、舌骨骨体正中部、瘻管を一塊として摘出する。

症　例：45歳、女性
主　訴：正中頸部の腫脹
現病歴：6カ月程前より頸部の腫脹を自覚。最近、増大傾向となり、嚥下時に違和感を覚える。

図1　病態：甲状舌骨部に直径約2cmの波動のある軟らかい腫瘤を触れる。
図2　病理組織像：ヘマトキシリン・エオジン染色（×100）
図3　MRI像：舌骨に接した2×2cm大の嚢胞。

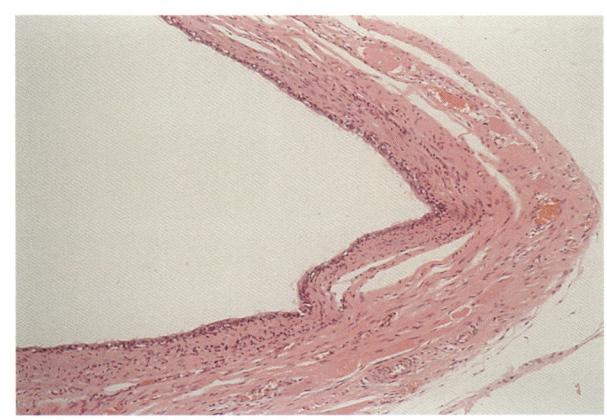

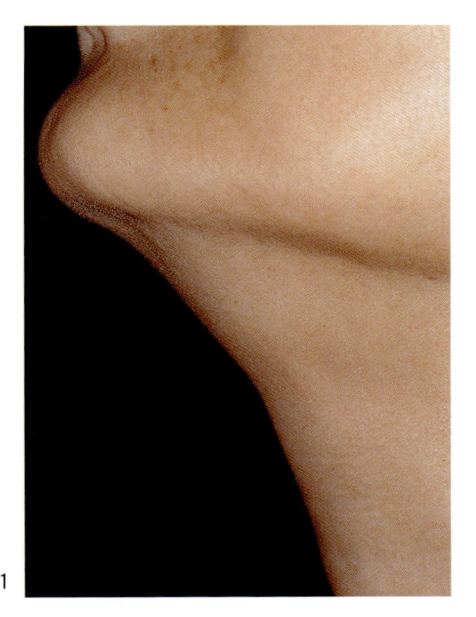

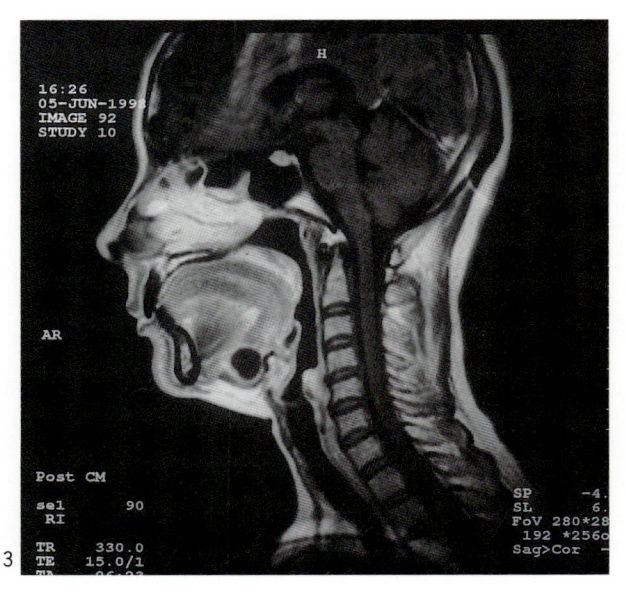

④鼻歯槽嚢胞（鼻唇嚢胞）（Klestadt 嚢胞）　総論 50p

概説　胎生期の鼻涙管の残遺に由来する嚢胞で、鼻翼基部の歯槽骨面上の軟組織中にあるものをいう。発生頻度はかなり低く、中年層の女性に多い。鼻翼基部、鼻前庭、上顎前歯部の歯肉頬移行部、上唇部などに、無痛性の波動を触れる腫脹として認められる。穿刺により、漿液性あるいは粘液性帯黄色の内容液を吸引する。感染例では痩のみられることがある。X線所見では、嚢胞は軟組織内にあるので、顎骨に変化はみられないが、嚢胞が大きくなると骨面上に皿状の吸収がみられることがある。鑑別すべき疾患としては、上顎前歯部の顎骨内嚢胞、良性腫瘍および根尖性の炎症などが挙げられる。

病理組織学的には、嚢胞壁は比較的薄い線維性結合組織の皮膜と線毛上皮、円柱上皮の裏装上皮よりなり、結合組織内に腺細胞が認められることもある。

治療方針　口腔前庭の粘膜を切開し、嚢胞に到達したところで全摘出する。嚢胞壁は比較的薄く、摘出時に破れやすいので注意を要する。

> 症　例：77歳、女性
> 主　訴：左側鼻翼部の無痛性腫脹
> 現病歴：2カ月程前より洗顔時に右側鼻翼部に違和感を覚えた。最近、腫脹が著明となった。（大阪歯科大学第1口腔外科症例）

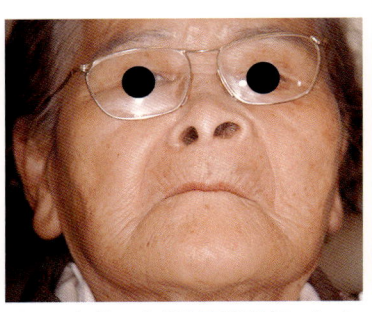

図1　顔貌：左側鼻翼側縁部の無痛性腫脹。

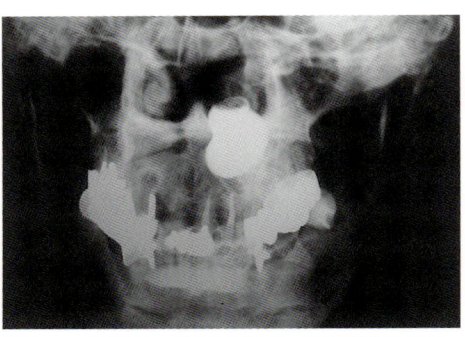

図2　X線所見：造影所見で、境界明瞭な嚢胞腔が確認される。

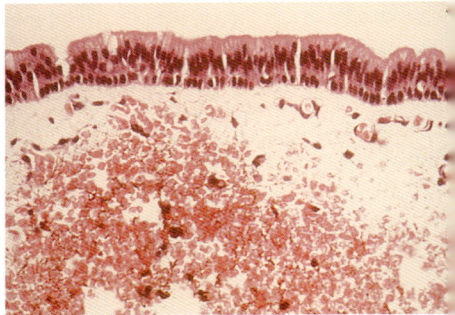

図3　病理組織像：ヘマトキシリン・エオジン染色（×100）

2）唾液腺貯留嚢胞　総論 50p

概説　唾液の流出障害により生じる嚢胞で、小唾液腺に関連して生ずることが多い。下唇に好発し、この他、口底、舌、頬粘膜に発生する。舌では前下面が好発部位であり、この部位の前舌腺（Blandin-Nuhn腺）より生じ、Blandin-Nuhn嚢胞と呼ばれている。
舌下腺または顎下腺の排泄管に由来し、片側性で口底部に発生した大きな嚢胞をガマ腫（ranula）と呼ぶ（ガマ腫は、その外観がガマの喉頭嚢に似ているため名づけられた）。ガマ腫は大きさが増大すると舌を挙上し、嚥下障害を起こすこともある。増大するにつれ他側に膨隆が及び、類皮嚢胞および類表皮嚢胞との鑑別が必要となってくる。
顎舌骨筋と舌下部の間に生じたものを舌下型ガマ腫、顎舌骨筋より下方に生じたものを顎下型ガマ腫とよぶ。粘膜表層近くに生じたものは、波動を触れ、歯などの刺激により容易に自潰し、粘稠な液体を排出するが、比較的短期間に再発する傾向が強い。病理組織学的に、内面が上皮で覆われた嚢胞腔を有する停滞型と、腺組織あるいは唾液腺管の損傷などにより溢出した唾液成分を取り囲むように線維化してできた溢出型がある。停滞型でも、嚢胞壁が破れ二次的に上皮が消失した場合は、溢出型との鑑別は困難となる。

治療方針　一般的には全摘出であるが、再発を繰り返す場合は、原因となった腺組織も摘出する。ガマ腫の場合は、摘出時に菲薄な嚢胞壁を破損しやすく、全摘出が困難で、多くは開窓術が行われる。

4．囊胞　55

①粘液囊胞（下唇、頬粘膜）　総論 50p

症例1：14歳、女性
主　訴：右側下唇の腫瘤
現病歴：約1カ月前より右側下唇部の腫瘤に気づき、次第に腫瘤が増大してきた。

症例1（右上）口腔内：下唇部の粘液囊胞。
症例1（左下）病理組織像：パスアルシアンブルー染色（×100）
症例1（右下）病理組織像：ヘマトキシリン・エオジン染色（×100）

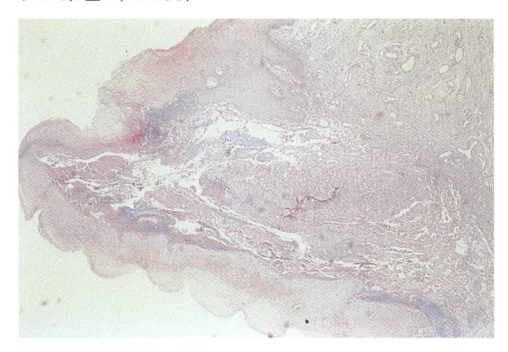

症例2：42歳、女性
主　訴：左側頬粘膜の腫瘤
現病歴：1年位前より頬粘膜部の腫瘤に気づくが、放置していた。

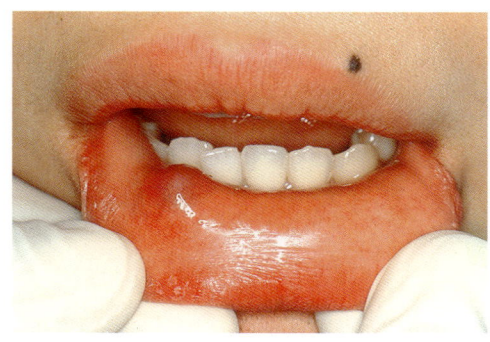

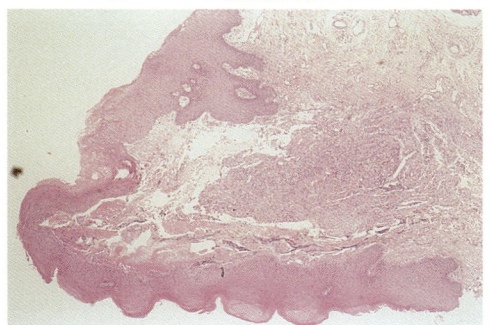

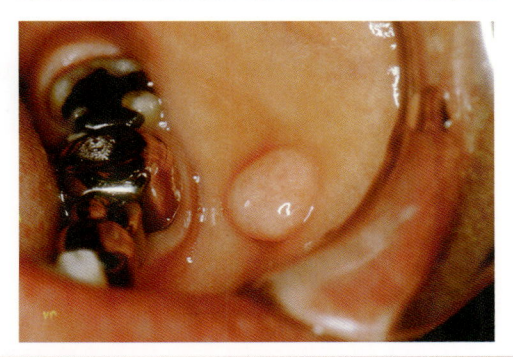

症例2　口腔内：頬粘膜に生じた粘液囊胞。

②ガマ腫　総論 50p

症　例：72歳、男性
主　訴：舌下部の腫瘤、運動障害
現病歴：数カ月前より舌下部に腫瘤があり、徐々に増大してきた。

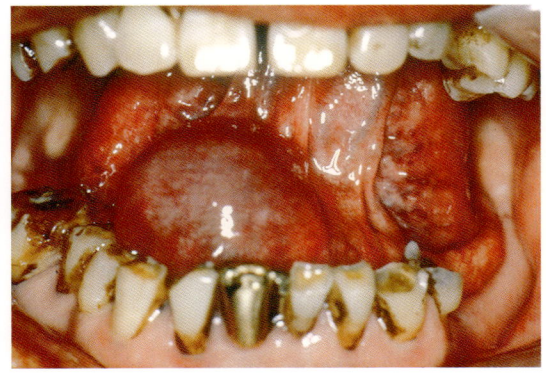

図1　口腔内：左側舌下部に発生したガマ腫。

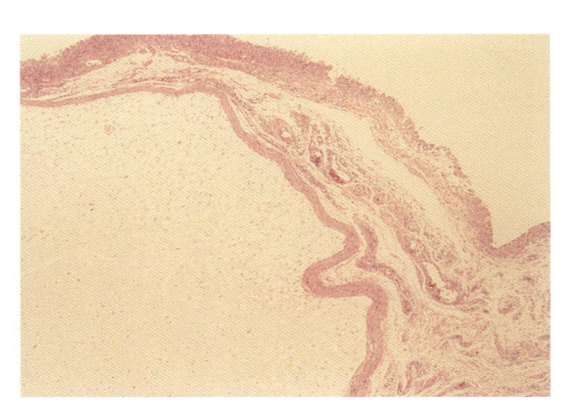

図2　病理組織像：ヘマトキシリン・エオジン染色（×100）

③ Blandin-Nuhn嚢胞　　　総論50p

症　例：11歳、男子
主　訴：舌尖部の腫瘤
現病歴：3週間程前より同部の腫瘤に気づいた。

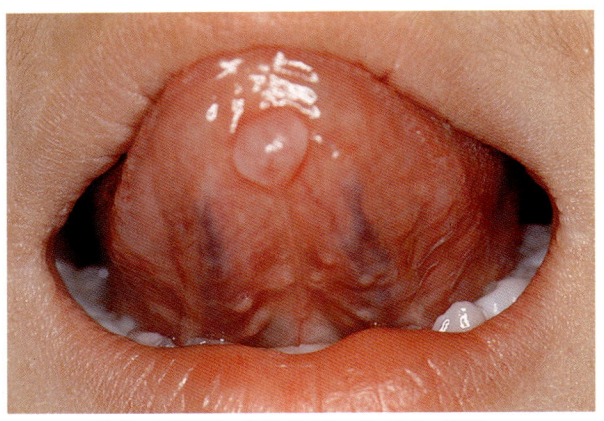

図1　口腔内：舌下面に生じたBlandin-Nuhn嚢胞。

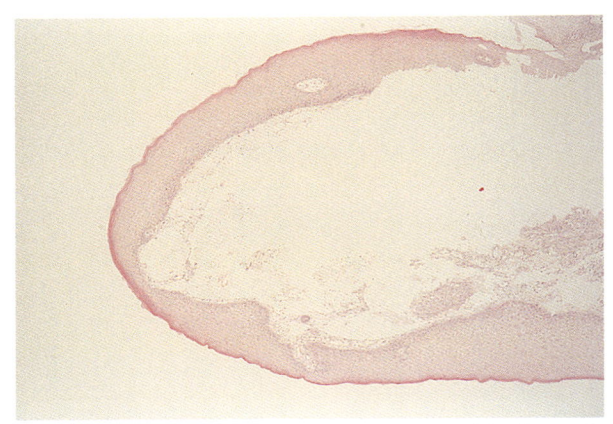

図2　病理組織像：ヘマトキシリン・エオジン染色（×100）

B．歯原性嚢胞

1）幼児の歯肉嚢胞（Epstein真珠）　　　総論50p

概説　歯胚形成後の残遺上皮より生じ、新生児の歯槽堤に多発性または孤立性で、白色あるいは帯黄色の小結節としてみられる。大きさは1～数mm、白色を呈し、小さなものは硬く、大きなものは軟らかい。本嚢胞は発生部位により、歯槽堤のものをSerres上皮真珠、口蓋のものをEpstein真珠、Bohn結節などと呼ぶこともあるが、ほとんど幼児の歯肉嚢胞と同義に用いられている。病態より先天性歯との鑑別も必要となる。成人性歯肉嚢胞とは発生由来が異なっている。

治療方針　多くは自然に消失する。嚢胞が小さいため、病変のみを全摘出することは困難で、周囲組織を含め歯肉とともに切除する。

症　例：3カ月、女児
主　訴：授乳時母親が上顎前歯部白色病変に気づく。
現病歴：生下時より、上顎前歯部に硬い小結節が多数みられた。

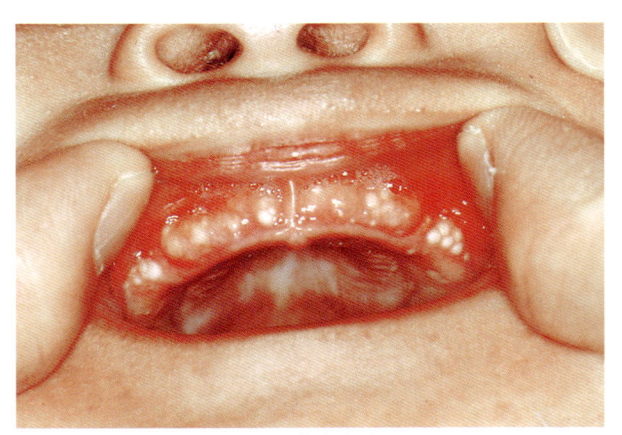

口腔内：粟粒大から米粒大の小皮真珠。

4．囊胞

5．腫瘍および類似疾患

1．腫瘍		腫瘍とは、自律的、非可逆的に過剰増殖する細胞の集団である。
定義	1) 自律的増殖	生理的な増殖ではなく、その腫瘍細胞ごとにみられる増殖である。腫瘍の種類により、増殖の早さも、程度も異なる。また、増殖のきっかけとなった原因が除去されても、過剰な増殖が続く状態である。
	2) 非可逆的増殖	一度増殖し始めた腫瘍細胞は、増殖をやめたり、退縮したりはしないことである。エプーリスのような炎症性腫瘤、創の治癒時に過剰に起こる修復的増殖、組織の肥大なども、形態的には増殖と同じにみえるが、これらは増殖量や増殖の期間が限定され、原因が無くなれば増殖しないなど、腫瘍の増殖とは区別される。
	3) 腫瘍細胞の増殖	発生母組織の構造や機能とはあまり関係なく増殖することがあり、悪性腫瘍では特にその差が大きくなる。その結果、腫瘍組織は母組織とは、形態的にも機能的にも異なった性格を持った細胞集団となる。
	4) 前癌病変	正常なものに比べて、明らかに癌の発生しやすい形態学的な変化を伴った組織。
	5) 前癌状態	明らかに癌発生の危険性が増加した一般的な状態。
	6) 腫瘍類似疾患	腫瘍とは形態的に類似しているが、これらは増殖量や増殖の期間が限定され、原因が無くなればそれ以上は増殖しないなど、自律的、非可逆的に増殖する真の腫瘍とは区別される。
腫瘍の発生原因		1個の細胞が変異し、臨床的に腫瘍と診断されるまでには一定の時間が必要である。その発生過程には、初発段階（initiation）と促進段階（promotion）の2段階がある。
	1) 初発段階	正常細胞が腫瘍細胞へ変化するきっかけとなる方向付けが行われる段階。突然変異、染色体欠損、遺伝子増幅、染色体の転座、ウイルスの組み込みなどにより、腫瘍の遺伝子が活性化される。
	2) 促進段階	細胞の増殖が始まる段階。初発段階が一時的な異常であれば腫瘍化しないが、DNAの異常による細胞の変異が継代されると、促進段階に進む。促進段階では免疫機構も関係し、発育促進や転移の問題が起こる。

口腔・顔面の腫瘍の分類（WHO分類に準じる）

		上皮性	非上皮性
良性		良性上皮性腫瘍	良性非上皮性腫瘍
悪性		悪性上皮性腫瘍（癌腫）	悪性非上皮性腫瘍（肉腫）

1. 表層上皮性腫瘍	1) 良性	乳頭腫、逆性乳頭腫 など。
	2) 悪性	上皮内癌、扁平上皮癌、扁平上皮癌の亜型（疣贅性癌、紡錘形細胞癌）、未分化癌など。
	3) 前癌病変	白板症、紅板症。
	4) 腫瘍類似疾患	乳頭状過形成、疣贅状過形成、角化棘細胞腫、巣状上皮性過形成 など。
2. 唾液腺腫瘍（「第2章 7.大唾液腺疾患」参照）	1) 腺腫	多形性腺腫、筋上皮腫、基底細胞腺腫、Warthin腫瘍、オンコサイトーマ など。
	2) 癌腫	腺房細胞癌、粘表皮癌、腺様嚢胞癌、多形性腺腫内癌腫 など。
	3) 非上皮性腫瘍	
	4) その他	悪性リンパ腫、転移性腫瘍 など。
	5) 腫瘍類似疾患	唾液腺症、オンコサイトーシス、壊死性唾液腺化生、良性リンパ上皮性疾患、慢性硬化性顎下腺炎 など。
3. 軟部組織腫瘍	1) 良性	線維腫、線維性組織球腫、黄色腫、脂肪腫、平滑筋腫、横紋筋腫、血管腫、リンパ管腫、血管内皮腫、良性血管周皮腫、外傷性神経腫、神経線維腫、神経鞘腫、乳児の黒色性神経外胚葉腫瘍、顆粒細胞腫、神経芽細胞腫、間葉腫、先天性顆粒細胞腫、粘液腫。
	2) 悪性	線維肉腫、悪性線維性組織球腫、脂肪肉腫、平滑筋肉腫、横紋筋肉腫、管肉腫など（「第2章 5.-3) 肉腫」（82p）を参照）。
	3) 分類不詳腫瘍	
	4) 腫瘍類似疾患	線維性増殖（エプーリス、外傷性線維腫、歯肉増殖症、歯肉線維腫症）、線維腫症（デスモイド、類腱線維腫、侵襲性線維腫症）、巨細胞肉芽腫、軟部好酸球肉芽腫など。
4. 骨・軟骨の腫瘍		「第3章 5.腫瘍および類似疾患」参照。
5. 歯原性腫瘍		「第3章 5.腫瘍および類似疾患」参照。
6. メラニン産生腫瘍	1) 良性	色素性母斑、青色母斑
	2) 悪性	悪性黒色腫

5．腫瘍および類似疾患

		分類
分類	7．リンパ組織の腫瘍	偽リンパ腫、悪性リンパ腫（濾胞性リンパ腫、び漫性リンパ腫、Hodgkin病）、形質細胞腫。
	8．起原不明の腫瘍	

疾患の概念

1）良性腫瘍と悪性腫瘍

	特徴	良性腫瘍	悪性腫瘍
臨床的	発育形式	膨張性、圧迫性*1。	浸潤性、破壊性*2。
	発育速度	遅い。	早い（刺激で急速化）。
	腫瘍外形と周囲との境界	一定で境界は明瞭*3。	不定で境界は不明瞭*4。
	表面の色調	腫瘍組織固有のもの。	潰瘍や壊死のため汚色、変色。
	表面の潰瘍形成	少ない*1。外傷があると潰瘍形成。	多い*2。外傷がなくても潰瘍形成。
	神経血管系への影響	ほとんどない。	出血や知覚・運動障害が多い。
	再発	少ない。	多い。
	転移	無し。	多い。
	全身への影響	ほとんどない。	多く、悪液質となる。
病理組織学的*5	分化度	高分化。	高分化〜低分化まで様々。
	細胞形態配列	規則的。	多形、大小不同、不規則。
	異型性	軽度。	強度。
	核の大きさ	大きさ、染色質とも正常。	大きく、染色質に富む。
	核分裂	少ない。	多い。

*1 発育速度が遅く、周囲組織を圧迫はするが膨張性に大きくなる。腫瘍細胞のライフサイクルがゆっくりしているため、腫瘍細胞自体の変性壊死が起こりにくい。
*2 浸潤性に増殖し、細胞分裂の速度も早い。中央部では栄養障害が起こり、腫瘍細胞は変性壊死に陥りやすく、潰瘍を形成しやすい。
*3 組織や臓器の表面に発現した場合には、粟粒状、丘状、台形状、乳頭状、疣（いぼ）状、茸状などとしてみられる。組織や臓器の内部に発現した場合には、境界明瞭な結節状の腫瘤となる。
*4 組織や臓器の表面に発現した場合は、カリフラワー状、噴火口状、皿状などの組織欠損となる。深部に増殖した場合は、境界は不明瞭な組織全体のび漫性の膨隆を示す。
*5 悪性腫瘍の形態的評価
一般的な評価として、細胞異型と構造異型から発生母組織と極めて類似した構造を示す「高分化型」、中等度の類似性がある「中分化型」、類似性が少ない「低分化型」、全く類似性がない「未分化型」に分類される。この評価は悪性度の判定や予後の推測に利用される。

2）上皮内癌と早期浸潤癌
早期浸潤癌：基底膜を越えて上皮下に浸潤したもの。
上皮内癌（carcinoma in situ）：上皮内のみで癌細胞が増殖しており、基底膜を越えていないもの。

3）上皮性腫瘍と非上皮性腫瘍

①上皮性腫瘍	皮膚や粘膜、臓器の表層にある上皮などを発生母組織とする。
②非上皮性腫瘍	筋肉、骨、血管、神経など、主として結合織を発生母組織とする。
上皮性腫瘍と非上皮性腫瘍の鑑別	腫瘍の本質的な成分を腫瘍実質、これら実質の間にある組織を腫瘍間質という。 上皮性　：腫瘍実質は集団を形成し、腫瘍間質とは区別される。 非上皮性：腫瘍の実質の間に間質が入り交じり、実質と間質の区別が困難である。

4）歯原性腫瘍と非歯原性腫瘍

①歯原性腫瘍	歯の成分を形成する組織に由来する腫瘍。顎骨の内部から発生することが多く、ほとんどが良性腫瘍。完成した歯の組織からは腫瘍は発生しない。
②非歯原性腫瘍	歯原性腫瘍以外の腫瘍全てである。

5）口腔・顔面に原発する腫瘍と転移性腫瘍及び重複癌
口腔・顔面の腫瘍は、粘膜、皮膚、その他の軟組織と骨、軟骨、歯を形成する組織などから発生する。肺、食道、胃、大腸、肝、腎などからの転移性腫瘍もみられる。2ヵ所以上の部位に同時に腫瘍が発生するものを重複癌という。

診断

視診、触診の他に、X線、CT、MRI、エコー、シンチグラムなどの画像診断が行われる。細胞診（擦過法、穿刺法）と組織診があるが、組織診で確定診断される。TNM分類、病期分類が、悪性腫瘍の臨床的進行度の判定と予後の推測に用いられる。

治療

1）良性腫瘍	主として摘出手術が適用される。
2）悪性腫瘍	手術療法、放射線療法、化学療法があり、単独もしくは併用される。発生部位、病期、組織型、転移の有無、全身状態などで方針を決める。根治的治療に加えて、治療後の機能再建およびリハビリテーションを行い、患者のQuality of lifeの向上と早期の社会復帰を図る。
3）腫瘍類似疾患	主として手術療法。義歯性線維腫のように原因が明確な場合は、原因の除去。

第2章 口腔・顔面の疾患

疾患の概要

	疾患	本態・概念	症状	好発部位/性/年齢	病理組織像	治療方針
1) 上皮性良性腫瘍	① 乳頭腫	表層上皮性の腫瘍。真の腫瘍ではない粘膜上皮の反応性増殖物も含まれている。	白色、表面粗造な疣状、乳頭状、あるいは樹枝状の硬靭な腫瘤。	粘膜表面、特に歯肉、舌、頰粘膜。	粘膜上皮の乳頭状増殖と角化。	摘出手術
	② 多形性腺腫	小唾液腺に由来する腺腫の大多数を占める。	健常粘膜に覆われた境界明瞭な、弾性硬あるいは軟、半球状ときにポリープ状の腫瘤。	口蓋、頰粘膜。	上皮性細胞の充実性、腺管状増殖と粘液腫様、軟骨様組織が混在。	
2) 非上皮性良性腫瘍	① 線維腫	線維組織の増殖からなる腫瘍。真の腫瘍は少なく、反応性増殖が多い。	表面健常な粘膜に覆われた半球状、結節状、ポリープ状の弾性硬あるいは軟の腫瘤。	歯肉、舌、頰粘膜など。口腔粘膜に生じる腫瘍状病変の中で最も多い。	膠原線維と線維芽細胞の増殖。	
	② 脂肪腫	脂肪組織から発生する腫瘍。	表面健常な粘膜に覆われ、柔軟な弾力性のある帯黄色の腫瘤。	頰部	線維性組織に囲まれた脂肪細胞が分葉状に増殖。	
	③ 管腫	血管腫とリンパ管腫があるが、真の腫瘍は稀で、組織奇形あるいは過誤種が多い。	大きく成長すると大(巨)唇症、大(巨)舌症、巨頰症となり、嚥下、言語、呼吸、咀嚼などの障害を生じる。			
		血管腫：柔軟で被圧縮性ときに勃起性。境界は必ずしも明瞭ではない。粘膜表層に発生すると鮮紅色ないし青紫色、深部に発生したものは健常色で、静脈石を伴うことがある。三叉神経支配領域に一致して発生し、神経症状を伴うものをSturge-Weber症候群という。		口唇、舌、頰部。	単純性：毛細血管の増殖。海綿状：拡張した血管の集合。蔓状：先天的な動静脈吻合。	小さいものは全摘手術。大きいものでは放射線療法、人工塞栓療法、梱包療法など。
		リンパ管腫：柔軟な腫瘤。表面に発生したときは半透明・小顆粒状、深在性のものは境界不明瞭な柔軟な膨隆。囊胞性は内容液を吸引する。炎症を合併すると、一時的に著しく腫脹することがある。		口唇、舌、頰部。	不規則に拡張したリンパ管の増殖。囊胞性では、一層の内皮細胞で覆われ、不規則に拡張した囊胞様の空隙。	小さいものは全摘手術。大きな腫瘍で摘出によって障害発現の可能性がある場合は部分切除。
	④ 神経原性腫瘍	神経組織に由来する腫瘍で、組織型は神経線維腫、神経鞘腫が比較的多い。神経線維腫はvon Recklinghausen病の一症状として表われることがある。	緩慢な膨張性の発育をし、一般には自覚症状が少ないが、増大すると機能障害、審美障害を引き起こす。	舌、頰粘膜、口蓋など。	神経鞘腫：Schwann細胞由来の末梢神経系の腫瘍。核の柵状(観兵式様)または網状の配列。神経線維腫：紡錘形細胞と線維性組織の増殖。	摘出手術
3) 前癌病変	① 白板症	臨床的ならびに組織学的に、他の疾患に分類されない白斑または白板。約5％が癌化する。	白斑と帯赤色の部分の割合、平坦か膨隆かによって種々の病態を示す。自覚症状はほとんどない。紅斑やびらんのあるものは癌化頻度が高い。	下顎歯肉、舌、頰粘膜、中年男性に多い。	過角化と錯角化が顕著な上皮。上皮異形成、上皮突起の延長などが認められるものは癌化頻度が高い。	刺激除去、悪性化が疑われれば摘出手術。範囲が広い場合は摘出後皮膚移植。
	② 紅板症	臨床的にも病理組織学的にも、他の疾患に分類されない紅斑または紅板。悪性化率が高い。比較的稀。	粘膜の鮮紅色の紅斑で、刺激痛を伴うことが多い。		上皮は菲薄で角化亢進はない。上皮異形成が強いが基底膜を越えた浸潤はない。上皮下に強い細胞浸潤。	周囲組織を含めた切除。

5．腫瘍および類似疾患

	疾患	本態・概念	症状	好発部位/性/年齢	病理組織像	治療方針
疾患の概要	4) 癌腫 (1) 扁平上皮癌	主として口腔粘膜、稀に大唾液腺や顎骨内部に発生。上顎洞、咽頭などから蔓延することがある。	花キャベツ様のもの、びらんまたは潰瘍を示すもの、乳頭腫に類似したもの、粘膜白斑の中に生ずるもの、膨隆の著しいものなど多様。自覚症状は全くないか、しみる程度。後になり激痛を伴う。舌、口底原発はリンパ節転移しやすい。歯肉原発は骨の吸収破壊を起こす。鼻腔や眼窩に蔓延すると、鼻閉、鼻出血、悪臭ある鼻漏、眼球突出、視力障害などを起こす。	舌、歯肉が最も多い。男性が女性より多く（男：女＝1.6：1）、40歳以上の高年者に多い。	腫瘍実質は、層状に配列した重層扁平上皮様細胞が基底膜によって囲まれて、蜂巣状に周囲組織に浸潤している。高分化型では、中心部に玉ネギ様に角化した癌真珠が認められる。	原発部に対しては再建手術を併せた根治的手術、放射線照射が、リンパ節転移に対しては頸部郭清手術が主として行なわれる。
	(2) 小唾液腺癌	口腔粘膜癌の約10％。口唇、舌下部、舌根部、口蓋部、頰部、臼後部の小唾液腺から発生する。	早期には粘膜下の比較的限局した腫瘤。進行すると表層の潰瘍形成、肉芽様の腫瘍形成。神経症状を示すことが多い。発育は比較的緩徐だが、肺転移を起こしやすい。	口蓋、口底に多い。男女ほぼ同数、40歳以上の高年者に多い。	腺様囊胞癌と粘表皮癌が多い。腺様囊胞癌では、腫瘍細胞が篩状の小囊胞状構造を呈する。神経周囲に浸潤しやすい。	外科療法が多く行われる。放射線照射は奏効しにくい。
	5) 肉腫	肉腫は口腔では稀で、肉腫と癌の発生頻度の比は1：8くらいである。	一般に癌腫より悪性で発育が速やかで、またリンパ節転移も全身転移も起こしやすい。	上顎に多い。好発年齢は認め難い。男女比は大差ない。	組織型は種々で、横紋筋肉腫、線維肉腫、悪性線維性組織球腫が比較的多い。	癌腫と同様だが、放射線に対する感受性は一定でない。
	6) 悪性リンパ腫	リンパ球、組織球、単球などの免疫担当細胞が腫瘍化したもの。非Hodgkinリンパ腫がほとんど。口腔内では節外性が多い。	口腔内では一般には無痛性の腫脹として発現。歯肉ではエプーリス様の所見を示す。節性では複数の顎下、頸部のリンパ節の腫脹を示す。	節性は頸部リンパ節に好発。節外性は上顎、下顎、Waldeyer輪。50〜70歳の男性に多い。	非Hodgkinリンパ腫は由来細胞、分化度などによって細分類されている。	病期によって異なる。局所に止まる場合のみ外科療法、放射線療法。一般には化学療法。
	7) 悪性黒色腫	メラノサイトに由来する稀な悪性度の高い腫瘍。	黒色の地図状または肉芽様を呈する。発育が速やかで、浸潤性が強いので衛星転移を示す。遠隔臓器への転移も起こしやすい。無色素性ではエプーリス様、肉芽様の腫瘤。	上顎に起こりやすく、口腔粘膜にも、顎骨内部にも発生する。	黒褐色の顆粒状色素沈着を伴った類円型の細胞が密に増殖する。	転移を起こすので、生検は控える。局所に止まる場合のみ外科療法、放射線療法。一般には化学療法、免疫療法。

A．良性腫瘍

1）上皮性腫瘍

☞ 総論 60p

①乳頭腫

☞ 総論 60p

概説 粘膜および皮膚の上皮から発生する腫瘍で、腫瘍の外形が乳頭状または樹枝状であることから、乳頭腫といわれている。口腔では比較的よくみられるが、慢性刺激により反応性に増殖したものとの鑑別が難しい。発育は緩慢で、表面が角化して白色を呈することがある。疼痛などの自覚症状はない。

治療方針 外科的切除を行う。扁平上皮癌の初期病変の1つに乳頭状の外観を呈するものもあるので、大きな腫瘍では一部組織の試験的切除検査で、良性腫瘍であることを確認後に全切除手術を行う。小さい腫瘍でも、全切除した標本を病理検査（excision biopsy）することが重要である。反応性増殖も考えられるので、歯の鋭縁等、刺激の原因を除去する。

症　例：53歳、男性
主　訴：左側口蓋部の違和感
現病歴：近医歯科を受診した際、左側口蓋部の乳頭状隆起を指摘された。

図1（左）口腔内：左側口蓋に表面白色の乳頭状隆起がみられる。

図2（右）病理組織像：粘膜上皮の乳頭状増殖と過角化がみられる。

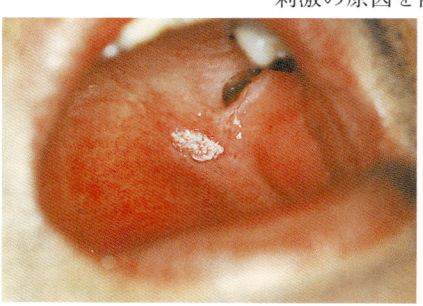

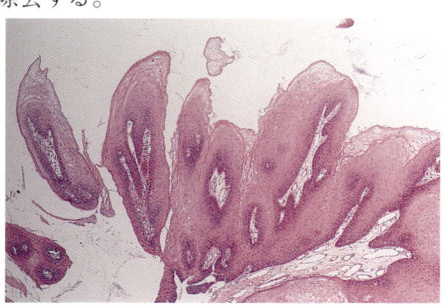

②多形性腺腫

☞ 総論 60p

概説 上皮性細胞の充実性の増殖や腺管状増殖の部分と、粘液腫様および軟骨腫様組織の部分が混在する、極めて多様な組織像が特徴である。唾液腺腫瘍の中では最も多く、大唾液腺では耳下腺に、小唾液腺では口蓋腺に好発する。発育は比較的緩慢で、口蓋などでは腫瘍直下の骨は圧迫性の吸収をする。

治療方針 外科的切除を行う。手術の際、特に注意することは、腫瘍の取り残しによる再発である。本腫瘍は線維性被膜に包まれ、一見境界明瞭にみえるが、被膜内への腫瘍浸潤が多い。そのため、腫瘍の境界ぎりぎりの剥離摘出手術では、腫瘍組織を残して再発を起こす。口蓋腫瘍のように骨上にある場合は、腫瘍切除後に直下の骨を一層削去するか、場合によっては骨組織を含めて腫瘍を切除する。耳下腺や顎下腺のような軟組織では、被膜の外側で切離する。

術前の病理組織検査で良性腫瘍と診断されても、検査部位以外に悪性化した部分が存在する症例が時々あるのも、本腫瘍の特徴である。そのため、手術標本はできるだけ多くの部位を検索する必要がある。

症　例：33歳、男性
主　訴：口蓋部腫瘤
現病歴：約3カ月前より口蓋正中部の腫瘤に気づくが、疼痛がないため放置。

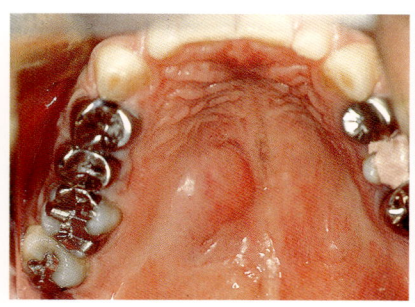

図1　口腔内：口蓋正中部から右側にかけて、境界明瞭な半球状の腫瘤がみられる。

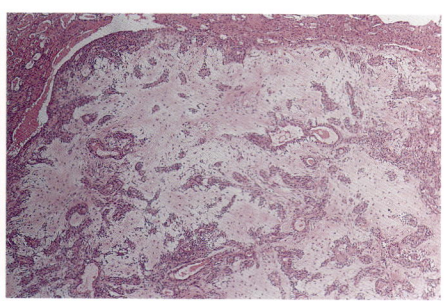

図2　病理組織像：腫瘍の上皮成分と間質成分は極めて多彩。間質には線維性組織、粘液腫様、軟骨様組織が混在。

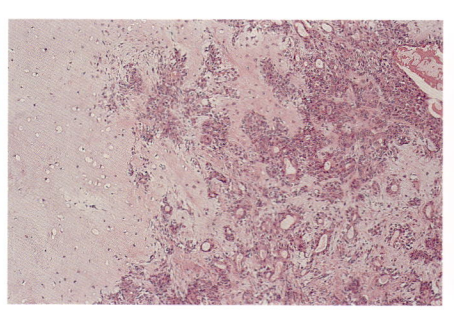

図3　腫瘍実質の上皮細胞は、腺管状、円柱状、充実性、腺房状などの形で増殖している。

2）非上皮性腫瘍

①線維腫

概説　線維性組織の増殖からなり、膠原線維と線維芽細胞から構成されている。細胞成分が多いと軟らかく、線維性分が多いと硬い腫瘍になる。線維腫と思われる腫瘤の多くは、反応性、修復性の線維組織の過形成である。歯肉、頬粘膜、口蓋、口唇に好発する。発育は遅く、健常粘膜で被覆されている。

を形成する場合もある。その際には病理検査を行い、口腔癌との鑑別を行う。反応性、修復性による線維組織の過形成が考えられる場合は、原因となる刺激物の除去を行う。

治療方針　外科的切除を行う。境界は明瞭なため、手術は比較的容易である。通常、表面は健常粘膜で被覆されているが、刺激により角化して白色となったり、潰瘍

症例：17歳、男性
主訴：左側舌側縁部の腫瘤
現病歴：2年程前より左側舌縁部腫瘤を自覚するも疼痛がなく放置。2日前に近医歯科で指摘された。

図1（左）口腔内：左側舌縁部に境界明瞭な半球状腫瘤がみられる。
図2（右）病理組織像：重層扁平上皮に被覆され、主に膠原線維が増殖。

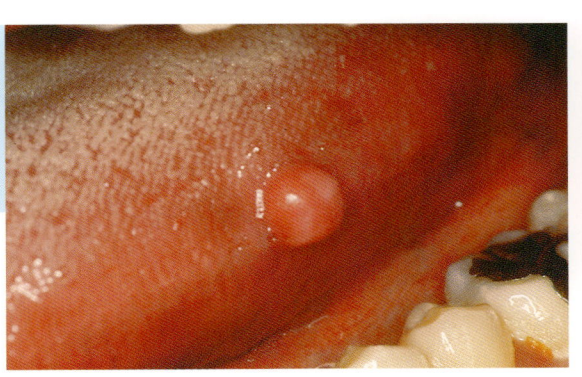

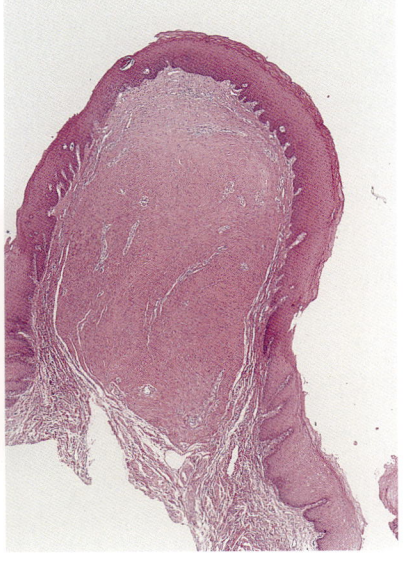

②脂肪腫

概説　成熟した脂肪組織の増殖からなる腫瘍である。口腔に発生することは比較的少ないが、口腔粘膜では脂肪組織の多い頬粘膜や舌に好発する。好発年齢は中年以降で、性差はない。発育は遅く、腫瘍の表面は腫瘍が透けて見えるため黄色に見えるが、健常粘膜で被覆されている。外形は球状または分葉状で、境界は明瞭である。充実性で弾力性に富み、疼痛はない。

治療方針　外科的切除を行う。周囲健常組織との境界は明瞭なため、切除範囲の設定は容易であり、手術後の再発は少ない。切除標本は必ず病理組織検査を行い、脂肪肉腫との鑑別を行う。

症例：75歳、女性
主訴：右側口角部粘膜の腫瘤
現病歴：約8年前より右側口角付近の頬粘膜部の腫瘤を自覚したが放置。腫瘤部の咬傷のため来院。

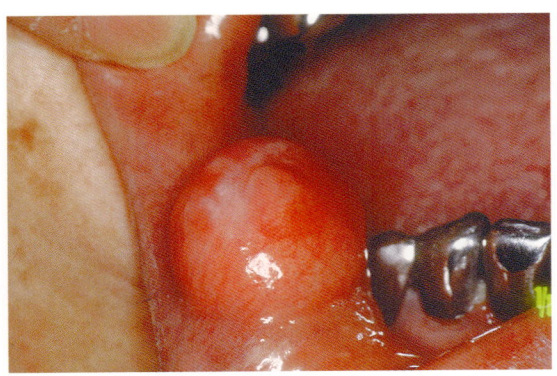

図1　口腔内：頬粘膜に半球状の腫瘤がみられる。

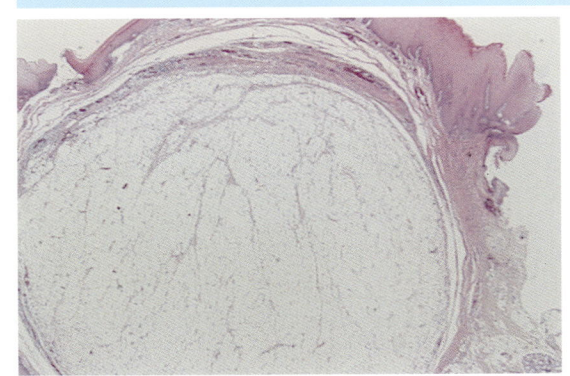

図2　病理組織像：線維性組織に被包され、脂肪細胞が分葉状に増殖。

③リンパ管腫

概説 リンパ管の増殖による腫瘍である。リンパ管腫、嚢胞性リンパ管腫などに分けられる。表層部に生じた場合は半透明の小顆粒状膨隆を呈し、深在性に発生した場合は境界不明瞭な軟らかい膨隆を呈す。血管腫のような被圧縮性や勃起性はない。広範囲にみられることがあり、大（巨）舌症、大（巨）唇症、巨頬症を呈する。

治療方針 外科的切除を行う。広範囲にみられる場合は、いくつかに分割して切除することがある。特に、深在性の場合は境界不明瞭なため、腫瘍の切除範囲の設定が難しい。

総論 60p

＜リンパ管腫＞

症　例：4歳、女児
主　訴：舌の腫大
現病歴：出生直後に舌の腫大に気づき、舌の部分切除を受けたことがある。その後も徐々に増大し、開咬症を呈するようになった。（昭和大学第1口腔外科症例）

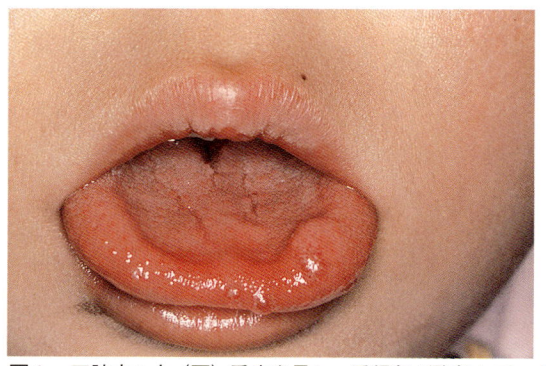

図1　口腔内：大（巨）舌症を呈し、舌縁部が隆起している。

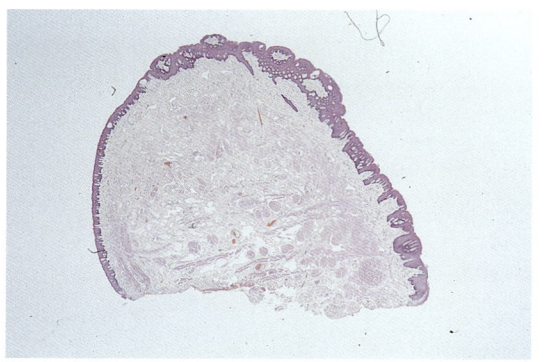

図2　病理組織像：上皮下から筋層にかけて、不規則に拡張したリンパ管が多数認められる。

＜嚢胞性リンパ管腫＞

症　例：49歳、男性
主　訴：左側頬部の腫脹
現病歴：小児期に左側頬部が腫脹したことがあるが、自然に縮小したため放置していた。約1カ月前から同部の腫脹が再発し、急激に増大してきた。（昭和大学第1口腔外科症例）

図1（左）造影X線像：左側頬部から顎下部にかけて、管状で境界明瞭な造影像が認められる。

図2（右上）顔貌：左側頬部に比較的境界明瞭で無痛性の腫脹を認める。表面皮膚は健常で波動を認める。

図3（右下）病理組織像：筋組織および脂肪組織中に、不規則に拡張した嚢胞様の空隙がみられ、その内腔は一層の内皮細胞で覆われている。内腔にはリンパ液様の内容物が認められた。

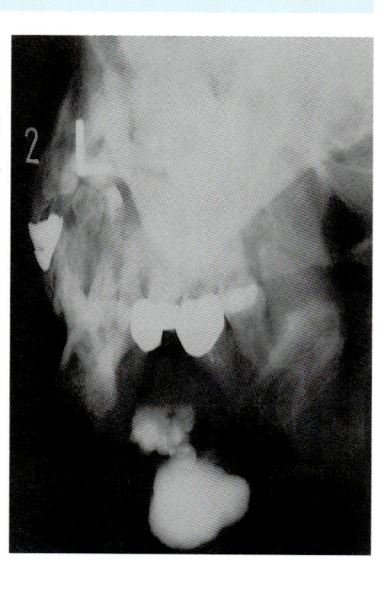

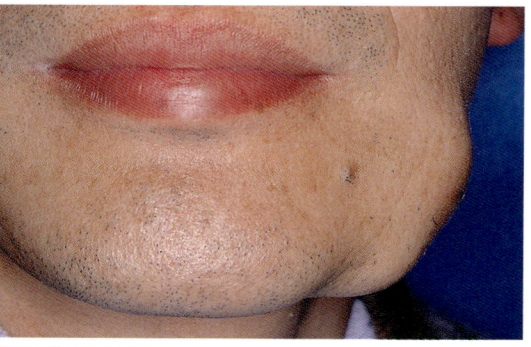

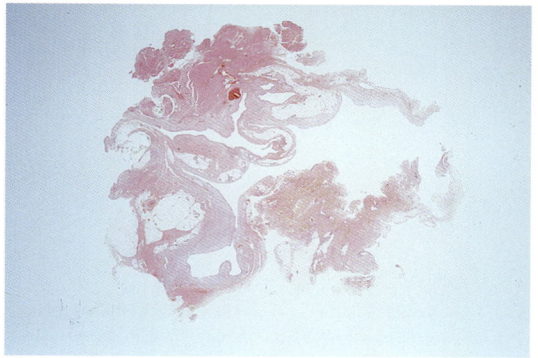

④血管腫

> 総論 60p

概説

血管組織の増殖による腫瘍である。口腔・顎顔面領域では発生頻度が高く、舌、口唇、頬粘膜の他、顔面や顎下部の皮膚にみられる。血栓や静脈石を形成することがあり、X線写真にて確認できる。本腫瘍は組織奇形または過誤腫であり、真の腫瘍ではないとの考えも多い。組織学的に毛細血管の増殖した単純性血管腫（毛細血管性血管腫）、著しく拡張した血管からなる海綿状血管腫、先天的な動静脈吻合である蔓状血管腫などに分類される。いずれも発育は緩慢で、無痛性に経過する。粘膜表層にある血管腫は、青紫色ないし鮮紅色の膨隆を示し、柔軟性があり、被圧縮性がみられる。ときには勃起性のことがあり、咬筋近くの腫瘍は噛みしめにて腫脹する。ガラス板で圧迫すると、血行が遮断され表面の色は消退する。皮下深部に生じた場合は、健常皮膚で被覆された膨隆である。三叉神経支配領域に一致してみられる血管腫をSturge-Weber症候群という。

治療方針

外科的切除、凍結療法（cryosurgery）、電気凝固法、梱包療法、人工塞栓法、組織硬化剤注入法などがある。腫瘍が小さい場合や表層に存在している場合は、一塊とした外科的切除ができる。しかし、広範囲に存在する腫瘍に対しては、手術中の大量出血の危険や、術後組織欠損による審美的機能的障害などの問題が起こる。そのため、広範囲な腫瘍に対しては、腫瘍を少しずつ切除する分割手術や電気凝固法などが併用されることがある。また、口腔粘膜の深層や、皮下組織、筋層内などに腫瘍が進展している場合は、腫瘍の境界が不明瞭になり、完全な切除ができず再発することがある。顎骨内に発生した血管腫では、顎骨の辺縁切除または区域切除手術が必要な場合もある。悪性化は稀なため、審美的、機能的に問題なく、さらに口腔内の血管腫では、刺激を受けて外傷性出血を起こす危険がなければ、経過観察を続けてもよい。

〈口腔内の血管腫〉

症例：69歳、女性
主訴：右側舌側縁の腫瘤
現病歴：3～4年前より右側舌側縁に米粒大の腫瘤を自覚するも放置。最近、腫瘤が増大傾向となった。

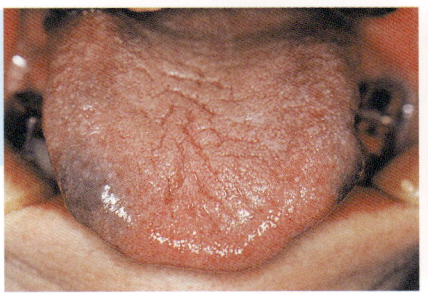

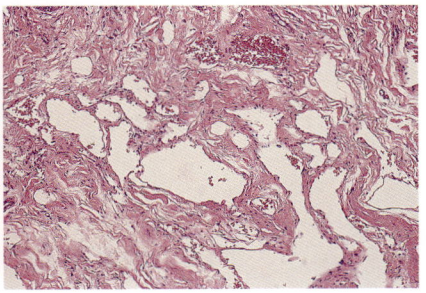

図1　口腔内：右側舌側縁に半球状で青紫色の腫瘤がみられる。
図2　病理組織像：赤血球で満たされ、走行が不規則な大小の血管の増殖がみられる。

〈顔面の血管腫〉

症例1：57歳、女性
主訴：左側頰部の腫脹
現病歴：約20年前に左側顎下部の小腫瘤に気づいたが、放置していた所徐々に増大してきた。
（昭和大学第1口腔外科症例）

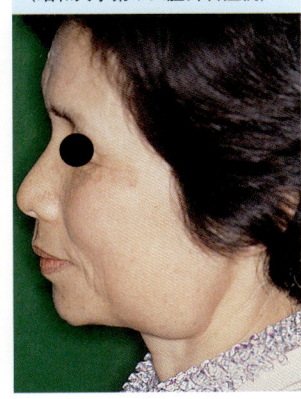

症例1　顔貌：左側頰部から顎下部にかけてび漫性、無痛性、柔軟な腫脹がみられる。

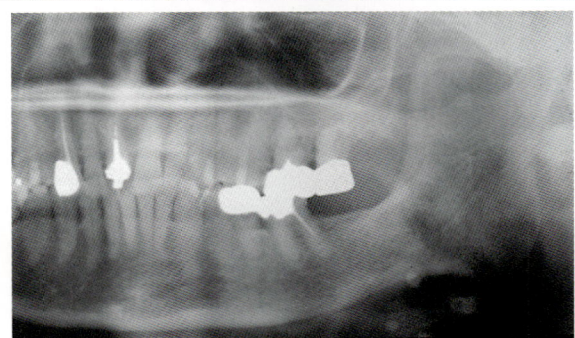

症例1↑パノラマX線写真：左側顎下部に数個の類円形のX線不透過像が認められる。

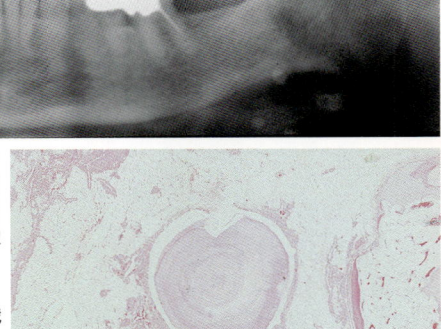

症例1→病理組織像：脂肪組織あるいは筋組織の大小の血管がみられ、その中に石灰化物が認められる。

症例2：52歳、男性
主訴：右側顔面皮膚腫瘤
現病歴：若年時より自覚、経年的に増大。（日本歯科大学新潟歯学部第2口腔外科症例）

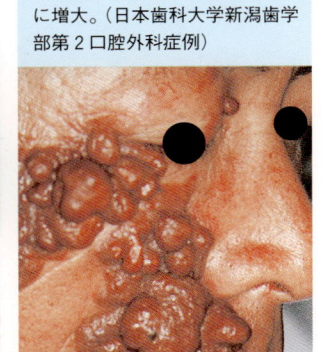

〈Sturge-Weber 症候群〉

概説 三叉神経支配領域に一致して血管腫がみられ、ときには顔面皮膚全体を占めることがある。口腔粘膜にも同様に発現し、歯槽部では歯が腫瘍内に埋没する。また、顔面皮膚には広範囲に火焔様の母斑がみられる。その他、眼症状として遅発性緑内障があり、頭蓋内の石灰化や知的発育障害、てんかんなどを合併する症候群である。

治療方針 血管腫については、口腔および顔面の機能障害が著しい部位は、腫瘍分割切除手術を行う場合がある。しかし、手術中の大量出血の危険性や、術後組織欠損の再建法などの問題点が多い。そのため血管腫が広範囲にある場合は、患者が審美的問題や機能的障害を訴えても、十分な治療ができないことがある。

症　例：27歳、女性
主　訴：歯肉腫脹
現病歴：1歳時よりSturge-Weber症候群と診断されている。数日前より全顎の歯肉が腫脹してきた。

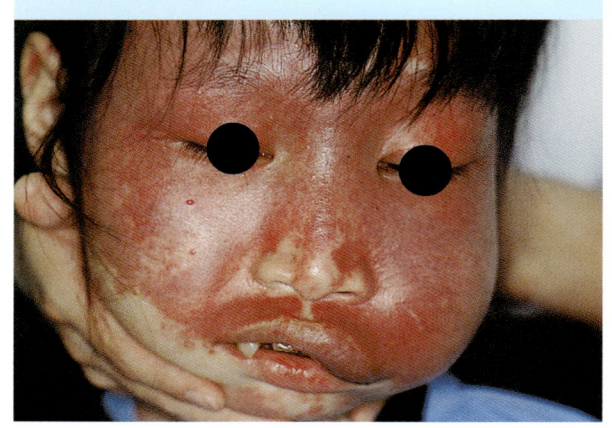

顔貌：顔面皮膚に広範囲な暗赤色部分があり、血管腫がみられる。

⑤神経鞘腫

総論 60p

概説 神経鞘のSchwann細胞由来の末梢神経系の腫瘍である。発生頻度は高く、舌や口蓋や口底および下顎骨体などに好発する。球形または分葉状で、境界は明瞭である。組織学的に、核が柵状に配列（観兵式様配列）している束状型（Antoni A 型）、網状型（Antoni B 型）、そして混合型に分類される。

治療方針 外科的切除を行う。発育は緩慢で無痛性に経過し、ほとんどが良性腫瘍である。しかし、稀に本腫瘍の部分病変として、Schwann細胞由来の悪性神経鞘腫が発現することもあるので、術前に確定診断した後、切除手術をするのが望ましい。

症　例：26歳、男性
主　訴：発音および食事摂取が困難
現病歴：約15年前から舌に無痛性膨隆を自覚していたが放置。最近、発音や食事摂取時に苦痛を伴うようになった。
処　置：腫瘍切除（日本大学第2口腔外科症例）

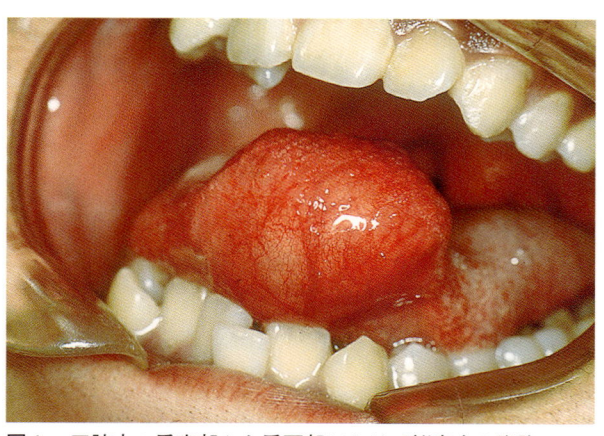

図1　口腔内：舌尖部から舌下部にかけて桜実大の膨隆。

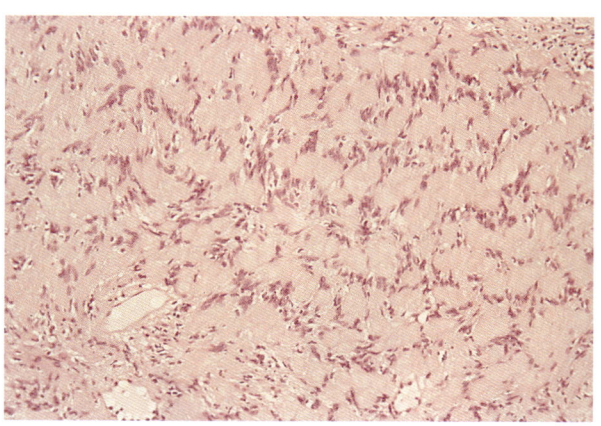

図2　病理組織像：腫瘍細胞の核が柵状配列を示す（Antoni A 型）。

⑥神経線維腫症（von Recklinghausen病）

総論 60p

概説 顔面・頸部をはじめ、背部皮膚など、広範囲に多発性の有茎性神経線維腫がみられる。多発性腫瘍とともに、皮膚には大小様々な褐色の色素沈着（カフェオーレ斑）が多数みられるため、臨床的所見にてほぼ診断できる。

本疾患はこれらの特徴の他、骨変形、中枢神経系腫瘍などを伴い、家族性に発現する。発生頻度は比較的高い。口腔では舌や口蓋部粘膜に好発する。発現年齢は小児から若年者に集中し、歯科治療時に口腔粘膜の腫瘍を発見される機会もあるため、注意する必要がある。末梢神経の走行に沿って神経線維腫が発生する。発育は遅く、無痛性で弾力性に富み、圧痛も少ないなど自覚症状がほとんどない。そのため症状に気がつきながらも、長期間放置される症例が多い。しかし、ときには顔面の半分を占めるような、非常に大きな腫瘍を形成する場合もある。

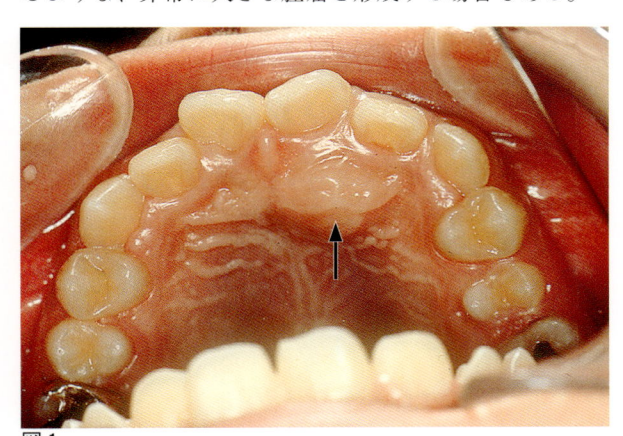

口腔や顔面・頸部に腫瘍が多発した場合は、著しい審美的障害が起こるため、ほとんどの患者が治療を希望する。

治療方針 神経線維腫に対しては外科的切除を行う。しかし、背部皮膚など日常生活に支障が少ない部位の腫瘍については、特に大きなもの以外は、切除せずに経過観察をする場合が多い。口腔顎顔面部の腫瘍に対しては、切除後の皮膚欠損に対する再建治療も計画に入れた治療方針が必要となる。カフェオーレ斑については、特に治療を行わないことが多い。骨変形に対しては、日常生活に著しい支障があれば、変形を矯正する手術が必要となる。中枢神経系腫瘍に対しては、脳神経外科にて十分経過観察を行う必要がある。若年者に好発するが、本腫瘍の部分症状として悪性神経鞘腫が発現することがあるので注意する。

症　例：16歳、男性
主　訴：口蓋部腫脹
現病歴：2年前、近医歯科にて上顎前歯部口蓋側歯肉の腫脹を指摘されたが放置。3歳時に皮膚科にて、von Recklinghausen病の診断を得ている。

図1　口腔内：右側口蓋部に有茎性大豆大の腫瘍がみられる。表面は健常粘膜に被覆され弾力性に富む。自発痛や圧痛はない。（矢印）
図2　病態：同症例で、背中から腰の皮膚に多発した神経線維腫（矢印a）と、左側肋骨の変形がみられる（矢印b）。
図3　病態：腫瘍は有茎性で、大小不定形のカフェオーレ斑がみられる（矢印）。
図4　病理組織像：上はヘマトキシリン・エオジン染色で、紡錘形細胞と線維性組織の増殖がみられる。下は免疫染色（s100）で、腫瘍細胞陽性。

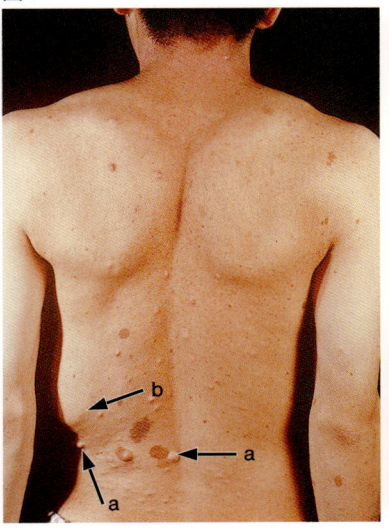

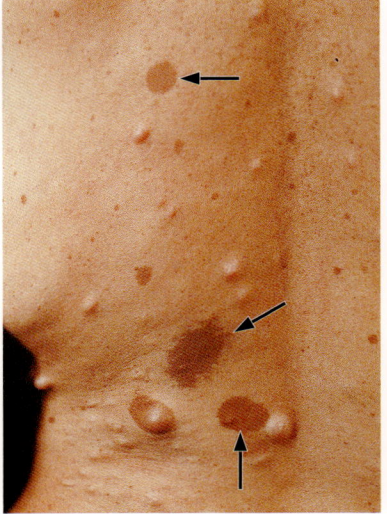

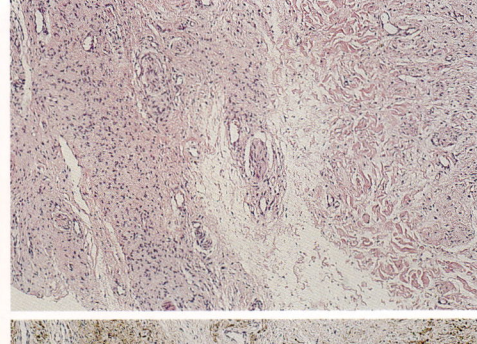

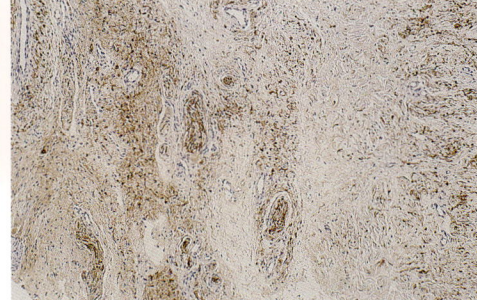

図1

図2

図3

図4

B．悪性腫瘍

1）前癌病変

概説・治療方針　WHOの定義では、前癌病変とは「正常なものに比べて、明らかに癌の発生しやすい形態学的な変化を伴った組織」、前癌状態とは「明らかに癌発生の危険性が増加した一般的な状態」である。疾患としては、白板症と紅板症が前癌病変、梅毒、鉄欠乏性貧血、口腔粘膜下線維症が前癌状態とされている。

① 白板症

WHOの定義では「臨床的ならびに組織学的に他の疾患に分類されない白斑または白板」である。

臨床分類：単一の疾患ではなく、いくつかの病態が含まれた疾患群である。これらは病変の色彩（白斑と帯赤色の部分）と形態（平坦なものと隆起したもの）によって臨床的に分類されている（下表）。

臨床的特徴：性別では男性が女性の1.5～3倍であり、年齢は中高年に多い。好発部位は日本では下顎歯肉、舌、頬粘膜がそれぞれ約25％となっている。

悪性化の頻度：報告者によって異なるが、一般に5％前後という報告が多い。しかし、長期間の観察を行った報告では、さらに高い値を報告している。

悪性化率は臨床型によって異なり、紅斑やびらんの認められるものは高く、平坦な均一に白色を呈するものは比較的低い。悪性化促進因子としては、喫煙、飲酒、口腔衛生状態などが挙げられている。

治療方針：刺激除去による経過観察と外科的切除が行われる。刺激除去としては、刺激源となっている歯や補綴物の調整と喫煙・飲酒の制限が主である。外科的切除は、周囲の健常な組織を5～10mm程度含めて全摘出を行う。小唾液腺や唾液腺導管が含まれる場合には、その一部を含めて切除する。範囲の狭い場合は単純縫縮、広い場合には皮膚移植を行う。（97pも併せて参照）

② 紅板症

WHOの定義では「臨床的にも病理組織学的にも他の疾患に分類されない紅斑または紅板」である。

白板症より稀であり、刺激痛を伴うことが多い。病理組織学的には上皮異形成を伴うことが多く、悪性化率は極めて高い。放置すればほとんどが癌に移行し、外科的に切除しても再発することが多い。

白板症の臨床分類（天笠，1996）

著者	発表年	臨床型	
Pindborgら	1963	homogeneous type speckled type	
Sugár and Bánóczy	1969	simplex leukoplakia verrucous leukoplakia erosive leukoplakia	
天笠ら	1976	平坦型	白斑型 紅斑混在型
		隆起型	丘型 疣型

①白板症

症例1：63歳、女性
主　訴：右側上顎臼歯部歯肉の白色斑
現病歴：約15年前から上顎に総義歯を装着している。1週前に右側上顎臼歯部歯肉の白色斑に気づいた。食物による刺激痛があるとのことである。

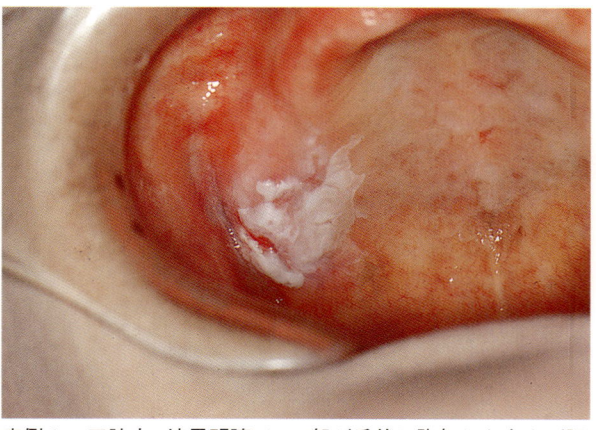

症例1　口腔内：境界明瞭で、一部が丘状に隆起した白斑が認められる。

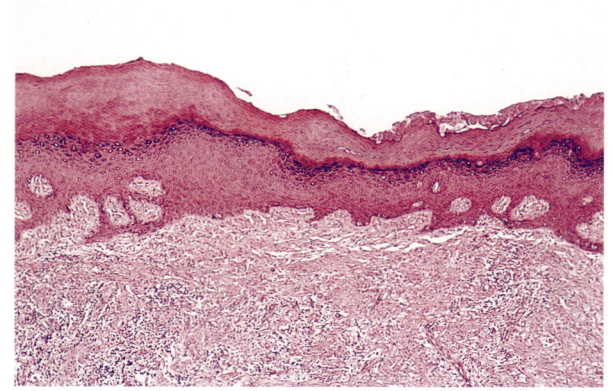

症例1　病理組織像：過角化と錯角化が顕著な上皮である。上皮異形成は軽度だが、一部に上皮突起の延長がみられる。

5．腫瘍および類似疾患

症例2：62歳、男性
主　訴：右側舌縁の白色斑
現病歴：約3週前に歯科医で舌縁部の白斑を指摘された。自覚症状はなかった。

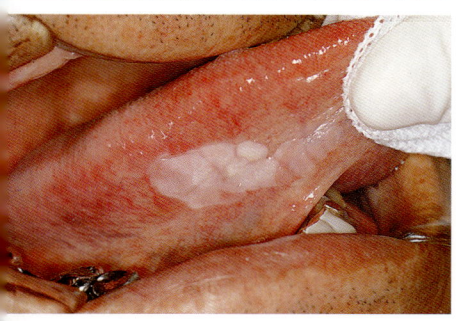

症例3：50歳、男性（8年後癌化症例）
主　訴：左側下顎歯肉の白色斑
現病歴：4～5年前から口腔粘膜の各所に白斑が出現したが放置していた。下顎歯肉の白斑には約2週前に気づいた。

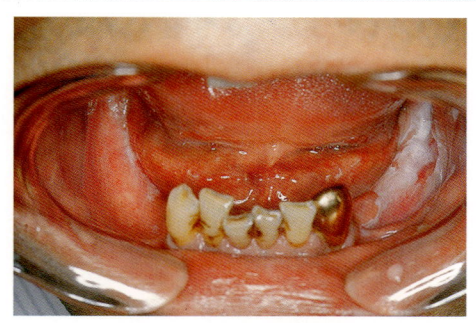

症例2　口腔内：左側舌縁から舌下面に、境界明瞭な平坦な白色斑が認められる。

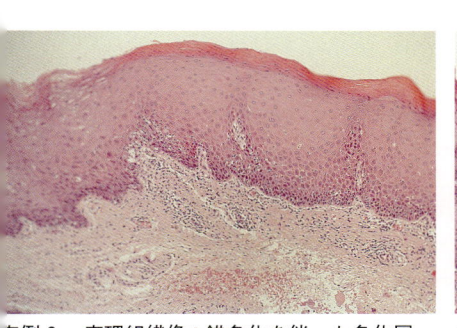

症例3　口腔内：左側下顎歯槽堤部に表面粗造な、一部に紅斑を伴った不規則な形の白斑が認められる。

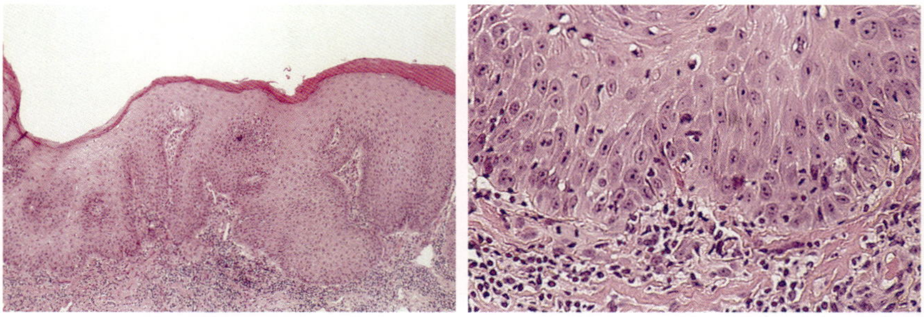

症例2　病理組織像：錯角化を伴った角化層の肥厚が認められる。棘細胞層が肥厚し、上皮下にリンパ球を主体とした炎症性細胞浸潤が認められる。

症例3　病理組織像（左：弱拡大、右：強拡大）：上皮表層には過角化と錯角化がみられ、棘細胞層の肥厚と上皮突起の不規則な延長がみられる。上皮下には炎症性細胞浸潤がみられる。

②紅板症

総論 60p

症　例：66歳、女性
主　訴：左側下顎臼歯部歯肉の接触痛
現病歴：4年前に左側舌根部の白斑に気づいた。2～3年前から発赤がみられるようになり、徐々に範囲が広がってきた。

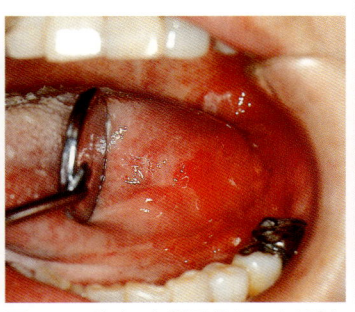

図1　口腔内：左側舌縁部から舌根部、下顎歯槽堤部の粘膜に発赤がみられる。

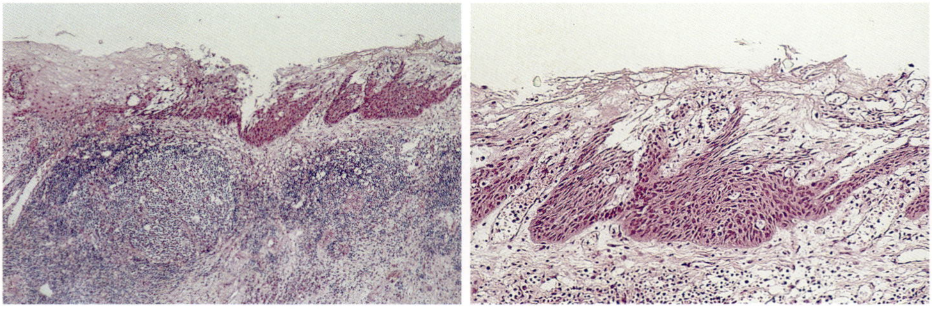

図2　病理組織像（左：弱拡大、右：強拡大）：上皮に角化亢進はみられず、全体に菲薄である。上皮細胞には強い異形成が認められるが、基底膜を越えた浸潤は認められない。上皮下には強い炎症性細胞浸潤が認められる。

2) 癌腫

(1) 扁平上皮癌

　総論 61p

概説

発症頻度：口腔に発生する悪性腫瘍の約85%が扁平上皮癌である。好発年齢は中年以降であり、性別では男性が女性の約1.8倍である。好発部位は舌と歯肉であり、それぞれ約30～35%を占める。次いで口底、頬粘膜、硬口蓋の順であり、それぞれ7～10%である。

分類：口唇・口腔・口峡咽頭癌の発現部位と臨床進行度については、国際対癌連合（UICC）の分類が広く用いられている（図1、表1）。

臨床所見：臨床像は多彩であり、同一部位、同一病期でも異なった症状を示す。

①**自覚症状**：初期には疼痛はほとんどなく、刺激物がしみる程度である。進行すると歯肉癌では歯痛を生じ、舌・口底・頬粘膜などの可動性粘膜の癌では、硬結による違和感や運動障害を生じる。末期に骨や神経に進展すると、いわゆる癌性疼痛と呼ばれる激痛を生じる。

②**局所症状**：初期臨床像は潰瘍・びらん型、白斑型、乳頭腫型、膨隆型に分けられる（図2）。潰瘍型、白斑型は舌に多くみられ、肉芽型は歯肉原発に、膨隆型は上顎洞原発に多い。やや進行すると腫瘍の周囲への増大、中心部の壊死化、深部への浸潤によって腫脹、潰瘍、硬結を伴うようになる。歯肉癌では早期に歯槽骨の吸収による歯の症状を示し、上顎洞癌では鼻症状、眼症状を伴う。

図1　UICC分類による口唇・口腔・口峡咽頭の分類

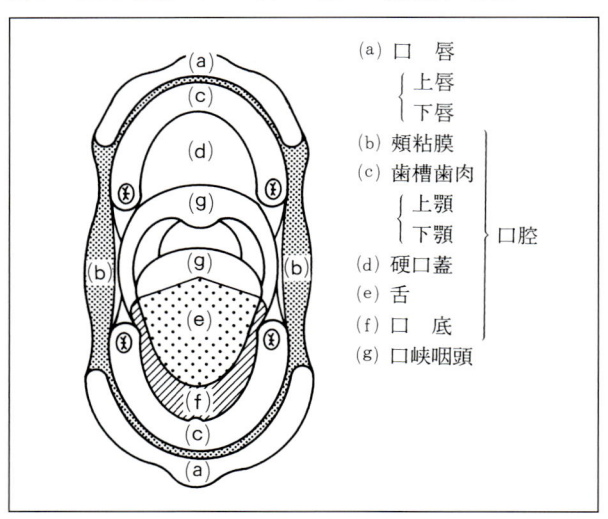

(a) 口唇
　　上唇
　　下唇
(b) 頬粘膜
(c) 歯槽歯肉
　　上顎
　　下顎　　　口腔
(d) 硬口蓋
(e) 舌
(f) 口底
(g) 口峡咽頭

（山本悦秀：道健一ら編：口腔顎顔面外科治療学．永末書店，1996より転載）

表1　口腔癌のTN（M）分類と病期分類

T分類：原発巣
Tis ：上皮内癌
T1 ：腫瘍の最大径2cm以下
T2 ：腫瘍の最大径2～4cm
T3 ：腫瘍の最大径4cmより大きいもの
T4 ：隣接領域に進展したもの
N分類：リンパ節転移
N1 ：患側で直径3cm以下が1個
N2a：患側で直径3～6cmが1個
N2b：患側で直径6cm以下が複数個
N2c：両側または反対側で直径6cm以下
N3 ：6cmより大きいもの
遠隔転移
M0：遠隔転移なし
M1：遠隔転移あり

病期			
Stage 0 ：Tis	N0	M0	
Stage I ：T1	N0	M0	
Stage II ：T2	N0	M0	
Stage III ：T3	N0	M0	
：T1	N1	M0	
：T2	N1	M0	
：T3	N1	M0	
Stage IV ：T4	N0,1	M0	
：T1～4	N2,3	M0	
：T1～4	N0～3	M1	

図2　口腔粘膜癌の臨床視診型別分類

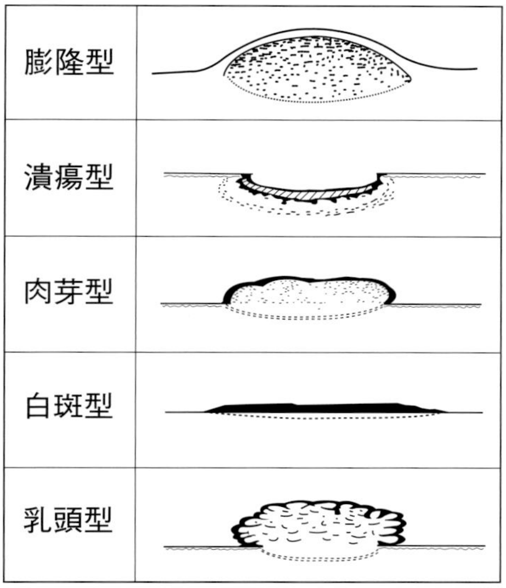

膨隆型	
潰瘍型	
肉芽型	
白斑型	
乳頭型	

（戸塚、1971より引用改変）

③**X線所見**：歯肉と顎骨とが接しているために、歯肉癌では早期から骨の吸収像がみられる。口内法またはパノラマX線写真でみると、有歯顎では歯周病と類似した歯槽骨の水平性または垂直性の不規則な吸収像がみられる。無歯顎では、初期には顎骨上縁部に三日月型またはすり鉢状の辺縁不規則な吸収像がみられる。進行すると、通常は虫食い状の吸収像となるが、悪性度の低いものでは船底状の比較的境界の明瞭な吸収像がみられることがある。

④**転移**：リンパ行性の転移がほとんどであり、顎下三角部にある顎下リンパ節から、胸鎖乳突筋と内頸静脈の間にある深頸リンパ節への経路をたどる。舌・口底では早期にリンパ節転移を起こしやすく、上顎では比較的リンパ節転移は遅く起きる。遠隔転移は肺が最も多い。

病理組織学的所見：腫瘍実質は、層状に配列した重層扁平上皮細胞様の細胞が基底膜によって囲まれ、胞巣状ないしは蜂窩状構造をなして周囲組織に浸潤している像を示す。胞巣構造は腫瘍細胞の分化度によって異なる。高分化型では胞巣構造が明らかで、細胞の異型性は少なく、中心部にはケラチンが玉ネギ状に角化した癌真珠の像がみられる。低分化型では胞巣構造が不明瞭で、細胞異型が強く、角化傾向は弱い。

組織学的な分類は、UICCの分化度による分類（G1：高分化、G2：中分化、G3：低分化、G4：未分化）、WHOの悪性度による分類（Grade I：低悪性、Grade II：中等度悪性、Grade III：高悪性）が一般的である。さらに詳細には、Jakobssonらの腫瘍実質の所見と間質との境界部の所見を点数化した悪性度分類、山本らの浸潤様式分類（表2）などが適用される。

表2　浸潤様式の分類（山本・小浜、1982）

1	型	境界線が明瞭である
2	型	境界線にやや乱れがある
3	型	境界線は不明瞭で大小の腫瘍胞巣が散在
4 C型* （索状型）		境界線は不明瞭で小さな腫瘍胞巣が索状に浸潤
4 D型** （び漫型）		境界線は不明瞭で腫瘍は胞巣をつくらず、び漫性に浸潤

＊C：cord-like type，＊＊D：diffuse type

診断：臨床所見、X線所見、病理組織学的所見が基本である。迅速診断には細胞診が応用され、浸潤度やリンパ節転移の診断にはX線CT、核磁気共鳴法、超音波診断法が、全身転移の診断にはシンチグラフィーなどが適用される。

鑑別診断は、口腔粘膜では一般に容易であるが、ときに白板症、梅毒性潰瘍、結核性潰瘍、壊死性唾液腺化生などとの鑑別が難しいことがある。上顎洞癌、顎骨中心性癌ではX線所見による鑑別が重要であり、CT所見が有用である。

治療方針　手術療法、放射線療法、化学療法があり、これらが併用されることが多い。一般に舌、頬粘膜などの軟組織の腫瘍は放射線療法が、歯肉、上顎洞などの骨に接した腫瘍は手術療法が主として用いられていた。しかし、最近は、再建手術が発達して術後の機能回復が十分に望めるようになったことと、10年以上経過してから発現する放射線発癌などの遅発性の副作用が注目されるようになったために、手術療法が多く行われるようになった。

①上顎歯肉癌

総論61p

概説 歯肉癌の特徴は、早期に顎骨に浸潤し歯の症状を示すことである。X線写真は口内法が有用であり、有歯顎では歯周病に類似した歯槽骨の吸収像を示す。無歯顎の顎堤では、一般に虫食い状の境界不明瞭な吸収像がみられるが、症例によっては比較的境界が明瞭な船底型を示すことがある。リンパ節への転移は比較的遅い。

上顎歯肉癌と上顎洞癌では治療法が異なるので、鑑別診断が重要である。洞癌と比較して、歯肉癌では早期から潰瘍がみられ、X線吸収像は歯槽部に限定されていることが多い。進行すれば洞癌と類似の症状を示す。

治療方針 外科療法として上顎切除が行われ、術後の欠損に対しては、切除範囲が硬口蓋部まででは顎補綴による補填が、軟口蓋、咽頭側壁に及ぶ場合には遊離組織による再建が行われる。動脈内への制癌薬の持続注入と放射線療法の併用も多く行われる。

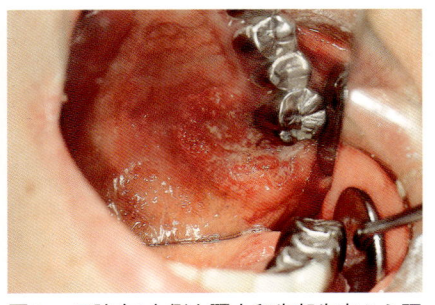

図1 口腔内：左側上顎大臼歯部歯肉から硬口蓋にかけて、境界不明瞭で凹凸不正の潰瘍が認められる。表面には壊死組織様の黄色の付着物が認められる。

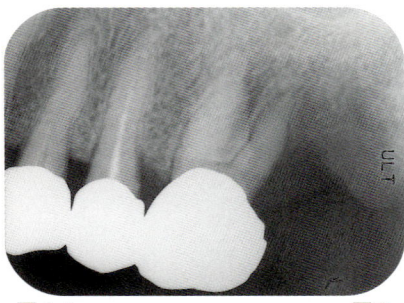

図2 A

症　例：65歳、女性
主　訴：左側上顎大臼歯部歯肉の刺激痛
現病歴：約3カ月前に |7 部歯肉に異常があり、自発痛があったため歯科医で抜歯された。その後、創が治癒しなかったが、自発痛がないため放置していた。

図2 X線写真（A：デンタルX線写真、B：パノラマX線写真、C：CT、D：Waters法X線写真）：左側上顎大臼歯部に、境界不明瞭な虫食い状の骨吸収像が認められる。上顎洞には特に異常像を認めない。

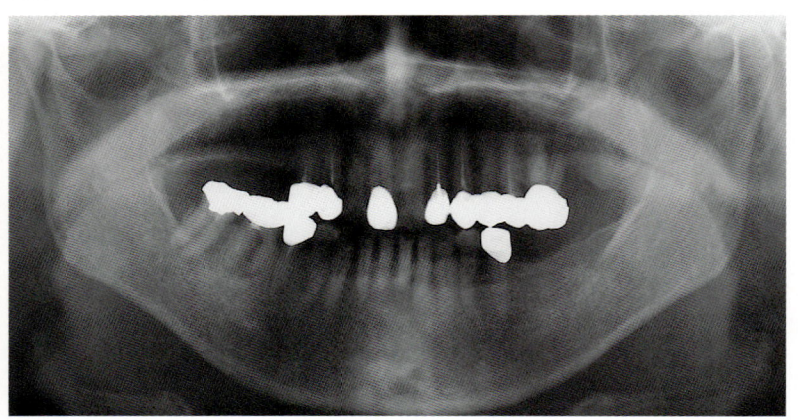

図2 B

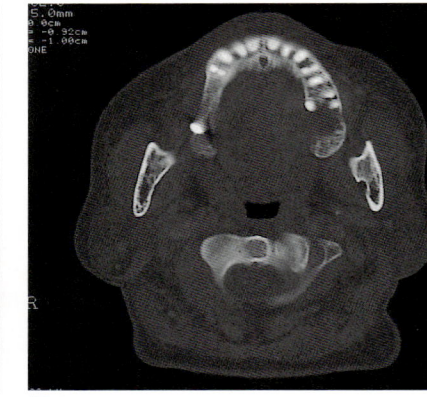

図2 C

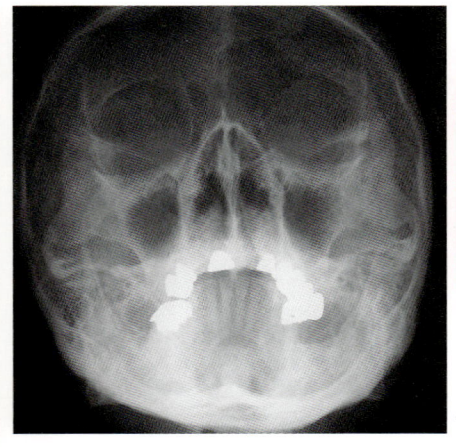

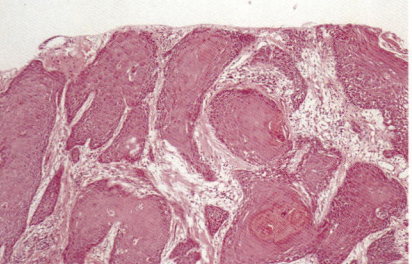

←図2 D

図3 病理組織像（左：弱拡大、右：強拡大）：結合組織内に上皮組織が小さな蜂巣状をなして増殖している。細胞の角化は顕著ではなく、中等度分化型扁平上皮癌の像である。

②上顎硬口蓋癌

総論61p

概説 基本的には上顎歯肉癌と同様であり、早期に顎骨へ浸潤し、X線写真で虫食い状の境界不明瞭な吸収像を示すが、歯肉癌よりも発現頻度が低い。進行すると上顎洞へ浸潤し、上顎洞癌と類似の症状を示す。

治療方針 原則的には上顎歯肉癌と同様である。上顎切除術などの外科療法が中心で、浅側頭動脈からの逆行性のカテーテル挿入による制癌薬動注と、放射線外部照射の併用も多く行われる。

硬口蓋欠損症例では、術後に言語障害、摂食障害が発現するので、顎補綴などによる補綴的治療、遊離複合皮弁などによる再建手術が必要である。

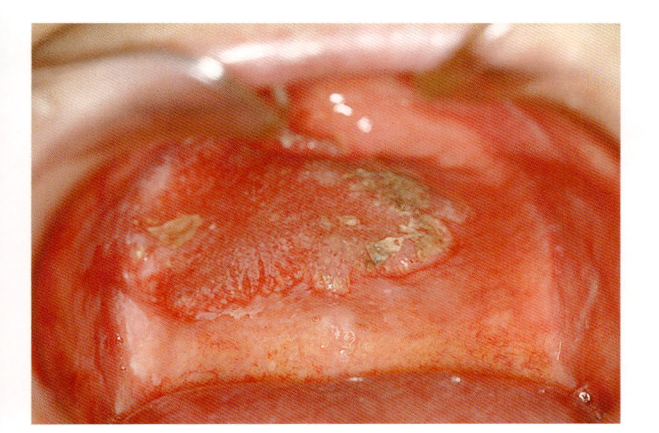

症　例：61歳、女性
主　訴：左側口蓋部の違和感
現病歴：約6カ月前に左側口蓋部の違和感を感じたが放置していた。2カ月前に近所の歯科医を受診し、軟膏塗布などの処置を受けたが治癒しなかった。

←図1　口腔内：上顎は無歯顎で、左側硬口蓋から正中を越えて、表面凹凸不正で境界不明瞭な潰瘍が認められる。一部に壊死物質が沈着している。

図2　X線写真（A：パノラマX線写真、B：Waters法X線写真）：上顎前方部の歯槽部に虫食い状の骨破壊像がみられる。上顎洞には異常が認められない。

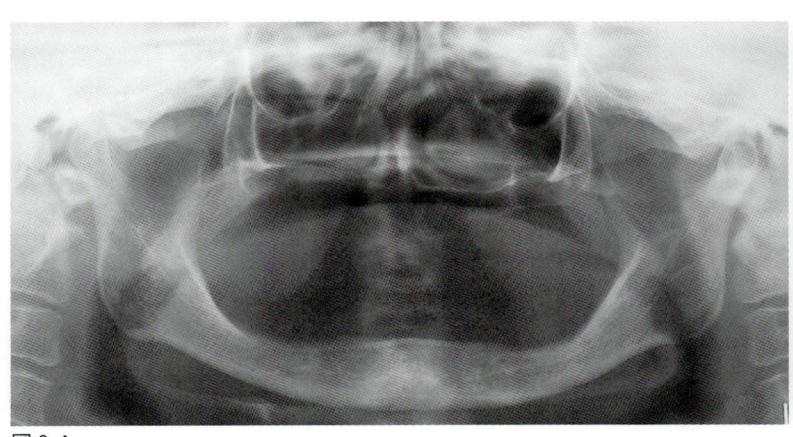

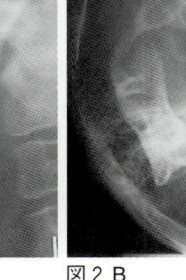

図2 A 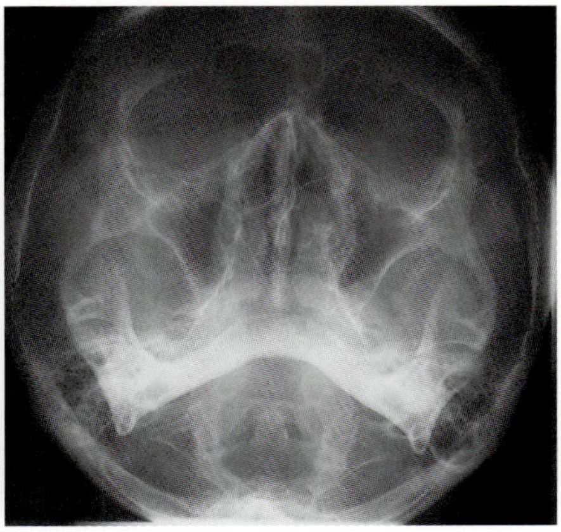　　　図2 B

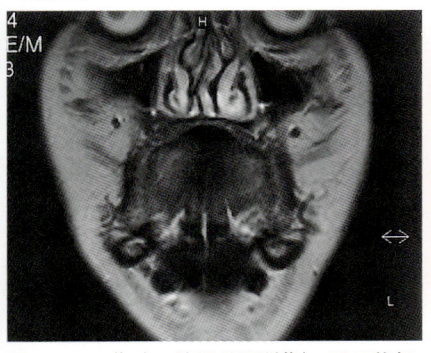

図3　MRI像（T2強調前頭断像）：硬口蓋部に線状の不規則な高信号像を認めるが、硬口蓋より上部には異常が認められない。

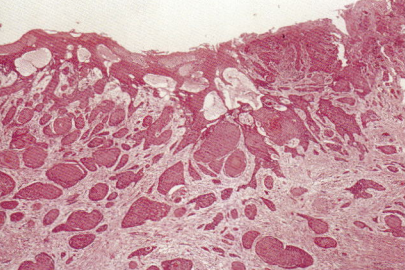

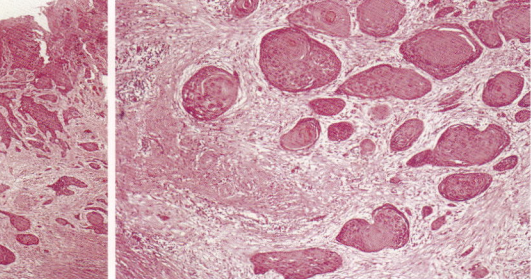

図4　病理組織像（右：強拡大、左：弱拡大）：角化を伴った扁平上皮様細胞が胞巣状に粘膜下結合組織内に浸潤している。腫瘍細胞は全体には角化傾向が高いが、胞巣の辺縁部では角化性が乏しく、小さな胞巣を形成して浸潤している。高分化だが、浸潤度がやや強い扁平上皮癌である。

③下顎歯肉癌

総論 61p

概説 粘膜の症状は他の部位と同様であるが、早期に顎骨へ浸潤するのが特徴である。口内法によるデンタルX線写真が診断に有用である。有歯顎では歯周病に類似の歯槽骨の吸収像を示し、無歯顎では虫食い状、ときに船底型の吸収像を示す。歯の周囲に浸潤すると歯周病様の動揺、知覚過敏などの歯の症状を示す。臼歯部では、下顎管の周囲まで浸潤すると下唇の知覚麻痺を示す。

治療方針 顎骨辺縁切除、区域切除、半側切除などの外科療法が中心である。術後は金属プレート、自家骨などによる顎骨再建と、軟組織の再建を併せて行う。放射線療法、化学療法も行われる。

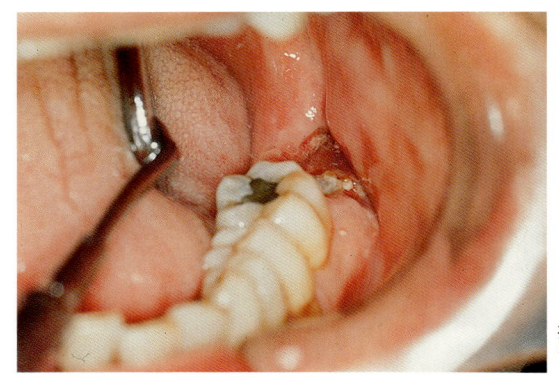

症例1：60歳、男性
主訴：左側下顎大臼歯部歯肉の刺激痛
現病歴：約2.5年前に左側下顎埋伏智歯を抜歯したが、抜歯窩は順調に治癒した。約3週前に左側下唇の知覚鈍麻に気づいたが、放置していた。

症例1 口腔内：⎿8 相当部歯肉に肉芽様の組織が認められる。易出血性で舌側に圧痛が認められる。左側下唇からオトガイ部に知覚麻痺を認める。

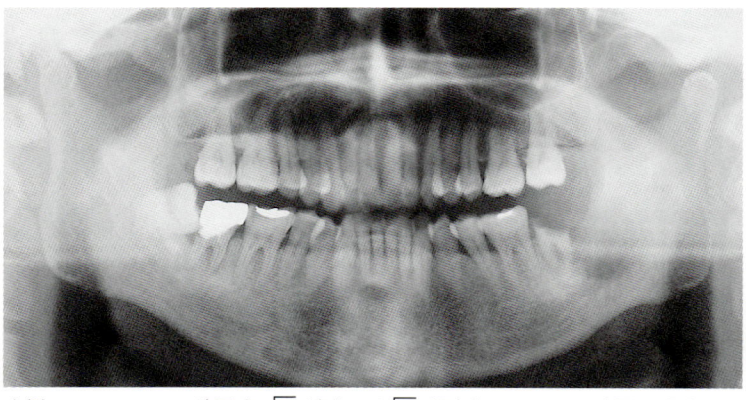

症例1 パノラマX線写真：⎿7 遠心から⎿8 相当部にかけて、境界不明瞭で類円形のX線透過像を認める。

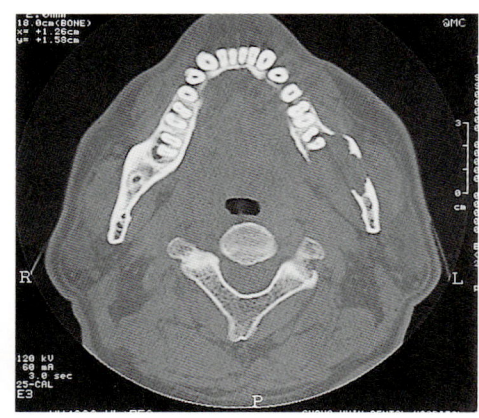

症例1 X線CT像：左側下顎枝部に境界不明瞭な骨吸収像を認める。

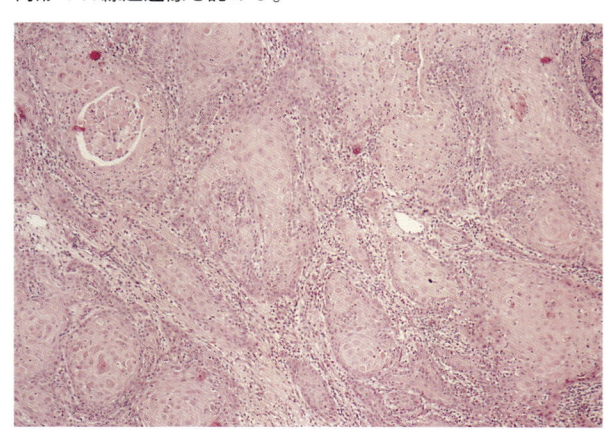

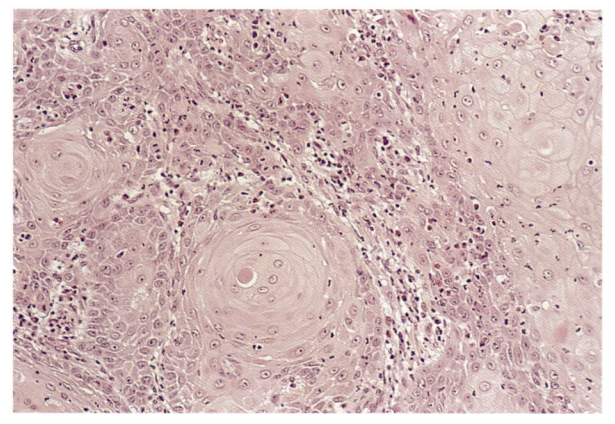

症例1 病理組織像（左：弱拡大、右：強拡大）：上皮下組織に上皮様細胞が蜂巣状に筋層まで浸潤している。腫瘍細胞は強い異型性を示し、角化傾向は中等度である。中等度分化型扁平上皮癌の像を示している。

5. 腫瘍および類似疾患

症例2：81歳、男性
主　訴：$\overline{7\,6}$部歯肉の腫脹
現病歴：3カ月前に$\overline{7\,6}$部歯肉に腫脹が発現し、軽度の疼痛が認められた。歯周処置を受けたが軽快せず、約1カ月前に$\overline{7\,6}$を抜歯された。しかし、治癒せず、腫脹が増大してきた。

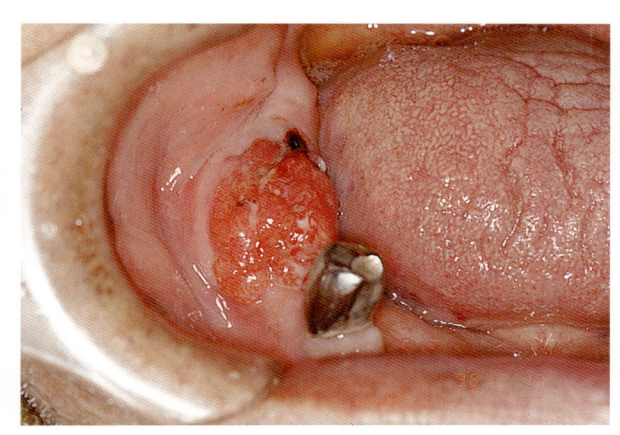

症例2　口腔内：右側下顎大臼歯相当部歯槽部に、肉芽様の凹凸不整な腫瘤が認められる。硬さは柔軟で易出血性である。

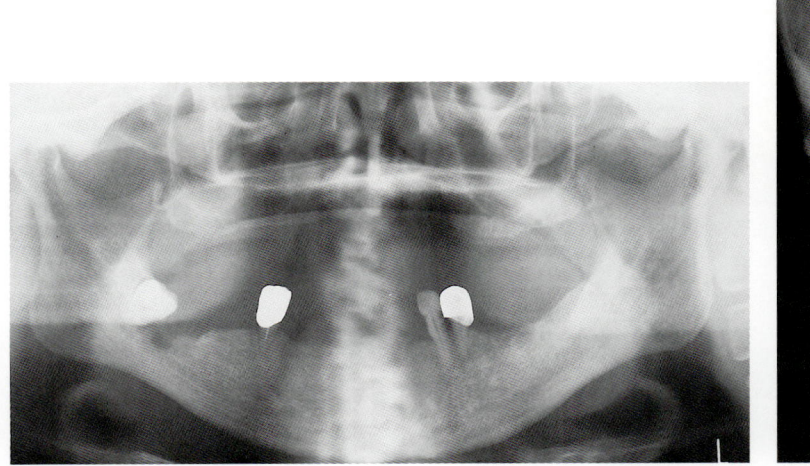

症例2　パノラマX線写真：$\overline{8}$が埋伏し、その周囲および$\overline{7\,6}$相当部から右側顎角部付近の顎骨に、虫食い状のX線透過像が認められる。

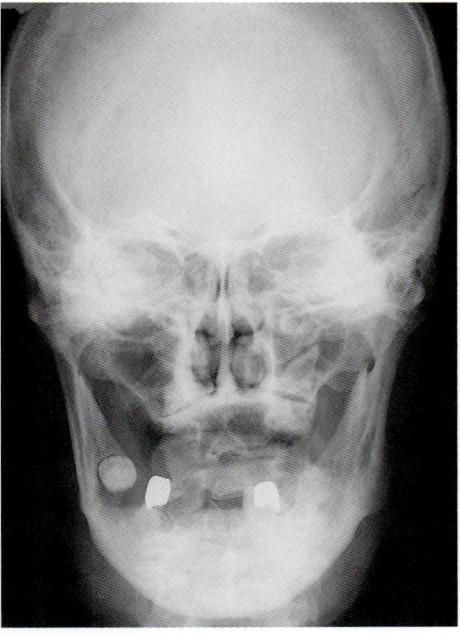

症例2　X線写真（P-A方向）

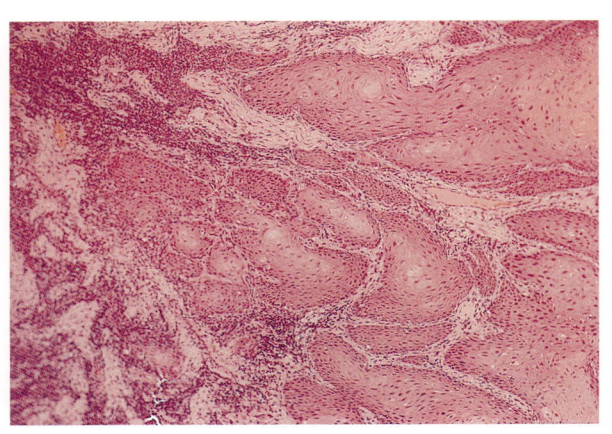

症例2　病理組織像：上皮下結合組織内に大小多数の胞巣を形成して、上皮様の腫瘍が浸潤している。腫瘍細胞には異形成が認められ、胞巣の中心部には角化が認められる。高分化扁平上皮癌の像である。

④舌癌

概説 口腔粘膜癌の中で最も頻度が高い。粘膜の症状は白斑型、潰瘍型が多い。潰瘍型では、初期でも食物などによる刺激痛を訴える。比較的早期に顎下あるいは深頸リンパ節に転移を起こす。

治療方針 術後の機能を温存するために、小線源による放射線治療が多く行われていたが、再建手術が発達してからは、外科療法が積極的に適用されるようになった。再建法は、半側切除までは前腕皮弁が、亜全摘では腹直筋皮弁が多く適用されている。術後の機能障害は言語障害、摂食・嚥下障害が主である。

症例1：69歳、女性
主　訴：右側舌縁部の疼痛
現病歴：約1年前に右側舌下面部の白斑に気づいた。軟膏塗布を受けたが治癒しなかった。2カ月前頃から疼痛が発現し、徐々に増強している。

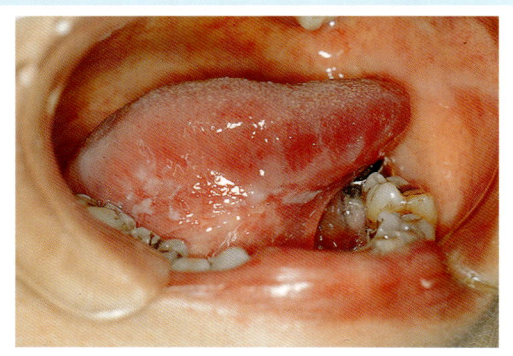

症例2：52歳、女性
主　訴：右側舌縁部の白斑
現病歴：約10年前に右側舌縁部の白斑に気づいた。約3年前から時々食物による刺激痛があり、約6カ月前には発赤が出現した。軟膏投与、歯の鋭縁削除などを受けたが軽減しなかった。

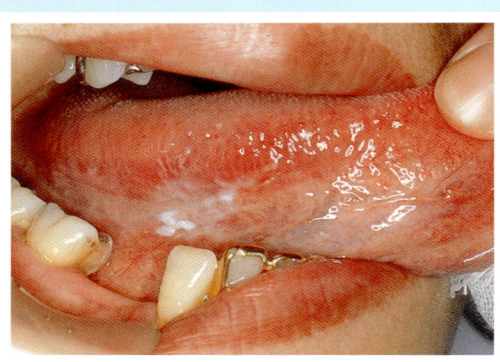

症例1　口腔内：右側舌縁部に境界不明瞭で表面粗造な白斑が認められ、その前方部には浅い潰瘍が認められる。潰瘍部は接触痛が強く、周囲には軽度の硬結を触れる。

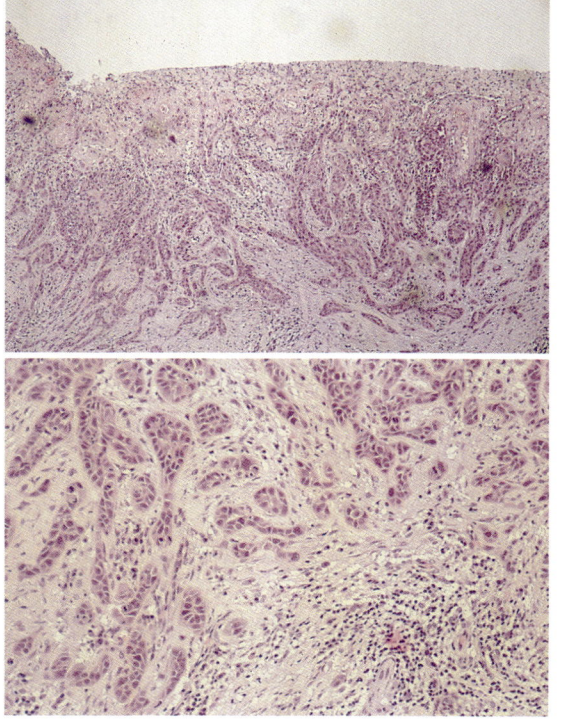

症例2　口腔内：右側舌縁部に薄い白斑があり、一部が不規則に隆起している。白斑の前方部に浅い潰瘍が認められる。周囲の硬結はほとんど認められない。

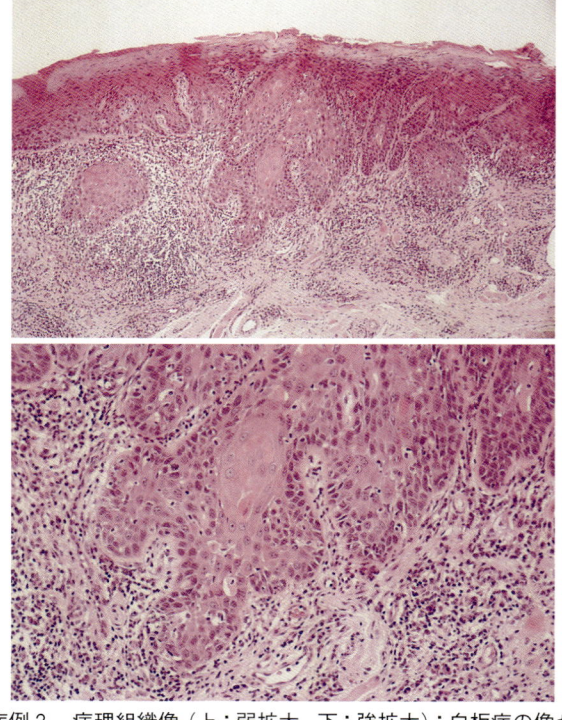

症例1　病理組織像（上：弱拡大、下：強拡大）：上皮細胞は異型性が著明で、核分裂像も多数認められる。扁平上皮様細胞は索状構造をとる胞巣を形成している。扁平上皮癌の像である。

症例2　病理組織像（上：弱拡大、下：強拡大）：白板症の像が認められるが、一部では上皮組織が粘膜下組織内へ蜂巣状に増殖している。その部位の上皮細胞には異型性が認められる。扁平上皮癌であるが、筋層への浸潤は認められず、初期浸潤癌の像である。

⑤口底癌

☞ 総論61p

概説・治療方針 舌、歯肉に次いで比較的発生頻度が高い。解剖学的に治療が比較的難しい部位で、舌癌と同様にリンパ節への転移が早く認められるのが特徴である。口底部は範囲が狭いので、周囲の舌、下顎へ進展しやすい。そのため、外科療法では手術範囲が広範になり、術後に言語障害、摂食・嚥下障害などの機能障害が起きやすい。機能障害を予防するために、顎骨と軟組織の再建が必要である。

症例1：75歳、男性（疣贅性癌）
主　訴：口底部の腫脹
現病歴：約1年前に下顎義歯を製作したが、その時には異常が認められなかった。来院前日に、偶然に口底部の腫脹に気づいた。

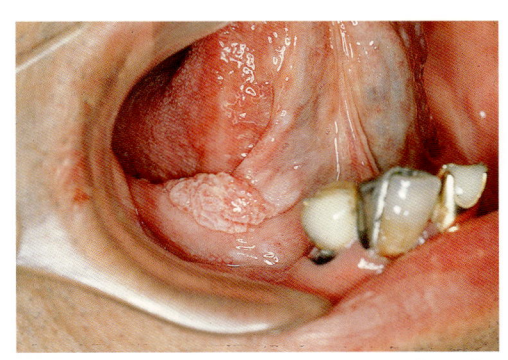

症例2：53歳、男性
主　訴：右側口底部の腫脹
現病歴：約7カ月前に口底部の異常に気づいた。1週位前から口底部の腫脹が増大してきた。

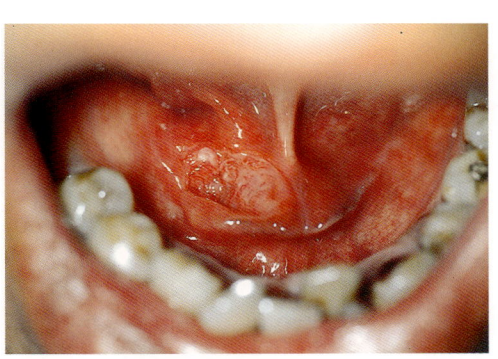

症例1　口腔内：右側口底部に境界が比較的明瞭で、表面凹凸不正の腫瘤が認められる。弾性軟で、硬結はほとんど認められない。

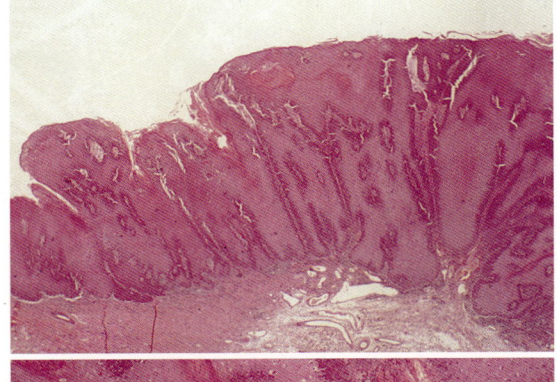

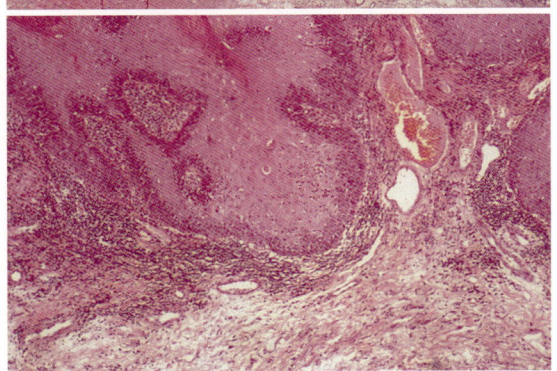

症例2　口腔内：右側口底部に約22×16mmの境界不明瞭で弾性硬の腫脹があり、中央部に噴火口状の潰瘍が認められる。一部に圧痛があり、硬結を触れる。舌運動時に違和感がある。

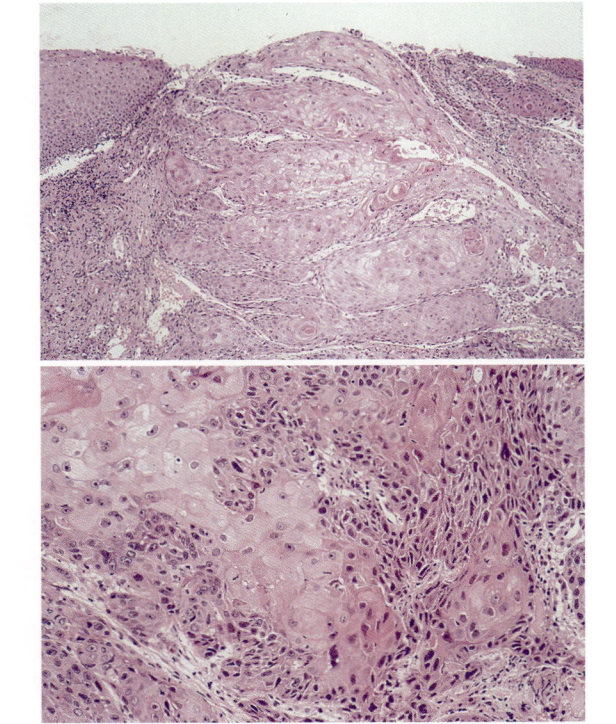

症例1　病理組織像（上：弱拡大、下：強拡大）：腫瘍は外構築性に増殖し、表層には錯角化が認められる。上皮突起が幅広く、固有層を圧迫するように増殖しているが、基底膜は維持され、浸潤が認められない。疣贅性癌の像である。

症例2　病理組織像（上：弱拡大、下：強拡大）：異形成の強い上皮様細胞が胞巣状に認められる。高分化型扁平上皮癌の像である。

⑥頬粘膜癌　　　総論61p

概説　頬粘膜の部位によって処置が異なる。歯肉頬移行部に近い場合には、歯肉癌に準じた治療が行われる。顎骨への浸潤が認められない場合には、舌癌と類似の処置方針で望む。進行して頬部皮膚にまで浸潤した場合には、術後の顔貌の審美性を考慮した処置が必要である。

症　例：83歳、女性
主　訴：左側頬部から上唇にかけての鈍痛
現病歴：約1年前に左側頬粘膜の小腫瘤に気づいたが、疼痛がないため放置していた。2カ月前に切除されたが、その後、創が治癒せず、疼痛が発現した。頬部から上唇にかけての鈍痛としびれ感も出現してきた。

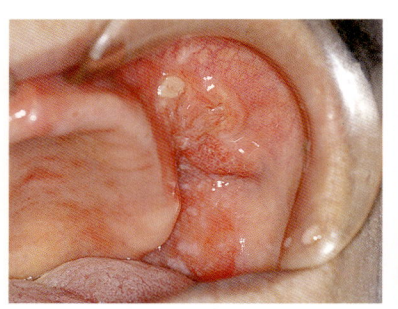

図1　口腔内：左側頬粘膜に約30×20mm大の境界不明瞭な腫脹が認められる。その中央部には表面凹凸不正の潰瘍が認められ、一部に壊死物質が付着している。周囲には硬結が認められる。

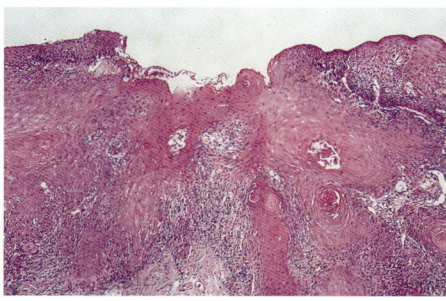

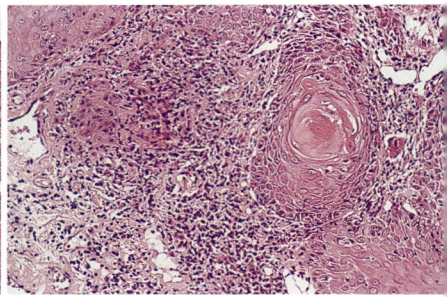

図2　病理組織像（左：弱拡大、右：強拡大）：異形成が強い上皮様細胞が、大小の胞巣を形成して筋層内まで浸潤している。分化度が高く、一部に癌真珠が認められる、角化性扁平上皮癌の像である。

⑦中咽頭癌　　　総論61p

概説　咽頭側壁から軟口蓋にかけて発生するものは、口腔癌に準じて、口腔外科での処置が行われる。外科療法を選択する場合には、特に術後の機能障害が重篤になる。鼻咽腔閉鎖機能、嚥下機能に配慮した再建手術が必要である。

症　例：51歳、男性
主　訴：左側口蓋扁桃部の異常
現病歴：1カ月前に左側臼歯部に歯痛様の疼痛があった。智歯周囲炎の診断で治療を受けたが軽快せず、左側の扁桃周囲が徐々に腫脹してきた。

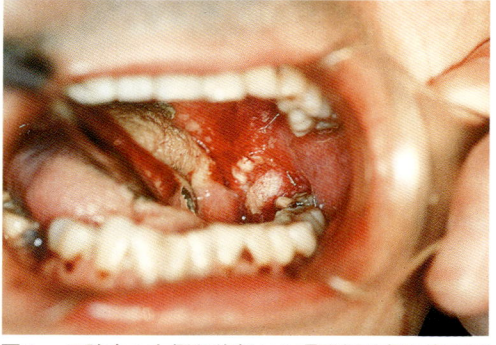

図1　口腔内：左側臼後部から咽頭側壁部に表面凹凸不正で肉芽様、一部は帯白色のカリフラワー状の腫脹が認められる。周囲には硬結を触れる。

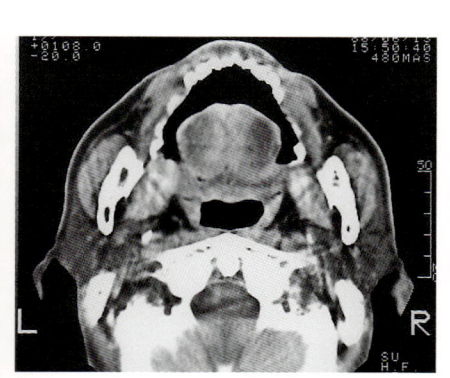

図2　X線CT像：下顎臼歯咬頭部レベルのスライスで、右側下顎歯槽部から中咽頭前壁にかけて造影剤で濃染した像が認められる。深部では内側翼突筋との境界が不明瞭で、同筋への浸潤が疑われる。

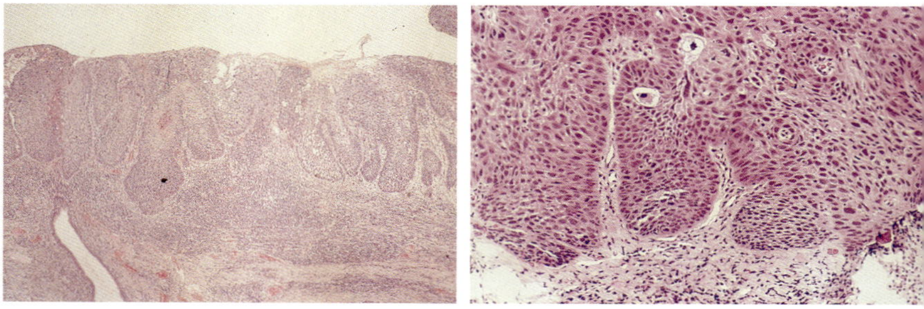

図3　病理組織像（左：弱拡大、右：強拡大）：多形性、異型性の認められる上皮様細胞が、胞巣状をなして、唾液腺組織付近にまで浸潤増殖している像が認められる。一部には核分裂像も認められる。上皮下結合組織には、間質反応が著明に認められる。扁平上皮癌の像である。

(2) 小唾液腺悪性腫瘍

☞ 総論 61p

概説 小唾液腺が存在する部位は口唇（口唇腺）、舌下面（Blindan-Nuhn 腺）、舌根部（Ebner 腺）、口蓋部（口蓋腺）、頰部（頰腺）、臼後部（臼歯腺）であり、この部位に発現する唾液腺腫瘍を小唾液腺腫瘍という。臨床的には、舌下腺に発生するものも口腔粘膜癌として含めることが多い。

口腔悪性腫瘍のうちの約 10％が唾液腺悪性腫瘍である。一般に小唾液腺悪性腫瘍は、全唾液腺腫瘍の 15～20％といわれているが、口腔外科では大唾液腺よりも小唾液腺原発の方が多くみられる。好発年齢は他の癌と同様に中年以降に多いが、扁平上皮癌よりも比較的低年齢に発現する。性別では男女差はなく、むしろ女性にやや多い傾向である。好発部位は口蓋と口底であるが、顎骨にも発現することがある。

組織学的には大唾液腺と同様に、腺様囊胞癌と粘表皮癌が多い（下表）。

臨床像： どの組織像でも類似の臨床像を示す。早期には比較的限局した粘膜下の腫瘤として発現するが、進行するにつれて、表層の粘膜を破壊して潰瘍となる。さらに進行すれば、肉芽様の腫瘤となる。

腺様囊胞癌では神経周囲に浸潤し、麻痺や神経痛様疼痛などの神経症状を示す。多形性腺腫内癌腫では、初めは健常粘膜に覆われた発育緩徐な腫瘤として認められるが、進行すると急激に発育が早くなる。

一般に扁平上皮癌よりも発育が遅く、自覚症状も少ないが、遠隔転移、特に肺への転移が起こりやすいので、予後不良のことが多い。しかし、発育が遅いために、遠隔転移が発見されてからも長期間生存することが多い。

治療方針 試験切除標本では確実な診断が得られないことが多いので、手術材料の連続切片で診断を付ける必要がある。一般に放射線療法が奏効しにくいので、外科療法が多く行われる。遠隔転移を予防するために、術後の化学療法を併用する。

小唾液腺悪性腫瘍の発現部位と組織型
（天笠，1996より改変）

組織型	口底	口蓋	頰部	口唇	その他	合計
腺様囊胞癌	16	7	2	1	6	32
粘表皮癌	4	14	1	2	7	28
腺房細胞癌						0
多形性腺腫内癌腫	1	4				5
その他	2	2	4		4	12
合計	23	27	7	3	17	77

①腺様嚢胞癌

症　例：50歳、女性
主　訴：右側上唇粘膜のしこり
現病歴：約1カ月前に右側上唇にしこりがあるのに気づいた。2週前から右側眼窩下部から口角部にかけての知覚の麻痺が出現した。

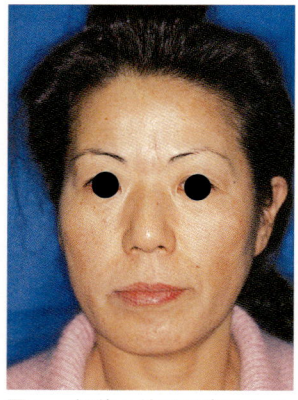

図1　顔貌：特に異常はみられないが、右側眼窩下部から口角部にかけて知覚鈍麻がある。

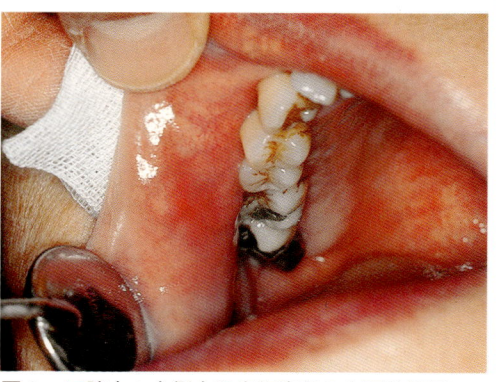

図2　口腔内：右側小臼歯相当部の上唇粘膜下に、境界比較的明瞭な弾性硬で無痛性の小腫瘤を触れる。

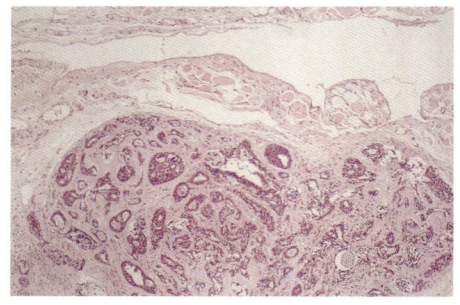

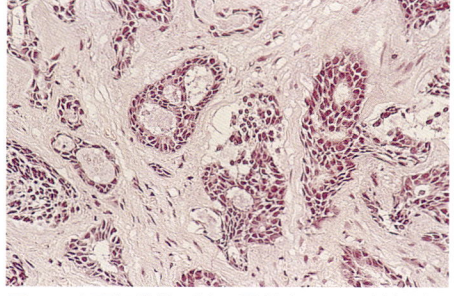

図3　病理組織像（上：弱拡大、下：強拡大）：小型の腫瘍細胞が、篩状の小嚢胞構造を呈して増殖している像が認められる。神経周囲のリンパ隙および周囲結合組織に腫瘍細胞の浸潤が認められる。

②粘表皮癌

症　例：47歳、男性
主　訴：左側口蓋の腫脹
現病歴：約6カ月前に左側硬口蓋部の違和感に気づいた。その後、同部が徐々に腫脹してきた。

→図2　X線CT像（左：水平断、右：前頭断）：左側硬口蓋部に軟組織様の腫瘤が認められる。口蓋骨に圧迫吸収像がみられ、上顎洞を圧迫している像がみられる。

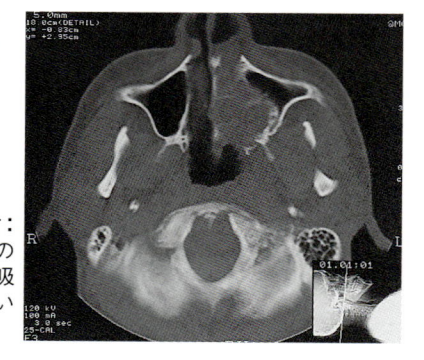

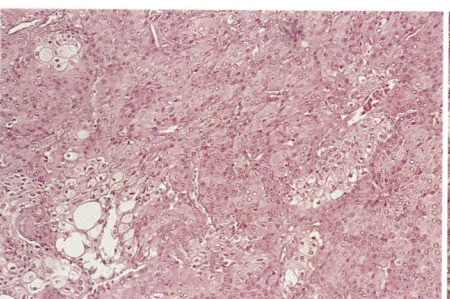

図1　口腔内：左側硬口蓋部に比較的境界明瞭で、表面平滑、被圧縮性、弾性硬の腫瘤が認められる。その後方部から軟口蓋部にかけて発赤が認められる。

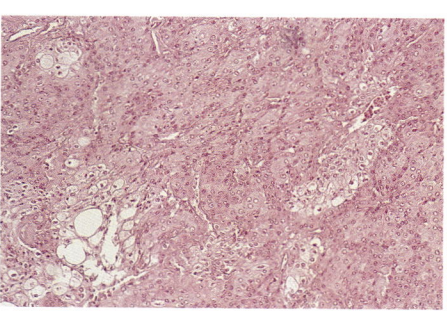

図3　病理組織像（左：弱拡大、右：強拡大）：粘液産生細胞と類表皮細胞が胞巣を形成している。類表皮細胞に富む中悪性度の粘表皮癌の像である。

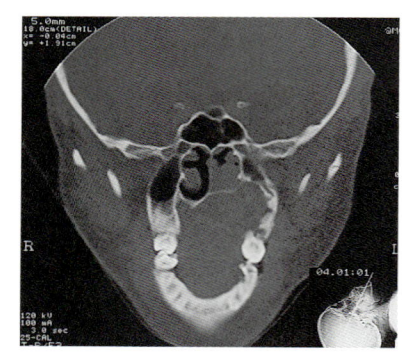

③多形性腺腫内癌腫　　総論61p

症　例：46歳、男性
主　訴：耳下腺咬筋部の腫脹
現病歴：5年前、主訴部皮下に小指頭大腫瘤を自覚したが放置。その後徐々に増大し、鶏卵大にまでなった。
（東京歯科大学オーラルメディシン講座症例）

図1　顔貌：耳下腺部皮膚に半球状の腫瘤がみられる。
図2　病理組織像：写真左側に癌腫がみられ、間質内に浸潤している。
図3　病理組織像：左側には癌腫が、右側には一部硝子化した多形性腺腫の像がみられる。

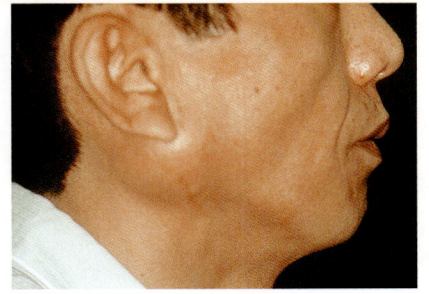

図1

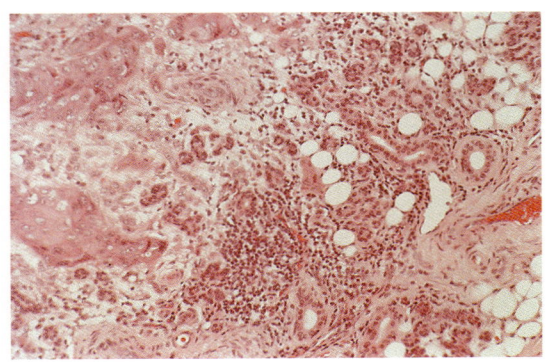

図2

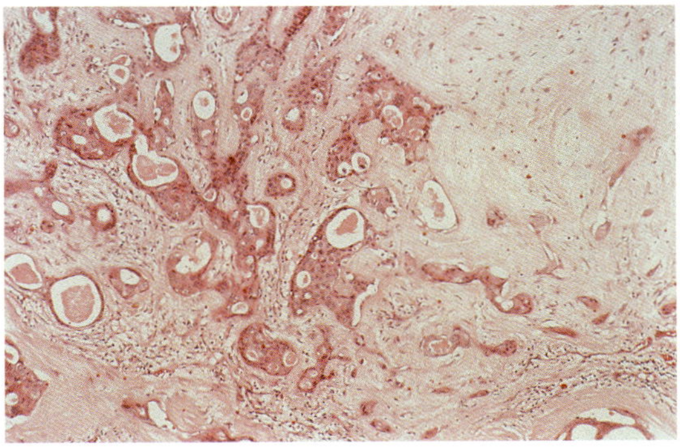

図3

④腺房細胞癌　　総論61p

症　例：30歳、男性
主　訴：左側軟口蓋部の腫脹
現病歴：約1カ月前に耳鼻科を受診した時に、左側軟口蓋部の腫脹を指摘された。

図1　口腔内：左側軟口蓋部に直径約10mmの表面平滑で、境界比較的明瞭な腫脹が認められる。周囲の硬結は認められない。
図2　病理組織像（ヘマトキシリン・エオジン染色）：漿液性腺房細胞に類似した、異型性の少ない腫瘍細胞が認められる。周囲は薄い皮膜に被われている。細胞質には塩基性顆粒が認められ、小空胞形成が認められる。
図3　病理組織像（PAS染色）：腫瘍細胞の細胞質顆粒はPAS反応陽性である。

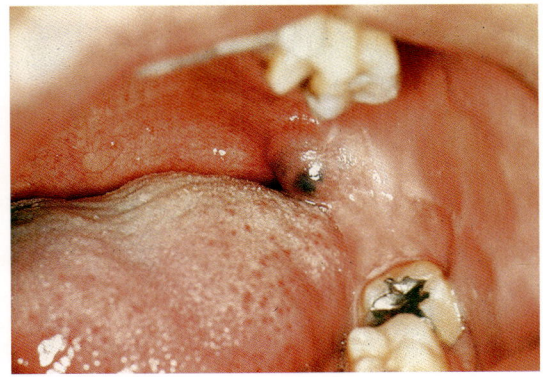

図1

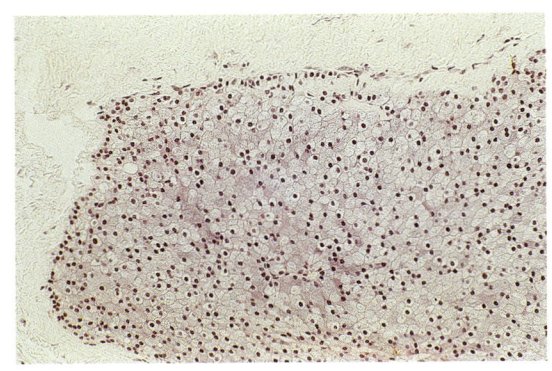

図2

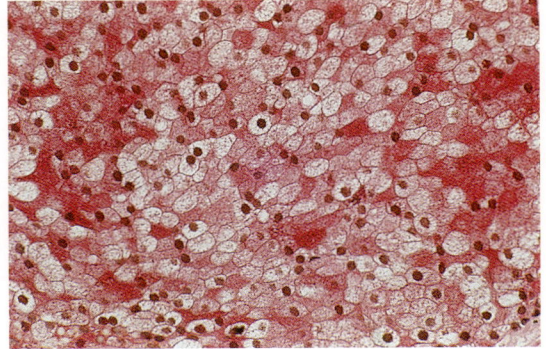

図3

3）肉腫

概説 口腔、顔面の肉腫の発生率は低いが、組織型は多様である。頭頸部の軟部組織に発生するものでは横紋筋肉腫、線維肉腫、悪性線維性組織球腫が比較的多い。臨床像は無痛性の腫脹としてみられることが多く、良性と悪性で類似しているために、一般に鑑別診断が難しい。発症年齢は、横紋筋肉腫では若年者に多く、悪性線維性組織球腫では中年以降に多い。

治療方針 外科療法が中心であり、放射線照射は奏効しないことが多い。化学療法は組織型によって異なる。予後は不良のものが多い。

軟部組織悪性腫瘍の分類（WHO 分類（1994）より改変）

1.	線維組織腫瘍	線維肉腫
2.	線維組織球性腫瘍	悪性線維性組織球腫
3.	脂肪組織腫瘍	各種脂肪肉腫
4.	平滑筋腫瘍	平滑筋肉腫、類上皮平滑筋肉腫
5.	骨格筋腫瘍	横紋筋肉腫、神経節細胞分化型横紋筋肉腫
6.	血管・リンパ管内皮腫瘍	血管肉腫、リンパ管肉腫、カポジ肉腫
7.	血管周囲腫瘍	悪性血管外皮腫など
8.	神経組織腫瘍	悪性末梢神経鞘腫瘍など
9.	その他	

①悪性線維性組織球腫

症例：72歳、女性
主訴：上顎左側前歯部歯肉の腫瘤
現病歴：当科初診の2週間前に見当識障害が発現し、当院脳神経外科でCT検査を受け、転移性脳腫瘍の診断。原発部位の精査依頼で当科へ来院。
（東京歯科大学オーラルメディシン講座症例）

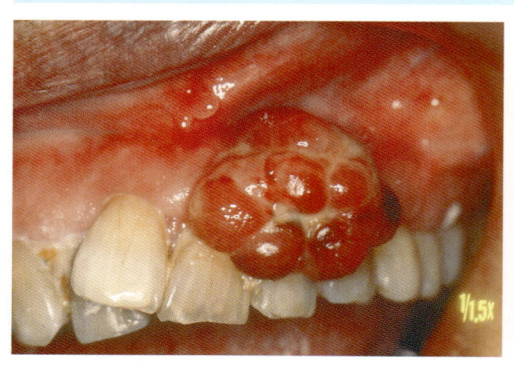

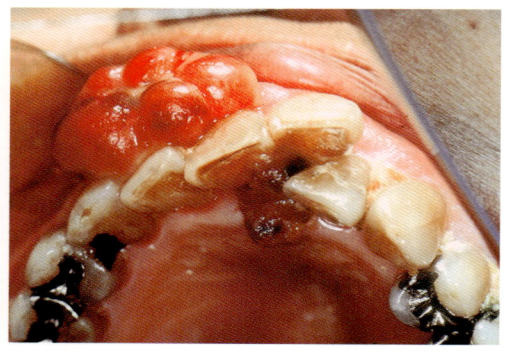

←図1、2 口腔内：上顎左側前歯部に有茎性で、一部は分葉状の弾性軟の腫瘤がみられる。表面は部分的に赤色ないしは暗紫色で、圧痛はない。

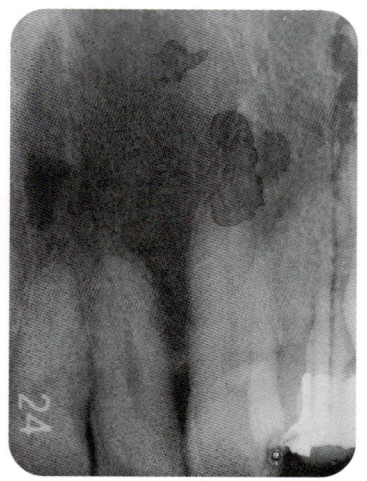

図3 デンタルX線写真：腫瘤部に一致して、境界不明瞭な骨吸収像がみられる。

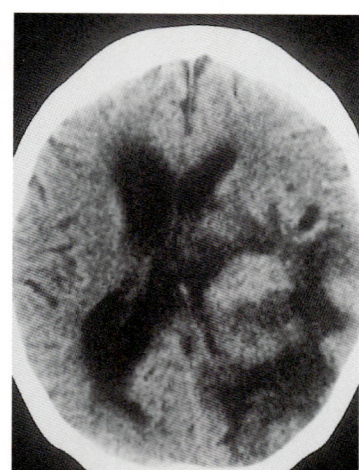

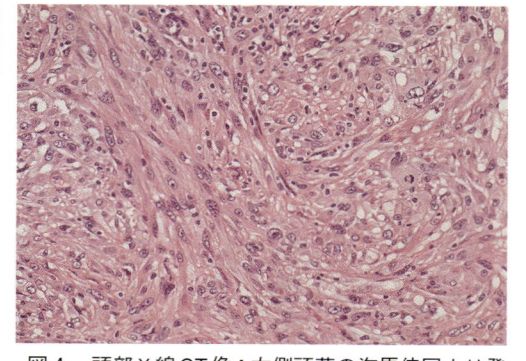

←図4 頭部X線CT像：左側頭葉の海馬傍回より発生したと思われる類円形の腫瘤がみられる。腫瘤で左側脳室が圧排されている。この腫瘤は、剖検にて悪性線維性組織球腫の診断を得た。

↑図5 病理組織像（ヘマトキシリン・エオジン染色）：核は大小不同で、核小体が明瞭な細胞異型を認める、紡錘形細胞の密な増生がみられる。紡錘形細胞はいわゆる花むしろ様の配列を示しており、散在的に組織球類似の細胞が認められる。

②横紋筋肉腫

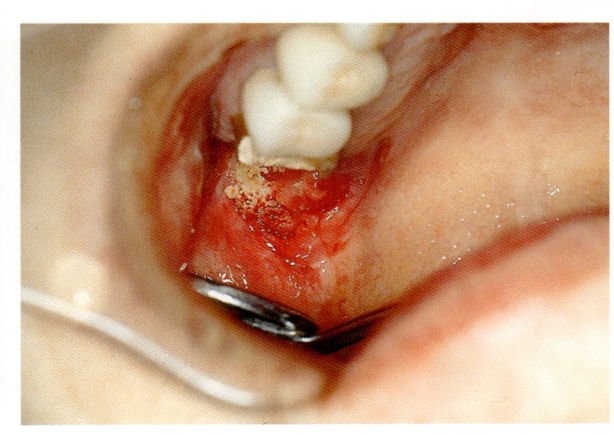

　　　　　　　　　　　　　　　　　　　　　　　総論61p

症　例：64歳、女性
主　訴：上顎右側大臼歯部の疼痛
現病歴：約2カ月前に7|部に自発痛が発現し、歯科治療を受けたが軽減せず、約1週間前に7|を抜歯された。その後も自発痛は軽減せず、抜歯窩も治癒しない。

←図1　口腔内：7|部抜歯窩周辺に肉芽様の腫脹が認められる。表面凹凸不整で、易出血性である。
図2　デンタルX線写真：7|抜歯窩周辺に虫食い状の像が認められる。
図3　パノラマX線写真：7|歯槽部から上顎結節部にかけて、境界不明瞭なX線透過像が認められる。

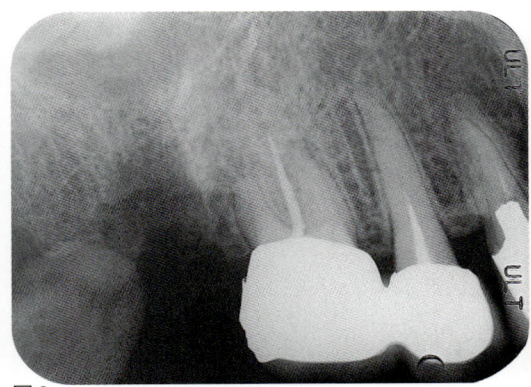

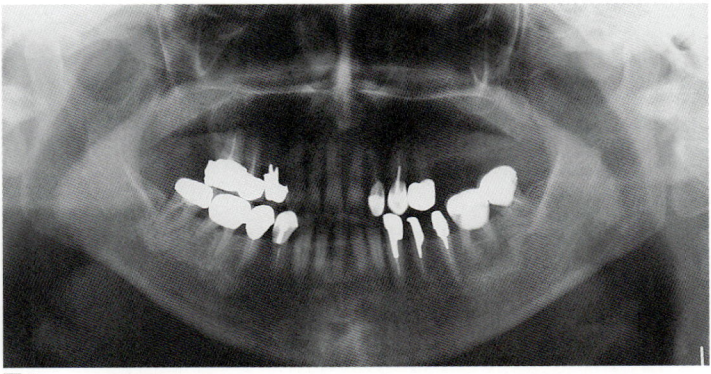

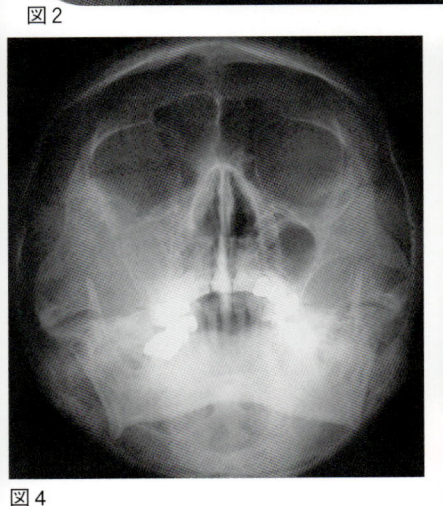

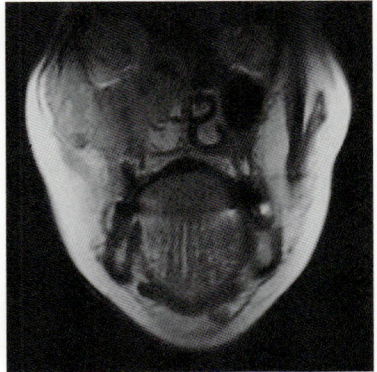

図4　Waters法X線写真：右側上顎洞に軟組織様の不透過像が認められる。周囲の骨壁の一部に破壊像が認められる。

図5　X線CT像：右側上顎洞内に軟組織様の組織が充満し、周囲の骨壁を破壊して洞外へ浸潤している所見がみられる。

図6　MRI像（造影T1強調像）：右側上顎洞内に、筋肉よりもやや高信号を示す軟組織様の組織が認められ、周囲への進展がみられる。

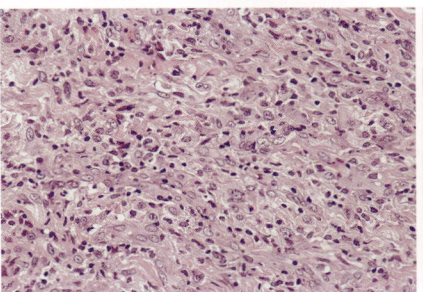

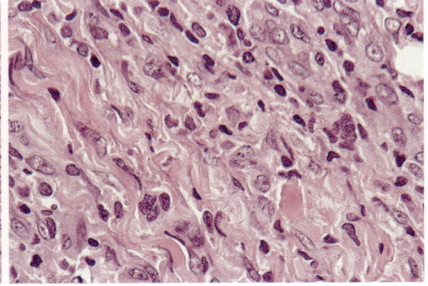

図7　病理組織像（左：弱拡大、右：強拡大）：多形性を示す紡錘形ないし類円型の細胞が密に増殖している。一部に横紋を認める。

4）その他

（1）悪性リンパ腫

☞ 総論 61p

概説　リンパ球、組織球、単球などの免疫担当細胞の腫瘍化したもの。口腔、顔面領域にみられる悪性リンパ腫は、ほとんどが非 Hodgkin リンパ腫である。リンパ節に発現する節性と、リンパ節以外の部位に発現する節外性とがある。一般には節性であるが、口腔、顔面領域では節外性が多い。節外性の好発部位は上顎、下顎、Waldeyer 輪である。

臨床像は、節性ではリンパ節、節外性では発現部位の無痛性の腫脹として発現する。上下顎に発現する場合にはエプーリス様の所見を示す。好発年齢は 50〜70 歳で、性別では男性に多い。

治療方針　病期、悪性度によって異なる。初期で局所に限定している場合には放射線療法が有効であるが、進行したものでは化学療法が適用される。悪性度の高いものでは、予後は極めて不良である。

①悪性リンパ腫（口腔内）

☞ 総論 61p

症　例：71歳、男性
主　訴：左側下顎臼歯部の腫脹
現病歴：約1カ月前に下唇と舌の知覚異常に気づいた。歯科医を受診したところ、左側下顎臼歯部の腫脹を指摘された。

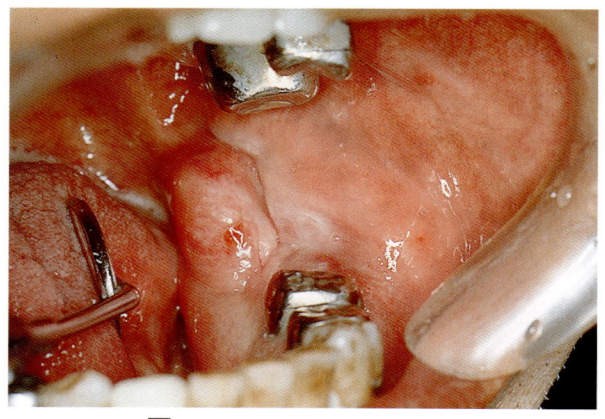

図1　口腔内：⌐7 部から臼後部にかけて、弾性軟で無痛性の腫脹が認められる。表面には上顎の臼歯による圧痕がみられる。

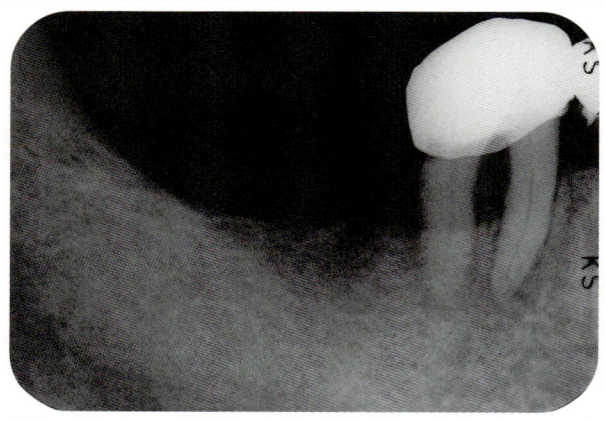

図2　デンタルX線写真：左側下顎臼後部の歯槽頂部に、虫食い状の骨破壊像がみられる。

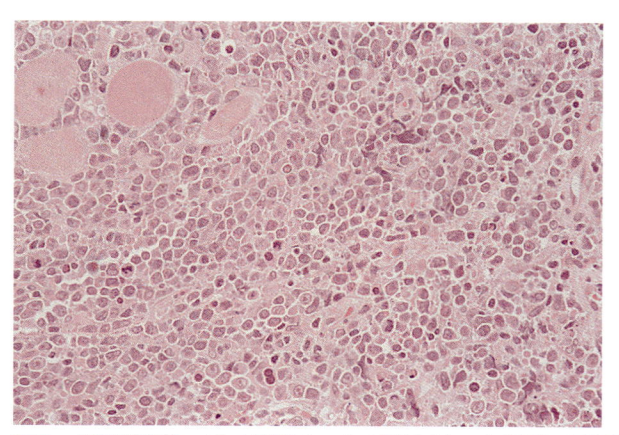

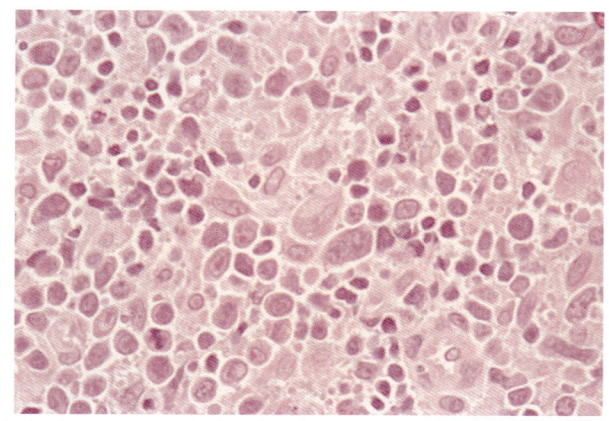

図3　病理組織像（左：弱拡大、右：強拡大）：上皮下に細胞異型性の強いリンパ性細胞を主体とした、やや大型の腫瘍細胞が、び漫性に浸潤している。国際分類のび漫性リンパ腫のうち、immunoblastic に相当する高度悪性群の悪性リンパ腫の像である。

②悪性リンパ腫（頸部）

> 総論 61p

症　例：72歳、女性
主　訴：右側顎下部の腫脹
現病歴：10日前に右側顎下部の無痛性の腫脹に気づいた。6日前には左側顎下部に腫脹が出現した。抗菌薬を投与されたが軽快しない。

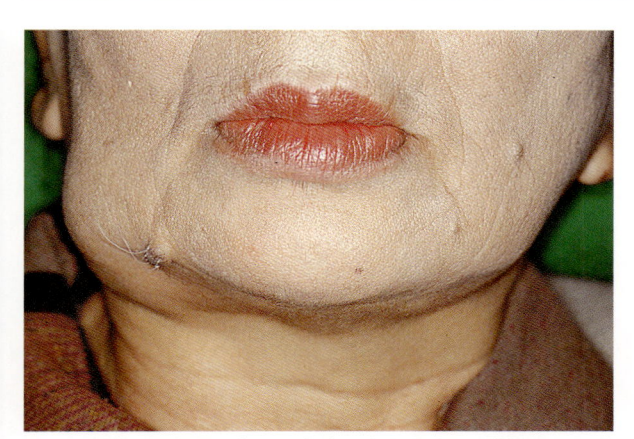

図1　顔貌：両側顎下部に、比較的境界明瞭な、弾性硬で可動性のある腫脹を認める。

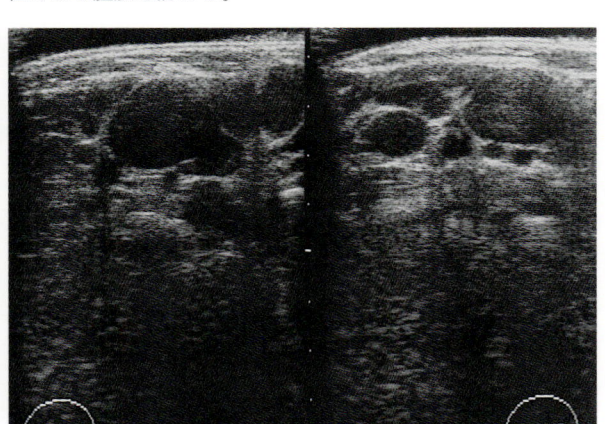

図3　超音波エコー像：右側顎下部および頸部に、比較的境界明瞭な腫瘤が多数認められる。

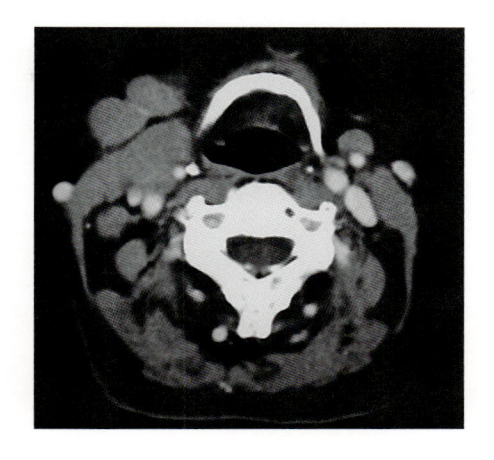

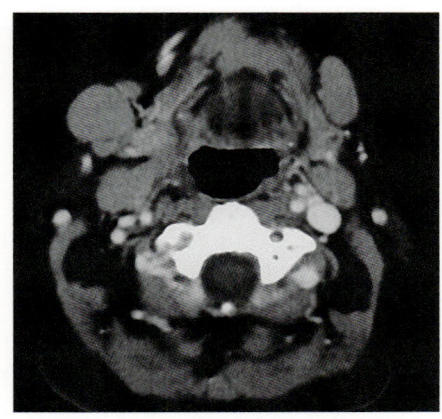

図2　造影CT像（上、下）：顎下部および内頸静脈に添った頸部に、リンパ節の腫脹と思われる多数の軟組織塊が認められる。

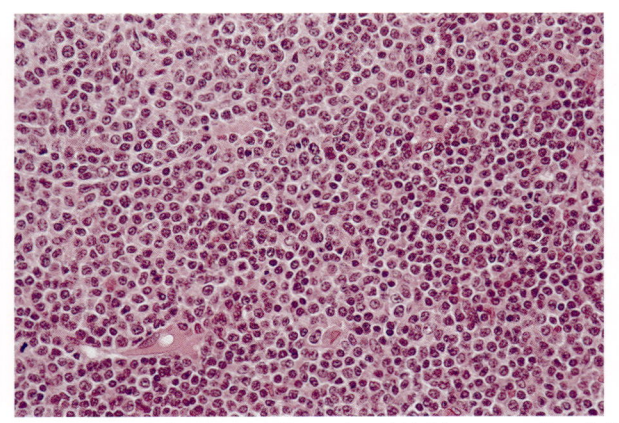

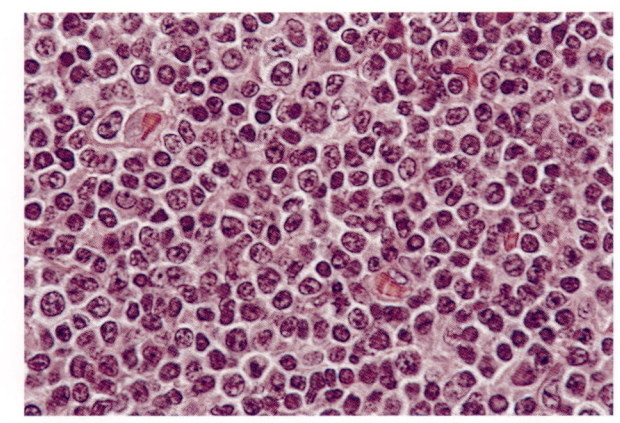

図4　病理組織像（左：弱拡大、右：強拡大）：リンパ節の基本構造が破壊され、中型ないし大型のリンパ腫細胞が、濾胞構造をなして増生している。B細胞型で、国際分類の濾胞性リンパ腫に相当する軽度悪性の悪性リンパ腫の像である。

(2) 悪性黒色腫

総論 61p

概説　メラノサイトに由来する悪性腫瘍。口腔粘膜原発のものは、皮膚原発のものと性質がやや異なるとされているが、症例数が少ないために詳細は不明である。口腔内の好発部位は上顎歯肉、口蓋である。臨床像は一般に濃い黒色の肉芽様の腫瘤と、周囲の地図状の黒色斑である。無色素性のものではエプーリス様あるいは肉芽様の腫瘤として認められる。進行が早く、浸潤性に発育するため、衛星転移といわれる周囲の転移巣がみられる。

治療方針　極めて転移を起こしやすいので、生検はなるべく行わない。やむを得ず生検が行われてしまった場合には、時期を失しないように直ちに治療を行う。臨床的に診断ができる場合には、治療を始めてから生検を行う。初期に発見された場合には、周囲の安全域を大きく含めて切除するが、周囲へ浸潤しているために切除範囲が広くなりやすい。従って、口腔内に原発したものでは外科療法の適応になることは少ない。放射線療法、化学療法、免疫療法などが行われる。

症　例：73歳、男性
主　訴：上顎粘膜の変色
現病歴：約1年前に上顎義歯を装着した時には、特に異常はなかった。3日前に義歯の再製作を希望して歯科医を受診した時に、口蓋粘膜の異常を指摘された。

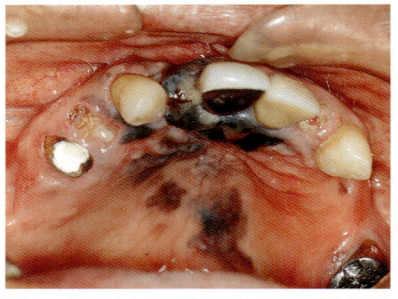

図1　口腔内：2│相当部歯肉に黒褐色の柔軟な腫脹が認められる。上顎歯肉および口蓋粘膜には地図状に褐色斑が認められる。

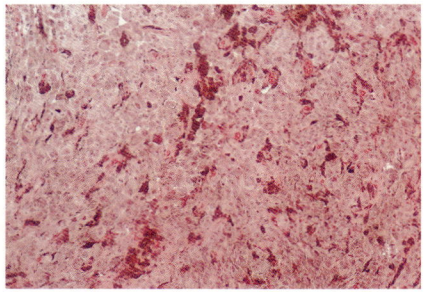

図2　病理組織像（左：弱拡大、右：強拡大）：多形性を示し、黒褐色の顆粒状色素沈着を伴った類円形の異型性の著明な細胞が密に増殖している。一部で小胞巣構造をとりながら、深部へ浸潤している。

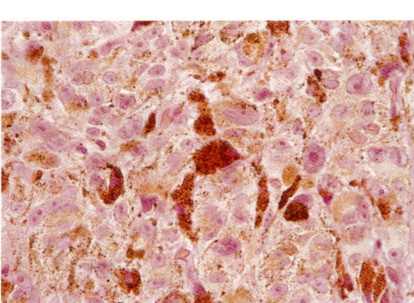

(3) 転移性腫瘍

総論 61p

概説　他部位の腫瘍が口腔領域に転移したものである。他部位の原発腫瘍と組織学的に類似性が高く、口腔領域の腫瘍とは類似性がないことが条件となっている。口腔悪性腫瘍の1〜3％を占め、原発巣は男性では肺癌、女性では子宮癌が多い。口腔内では上顎、下顎に多くみられる。
臨床症状は骨の膨隆、自発痛、歯の動揺などがみられる。X線写真における吸収像で発見されることもある。

治療方針　原発巣が確実に治癒していて、転移巣が口腔内に限定されている場合には根治療法を行うこともあるが、適応となる症例は極めて稀である。多くは対症療法のみに止めることになる。

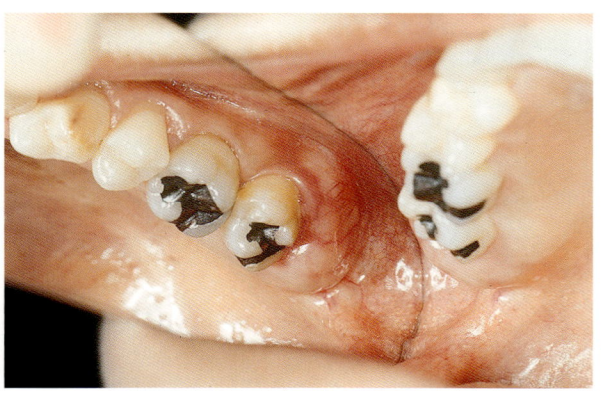

症　例：38歳、女性
主　訴：左側上顎臼後部の腫脹
現病歴：1年前に乳癌の手術を受けた。1カ月前に│7 遠心部歯肉の腫脹を自覚した。歯周炎の治療を受けたが、治癒しなかった。

図1　口腔内：│7 遠心部歯肉に、表面粘膜は健常でび漫性の腫脹が認められる。弾性軟で軽度の圧痛がある。（ミラー像）

5．腫瘍および類似疾患　87

図2A

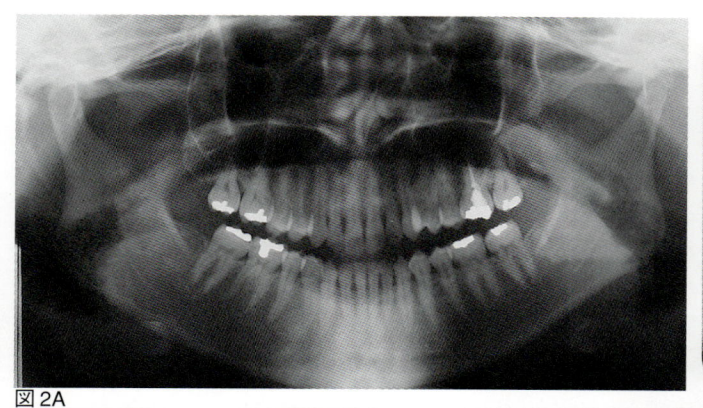

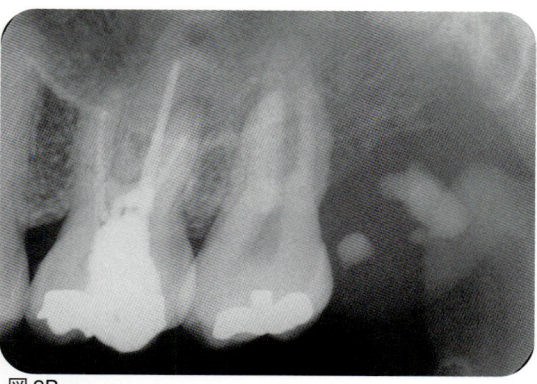

図2B

図3

図4

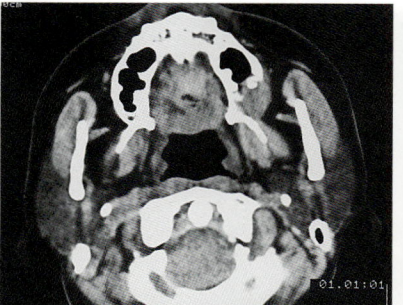

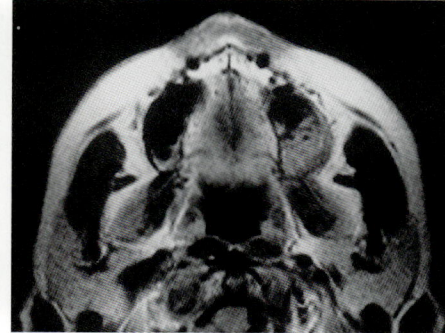

図2　X線写真（A：パノラマX線写真、B：デンタルX線写真）：|7 遠心部から上顎結節部にかけて境界不明瞭なX線透過像が認められ、内部に不規則な形をしたX線不透過像が認められる。

図3　X線CT像：左側上顎結節部から上顎洞後壁にかけて骨の破壊像が認められ、同部に軟組織病変が認められる。

図4　MRI像（T1強調造影像）：左側上顎結節部から上顎洞底部にかけて、造影効果を示す腫瘤状の軟組織病変の像が認められる。

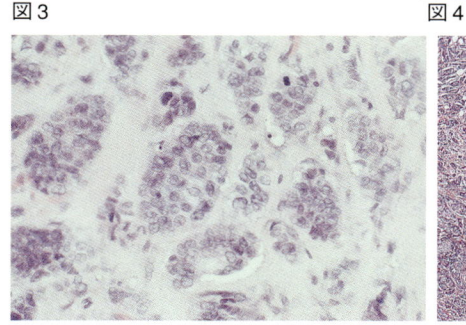

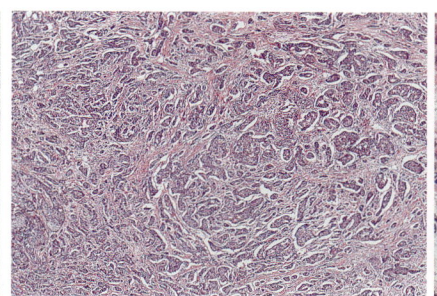

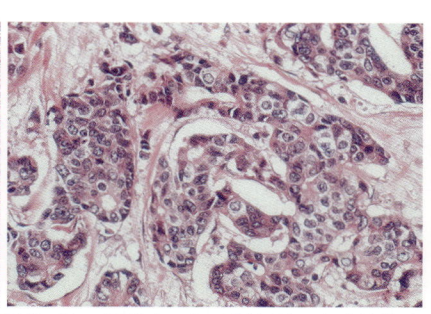

←↑図5　病理組織像（上：強拡大、下：弱拡大）：上皮下に異型性が強い多角形の細胞が、充実性の胞巣を形成して増殖している。明らかな腺管構造は認められない。X線で不透過像を示した部分には、歯牙様の組織が認められた。

↑図6　乳癌の病理組織像（左：弱拡大、右：強拡大）：充実性管癌の組織像を呈し、口腔内からの生検材料と類似の像を示した。

図5

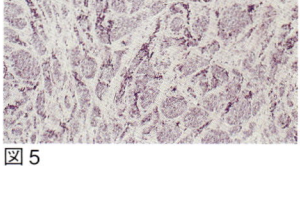

→図7　シンチグラム（左：99mTc、右：67Ga）：両側頭蓋骨、右眼窩、左上顎洞内側部などの他、全身に転移を思わせる異常集積像が認められる。

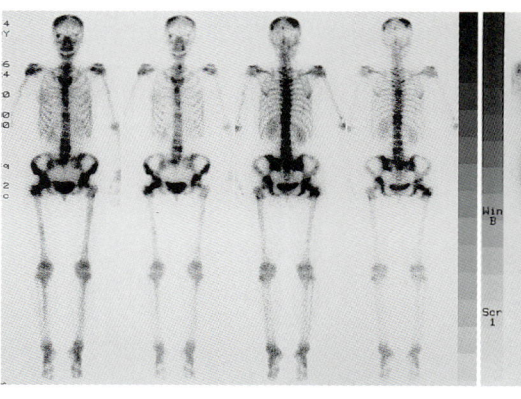

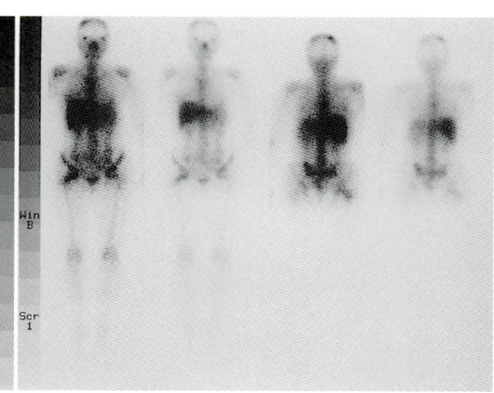

C. 腫瘍類似疾患

①軟部好酸球肉芽腫

☞ 総論 58p

概説 ①原因不明の慢性のリンパ節の腫脹、②末梢血中の好酸球の増多、③軟部組織内のリンパ濾胞または濾胞様構造の増生、胚中心の拡大、好酸球の浸潤などの組織像等を特徴とする疾患である。木村氏病などとも呼ばれる。症状は、皮下軟部組織に単発性あるいは多発性に、無痛性の発育緩慢な腫瘤を形成し、概ね良性の経過をたどる。

治療方針 外科療法、ステロイド療法、放射線療法が適用される。

症　例：10歳、男子
主　訴：両側耳下腺部の腫脹
現病歴：6歳の頃から両側の耳下腺部のび漫性の腫脹に気づいていたが、診断が付かないまま放置されていた。その間、徐々に腫脹が増大してきたという。

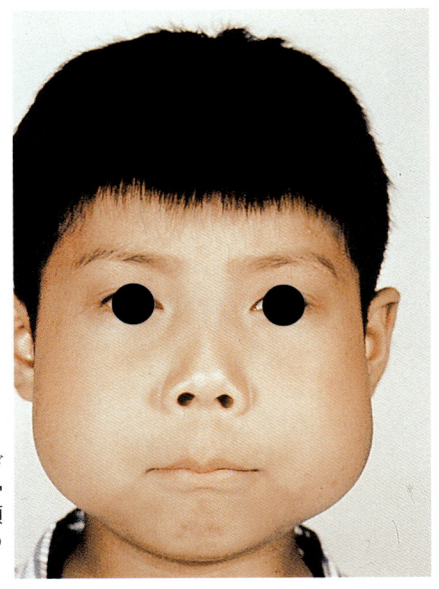

図1　顔貌：両側耳下腺部にび漫性の腫脹が認められる。硬度は弾性軟で、圧痛はなく、骨とは癒着がないが皮膚とは癒着していた。顎下および頸部に多数のリンパ節の腫脹を認めた。唾液の流出には異常はない。

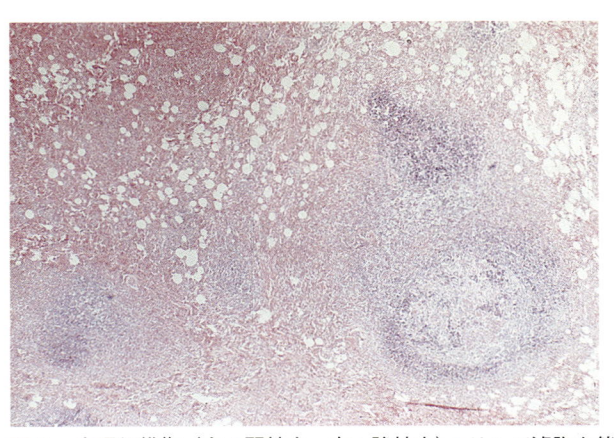

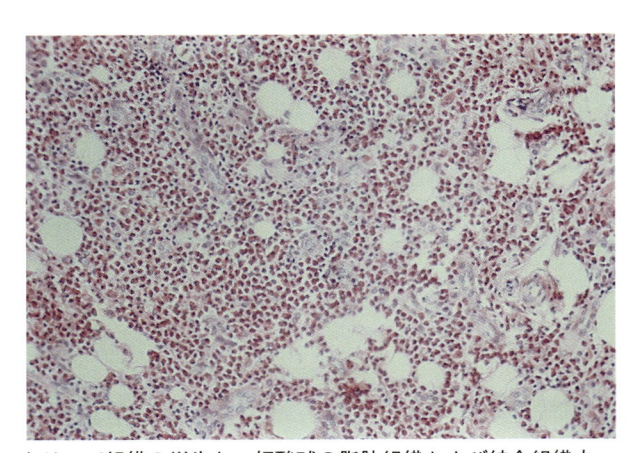

図2　病理組織像（左：弱拡大、右：強拡大）：リンパ濾胞を伴ったリンパ組織の増生と、好酸球の脂肪組織および結合組織内への著しい浸潤がみられる。

②壊死性唾液腺化生

> 総論 58p

概説 唾液腺の壊死性、炎症性の疾患であり、小唾液腺、特に口蓋部に好発する。原因は不明であるが、物理的、化学的因子あるいは感染などによって、唾液腺への血液供給の障害が起こり、梗塞、壊死が生じると考えられている。臨床経過から梗塞期、壊死期、潰瘍期、修復期、治癒期に分けられ、腫脹、潰瘍が主な症状であるが、必ずしも潰瘍を形成せずに治癒する症例もある。

治療方針 特に治療をしなくても6～10週で自然治癒をするので、対症療法のみを行う。小唾液腺に発症すると、臨床的に悪性腫瘍と類似した潰瘍を形成するため、鑑別診断上重要な疾患である。

症　例：23歳、女性
主　訴：口蓋の腫脹
現病歴および経過：3週前に右側口蓋部に自発痛と腫脹が生じた。3～4日で疼痛は消失したが、柔軟な腫脹が残存し、徐々に硬化してきた。

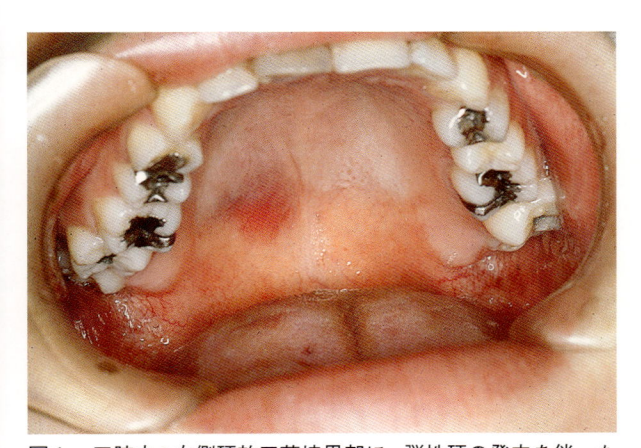

図1　口腔内：右側硬軟口蓋境界部に、弾性硬の発赤を伴った腫脹が認められる。

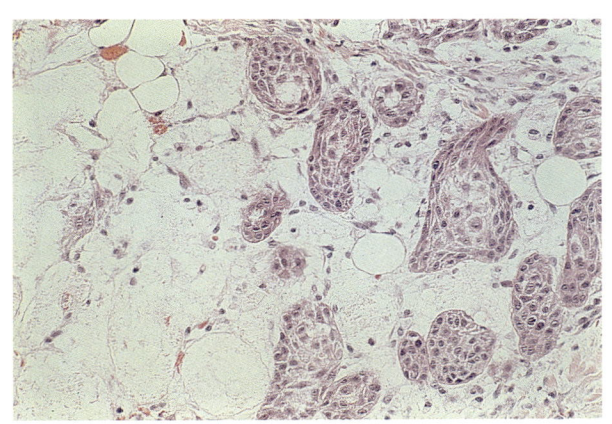

図2　病理組織像：腺房壁および導管の細胞が2～3層になり、扁平上皮化生した扁平上皮巣が多数認められる。構成細胞には異型性は認められない。

6．口腔粘膜疾患および類似疾患

定義・分類	口腔粘膜に肉眼で変化のみられる疾患をいう。広義には口腔粘膜に生じる全ての疾患を含むが、通常粘膜表面に変化が認められるものを粘膜疾患とし、歯性炎症の粘膜への波及、急性外傷による粘膜の変化、良性あるいは悪性腫瘍、嚢胞などは粘膜疾患に含まれない。	

	分類	内容
定義・分類	1) 色素性病変	メラニン色素沈着症、外因性色素沈着、色素性母斑。
	2) 潰瘍形成性疾患	褥瘡性潰瘍、Riga-Fede病、壊死性潰瘍性歯肉口内炎、壊疽性口内炎。
	3) アフタ性潰瘍	孤立性アフタ、慢性再発性アフタ、Behçet病、Felty症候群、周期性好中球減少症。
	4) 角化病変	扁平苔癬、白板症、白色海綿状母斑、Darier病、先天性爪甲肥厚症、先天性異角化症、ニコチン性口蓋白色角化症。
	5) 自己免疫性水疱症 ①天疱瘡	尋常性天疱瘡、増殖性天疱瘡、落葉性天疱瘡、紅斑性天疱瘡。
	②類天疱瘡	粘膜類天疱瘡（瘢痕性類天疱瘡）、水疱性類天疱瘡。
	6) 多形滲出性紅斑	多形滲出性紅斑、Stevens-Johnson症候群。
	7) 舌炎および類似疾患	地図状舌、溝状舌、正中菱形舌炎、黒毛舌、舌苔、平滑舌（Plummer-Vinson症候群、Hunter舌炎など）。
	8) 口唇炎および類似疾患	肉芽腫性口唇炎、Melkersson-Rosenthal症候群、血管神経性（Quincke）浮腫、口角びらん、腺性口唇炎、接触性口唇炎、剥離性口唇炎。
原因	一部の疾患を除き、ほとんどの疾患の原因は不明。原因不明な疾患に対しては、アレルギー、ウイルス感染、代謝異常、免疫異常、精神的因子の関与、遺伝的要因などが考えられている。	
症状	粘膜疾患の基本的な形態は、斑（白斑、紅斑、紫斑など）、丘疹、小水疱、水疱、膿疱、びらん、潰瘍、結節、腫瘤、あるいは萎縮のいずれか。ただし、口腔粘膜は咀嚼によって機械的な刺激を受け、局面によって異なった病態を示す。	

	分類	疾患名	原因・本態	症状	治療
疾患の概要	1) 色素性病変	①び漫性メラニン色素沈着症	生理的あるいは全身疾患に伴ったメラニン色素沈着。	有色人種の前歯部歯肉に好発。帯状あるいは散在する褐色から黒褐色の色素斑。全身疾患に伴うものは、口唇、頬粘膜、歯肉、口蓋に散在性の褐色の色素斑。	症状がなければ経過観察。必要があれば切除、あるいはレーザーによる蒸散。
		②外因性色素沈着	主として歯科用金属による色素沈着。	黒色ないし黒紫色の歯肉縁の着色。	必要に応じて歯肉切除と金属の撤去。
		③色素性母斑	メラニン色素産生細胞（母斑細胞、メラノサイト）の過誤腫的増殖。	皮膚のほくろに相当するもので、口蓋、頬粘膜、歯肉などの限局性の黒色の腫瘤あるいは斑。	切除。
	2) 潰瘍形成性疾患	①褥瘡性潰瘍	慢性の機械的な刺激（圧迫、摩擦）によって生じる潰瘍。	舌縁部や下顎舌側部に好発する。潰瘍は不定形で、比較的浅く、表面は灰白色から黄白色、舌では周囲に硬結を生じるものがある。	原因となっている刺激を除去。
		② Riga-Fede病	乳幼児の舌下面にみられる潰瘍。先天歯や早期萌出歯の刺激によって生じる。	舌下面の潰瘍。ときに肉芽組織が増生。	原因歯の鋭縁の削合あるいは抜歯。
		③壊死性潰瘍性歯肉口内炎	紡錘歯、スピロヘータ、プレボテラによる混合感染。	若い成人に発症。歯肉縁の壊死性潰瘍からはじまり、周囲粘膜に波及。	安静、抗菌薬の投与、栄養補給。
	3) アフタ性潰瘍	①慢性再発性アフタ	原因不明（自己免疫機序の関与、好中球機能の亢進？）。口腔粘膜にアフタが再発を繰り返す。	定期的或いは不定期に口腔にアフタを生じる。小アフタ（直径2〜5mm程度）型、大アフタ（直径10mm以上）型、疱疹状潰瘍（直径1〜2mm）型があり、いずれも有痛性。頬粘膜、口腔前庭に好発。	ステロイド薬の局所投与（軟膏、付着錠など）、抗炎症薬の投与。
		② Behçet病	原因不明。慢性再発性アフタと病因が共通。再発性アフタを初発として、皮膚病変、眼病変、陰部潰瘍などを発現。	口腔の再発性アフタ（80％が初発症状）、結節性紅斑などの皮膚病変、網膜ブドウ膜炎などの眼病変、外陰部潰瘍などが生じる。ときに失明することがある。	抗炎症薬、ステロイド薬、コルヒチン、シクロフォスファミドの投与。再発性アフタに対してはステロイド薬の局所投与。

6．口腔粘膜疾患および類似疾患

分類	疾患名	原因・本態	症状	治療
4) 角化病変	①扁平苔癬	原因不明の炎症性角化症。細胞性免疫機序の関与が推測されている。金属アレルギーが疑われる症例もある。高血圧症、肝炎（特にC型肝炎）、糖尿病も発症に関与？	中年女性に多く発症。皮膚では、四肢、腹部、仙骨部に好発し、青紫色から赤紫色の丘疹。掻痒感あり。口腔粘膜では、頬粘膜に好発し、両側性にみられることが多い。白斑ないし白色の線条が基本的な変化。粘膜は萎縮性で、紅斑あるいはびらんを伴う。	ビタミンA、強肝薬、抗アレルギー薬の内服、ステロイド薬の局所投与。
	②白板症	粘膜に白斑を生じる病変の症状名。摩擦によって除去できない白斑で、他の疾患に分類できないもの。原因は不明だが、喫煙が重要な原因の1つ。その他機械的刺激、ビタミンA欠乏。	中年男性に多い。歯肉、舌、頬粘膜に好発。通常、自覚症状のない、粘膜面よりやや隆起した白色ないし灰白色の病変。均一型、非均一型あるいは斑紋型に分けられ、単発的にあるいは多発的にみられる。前癌病変として知られ、斑紋型からの癌化が多い。	喫煙者では禁煙あるいは量を減らす。ビタミンA、ベータカロチンの内服、小範囲のものは切除、レーザーによる蒸散。
5) 自己免疫性水疱症	①尋常性天疱瘡	自己免疫疾患。表皮細胞間物質（デスモゾーム構成成分）に対する自己抗体によって表皮内水疱が形成される。	通常、口腔粘膜に水疱が初発、次いで皮膚にも水疱（ただし、粘膜疹のみのものもある）。水疱はすぐに破れ難治性のびらんを形成、それを繰り返す。Nikolsky現象、患者血清中に天疱瘡抗体。	ステロイド薬、スルフォン剤の内服。重症の場合、血漿交換療法。死亡率数％。
	②類天疱瘡（粘膜類天疱瘡）	自己免疫疾患。基底膜（ヘミデスモゾームの構成成分）に対する自己抗体によって表皮下に水疱が形成される。	粘膜類天疱瘡（瘢痕性類天疱瘡）は、ほぼ100％口腔に初発。歯肉、頬粘膜、口蓋に水疱を生じ、すぐに破れて潰瘍となる。患者血清中に抗基底膜抗体がみられることがある（40％程度）。	ステロイド薬の内服、ステロイド薬の局所投与（あまり効果はない）。
6) 多形滲出性紅斑	多形滲出性紅斑	皮膚、粘膜に紅斑、びらん、水疱を生じる急性非化膿性炎症性疾患。特に粘膜疹や全身症状を伴う重症型をStevens-Johnson症候群と呼ぶ。原因は単一でなく、多元性。	皮膚では、やや隆起した滲出性の紅斑、ときに水疱形成。口腔では頬粘膜、舌、口唇などに紅斑、びらんないし潰瘍を生じる。Stevens-Johnson症候群では、発熱、頭痛などとともに粘膜症状が重度となり、水疱形成を伴った紅斑が全身に出現する。	症候性のものは原因の除去、ステロイド薬の内服。重症のものは全身状態の管理。
7) 舌炎および類似疾患	①地図状舌	原因不明（ビタミン欠乏？）。	小児、若い女性に好発。舌背前方あるいは辺縁部の糸状乳頭が欠如した紅色の斑。	症状なければ放置。ステロイド薬の局所投与。
	②溝状舌	原因不明（先天性、慢性炎症？）。	舌背表面の溝。	放置。
	③正中菱形舌炎	奇形？最近では萎縮性カンジダ症と考えられている。	舌背中央部の楕円形ないし菱形の赤味をおびた斑。	症状がなければ放置。症状があれば対症療法。
	④黒毛舌	口腔清掃不良、過度の喫煙、抗菌薬長期投与。	舌背糸状乳頭の伸長と、褐色から黒色の色素沈着。糸状乳頭の伸長のないものもある。	口腔清掃、含嗽薬の使用。
8) 口唇炎および類似疾患	①肉芽腫性口唇炎	原因不明（アレルギー、病巣感染？）。	口唇の硬結性腫脹。溝状舌、顔面麻痺を合併するものがMelkersson-Rosenthal症候群。	根尖病巣などの治療。審美的に問題があれば切除。
	②血管神経性（Quincke）浮腫	アレルギー	一過性で無痛性の腫脹。口唇以外では舌、口底部などに生じる。	経過観察でよい。
	③口角びらん	カンジダ症、貧血、Sjögren病など。唾液分泌過多。	口角炎とも呼ばれ、口角部の亀裂、びらん、出血。開口時に疼痛、出血。	症候性のものはその治療。抗真菌薬の局所投与。

1）色素性病変

①〜③ ☞ 総論 90p

概説 口腔粘膜の色素沈着には，内因性の色素によるものと外因性色素によるものがある．内因性色素沈着ではメラニンによるものが多い．外因性の色素沈着には，アマルガム，重金属，薬剤，食餌によるものがある．

① メラニン色素沈着：メラニン色素沈着には，び漫性のものと限局性のものがある．び漫性の色素沈着は有色人種に多くみられ，成人以後の健常人の歯肉，口唇，頬粘膜に好発する．また，ある種の全身疾患に伴って口腔粘膜にび漫性のメラニン色素沈着がみられることがある．すなわち，Addison病，Peutz-Jeghers症候群，von Recklinghausen病，McCune-Albright症候群で，種々の大きさのメラニン色素斑がみられることがある．限局性のものは，母斑細胞（メラノサイト）の過誤腫的な増殖によるものが多く，色素性母斑と呼ばれる．皮膚のほくろに相当し，口蓋，頬粘膜などに稀に生じる．

② 外因性色素沈着：口腔粘膜の外因性色素沈着は，主に歯科治療に使用される重金属によって起こる．すなわち，銀，パラジウム，アマルガムなどで，黒色から黒紫色の色素沈着が歯肉縁などに生じる．

治療方針 び漫性の色素沈着で症状がなく，変化のみられないものは経過観察でよい．審美的に問題がある場合は，漂白，レーザーによる蒸散などが行われる．限局性のものは切除する．外因性のものは放置して差し支えないが，審美的に問題があれば粘膜切除と金属の撤去を行う．

①メラニン色素沈着症

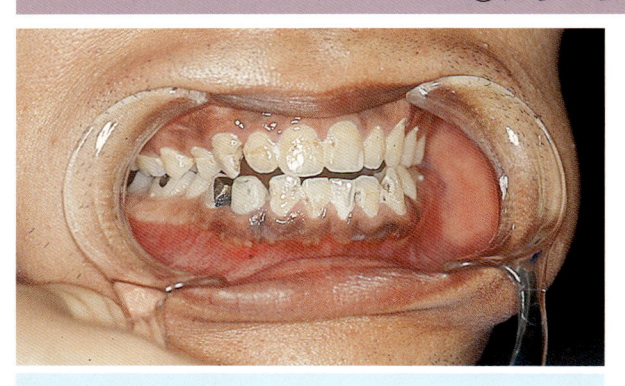

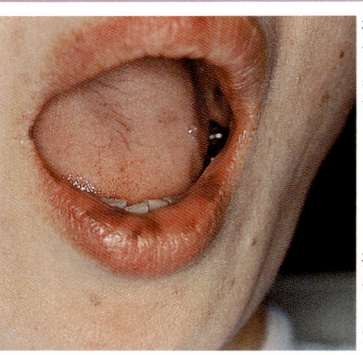

症例1：20歳，男性
主　訴：歯肉の着色
現病歴：前から歯肉の色が悪いのに気づいていた．最近になり，徐々に色が濃くなってきている．

症例1（左）口腔内：前歯部歯肉を中心とした黒色のメラニン色素沈着．

症例2（右）口腔内：下唇を中心に頬粘膜，舌にび漫性のメラニン色素沈着がみられる．

症例2：43歳、女性
主　訴：下唇の色素沈着
現病歴：5〜6年前より下唇に黒色の色素沈着を認めた．

②外因性色素沈着

症　例：26歳、女性
主　訴：4部歯肉の黒色の着色
現病歴：3年前に4に前装冠を装着．その後徐々に同部歯肉縁が黒くなりはじめた．

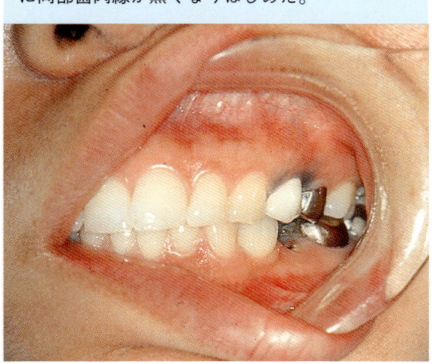

口腔内：4部歯肉縁の金属による着色．

③色素性母斑

症　例：34歳、女性
主　訴：左側下顎前歯部歯肉の腫瘤
現病歴：3カ月程前に左側下顎前歯部歯肉の小腫瘤に気づいたが，症状がないので放置していた．

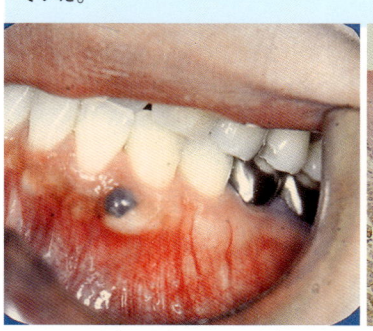

図1　口腔内：左側下顎前歯部歯肉の色素性母斑．

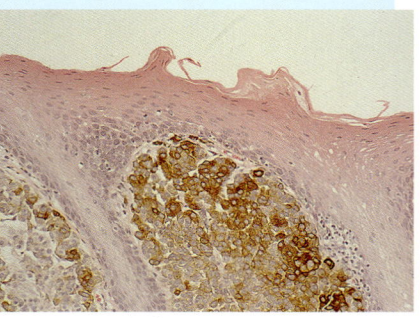

図2　病理組織像：粘膜下に母斑細胞の増殖がみられる．

2) 潰瘍形成性疾患

①〜③ ☞ 総論 90p

概説 潰瘍には、急性の外傷によって生じるもの、慢性の機械的な刺激によって生じる外傷性潰瘍（褥瘡性潰瘍）、アフタ性潰瘍（後述）、および壊死性潰瘍あるいは壊疽性潰瘍がある。
① **外傷性潰瘍**：急性外傷による潰瘍は、物理的な外力や化学的な損傷によって生じ、多くは短期間で治癒し再発しない。一方、慢性の機械的刺激によるものは、圧迫や摩擦などが繰り返し加わることによって潰瘍が形成される。その代表的なものが褥瘡性潰瘍であり、またこの範疇に入るものとしてBednarのアフタ、Riga-Fede病がある。
② **壊死性潰瘍**：多くの場合歯周炎が先行し、そこに局所あるいは全身の感染防御機能の低下を背景として、紡錘菌、ワンサンスピロヘータ（*Borrelia vincentii*）、プレボテラ（*Prevotella*）などの嫌気性菌の混合感染によって壊死性潰瘍が生じることがある。さらに、そこに腐敗菌が感染すると、壊疽性潰瘍となる。

治療方針 慢性の外傷性潰瘍では刺激となっているものを除去する。刺激を除去しても治癒しない褥瘡性潰瘍は、生検の必要がある。
壊死性潰瘍に対しては、安静にさせ、抗菌薬、抗炎症薬を投与する。摂食が困難な場合は、補液、栄養補給を行う。

① 褥瘡性潰瘍

症　例1：64歳、女性
主　訴：左側舌下面の接触痛
現病歴：5日程前より左側舌下面に食事の際疼痛があり、同部をみたところ潰瘍があるため、近歯科医に受診。軟膏を塗布したが症状に変化がなかった。

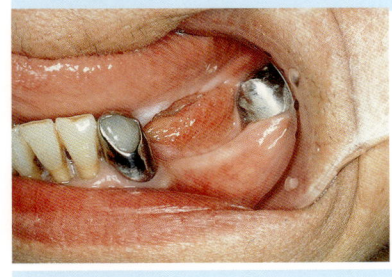

症例1　口腔内：左側舌下面の褥瘡性潰瘍。

症　例2：57歳、男性
主　訴：左側頬部の疼痛
現病歴：前から仕事に夢中になると歯を頬部にこする癖があった。4〜5日前左側頬部を強くこすったため傷ができ、気になって余計こするようになり、それとともに痛みがだんだん増してきた。

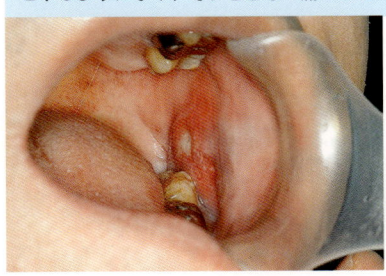

症例2　口腔内：左側頬部の褥瘡性潰瘍。潰瘍周囲の粘膜にも刺激のため発赤がみられる。

② Riga-Fede病

症　例：2カ月、男児
主　訴：授乳をいやがる。
現病歴：半月程前から下顎前歯が萌出し、それとともに授乳を嫌がるようになってきた。

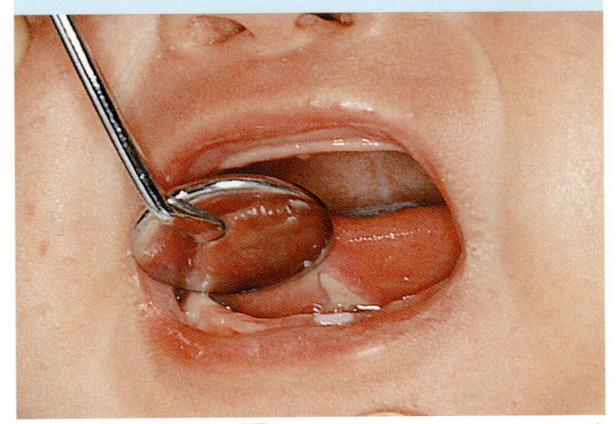

口腔内：Riga-Fede病。A|がすでに萌出しており、舌下面に潰瘍がみられる。

③ 壊死性潰瘍性歯肉口内炎

症　例：27歳、男性
主　訴：口腔（歯肉）の疼痛
現病歴：5日前に|6を抜歯。その後歯肉全体が発赤し、自発痛、接触痛が強く、38℃前後の発熱もあった。

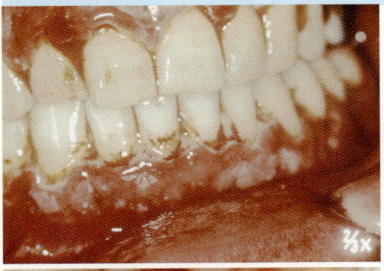

図1　口腔内：壊死性潰瘍性歯肉口内炎。歯肉全体が発赤し、下顎前歯歯肉縁に壊死性潰瘍の形成がみられる。

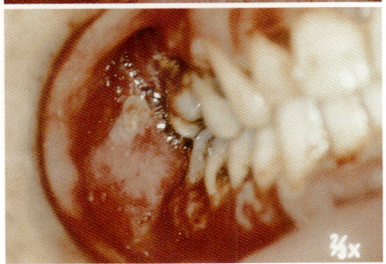

図2　口腔内：|6部歯肉から頬粘膜にも壊死性潰瘍がみられる。

3）アフタ性潰瘍

①〜② ☞ 総論 90p

概説　アフタ性潰瘍とは、直径2〜10mm程度の円形あるいは類円形の有痛性の潰瘍で、潰瘍周囲に幅の狭い紅暈と呼ばれる紅斑がみられるものをいう。アフタを生じる疾患として、ウイルス感染症、Felty症候群、周期性好中球減少症などの白血球減少症、孤立性アフタ、慢性再発性アフタ、およびBehçet病がある。ウイルス感染症では通常アフタが多発し、周囲に粘膜炎を伴うためアフタ性口内炎と呼ばれる。

再発性アフタは、定期的あるいは不定期にアフタが生じるものを1つの疾患単位と考えた呼称で、この再発性アフタを初発症状として皮膚、外陰部、眼、腸管、血管、神経などに広範な病変を形成するものがBehçet病で、再発性アフタのみみられるものを慢性再発性アフタと呼ぶ。再発性アフタは、アフタの大きさによって小アフタ型、大アフタ型、疱疹状潰瘍型の3つの病型に分けられ、この中では小アフタ型（直径2〜5mm程度）の発症頻度が70％と最も高い。

孤立性アフタは非再発性の単発性のアフタで、他に原発巣があって、細菌あるいはウイルスが血行性に播種されて生じると考えられているが、その概念は明確ではない。

治療方針　根治的な治療法はなく、主として局所療法を中心とした対症療法が行われている。すなわち、ステロイド薬の軟膏、噴霧薬、付着錠が有効で、再発性アフタに対する基本的な治療法として行われている。その他、含嗽薬（ポピドンヨード、アズレンスルホン酸ナトリウムなど）、トローチが用いられている。全身投与としては非ステロイド系抗炎症薬、抗アレルギー薬（グリチロン、塩酸アゼラスチンなど）、ビタミン剤（ビタミン B_6、B_{12} など）、向精神薬（アルプラゾラム、メタセパム、スルピリドなど）、漢方薬（温清飲など）などが投与され、ある程度の効果が得られる。ステロイド薬や免疫抑制薬の全身投与は有効であるが、副作用の点からアフタが頻繁に再発を繰り返す重症な症例、あるいはBehçet病が適応となる。

---

①孤立性アフタ

症　例：54歳、女性
主　訴：左側頬粘膜の接触痛
現病歴：10日前頃より風邪を引き、全身状態が悪化し、内科に入院。全身状態は徐々に改善してきたが、3日前より左頬粘膜に潰瘍を生じ接触痛が強い。これまでにアフタができた既往はない。

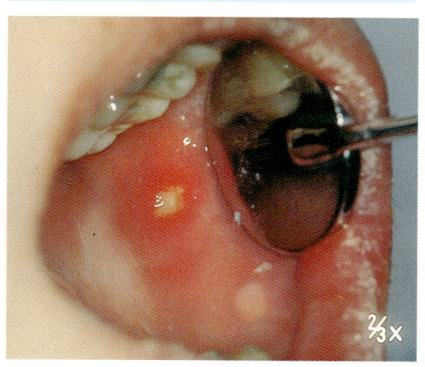

口腔内：左側頬粘膜に単発性のアフタ性潰瘍が認められる。周囲の粘膜にも発赤がみられる。

②慢性再発性アフタ

症例1：29歳、男性
主　訴：下唇の疼痛
現病歴：3日前より左側下唇に潰瘍が生じ、自発痛とともに接触痛が強い。なお、数年前より疲労時にアフタが生じるようになった。

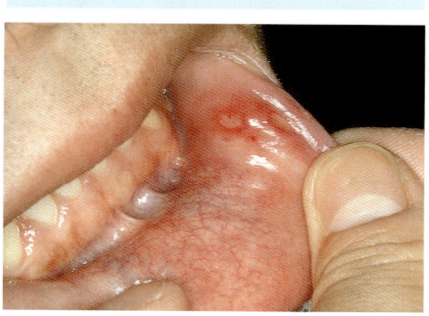

症例1　口腔内：小アフタ型の慢性再発性アフタ。

症例2：36歳、女性
主　訴：舌の疼痛
現病歴：1週間程前より舌にアフタが生じ、接触痛が強く、摂食や発音に支障があり来院。これまでにほとんど毎月口腔にアフタが生じていた。

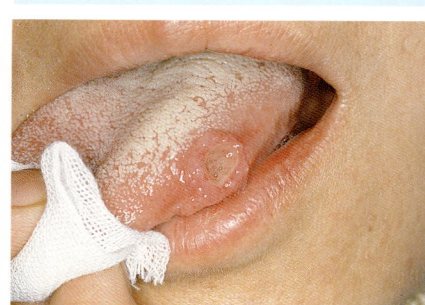

症例2　口腔内：左側舌の大アフタ型の慢性再発性アフタ。歯で刺激したためアフタ周囲に硬結がみられる。

③ Behçet病

☞ 総論 90p

概説 1937年トルコのBehçetによって初めて報告された、原因不明の全身性炎症性疾患である。本疾患は、地中海沿岸諸国から日本に至るシルクロードに沿った地域に多発しており、我が国は世界有数の多発国である。地域的には北海道など寒冷地に多い。従来、患者は男性に多いといわれてきたが、近年性差がなくなってきている。ただし、男性の方が重症化しやすい。発症年齢は、男女とも30歳前後にピークがある。

原因は不明であるが、最近好中球機能の亢進を背景として、免疫異常や自己免疫的な機序によって発症するとの説が有力と考えられている。その際、レンサ球菌が抗原として働いている可能性が重視されている。なお、Behçet病ではHLA-B5（特にHLA-B51）の保有率が高く、本症の遺伝的素因として注目されている。

症状としては、口腔の再発性アフタ、結節性紅斑などの皮膚症状、網膜ブドウ膜炎などの眼症状、外陰部潰瘍の4主症状のほか、副症状として関節炎、消化器病変、血管病変、中枢神経病変などがみられることがある。主症状のうち、再発性アフタは必発症状で、しかも初発症状となることが多い。症状によって完全型、不全型、Behçet病の疑いの3型に分類される。なお、Behçet病では、大アフタ型が多いといわれている。

治療方針 病変が多彩なため、症状に応じた治療が行われる。薬物療法が主体で抗炎症薬、ステロイド薬、白血球機能抑制薬、免疫抑制薬、抗凝固薬などが用いられる。再発性アフタに対しては、慢性再発性アフタと同様局所療法が適応される。各症状は慢性の経過をたどり、眼病変のため失明することがある。失明率は、男性で40％前後、女性で20％前後である。なお、血管、中枢神経病変のため死亡することもある。

症　例：43歳、男性
主　訴：口腔内の疼痛
現病歴：7〜8年前より口腔にアフタが多発するようになり、最近では常時アフタが存在するようになった。4〜5カ月程前より、顔面に毛嚢炎様の皮疹とともに陰部に潰瘍、下肢に紅斑を生じるようになり、内科および皮膚科に受診、Behçet病と診断された。数週間前より口腔にアフタが多発し、摂食が困難となった。

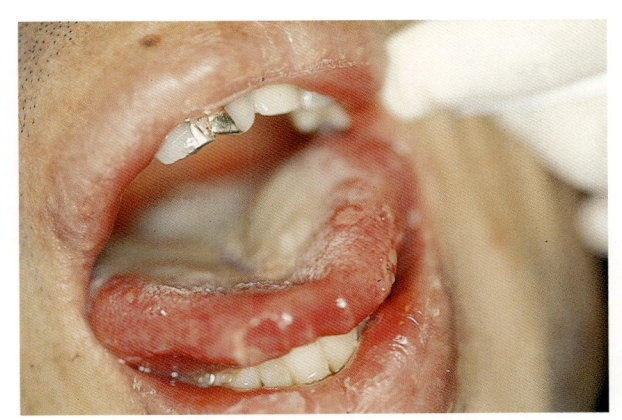

図1　口腔内：Behçet病における舌背部の再発性アフタ。

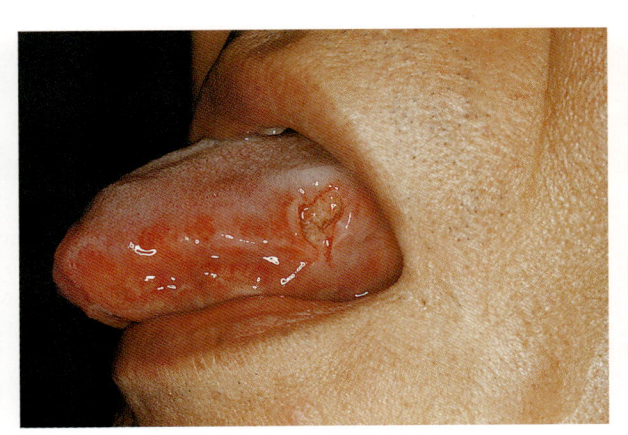

図2　病態：舌側縁部の大アフタ型のアフタ。

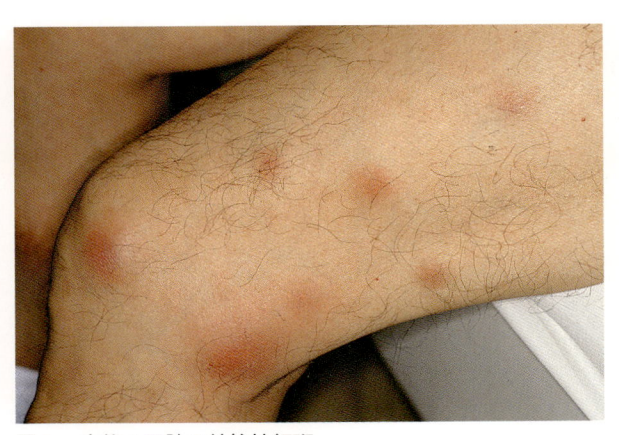

図3　病態：下肢の結節性紅斑。

4) 角化病変

①扁平苔癬

概説 扁平苔癬は、皮膚および口腔粘膜の炎症角化症で、組織学的に上皮（粘膜上皮）の角化、基底膜の断裂、上皮（粘膜上皮）下組織のT細胞の帯状の浸潤を特徴とする疾患である。皮膚と口腔の扁平苔癬の臨床症状、経過は全くといっていいほど異なっている。口腔扁平苔癬（OLP）は、皮膚病変に伴ってあるいは単独にみられ、40～50歳代の女性に好発する。原因は不明であるが、細胞性免疫機序の関与が推測されている。金属アレルギーが疑われる症例もある。口腔での好発部位は頰粘膜で、両側性にみられることが多い。OLPの基本的な変化は白斑ないしは白色の線状で、その状態によって線状型、環状型、網状型などに分類される。通常、白斑の周囲あるいは白斑に囲まれて紅斑がみられる。白斑が優位な場合は無症状であるが、紅斑からびらんが生じると（びらん型OLP）しみるなどの自覚症状が生じる。

治療方針 OLPは難治性で、慢性に経過する。びらんに対しては、ステロイド軟膏の塗布が有効であるが、白斑を消失させることは難しい。その他種々の治療が試みられているが、いずれも効果は判然としない。なお、金属アレルギーが疑われる場合は、補綴物あるいは充填物を撤去すると症状が改善することがある。なお、OLPから稀に癌が発症することがある。

症例1：47歳、男性
主　訴：口唇、頰粘膜の粗造感
現病歴：4～5カ月前より口唇頰粘膜がざらざらしているのに気づいた。1カ月前より手背に発疹がみられる。

症例2：72歳、女性
主　訴：左右頰粘膜の違和感
現病歴：4～5年前より、左右頰粘膜に摂食時軽度の疼痛と違和感があった。

症例3：67歳、女性
主　訴：左右頰粘膜の疼痛
現病歴：半年前左右下顎大臼歯に金属冠を装着した。その後左右頰粘膜がしみるようになり、接触痛も生じ、徐々に増強してきた。

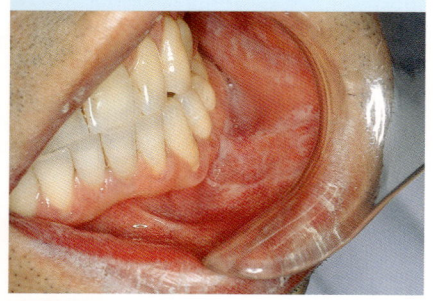

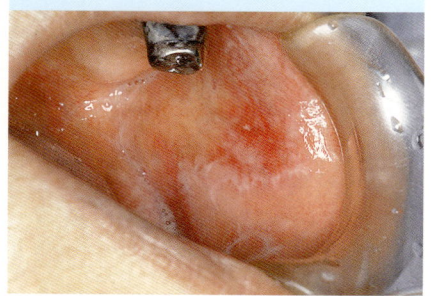

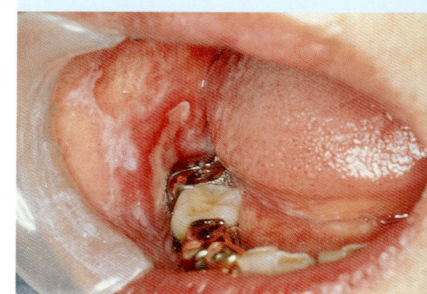

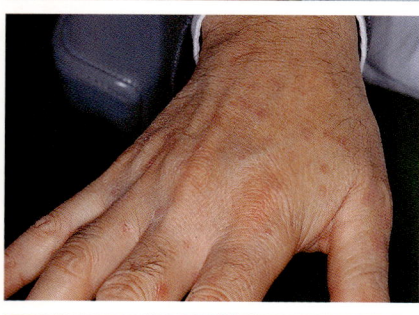

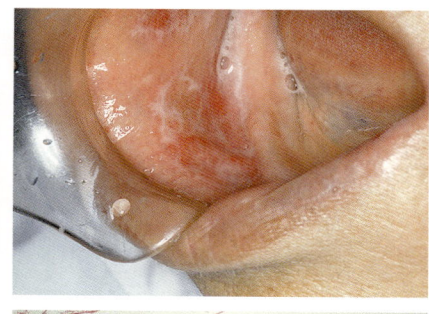

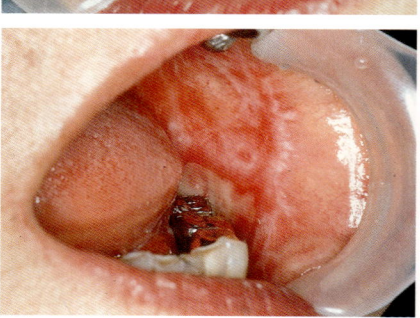

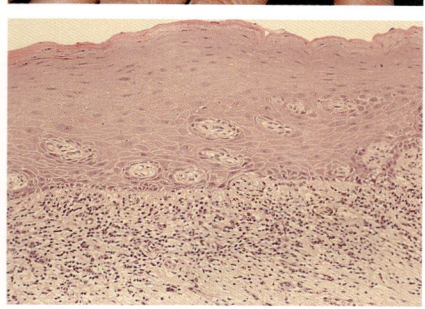

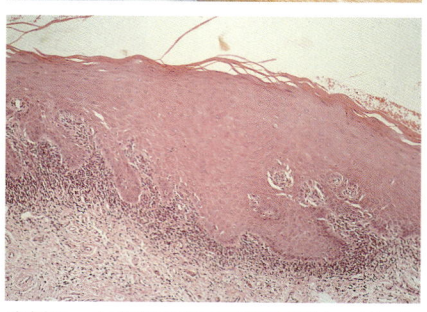

症例1　口唇から頰粘膜にかけての扁平苔癬（上）、手背の病変（中）、口腔病変の病理組織像（下）。

症例2　左右頰粘膜の扁平苔癬（上、中）、およびその病理組織像（下）。

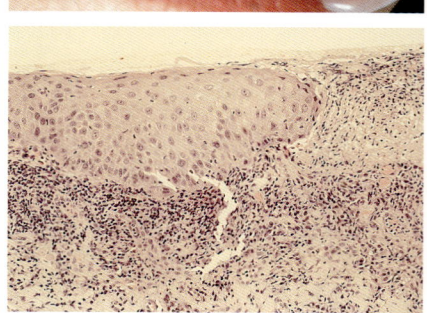

症例3　金属アレルギーが疑われる左右頰粘膜のびらん型の扁平苔癬（上、中）とその病理組織像（下）。

②白板症

> 総論91p

概説 白板症は口腔粘膜に白斑を生じる病変を指す臨床（症状）名である。WHO（1978）では、白板症を『摩擦によって除去できない白斑で、他の診断可能な疾患に分類できないもの』と定義している。中年以降の男性に多くみられ、前癌病変として知られている。原因は不明であるが、喫煙が重要な病因として考えられている。その他、機械的な刺激、エストロゲンの欠乏、ビタミンA欠乏、刺激性食物の嗜好などがあげられている。白板症の好発部位は、歯肉、舌、頬粘膜で、通常自覚症状のない、粘膜面よりやや隆起した白色ないし灰白色の病変が単発的あるいは多発性に認められる。病変は、小範囲のものから（限局性）口腔全体に及ぶもの（び漫性）まである。視診による臨床型は、均一型、非均一型あるいは斑紋型に分けられる。非均一型あるいは斑紋型で、組織学的に上皮異形成がみられることが多く、癌化の頻度が高いとされている。

治療方針 癌化の可能性があることから、生検を行い、上皮異形成の有無を確認しておく必要がある。まず、刺激となっている可能性のあるものを除去し、喫煙者では喫煙を禁じるか、喫煙量を減らすように指導する。それで病変が消失しないようであれば、切除が勧められる。病変が大きければ、レーザーによる蒸散が行われる。（68pも併せて参照）

症例1：65歳、女性
主訴：右頬粘膜の白斑
現病歴：3カ月程前より右頬粘膜の白斑に気づいていたが、症状がないので放置していた。

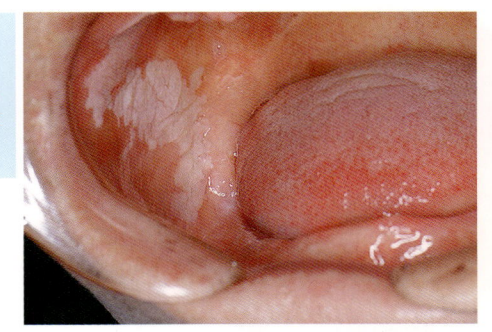

症例1 口腔内：右頬粘膜の均一型の白板症。

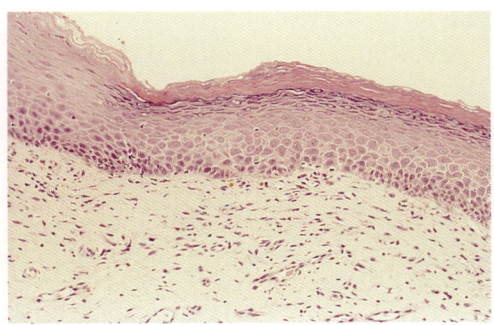

症例1 病理組織像

症例2：45歳、男性
主訴：下顎前歯部歯肉の白斑
現病歴：4～5年前より下顎歯肉の白斑に気づいていたが、疼痛がないので放置。

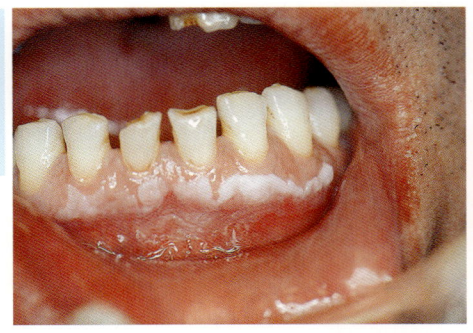

症例2 口腔内：下顎前歯部歯肉の均一型白板症。

症例2 病理組織像：過角化がみられる。

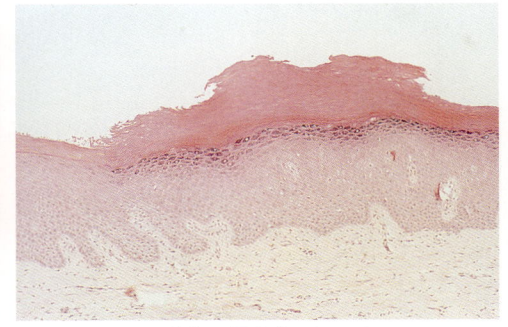

症例3：48歳、女性
主訴：舌の白斑の精査
現病歴：4～5日前齲蝕治療のため歯科に受診した際、左舌下面の白斑を指摘された。

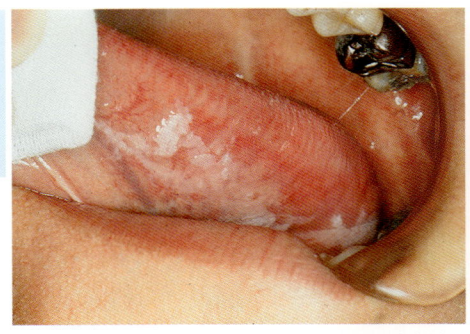

症例3 口腔内：左側舌下面の非均一型の白板症。

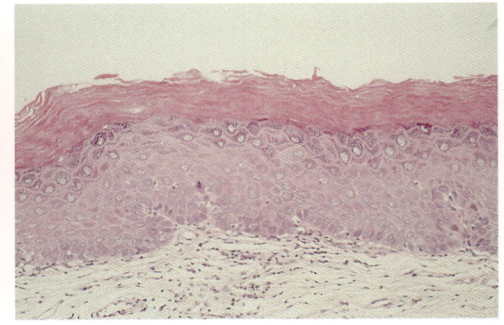

症例3 病理組織像：過角化と上皮異形成がみられる。

5）自己免疫性水疱症

概説　自己免疫性水疱症は、自己免疫学的機序により表皮細胞間接着あるいは表皮基底膜部の障害を生じる疾患である。抗上皮細胞間物質抗体陽性を示す天疱瘡と、抗基底膜抗体陽性を示す類天疱瘡に大別される。抗上皮細胞間物質抗体はデスモゾーム構成成分、抗基底膜抗体はヘミデスモゾーム構成成分に対する自己抗体であることが明らかにされてきた。天疱瘡は、尋常性、増殖性、落葉性、紅斑性の4型に分類され、これらのうち口腔粘膜には、尋常性および増殖性天疱瘡で病変がみられる。尋常性天疱瘡では約80％に粘膜疹がみられ、60％以上が口腔に初発する。口腔での好発部位は、頰粘膜、口蓋、下唇、歯肉で、水疱が生じるが、破れて難治性のびらんが形成される。

類天疱瘡は、水疱性天疱瘡、粘膜類天疱瘡（瘢痕性類天疱瘡）に分類される。このうち、粘膜類天疱瘡はほぼ100％口腔に初発し、皮膚症状の発現は少ない。口腔での好発部位は、歯肉、頰粘膜、口蓋で、水疱が生じるが、すぐに破れて潰瘍となる。

治療方針　天疱瘡ではステロイド薬、スルフォン剤（DDS）、免疫抑制薬などの全身投与が行われる。重症の場合、血漿交換療法も行われる。放置すると死に至ることもある。

類天疱瘡ではステロイド薬のほか、テトラサイクリン、ニコチン酸アミドの投与が行われる。局所的にはステロイド薬含有軟膏、含嗽薬が用いられるが、あまり効果は期待できない。予後は、天疱瘡に比べるとよい。

①尋常性天疱瘡

症　例：63歳、女性
主　訴：口腔の接触痛
現病歴：半年程前に口蓋に水疱が生じ、破れてびらんとなった。その後、口腔全体にびらんが生じ、治癒、再発を繰り返すようになった。内科、耳鼻科に受診するも、原因不明との診断であった。

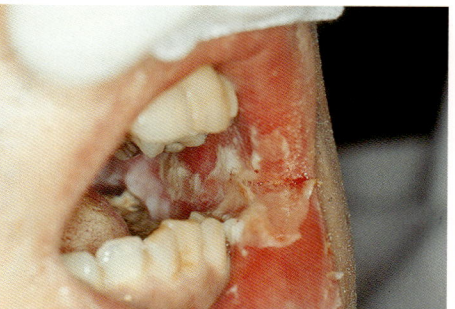

図1　口腔内：頰粘膜の尋常性天疱瘡。

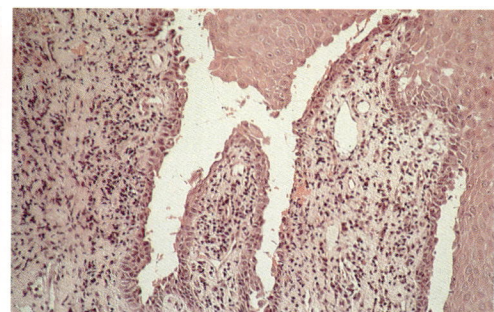

図2　病理組織像：棘融解と上皮内水疱が認められる。

②類天疱瘡

症　例：61歳、男性
主　訴：口腔内の疼痛
現病歴：1カ月前より口腔全体が荒れた感じがするようになり、徐々にそれがひどくなってきた。

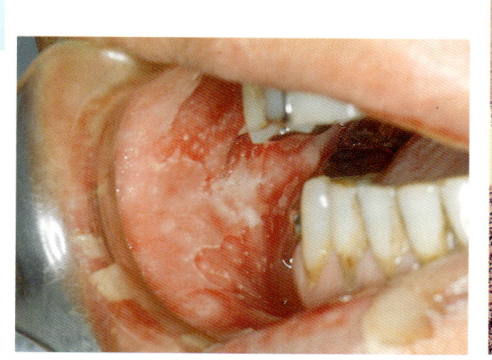

図1　口腔内：頰粘膜の粘膜類天疱瘡。

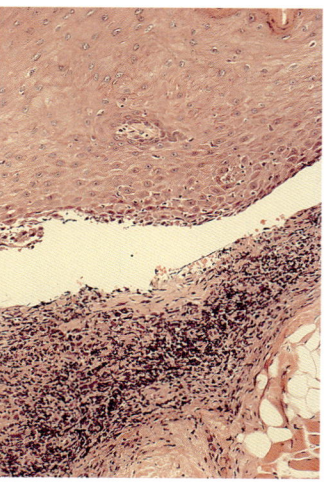

図2　粘膜類天疱瘡の病理組織像：上皮下に水疱形成がみられる。

6) 多形滲出性紅斑

① 多形滲出性紅斑

概説 多形滲出性紅斑は、皮膚、粘膜に紅斑、びらん、水疱を生じる急性非化膿性炎症性疾患である。皮膚のみの軽症型と、粘膜疹や全身症状を伴う重症型に分けられる。そのうち、広範囲の皮疹、粘膜疹、眼症状や重篤な全身症状を合併するものを Stevens-Johnson 症候群と呼ぶ。様々な原因による反応性の変化と考えられており、単純疱疹ウイルス、肺炎マイコプラズマなどの感染、抗菌薬や抗炎症薬などの薬物、食物などによって症候性に生じるものと、原因が特定できない特発性のものがある。

重症の場合、発熱、頭痛、関節痛、下痢などとともに皮膚、粘膜に紅斑、水疱を生じる。粘膜では紅斑、びらん、潰瘍としてみられる。疼痛、接触痛が激しく、食物の摂取、会話が困難となる。

治療方針 症候性のものは、原因を除去するよう努める。対症療法として、抗ヒスタミン薬、抗アレルギー薬、抗炎症薬、ステロイド薬の投与などが行われるが、原因として薬物アレルギーが考えられるので薬物の選択は慎重に行う。重症の場合は、入院させて全身管理を行うとともに、ステロイド薬を投与する。肺炎などの二次感染によって死亡することがある。

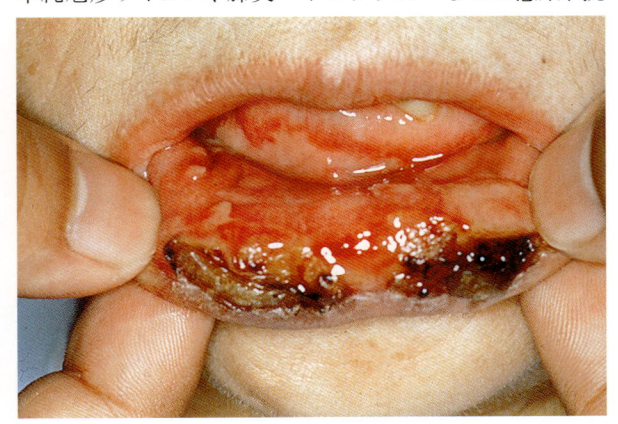

病態：下唇の多形滲出性紅斑。歯肉にも紅斑が認められる。

症　例：32歳、男性
主　訴：下唇のただれ（びらん）
現病歴：3日前軽度の発熱とともに下唇がただれ、出血もみられるようになった。

② Stevens-Johnson 症候群

概説 上述のように、皮疹、粘膜疹に重篤な全身症状を伴うものを Stevens-Johnson 症候群と呼ぶ。他に皮膚、粘膜を冒す病型として、Fiesinger-Rundu 症候群または多開口部びらん性外胚皮膚症、Baader 症候群あるいは皮膚口内炎があり、いずれも Stevens-Johnson 症候群の同義語として皮膚・粘膜・眼症候群として一括されている。若い成人に多く発症し、季節的には春秋に多い。なお、中毒性皮膚壊死（Lyell 症候群）型の薬疹も、広い意味でこの範疇に入る。

症　例：35歳、男性
主　訴：口唇および口腔内の疼痛
現病歴：4日前内科で処方された風邪薬を内服後、39℃前後の発熱、頭痛とともに全身の皮膚に紅斑、水疱が生じ、口唇、口腔内にも紅斑からびらんが生じた。

図1　口腔内：下唇、舌に紅斑、びらんがみられる。

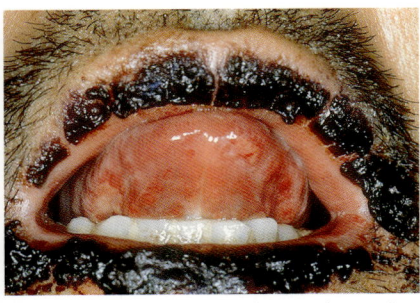

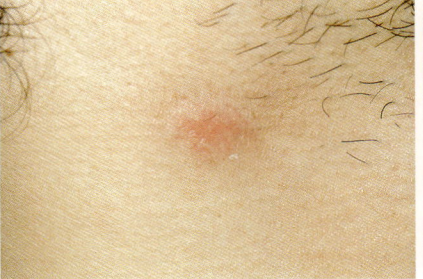

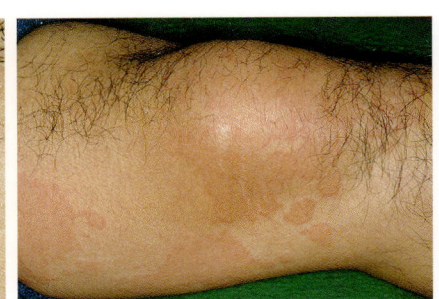

図2　病態：皮膚のびらん

図3　病態：下肢の紅斑

7) 舌炎および類似疾患

①〜⑥ ☞ 総論91p

概説 舌に生じる疾患は、舌の解剖学的構造に関係のある疾患（溝状舌、分葉舌、葉状乳頭肥大など）、萎縮を来す疾患（Hunter舌炎、Plummer-Vinson症候群など）、舌背に変化を生じる原因不明の種々の疾患（地図状舌など）がある。

①**地図状舌**：舌表面に種々の大きさの淡紅色の斑を生じ、それらが癒合して地図状を呈する原因不明の疾患である。日によって病変の位置、形態が変わることがあり、小児あるいは若い女性にみられることが多い。主として舌背の辺縁部および前方部に認められ、灰白色の辺縁を持つ円形ないし半円形の鮮紅色から淡紅色の斑としてみられる。病変部の糸状乳頭は消失している。

②**溝状舌**：舌背表面に多数の溝がみられるものをいう。溝の数、形、深さは様々で、通常自覚症状はない。

③**正中菱形舌炎**：舌背の中央部、分界溝前方に楕円形あるいは菱形の赤みを帯びた斑としてみられる。従来、舌原基の癒合不全から起こる発育異常（形成不全）とされてきたが、最近では萎縮性カンジダ症に関連したものと考えられている。通常、自覚症状はないが、ときにしみることがある。

④**黒毛舌**：舌背部の糸状乳頭の伸長と、褐色から黒色の色素沈着を来すものをいう。ただし、色素沈着のみのものもある。また、逆に糸状乳頭が伸長しても着色を示さないものもある（毛舌）。黒毛舌は、初老男性で口腔清掃状態が悪く、喫煙量の多い人にみられる。色素沈着のみのものは、抗菌薬の長期投与によるものが多い。通常、自覚症状はない。

⑤**舌苔**：舌背表面に生じる白色ないし灰白色の苔状のもので、糸状乳頭の増殖、肥厚と剥離上皮、唾液成分、食物などが堆積したものである。

⑥**平滑舌**：舌の萎縮性変化の結果生じるもので、糸状乳頭が消失して舌背が平坦化したものである。ビタミンB_{12}の不足（悪性貧血によるHunter舌炎）、鉄分の不足（鉄欠乏性貧血によるPlummer-Vinson症候群）、Sjögren症候群、放射線治療などによって生じ、灼熱感や接触痛を伴う。

治療方針 基本的には症状がなければ放置してよい。その際、患者には放置しても差し支えないことをよく説明しておく。疼痛、接触痛のあるものに対しては、含嗽薬、ステロイド薬含有軟膏などの軟膏が用いられる。平滑舌に対しては、原因となった疾患の治療を行う。

①地図状舌

症　例：28歳、女性
主　訴：舌の精査
現病歴：数年前から舌がまだらなのに気づいていたが、痛みがないので放置していた。最近、親戚の人が舌癌になり、気になって来院した。

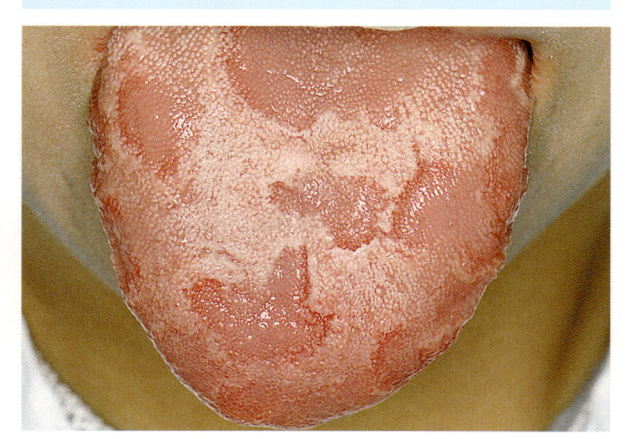

病態：舌背に糸状乳頭が欠如した斑が地図状にみられる。自覚症状はない。

②溝状舌

症　例：34歳、女性
主　訴：舌の溝
現病歴：最近、舌を噛み、その際舌をよく見たら溝があることに気づき、だんだん気になってきた。

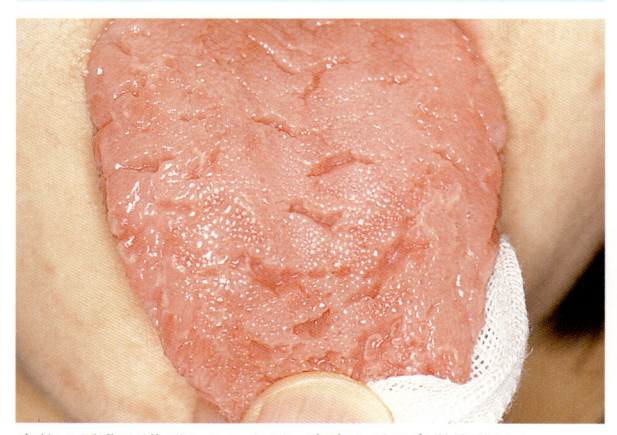

病態：舌背に溝がみられるが、疼痛などの自覚症状はない。

③正中菱形舌炎

症　例：48歳、男性
主　訴：舌の接触痛
現病歴：4〜5日前より舌背中央部に接触時疼痛を感じるようになった。それまで特に症状はなかった。

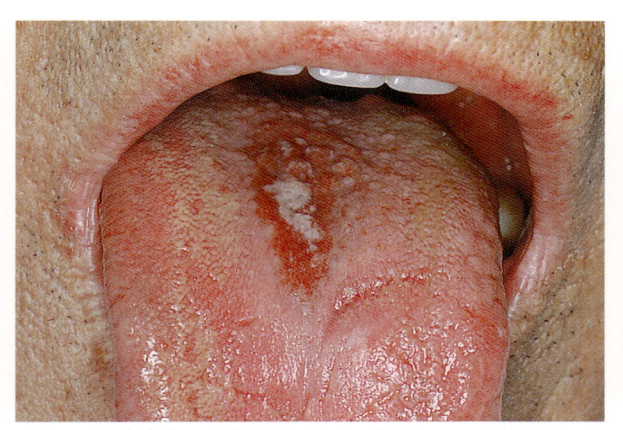

病態：舌背中央部の糸状乳頭がなく、菱形ないし長楕円形の紅斑がみられる。その中央部にびらんが認められる。

④黒毛舌

症　例：56歳、男性
主　訴：舌の違和感
現病歴：半年前から舌背部が黒くなり始め、それとともに表面が毛状になり、最近違和感ないし不快感を覚えるようになった。

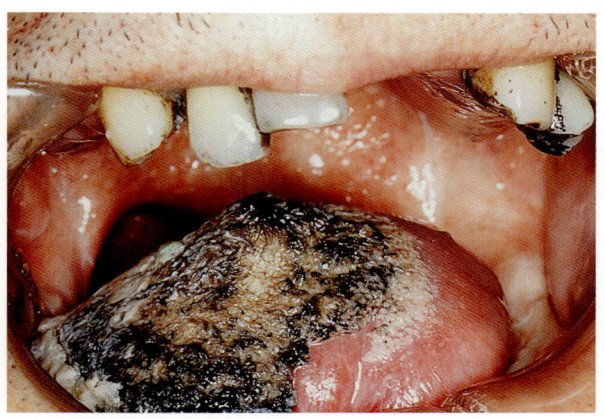

病態：糸状乳頭の毛状の伸長と黒色の色素沈着がみられる。

⑤舌苔

症　例：68歳、男性
主　訴：舌が白い。
現病歴：4〜5日前から舌が白くなっているのに気づいた。自覚症状がないが、気になって来院した。

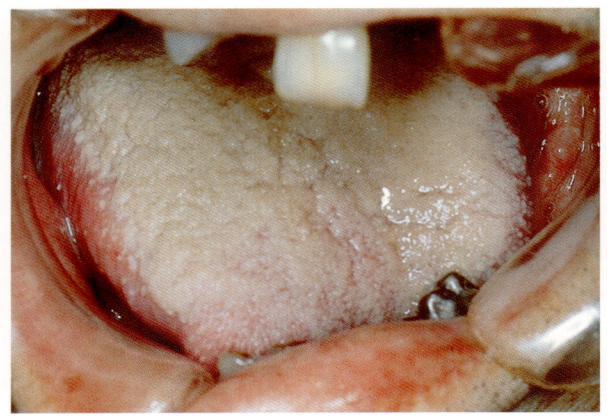

病態：舌苔

⑥平滑舌

症　例：39歳、女性
主　訴：舌がヒリヒリする。
現病歴：数カ月前より舌が平らになり、時々赤くなって接触痛を生じるようになった。最近では、熱いものや刺激性の食物の摂取後に舌がヒリヒリするようになった。

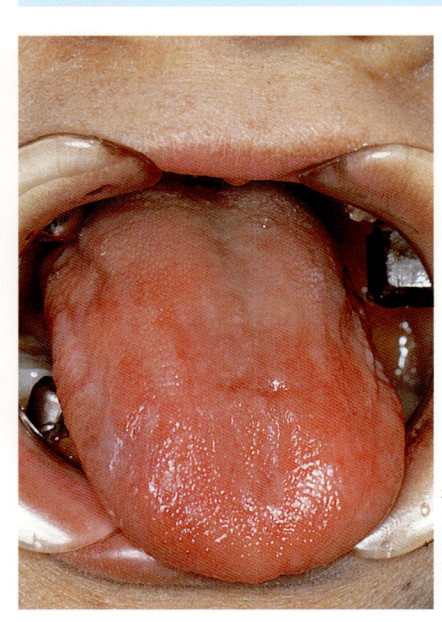

病態：鉄欠乏性貧血患者における平滑舌。糸状乳頭が消失し、舌が平らになっている。

8）口唇炎および類似疾患

①〜③ ☞ 総論91p

概説　口唇には、口唇炎と呼ばれるびらんや亀裂を生じる炎症性疾患（接触性口唇炎、剥離性口唇炎、口角びらん）や、口唇が腫脹あるいは腫大する疾患（肉芽腫性口唇炎、Melkersson-Rosenthal症候群、腺性口唇炎、血管神経性浮腫）などがある。

①**肉芽腫性口唇炎**：口唇に硬結性腫脹を来す疾患である。Melkersson-Rosenthal症候群と同類の疾患と考えられており、単症状（口唇の腫脹）のものが肉芽腫性口唇炎で、それに溝状舌、顔面の神経麻痺を伴うものがMelkersson-Rosenthal症候群である。

②**血管神経性浮腫［Quinckeの浮腫］**：急性限局性に皮膚あるいは粘膜下組織に浮腫を生じる疾患で、口腔領域では口唇、舌、口底部などに一過性で無痛性の腫脹を生じる。遺伝性のものがあり、その場合症状がより重篤で、喉頭浮腫によって死亡することがある。

③**口角びらん**：口角炎とも呼ばれ、種々の原因で口角にびらん、亀裂を生じる。カンジダ症、唾液分泌過多症、貧血、糖尿病などでみられる。

治療方針　肉芽腫性口唇炎は、慢性に経過し、的確な治療法はない。審美的に問題がある場合は、切除が適応される。Quincke浮腫は、通常24〜48時間で消退するので経過観察でよい。口角びらんは、その発症背景に全身疾患があればその治療を行う。カンジダ症であれば、抗真菌薬の軟膏あるいはゲルを用いる。

---

①肉芽腫性口唇炎

症　例：21歳、男性
主　訴：下唇の腫脹
現病歴：3〜4カ月前より下唇が腫脹した。痛みがないので放置していたが、徐々に腫脹が増してきたため来院。

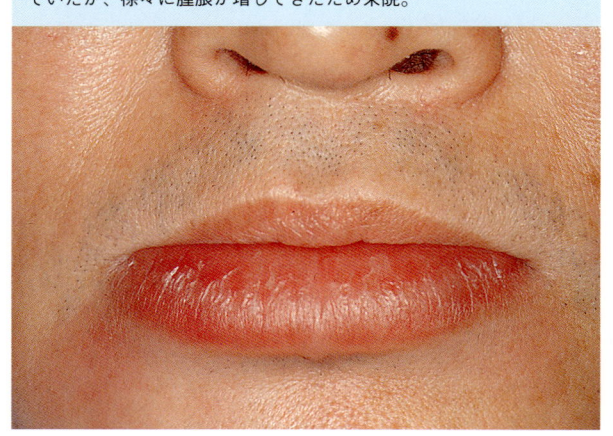

病態：下唇に生じた肉芽腫性口唇炎。下唇が厚ぼったくなっており、触診すると硬結感がある。

②血管神経性（Quincke）浮腫

症　例：15歳、女性
主　訴：上唇の腫脹
現病歴：昨日から急に上唇が腫脹した。それ以外の症状はない。

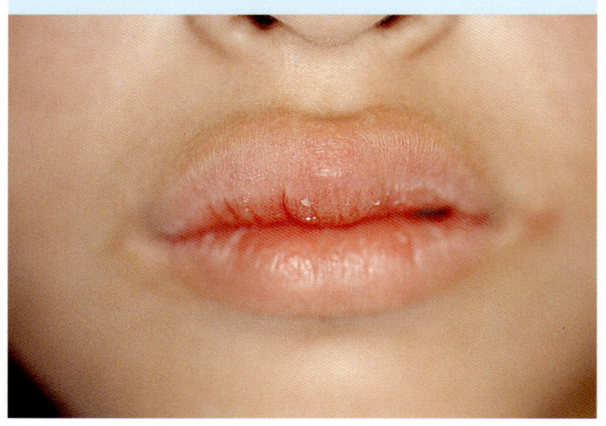

病態：上唇の血管神経性浮腫。

③口角びらん

症　例：39歳、女性
主　訴：両側口角の接触痛
現病歴：2～3カ月前より両側口角がただれたようになり、接触痛とともに大きく口を開けると出血するようになった。

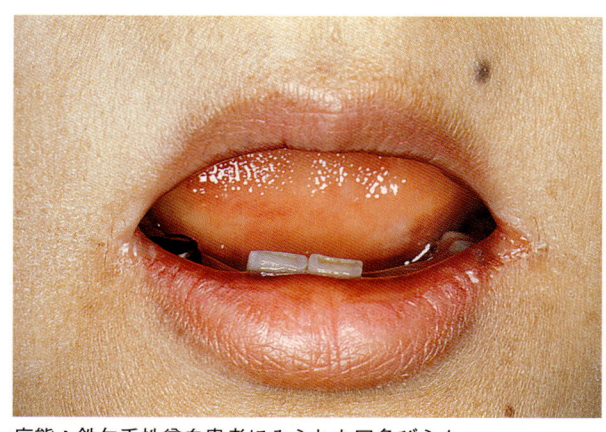

病態：鉄欠乏性貧血患者にみられた口角びらん。

9）血液疾患・出血性素因による口腔症状

血液疾患の分類				血液所見	一般症状、口腔・顔面の症状
1．赤血球系の異常	1）貧血	血液の単位容積中の赤血球数、血色素、ヘマトクリットのいずれかが減少した状態。			皮膚・粘膜の蒼白、心悸亢進、身体無力症、貧血性心雑音、顔面蒼白、粘膜蒼白。
		（1）赤血球の産生と成熟の障害によるもの	a．ヘモグロビン合成の異常によるもの	小球性低色素性貧血（平均赤血球容積：MCV低下、平均赤血球ヘモグロビン濃度：MCHC低下）	
			①鉄欠乏性貧血 　鉄欠乏による血色素の産生抑制	血清鉄低下、総鉄結合能増加	匙状爪、無酸症、胃炎、微熱、女性に多い。Plummer-Vinson症候群（舌炎：赤い平らな舌、嚥下障害）、口角炎。
			②その他 　鉄芽球性貧血、サラセミア、無トランスフェリン血症、慢性感染症	血清鉄増加、総鉄結合能低下 血清鉄低下、総鉄結合能低下	
			b．DNA合成障害による貧血 ①悪性貧血、胃全摘出後：内因子欠乏によるビタミンB$_{12}$の吸収障害	大球性貧血（平均赤血球容積：MCV増加） 骨髄穿刺：巨赤芽球性 血清ビタミンB$_{12}$値低下	胃腸症状、微熱、神経症状。Hunter舌炎（糸状乳頭萎縮：赤い平らな舌、舌痛、味覚異常）、味覚異常、口内炎。
			②葉酸の欠乏あるいは利用障害	血清葉酸値低下	
			c．全血球産生能の低下による貧血	正球性正色素性貧血、網赤血球減少か正常	
			①再生不良性貧血：骨髄での血球生成機能の低下 ②その他：赤芽球癆	白血球減少、血小板減少、出血性素因 他の血球成分正常	発熱、歯肉出血、粘膜の出血斑、粘膜の潰瘍、壊死。
		（2）赤血球の破壊亢進：溶血性貧血		正球性正色素性貧血、網赤血球増加、血清ビリルビン増加	
			a．赤血球以外の異常 　自己免疫性、血管障害性	クームス試験陽性	発熱、黄疸、脾腫、歯肉出血、粘膜出血、粘膜の潰瘍、壊死。
			b．赤血球の異常によるもの 　赤血球膜、酵素、ヘモグロビンの異常	クームス試験陰性	
		（3）続発性、二次的貧血	血液の損失（失血）、腎性、内分泌異常、骨髄浸潤	正球性正色素性貧血、網赤血球減少か正常。他の血液成分正常	
	2）赤血球増加症（多血症）	赤血球が増加した状態　a．真性 　　　　　　　　　　　　b．続発性			赤血球の異常増多、頭痛、めまい、そう痒感、皮膚・粘膜の変色。
2．白血球系の異常	1）白血病	骨髄細胞成分の自律性増殖 未熟白血球の出現、白血球細胞の浸潤・増殖			
		疾患の経過による分類	a．急性白血病 　末梢血の血液像で、大多数の白血球が異形成の強い病的幼若細胞によって占められる。リンパ性、骨髄性がある。一般に骨髄性が多く、幼・小児ではリンパ性が多いが、急性期には分類は難しい。	白血球数の減少、後に増加、未熟白血球の出現、骨髄所見の異常、赤血球・小板減少、出血傾向。	貧血、発熱、リンパ節腫大、脾腫、易感染性、骨痛、歯肉内縁上皮の潰瘍、歯冠乳頭の壊死、歯肉の疼痛、歯肉出血、偽膜形成、歯肉肥大、歯痛、歯の動揺、歯槽骨の吸収。
			b．慢性白血病 　末梢血液像で幼若細胞から成熟細胞までの細胞がみられる。骨髄性が多い。	白血球数の増加、未熟顆粒球の出現。	疲労感、微熱、寝汗、体重減少、肝・脾肥大、口腔内は無症状。

6．口腔粘膜疾患および類似疾患

血液疾患の分類				血液所見、一般症状	
2．白血球系の異常	1) 白血病	造血細胞の種類による分類	a．骨髄性　急性	白血病裂孔、一般にペルオキシダーゼ陽性、ときにAuer小体を持つ。	
			慢性	フィラデルフィア染色体、好中球アルカリホスファターゼ値低下。	
			b．リンパ性　急性	リンパ芽球様細胞の増加、ペルオキシダーゼ陰性。	
			慢性	小型Bリンパ球の増加。	
			c．単球性	急性・慢性の中間、単芽球の増加、ペルオキシダーゼ陽性が多い。	
			d．成人T細胞白血病（ATL）	ヒトT細胞向性ウイルス1型（HTLV-1）によるヘルパーT細胞の悪性腫瘍。悪性リンパ腫か白血病の病態をとる。抗HTLV-1抗体陽性。	

血液疾患の分類				血液所見	一般症状、口腔・顔面の症状
2．白血球系の異常	2) 顆粒白血球減少症、無顆粒球症		産生の低下、消費の亢進、破壊の亢進、分布の異常による白血球の減少。	白血球数減少、顆粒球減少	悪寒、発熱、頭痛、嘔気、出血症状、咽頭痛、口腔粘膜・歯肉の発赤・潰瘍・壊死、リンパ節の腫脹。
3．出血性素因	1) 血管壁の異常によるもの	先天性	a．遺伝性出血性末梢血管拡張症（Osler症候群） b．遺伝性結合織疾患：Ehler-Danlos症候群、骨形成不全症	出血時間：ときに延長 毛細血管抵抗試験：異常	毛細血管性紫斑、点状出血斑、血管の破綻による出血、歯肉出血、抜歯後出血、口腔粘膜の易出血性。
		後天性	a．自己免疫性血管性紫斑病 　アレルギー性紫斑病（Schönlein-Henoch紫斑病）、薬剤による血管性紫斑病 b．後天性結合織疾患 　ビタミンC欠乏症（壊血病、Möller-Barlow病）、副腎皮質ステロイド紫斑病、老人性紫斑病 c．その他：単純性紫斑病、感染症		腹痛、関節痛、浮腫、血尿。
	2) 血小板の異常によるもの	(1) 血小板減少症　先天性	①産生障害：Fanconi症候群、遺伝性血小板減少症 ②破壊亢進：胎児赤芽球症、未熟児	出血時間：延長 毛細血管抵抗試験：異常 血小板数減少	毛細管性の浅在性の出血斑、自然出血、歯肉出血、抜歯後出血。
		後天性	①産生障害：再生不良性貧血、骨髄浸潤、骨髄抑制（急性白血病、放射線照射、制癌薬など）、その他（栄養障害、ウイルス感染） ②破壊亢進 　非免疫性：感染、播種性血管内凝固、血栓性血小板減少性紫斑病、溶血性尿毒症症候群など 　免疫性：特発性血小板減少性紫斑病、薬剤過敏症、輸血後など ③分布異常：脾機能亢進症		
		(2) 機能異常血小板　先天性	血小板無力症、血小板異常症など	出血時間：延長 毛細血管抵抗試験：異常	
		後天性	尿毒症、骨髄増殖症、薬物障害など		
	3) 血液凝固の異常	(1) 内因系凝固因子の異常	①先天性（伴性劣性遺伝） 　血友病A（第Ⅷ因子、AHG欠乏症） 　血友病B（第Ⅸ因子、PTC欠乏症） 　血友病C（第Ⅺ因子、PTA欠乏症） ②後天性：凝固阻子因子	全血凝固時間：延長 部分トロンボプラスチン時間：延長	小動脈性の出血斑、深在性の血腫形成、関節出血、関節痛、抜歯後出血。
		(2) 外因系凝固因子の異常	第Ⅶ因子欠乏症	全血凝固時間：延長 プロトロンビン時間：延長	
		(3) 内因・外因両系共通因子の異常	①先天性：第Ⅴ因子、第Ⅹ因子、プロトロンビン、フィブリノーゲンの欠乏症 ②後天性：肝疾患、ビタミンK欠乏、ワルファリン剤投与	全血凝固時間：延長 部分トロンボプラスチン時間：延長 プロトロンビン時間：延長	
	4) 血液凝固と血小板機能の異常を伴うもの		von Willebrand病（常染色体優性遺伝）	全血凝固時間：延長 部分トロンボプラスチン時間：延長 出血時間：延長 毛細血管抵抗試験：異常 血小板数：正常	鼻出血、歯肉出血、皮膚・粘膜下出血、紫斑、抜歯後出血。
	5) 線溶系の異常	(1) 播種性血管内凝固亢進症候群（DIC）（二次線溶）	悪性腫瘍、急性白血病、火傷、感染症、アナフィラキシーショック、薬物アレルギーなど	全血凝固時間：延長 部分トロンボプラスチン時間：延長 プロトロンビン時間：延長 出血時間：延長 毛細血管抵抗試験：異常	
		(2) 一次線溶能の亢進	感染、組織損傷など	フィブリノーゲン：時に減少 その他：正常	

（1）赤血球系の変化を主徴とする疾患

☞ 総論 104p

概説 貧血では口腔に症状を表すことが多いが、鉄欠乏性貧血と悪性貧血が特に重要な症状を表す。

貧血の一般症状
① 酸素供給の不足による症状：頭痛、倦怠感、息切れ、めまい
② 血液量の減少による症状：皮膚・粘膜・爪甲の蒼白、四肢冷感
③ 心血管系の代償機能による症状：頻脈、心の収縮期雑音、脈圧増加、呼吸数の増加、動悸、耳鳴り、浮腫、頸静脈のコマ音

主な疾患

A）鉄欠乏性貧血
鉄の摂取の不足、持続性の出血、消化管からの吸収障害などによって血中の鉄が欠乏し、血色素の産生が抑制されたために起きたものである。臨床で遭遇する貧血の約90％を占め、特に女性に多くみられる。
口腔外の症状：貧血の一般症状、鉄欠乏性無力症、匙状爪、胃腸症状（胃部疼痛、重圧感、膨満感、食欲不振）、神経症状（四肢末梢の異常感覚）、微熱。
口腔症状：Plummer-Vinson症候群（糸状乳頭の萎縮・喪失による平滑舌、食道筋肉の萎縮による嚥下困難・異物感・狭窄感、匙状爪、口角炎）、粘膜の萎縮による発赤・びらん、舌炎、口角炎、舌痛、舌の灼熱感、味覚障害。
血液検査所見：小球性低色素性貧血、血清鉄低下、不飽和鉄結合能著しく増加、総鉄結合能増加。
治療方針：貧血の鑑別診断を行い、鉄剤の内服投与。口腔の症状に対してはアズレン含有軟膏の塗布、アズレン含有含嗽薬の投与。

B）悪性貧血
胃壁から分泌される内因子が欠乏するために、消化管からのビタミンB_{12}の吸収が障害されて生じる。胃全摘手術後にも同様の症状が発現する。高齢者に多い。
口腔外の症状：貧血の一般症状、萎縮性胃炎による胃腸症状（胃部膨満感、消化不良、食欲不振）、神経症状（手足の知覚異常、歩行障害、視力障害、嗅覚・味覚麻痺）、精神症状（傾眠傾向、情緒不安定）。
口腔症状：Hunter舌炎（赤い平らな舌、舌灼熱感、味覚障害を伴う舌炎）、粘膜の萎縮による発赤・びらん、口角炎。
血液検査所見：大球性貧血、骨髄穿刺で巨赤芽球出現、血清ビタミンB_{12}値低下、内因子に対する自己抗体、好中球の核の過分葉、進行すると白血球・血小板減少。
治療方針：貧血の鑑別診断を行い、ビタミンB_{12}の注射投与。口腔の症状に対してはアズレン含有軟膏の塗布、アズレン含有含嗽薬の投与。

C）再生不良性貧血
全血球の産生能の低下を主な病態とする疾患で、骨髄の血球産生機能の低下によるものが主である。原発性（先天異常によるもの、原因不明のもの）、続発性（クロラムフェニコール、フェニールブタゾンなどの薬剤、放射線によるもの）などがある。
口腔外の症状：貧血の一般症状、出血傾向、易感染性。
口腔症状：歯肉出血、粘膜の出血斑、歯肉の潰瘍、壊死。
血液検査所見：正球性正色素性貧血、白血球数減少、血小板数減少、リンパ球の相対的増加、網赤血球減少か正常。
治療方針：貧血の鑑別診断を行い、口腔の症状に対してはイソジン®含嗽、局所止血処置。

D）溶血性貧血
赤血球の崩壊亢進によって起きる貧血の総称。1つの症候群で赤血球の異常（膜の異常、酵素の異常、ヘモグロビンの異常）によるものと外的因子によるもの（血管や血流の障害、自己抗体、血液型不適合）がある。
口腔外の症状：貧血の一般症状、黄疸、脾腫。
口腔症状：軽度の口内炎、ときに歯肉出血、粘膜出血。
血液検査所見：大球性、ときに正球性貧血、網赤血球増加、高ビリルビン血症、尿中ウロビリノーゲン上昇、赤血球寿命の短縮。
治療方針：貧血の鑑別診断。口腔の症状に対してはアズレン含有軟膏の塗布、アズレン含有含嗽薬の投与。

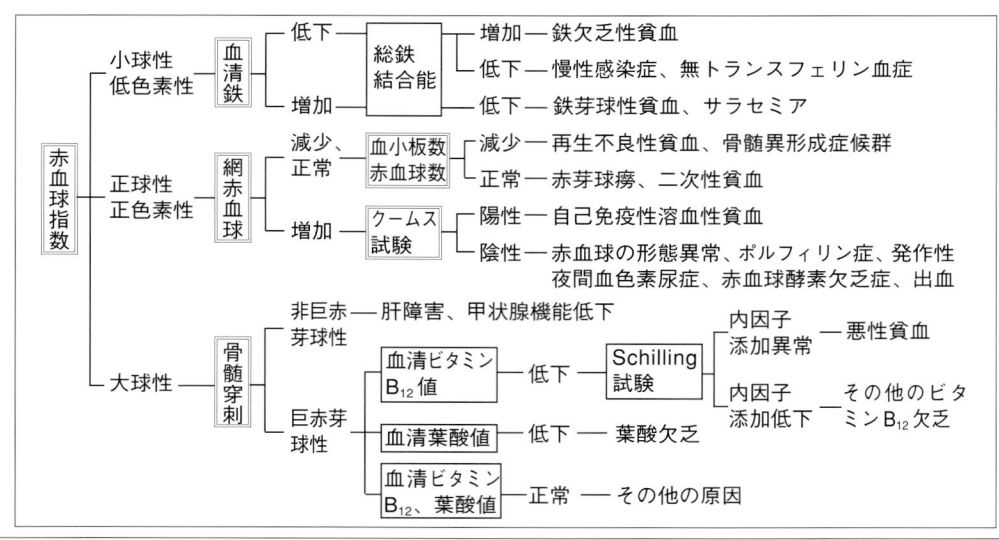

$$MCV（平均赤血球容積\ \text{mean corpuscular volume}） = \frac{ヘマトクリット値 \times 10}{赤血球数（100万の単位）}\ fl \quad \leftarrow 正常値\ 81 \sim 100\ fl$$

$$MCHC（平均赤血球ヘモグロビン濃度\ \text{mean corpuscular hemoglobin concentration}） = \frac{ヘモグロビン濃度 \times 100}{ヘマトクリット値}\ g/dl \quad \leftarrow 正常値\ 31 \sim 35\ g/dl$$

赤血球指数による貧血の鑑別

6．口腔粘膜疾患および類似疾患

①鉄欠乏性貧血（Plummer-Vinson 症候群） ☞総論 104p

症　例：86歳、女性
主　訴：口腔内の刺激痛
現病歴：2～3年前から口腔粘膜に発赤があり、食物がしみる感じがあった。他院では原因不明のまま経過観察をしていた。
4年前に胃癌で手術を受けている。

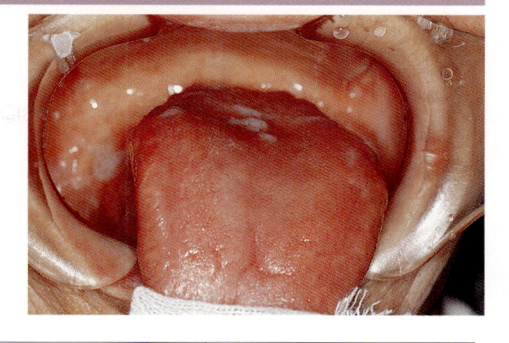

図1　口腔内：舌乳頭が消失し、舌が平滑になっている。

赤血球数	381×10⁴/μl
血色素量	8.0 g/dl
ヘマトクリット値	29.3%
MCV	77 fl
MCH	21.0 pg
MCHC	27.3%
血清鉄	11 μg/dl
総鉄結合能（TIBC）	358 μg/dl

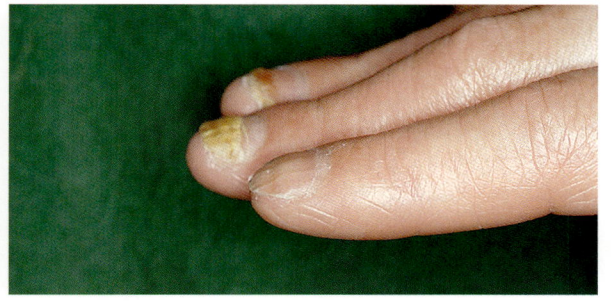

図2　手指（治療中）：スプーン様の爪を呈している。
血液検査所見：小球性低色素性貧血の所見

②悪性貧血（Hunter 舌炎） ☞総論 104p

症　例：56歳、女性
主　訴：舌の発赤と接触痛
現病歴：半年前頃に舌の部分的な発赤と接触痛に気づいたが放置していた。約1カ月前から舌が平らになり、食事がしみるようになった。他院で含嗽薬と軟膏を投与されたが、症状は軽快しないという。
（昭和大学第2口腔外科症例）

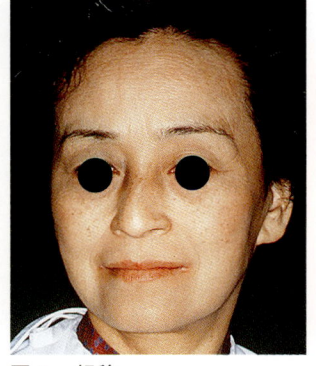

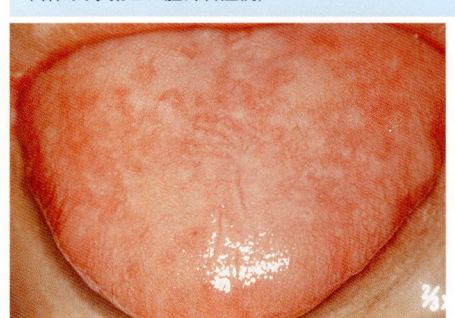

赤血球数	298×10⁴/μl
白血球数	6200/μl
血色素量	11.8 g/dl
ヘマトクリット値	39.3 %
MCV	131 fl
MCH	39.6 pg
MCHC	30.2 %
ビタミンB₁₂	80 pg/ml
ビタミンB₁₂吸収試験（Schilling法）	0.98 %

図1　顔貌　　図2　病態　　血液検査所見

③巨赤芽球性貧血（胃全摘出後） ☞総論 104p

症　例：48歳、女性
主　訴：舌の刺激痛
現病歴：約8カ月前から口腔粘膜の発赤と食物による刺激痛があり、他院を受診したが原因不明とのことで、対症療法を受けていた。約7年前に胃癌のために胃全摘手術を受けている。

→口腔内：舌乳頭の消失と発赤がみられる。

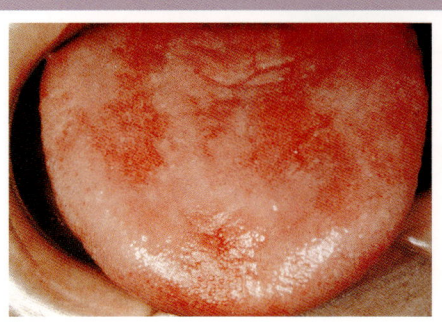

赤血球数	233×10⁴/μl
血色素量	9.2 g/dl
ヘマトクリット値	28.3 %
MCV	121 fl
MCH	39.5 pg
MCHC	32.5 %
ビタミンB₁₂	310 pg/ml

血液検査所見：大球性貧血とビタミンB₁₂低下（下限値）の所見がみられる。

(2) 白血球系の変化を主徴とする疾患

☞ 総論 105p

概説 白血病と顆粒白血球減少症とにおいて、口腔症状が顕著に発現する。

主な疾患

A．白血病

A）急性白血病
造血細胞由来の悪性腫瘍。リンパ性、骨髄性がある。一般に骨髄性が多く、幼・小児ではリンパ性が多いが、急性期には分類は難しい。
口腔外の症状：主症状は白血病細胞の骨髄への浸潤による貧血、正常白血球の減少による易感染性、血小板の減少による出血性素因。進行すると全身臓器への白血病細胞の浸潤によるリンパ節腫大、脾腫、骨痛等の症状が現れる。末梢血の血液像で、大多数の白血球が異形成の強い病的幼若細胞によって占められる。
口腔症状：歯肉出血、歯周ポケットからの感染症（歯肉内縁上皮の潰瘍、歯冠乳頭の壊死、偽膜形成）および白血病細胞の歯肉への浸潤（歯肉の疼痛、歯肉肥大、歯痛、歯の動揺、歯槽骨の吸収）による症状などが出現する。
検査所見：白血球数の減少、後に増加、未熟白血球の出現、骨髄所見の異常、赤血球・血小板減少、出血傾向。
骨髄性：白血病裂孔、一般にペルオキシダーゼ陽性、ときにAuer小体を持つ。
リンパ性：リンパ芽球様細胞の増加、ペルオキシダーゼ陰性。

B）慢性骨髄性白血病
染色体の異常により、骨髄における顆粒球の異常増殖を示し、慢性に経過する悪性腫瘍、急性転化することがある。
口腔外の症状：初期は無症状、疲労感、微熱、寝汗、体重減少、肝・脾肥大。
口腔症状：慢性期にはほとんどみられない。
検査所見：白血球数の増加、未熟顆粒球の出現、血小板数の増加、末梢血液像で幼若細胞から成熟細胞までの細胞がみられる。フィラデルフィア染色体、好中球アルカリホスファターゼ値低下。

C）慢性リンパ性白血病
小型のBリンパ球が増殖する慢性の悪性腫瘍性疾患。日本には少ない。
口腔外の症状：不定愁訴、全身倦怠、リンパ節、脾臓の腫大、感染症の反復、貧血。
口腔症状：ほとんどない。
検査所見：白血球数の増加、小型Bリンパ球の増加、軽度の貧血、血小板数の減少、低γ-グロブリン血症。

D）単球性白血病
急性・慢性の中間の性質、単芽球の増加を示す白血病。
口腔外の症状：発熱、出血性素因、貧血、肝脾腫、リンパ節腫脹。
口腔症状：歯肉・粘膜の潰瘍、出血。
検査所見：単芽球の出現、ペルオキシダーゼ陽性が多い、血清・尿中リゾチームの上昇。

E）成人T細胞白血病（ATL）
ヒトT細胞向性ウイルス1型（HTLV-1）によるヘルパーT細胞の悪性腫瘍。悪性リンパ腫か白血病の病態をとる。九州南部のヒトに多い。
症状：肝脾腫、皮膚症状（紅皮症）。
検査所見：小型のリンパ球の増加、抗HTLV-1抗体陽性。

B．顆粒白血球減少症
産生の低下、消費の亢進、破壊の亢進、分布の異常による白血球の減少。
症状：白血球の減少による易感染性による症状（悪寒・戦慄、発熱、リンパ節の腫脹）、口腔内細菌の増殖による感染症の症状（咽頭痛、口腔粘膜・歯肉の発赤・潰瘍・壊死）。
検査所見：白血球数減少、顆粒球減少、出血性素因。

①急性骨髄性白血病

☞ 総論 104-105p

症　例：23歳、男性
主　訴：下唇部の異常
現病歴：約2週間前に37℃の発熱があり、約1週間持続した。一時軽減したが3日前から食欲が減退し、39℃台の発熱が再発したため、内科へ緊急入院した。
内科で診察したところ、全身倦怠感と貧血症状が強くみられた以外には皮膚、粘膜に異常はみられなかった。口腔内所見では、下唇に図のような深い潰瘍が認められた。血液検査をしたところ、右表の検査値が得られた。（関東逓信病院口腔外科症例）

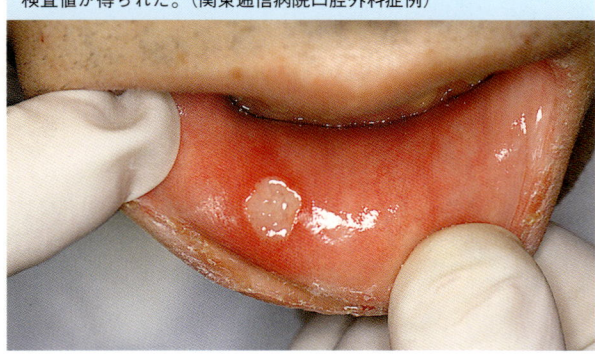

白血球数	$19.9\times10^3/\mu l$
白血球百分率	
好中球	97.0%
骨髄芽球	59.0%
前骨髄球	0.5%
骨髄球	10.5%
後骨髄球	5.5%
桿状核球	7.5%
分葉核球	14.0%
好酸球	0.5%
単球	0.5%
リンパ球	2.0%
赤血球数	$131\times10^4/\mu l$
血色素量	6.5 g/dl
ヘマトクリット値	19.6%
血小板数	$0.6\times10^4/\mu l$
骨髄穿刺所見でAuer小体を認める。	

↑血液検査所見
←病態：下唇部に深い潰瘍が認められる。

（3）出血性素因を主徴とする疾患

☞ 総論 105p

概説

発症の機序
①血管壁の異常、②血小板の異常、③凝固系の異常、④線溶系の異常。

出血症状
①血管壁・血小板の異常：点状出血、斑状出血（小・多発）、歯肉出血あるいは粘膜からの自然出血、擦過傷からの出血、抜歯後の出血。
②凝固系の異常：深部血腫、関節内出血、斑状出血（大・単発）、外傷後・抜歯後の出血。

治療方針
まず、出血症状とスクリーニング検査によって鑑別診断を行う（下表）。次に、原因に対する治療と局所の止血処置を行う。原因に対する処置は疾患によって異なるが、同時に局所止血剤と床副子による局所止血を行う。出血性素因においては原因に対する処置だけを行っても、局所止血処置を行わなければ止血しない。

主な疾患

①血管性紫斑病
血管または血管周囲結合組織の異常によって皮下出血を示す疾患。主として血管壁の脆弱性が原因であるが、血管内圧の上昇（咳、嘔吐、静脈鬱血）によって起きるものもある。

②特発性血小板減少性紫斑病（ITP）
末梢における血小板の破壊が亢進したために血小板が減少する疾患のうち、基礎疾患が不明のもの。多くは血小板に対する自己抗体の発現による自己免疫疾患である。急性型と慢性型がある。成人では女性に多い。血小板数が1万以下になると重症の出血を起こす。抜歯時には、血小板数を一定量まで補充する。また、副腎皮質ステロイド、免疫抑制剤が投与されているので投薬内容に注意をする。

③血友病A
伴性劣性遺伝形式により、男性にのみ発症する第Ⅷ因子欠乏症である。第Ⅷ因子の活性レベルが1％以下では重症とされている。抜歯時には第Ⅷ因子（AHG）量を一定値以上に保つようにする。

③von Willebrand病
血漿中のvon Willebrand因子が欠乏すると血小板の止血機能が発揮されず、同時に完全な第Ⅷ因子分子（von Willebrand・第Ⅷ因子複合体）ができない。そのため、血小板機能異常と血友病Aが合併した出血症状を示す。血小板と第Ⅷ因子分子には異常はない。常染色体優性遺伝で男女に発現する。抜歯時には血漿また第Ⅷ因子濃縮液を輸注する。

④血管内凝固亢進症候群（DIC）
全身の微少血管に血栓が多発し、複数の臓器の虚血性変化と血小板・血液凝固因子の消費、線溶活性の発現による出血傾向を示す重篤な疾患である。感染、外傷、手術、悪性腫瘍などが原因となる。

⑤肝硬変患者、腎透析患者、ワルファリン剤投与患者
肝硬変患者：凝固因子の産生が抑制されて血液凝固の異常を起こす。同時に血小板も減少していることが多い。通常は、血小板を一定数まで補充してから観血処置を行う。凝固因子の補充が必要な場合には新鮮血輸血を行う。
腎透析患者：透析の時にヘパリンなどの血液凝固阻止剤を適用するので、透析直後が最も出血しやすい。逆に、その時期が体調は良い。治療内容に応じた時期を選ぶ。
ワルファリン剤、アスピリン剤などの血液凝固阻止剤投与を受けている患者：心疾患、脳血管障害などの患者では、疾患の治療あるいは再発予防のために血液凝固阻止剤の投与を受けていることが多い。許されるならば観血処置の2〜3日前から投薬を中止する。心疾患などが重症の場合には、投薬を中止することができないことがある。

主な疾患	原因	血小板数	毛細血管抵抗試験	出血時間	全血凝固時間	部分トロンボプラスチン時間	プロトロンビン時間
血管性紫斑病	血管壁の異常	正常	異常	時に延長	正常	正常	正常
特発性血小板減少症	血小板減少症	減少	異常	延長	正常	正常	正常
血小板無力症	血小板機能異常	正常	異常	延長	正常	正常	正常
血友病A、B、C	内因系凝固異常	正常	正常	正常	延長	延長	正常
第Ⅶ因子欠乏症	外因系凝固異常	正常	正常	正常	延長	正常	延長
肝硬変、ワルファリン	内・外因系凝固異常	正常	正常	正常	延長	延長	延長
von Willebrand病	血小板・内因系凝固異常	正常	異常	延長	延長	延長	正常
播種性血管内凝固 DIC	二次線溶亢進	減少	異常	延長	延長	延長	正常

a．血小板の異常によるもの

①特発性血小板減少性紫斑病（ITP）（急性下顎骨周囲炎） 総論 105p

症　例：48歳、女性
主　訴：顎下部の腫脹
現病歴：約5日前に左側オトガイ部の疼痛を自覚した。同部が徐々に腫脹してきたため来院。約15年前からITPの診断でステロイド剤の投与を受けている。
処置および経過：血小板15単位2日間投与後に、オトガイ下部に膿瘍切開を行った。消炎後、血小板15単位2日間投与し｢234｣を抜歯した。2日後に術後出血が認められたため、再度、血小板15単位2日間投与した。

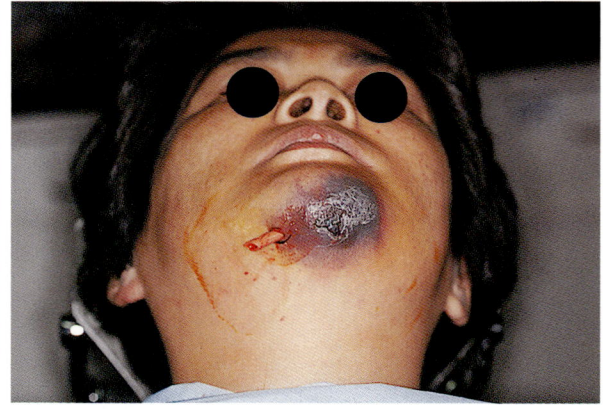

図1　顔貌：左側オトガイ部に赤紫色のび漫性の腫脹があり、圧痛が強く、波動が認められる。

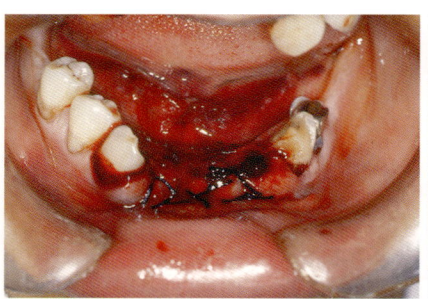

図2　口腔内：下顎前歯部歯肉からの自然出血が認められる。X線写真で｢234｣に根尖病巣が認められた。

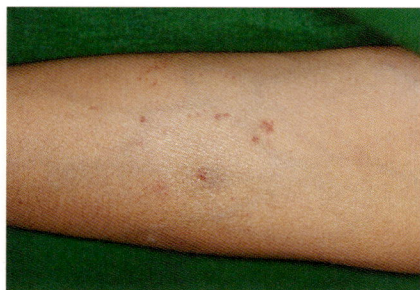

図3　前腕部：多数の紫斑が認められる。

初診時血液検査所見

白血球数	$11.2 \times 10^3/\mu l$
赤血球数	$523 \times 10^4/\mu l$
血色素量	15.8 g/dl
ヘマトクリット値	49.3 %
血小板数	$0.5 \times 10^4/\mu l$
出血時間	9 分
凝固時間	11 分
プロトロンビン時間	68 %
APTT	34.0 秒
血餅収縮度	58 %
毛細管抵抗試験	紫斑著明

b．凝固因子の異常によるもの

①血友病 A 総論 105p

症　例：9歳、男子
主　訴：｢D｣部よりの出血
現病歴：約1週間前から｢D｣の動揺が著しくなり、歯肉から出血がみられるようになったので、｢D｣の抜歯を希望して来院。約2年前に、歯科医で｢E｣の抜歯を受けた時に術後出血があり、血友病Aの診断を受けた。
処置および経過：AHG製剤を輸注後｢D｣を抜歯、抜歯当日および2日後にも輸注して止血を図った。

図1（左上）口腔内（抜歯前）：｢D｣周囲から少量の出血がみられる。

図2（右上）下肢：深部の内出血が認められる。

表（下）抜歯前血液検査所見

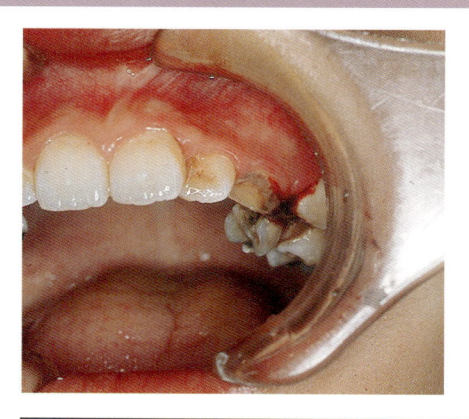

白血球数	$4.2 \times 10^3/\mu l$	出血時間	2 分 30 秒
赤血球数	$400 \times 10^4/\mu l$	凝固時間	40 分以上
血色素量	12.0 g/dl	プロトロンビン時間	11 秒
ヘマトクリット値	35%	APTT	120 秒以上
血小板数	$18.8 \times 10^4/\mu l$	第Ⅷ因子	1.6% 以下
		毛細管抵抗試験	正常

6．口腔粘膜疾患および類似疾患

7. 唾液腺疾患

構造と機能	唾液腺	唾液腺は唾液を分泌する外分泌腺で、大唾液腺と小唾液腺がある。三大唾液腺は耳下腺（parotid gland）、顎下腺（submaxillary gland）、舌下腺（sublingual gland）である。耳下腺は漿液腺で、顎下腺は漿液腺と粘液腺の混合腺、舌下腺は粘液腺で、それぞれ漿液腺からは漿液性唾液を、また粘液腺からは粘液性唾液を分泌する。小唾液腺には、口唇腺、頬腺、舌腺（前舌腺、後舌腺）、口蓋腺、臼歯腺があり、全て粘液腺である。唾液は口腔の恒常性を司り、その主な作用は口腔の自浄作用、湿潤、抗菌作用で、味覚に重要な影響を与える。		
疾患の分類	1) 先天異常、発育異常	無唾液腺症、先天性唾液瘻、副唾液腺（迷入唾液腺）、異所性唾液腺（静止性骨空洞）。		
	2) 退行性変化	老人性萎縮、放射線性萎縮。		
	3) 化生的変化	壊死性唾液腺化生：血液の供給阻害による虚血性疾患、唾液腺梗塞ともいわれる→腫瘍類似疾患		
	4) 分泌障害	分泌低下（口腔乾燥症）、分泌亢進（分泌亢進による流涎症は少なく、嚥下障害によるものが多い）。		
	5) 代謝障害	唾液腺症（sialosis）：全身状態に起因する唾液腺細胞の代謝・分泌障害→腫瘍類似疾患		
	6) 外傷	外傷性唾液瘻（導管損傷後の異所性の唾液分泌）、耳下腺気腫（管楽器吹奏者にみられる）、Frey症候群。		
	7) 閉塞性疾患	(1) 唾石症（粘液栓）	a. 部位：顎下腺唾石、耳下腺唾石、舌下腺唾石、小唾液腺由来の唾石 b. 種類：管内唾石、腺内唾石	
		(2) 外来異物		
		(3) 導管の圧迫	咬筋肥大症にみられる一過性の腫脹。	
	8) 炎症	(1) 細菌性唾液腺炎	a. 非特異性炎	①急性化膿性唾液腺炎：化膿性耳下腺炎、化膿性顎下腺炎 ②慢性唾液腺炎：慢性再発性耳下腺炎、小児反復性耳下腺炎、慢性硬化性顎下腺炎（Küttner腫瘍）→腫瘍類似疾患
			b. 特異性炎	①結核、②梅毒、③放線菌：稀な疾患
		(2) ウイルス性唾液腺炎	①流行性耳下腺炎 ②巨細胞封入体症：cytomegalo virus 感染症（抵抗力減退時に発現→全身管理）	
		(3) アレルギー性唾液腺炎	食物、薬剤によるもの。	
		(4) 免疫異常による唾液腺炎	①Sjögren症候群、②Mikulicz病（良性リンパ上皮性疾患）→腫瘍類似疾患：Mikulicz症候群は悪性リンパ腫、白血病、結核などによる耳下腺腫脹、③Heerfordt症候群：サルコイドーシスの1型：ブドウ膜耳下腺熱	
	9) 嚢胞	(1) 唾液腺貯留嚢胞	粘液瘤（粘液嚢胞：小唾液腺由来）、ガマ腫（ranula）（舌下型、顎下型、舌下・顎下型）、唾液腺嚢胞：大唾液腺導管の損傷、迷入唾液腺による貯留嚢胞→腫瘍類似疾患	
		(2) 類皮嚢胞	稀な疾患。	
	10) 腫瘍 （WHO分類, 1991年に準じる）	(1) 腺腫	多形性腺腫、筋上皮腫（筋上皮腺腫）、基底細胞腺腫、Warthin腫瘍（腺リンパ腫）、オンコサイトーマ、管状腺腫、脂腺腺腫、導管（管状）乳頭腫：①逆行性（内向性）導管乳頭腫、②導管内乳頭腫、③乳頭状唾液腺腫 嚢胞腺腫：①乳頭状嚢腺腫、②粘液嚢腺腫	
		(2) 癌腫	腺房細胞癌、粘表皮癌、腺様嚢胞癌、多形性低悪性度腺癌（終末導管癌）、上皮筋上皮癌、基底細胞腺癌、脂腺癌、乳頭状嚢腺癌、粘液腺癌、唾液管癌、好酸性癌、腺癌、悪性筋上皮腫（筋上皮腺癌）、多形性腺腫内癌腫（悪性混合腫瘍）、扁平上皮癌、小細胞癌、未分化癌、その他の癌腫。	
		(3) 非上皮性腫瘍		
		(4) 悪性リンパ腫		
		(5) 二次性（転移性）腫瘍		
		(6) 分類不能の腫瘍		
	11) 腫瘍類似疾患	唾液腺症、オンコサイトーシス、壊死性唾液腺化生、良性リンパ上皮性疾患、唾液腺嚢胞、慢性硬化性顎下腺炎（Küttner腫瘍）、AIDS患者における嚢胞状リンパ過形成症。		
診断	1) 診査・臨床診断	視診、触診、血液検査、唾液成分の分析。		
	2) 各種画像診断	(1) X線診断	唾液腺造影（sialography）、断層写真（tomography）、X線CT、造影CT（sialo-CT）、血管造影（angiography）：血管腫など特殊なもの。	
		(2) 核磁気共鳴画像	（MRI：magnetic resonance image）	
		(3) 核医学診断	唾液腺シンチグラフィー（テクネシウム：$^{99m}TcO_4^-$）による形態、機能診断、腫瘍シンチグラフィー（ガリウム：^{67}Ga）。	
		(4) 超音波診断エコー	（echo、ultrasonography）	
	3) 病理組織学的診断	穿刺細胞診（FNA：fine needle aspiration biopsy）、生検。		

7．唾液腺疾患

	疾患名	概念、原因	症状	治療
疾患の概要	①口腔乾燥症	体液・電解質の異常、腺の萎縮、神経障害、心因性、薬物性、口呼吸などによる唾液分泌の減少。	口腔乾燥感、摂食障害、言語障害、味覚異常、義歯装着困難、口内不快感、口臭、口腔粘膜の萎縮、舌灼熱感。	対症療法（含嗽、人工唾液）。
	②Frey症候群	耳介側頭神経の損傷後に上神経節からの交感神経が癒合して起きる。	唾液分泌刺激による耳下腺咬筋部の皮膚の発赤、発汗（術後、外傷後）。	
	③唾石症	導管内で脱落上皮や異物が核となって石灰沈着が起きたもの。粘液栓は石灰化前のもの。	食事時の唾液腺の腫脹と唾疝痛、触診・ゾンデ診で硬固物を触知、X線不透過像。	①管内唾石：原則的に口腔内より摘出、経導管洗浄療法。②腺内唾石：腺全摘
	④急性化膿性唾液腺炎	導管からの逆行性感染、導管閉塞（唾石）の合併症。	発赤、腫脹、疼痛、唾液排出の減少、粘稠な唾液排出、排膿。	原因の除去、抗菌薬の投与。
	⑤小児の反復性耳下腺炎	小児の唾液管末端拡張症による慢性再発性耳下腺炎。	両側耳下腺の反復する腫脹、唾液腺造影で点状陰影。	対症療法、年齢とともに軽減。
	⑥慢性再発性耳下腺炎	成人における急性化膿性唾液腺炎の慢性化。	急性炎症の反復、唾影像で導管の拡張・唾液腺の斑紋化。	原因の除去、抗菌薬の投与、難治例では摘出。
	⑦慢性硬化性顎下腺炎	顎下腺の硬化と腫脹を示す疾患。逆行性感染、唾石などによる慢性炎症。	顎下腺の無痛性の硬靱な腫脹、ときに唾石を伴う。	顎下腺摘出。
	⑧流行性耳下腺炎	小児に好発するmumpus virusの感染。	全身発熱、全身倦怠、両側耳下腺の有痛性腫脹。	対症療法、γ-グロブリン投与、合併症の予防。
	⑨Sjögren症候群	乾燥性角結膜炎、慢性唾液腺炎を主徴とした自己免疫疾患、二次性ではリウマチ性関節炎、全身性エリテマトーデスなどを合併。	中年女性、眼・口腔・鼻乾燥症状、Rose-Bengal試験陽性、Schirmer試験低下、耳下腺造影所見で点状陰影、口唇腺生検で小リンパ球浸潤、高γ-グロブリン、RA陽性、抗核抗体陽性。	対症療法、人工唾液、含嗽薬、唾液腺ホルモン、漢方。
	⑩ガマ腫	顎・舌下腺導管の損傷によって生じる唾液腺貯留嚢胞。舌下型、顎下型、舌下・顎下型がある。嚢胞壁の上皮の有無で溢出型、貯留型に分ける。	片側舌下部の半球状の腫脹、無痛性、波動を触れる。黄色透明・粘稠な内溶液。ときに顎下部まで腫脹。	開窓療法、舌下腺とともに摘出。
	⑪多形性腺腫	良性上皮性腺系腫瘍。上皮細胞成分とヒアリン、軟骨様組織などの間葉性成分が混在する。	唾液腺腫瘍の中で最も多い。耳下腺に好発。境界明瞭な無痛性、弾性硬の腫脹。周囲被膜が不明瞭なことがあり、再発しやすい。	外科的療法（被膜を付けて摘出）。耳下腺腫瘍の場合は顔面神経を保存する。外唾瘻、Frey症候群の予防。
	⑫Warthin腫瘍	良性上皮性腺系腫瘍。管腔を形成する上皮組織が乳頭状に増殖、胚中心を示すリンパ組織からなる。	耳下腺下極部に好発。ときに両側に発生。境界明瞭な無痛性、弾性硬の腫脹。シンチグラムでテクネシウム集積。	外科的療法（摘出）。
	⑬悪性腫瘍	粘表皮癌、腺様嚢胞癌、腺房細胞癌、多形性腺腫内癌腫など。	耳下腺に好発。通常は無痛性の境界不明瞭な腫脹、耳下腺では進行すると開口障害、顔面神経麻痺。	唾液腺拡大全摘、リンパ節郭清、顎骨の処理、顔面神経を切除する場合－神経移植、補助的に化学療法、放射線療法（多くは感受性が低い）。
	⑭Mikulicz病	良性リンパ上皮性疾患と同義で、Sjögren症候群とは別。リンパ球の浸潤と筋上皮島の形成。	両側の耳下腺、涙腺の無痛性の腫脹。結合織疾患の合併がない。免疫血清検査異常なし。	副腎皮質ステロイド投与。

1）唾石症

概説 唾液排泄管内で脱落上皮や異物が核となって石灰化沈着が起こり、結石となったものを唾石という。唾液腺体内、または導管内に唾石が形成された疾患を唾石症という。唾液腺体内に発生した唾石を腺体内唾石あるいは腺内唾石といい、導管内に発生した唾石を導管内唾石あるいは管内唾石という。腺体内唾石は球状や不正球状を呈することが多く、導管内唾石では一般に米粒大から大豆大のものが多く、ときに導管の形状にあって細長く砲弾状を呈する。小結石では球状を呈することもある。唾石の発生頻度は、顎下腺に関連して起こるものが全唾石の約80%を占め、そのうち顎下腺導管内のものが最も多く、次いで顎下腺体内、耳下腺体内、耳下腺導管内、舌下腺導管内の順に好発する。通常唾石の割面は層状構造を示し、成分の主体はリン酸カルシウムと炭酸カルシウムである。症状は無症状で経過し、X線撮影によって偶然発見されるものもあるが、一定の大きさ以上に達すると、特有の疼痛をみることが多い。特に食物摂取時に強く現れ、この腫脹を唾腫、疼痛を唾疝痛（だせんつう）という。唾液腺体内唾石症のほとんどは、唾液腺に慢性炎症症状を伴う。

治療方針 急性炎症があれば消炎療法を優先する。一般に、導管内唾石は口腔内から摘出し、腺体内唾石の場合は腺体とともに摘出する。

①耳下腺唾石

症例：50歳、男性
主訴および現病歴：3カ月前より食事時に左側違和感を訴えていた。

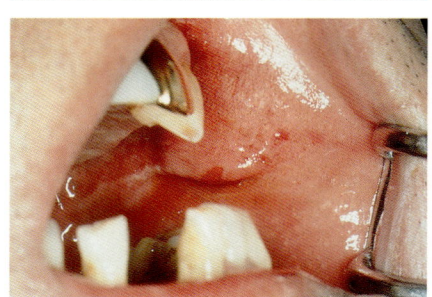

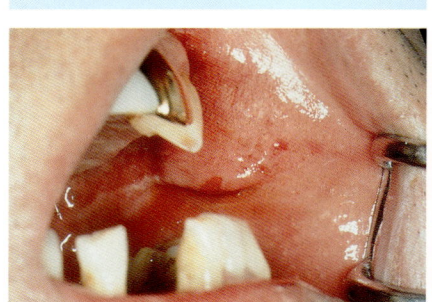

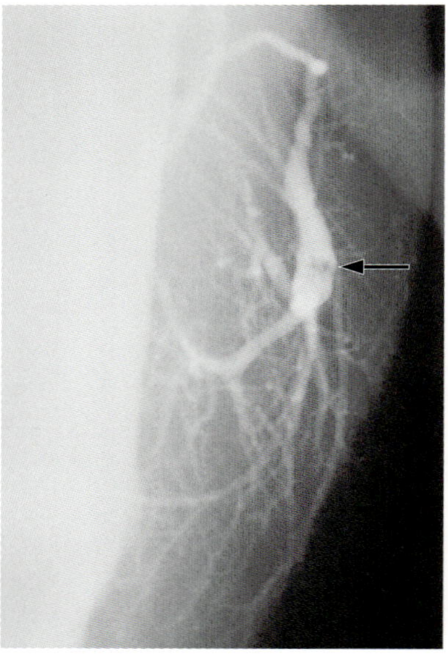

図1　口腔内：口腔内より耳下腺導管の開口部である耳下腺乳頭付近を触診すると、硬固物を触知する。

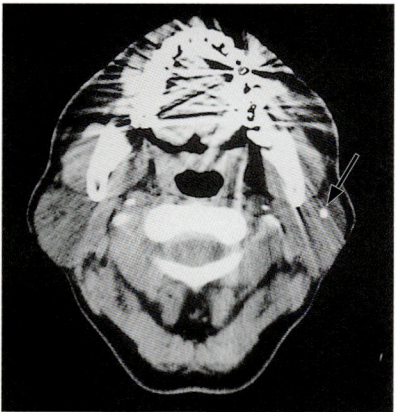

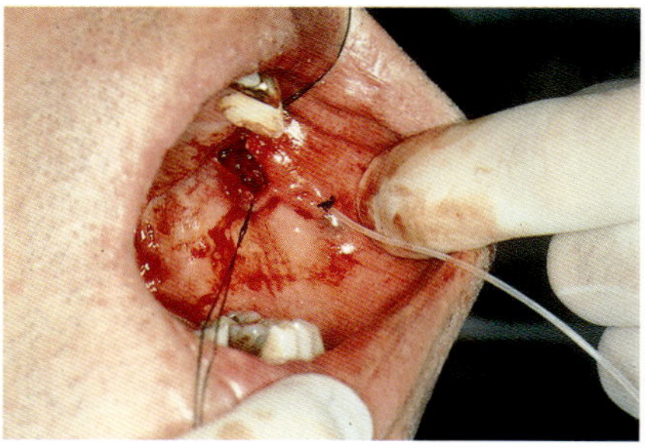

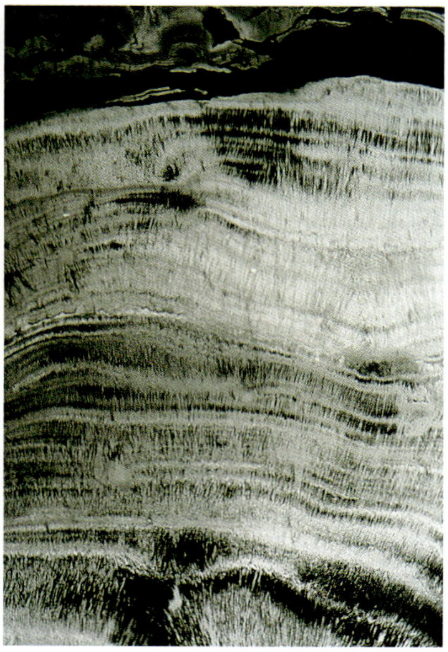

図2、3　X線写真：単純X線写真上では明らかな唾石様不透過像は認められないが、X線CTおよび耳下腺造影所見では唾石（矢印）が認められる。

図4、5　術中および摘出物：処置は口腔内より耳下腺導管開口部を切開して唾石を摘出し、導管の閉鎖を予防するために摘出後テフロン製カテーテルを挿入した。

図6　摘出された唾石の電顕所見：唾石の割面は層状構造を呈している。

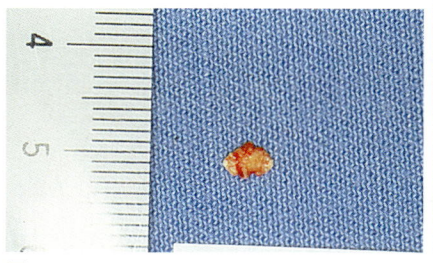

7．唾液腺疾患

②顎下腺導管内唾石　　総論113p

症例：41歳、女性
主訴：食事摂取時の右側口底部の腫脹と疼痛
現病歴：数日前より食事摂取時の右側口底部の腫脹と疼痛を自覚して来院。

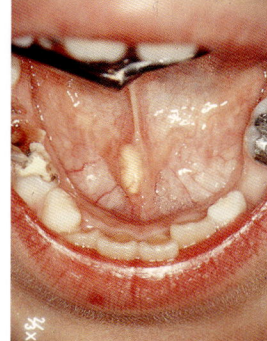

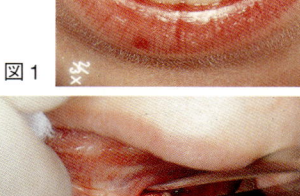

図1　口腔内：右側口底部の舌下乳頭開口部に白色異物が確認される。
図2、3　X線写真：咬合法X線写真およびCT上で、右側口底部に単一の砲弾状の不透過像を認める。
図4　治療は口腔内より顎下腺導管を切開して唾石を摘出した。

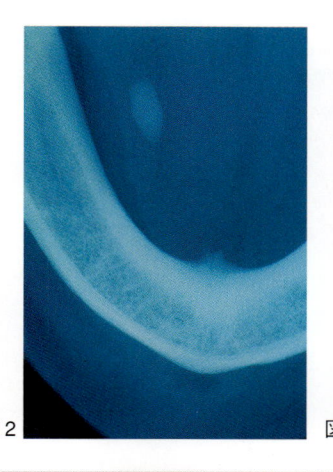

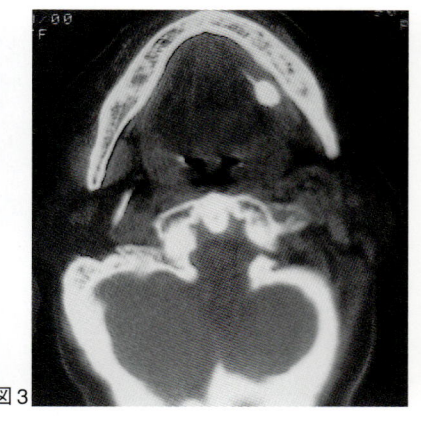

図1
図4
図2
図3

③顎下腺腺体内唾石　　総論113p

症例：48歳、男性
主訴および現病歴：数年前より食事時に右側顎下部に疼痛を自覚していたが放置していた。

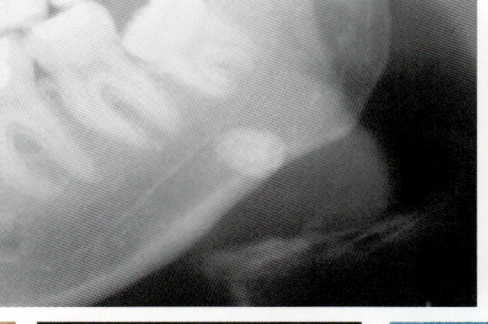

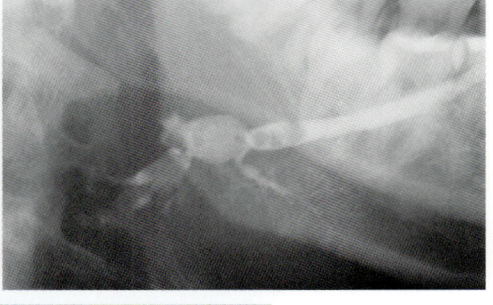

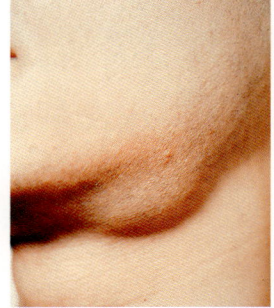

図2（左）
図3（右）

↑図1　病態：1年前頃より疼痛は消失したが、右側顎下部の腫脹が徐々に硬くなり来院した。
図4→

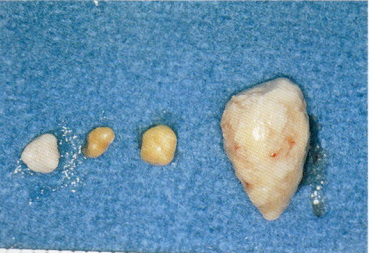

←図5　治療は全身麻酔下に唾石とともに顎下腺の摘出を行った。摘出された顎下腺組織と唾石は、大きい唾石の他に複数個の小さい唾石が認められる。

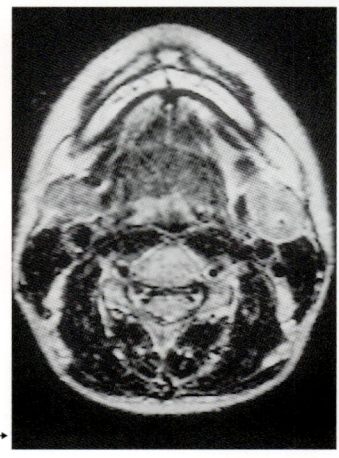

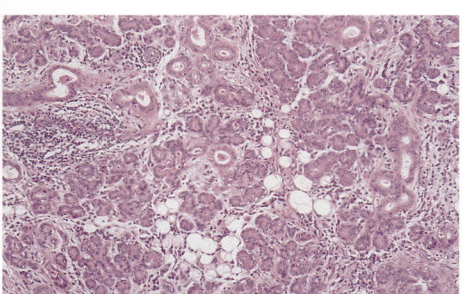

←図6　摘出された顎下腺組織の病理組織像：間質にリンパ球浸潤を伴う慢性顎下腺炎の像を呈する。

図2、3　画像所見：パノラマX線写真にて右側顎下部に不透過像を認め、顎下腺造影所見では顎下腺導管は拡張し、唾石相当部に欠損像が認められる。
図4　MRI診断：右側顎下腺はT2強調画像で境界明瞭なhigh intensityの所見で、顎下腺体内唾石に伴う慢性顎下腺炎と診断した。

2) 大唾液腺炎

　総論 113p

概説　唾液腺の炎症性病変で、主に細菌、ウイルスが、耳下腺や顎舌下腺開口部から唾液の流れと逆行性に侵入して感染する。血行性、リンパ行性の感染は少ない。誘因として、全身抵抗力の減弱、唾石、異物による導管の閉塞などが挙げられる。耳下腺部や顎下腺部の腫脹がみられ、炎症の程度により、圧痛、皮膚の発赤、発熱と開口部からの排膿、または粘稠な唾液の排出を認める。化膿性耳下腺炎は炎症症状の増悪と寛解を繰り返す。慢性顎下腺炎は、しばしば唾石が炎症の原因となり硬結を伴う。唾液腺造影像の点状陰影が特徴的所見である。慢性舌下腺炎の発症は少ない。

治療方針　抗菌薬の全身投与が行われる。

①化膿性耳下腺炎　総論 113p

症　例：61歳、男性
主　訴：左側耳下腺部腫脹
現病歴：左側耳下腺部腫脹、軽度の発熱、全身倦怠感を主訴に来院。
経　過：入院下抗菌薬を点滴静注したところ、3日後より腫脹は限局し、口腔内耳下腺乳頭開口部より少量の排膿が認められたため、外頬部より局所麻酔下にて切開排膿し、多量の膿汁が排泄された。細菌培養では黄色ブドウ球菌、緑色連鎖球菌が証明された。最終診断は、導管からの逆行性感染が考えられる慢性化膿性耳下腺炎である。

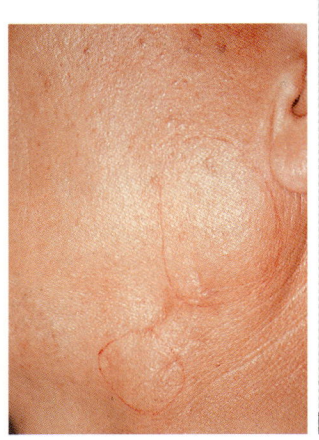

図1　病態：左側耳下腺は腫脹し、局所の熱感と発赤を伴い、圧痛が認められる。

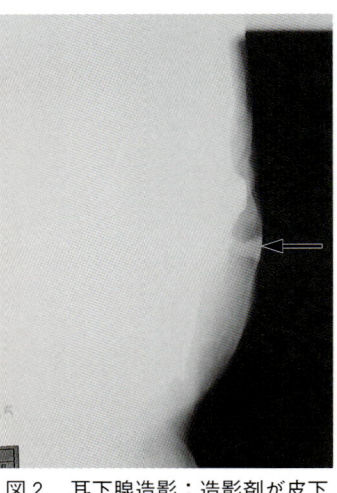

図2　耳下腺造影：造影剤が皮下に達する漏洩所見が認められる（矢印）。

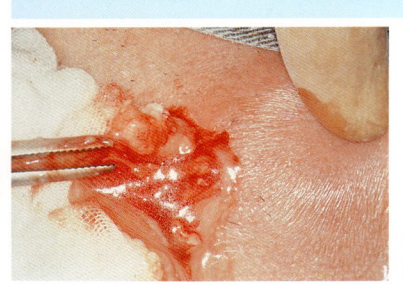

図3　切開排膿時の所見。

②化膿性顎下腺炎　総論 113p

症　例：42歳、女性
主　訴：右側顎下腺部の疼痛と腫脹
現病歴：2週間前より顎下部の疼痛と腫脹を来し、軽度の発熱があった。疼痛の軽減とともに顎下部の腫脹と硬結を訴えた。抗菌薬の点滴静注と内服により、腫脹と排膿は改善した。

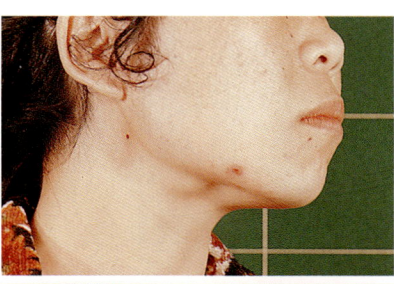

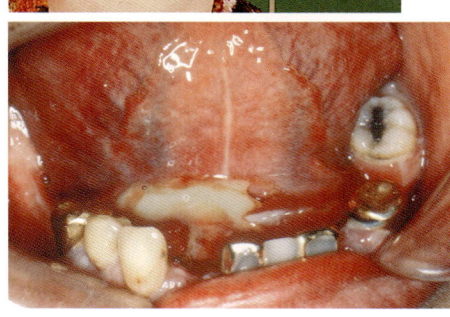

図1（左上）、2（左下）　病態、口腔内：右側顎下腺部は腫脹し、口腔内舌下乳頭部の顎舌下腺開口部から排膿が認められる。

図3（右下）　顎下腺造影所見：主導管の拡張と腺末端部の萎縮が著明である。

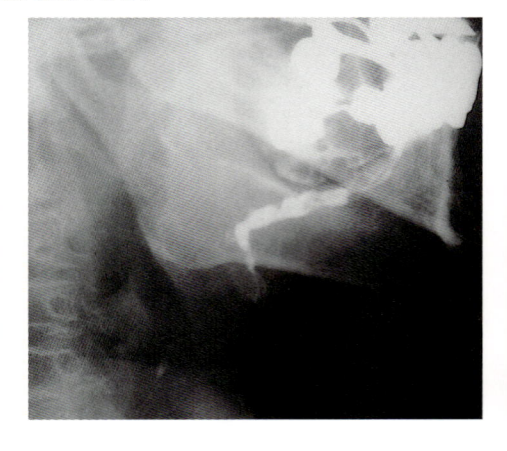

③反復性耳下腺炎

概説 小児に発症する唾液腺炎で、一定期間反復して片側あるいは両側性耳下腺の腫脹を伴う。低年齢で感染に対する抵抗性が低く、導管より逆行性に細菌感染して発症すると考えられている。増齢的に症状は軽減し、一般に思春期になると症状は消退する。

特に、反復して生じる耳下腺の腫脹に対する臨床診断名は、成人の場合慢性再発性耳下腺炎と呼称されるのに対して、小児の場合は反復性耳下腺炎と区別して称され、唾液管末端拡張症の別称もある。唾液腺透影像での特徴的な点状陰影所見がみられる。健常な耳下腺においては、造影剤注入後数分で全て排泄されるが、反復性耳下腺炎においては、繰り返し生じた炎症症状によって腺体内導管の弾性が失われ、末梢部に造影剤が排泄されず停滞して点状所見を呈すると考えられている。再発性耳下腺炎においても同様の所見を呈することが多い。Sjögren症候群においても、この所見が顕著である。

治療方針 対症療法が主体で、炎症症状が強い時に抗菌薬を投与する。

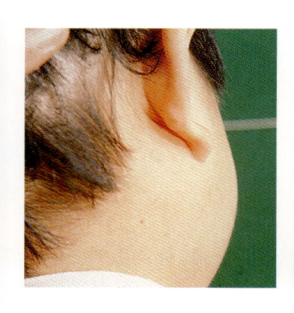

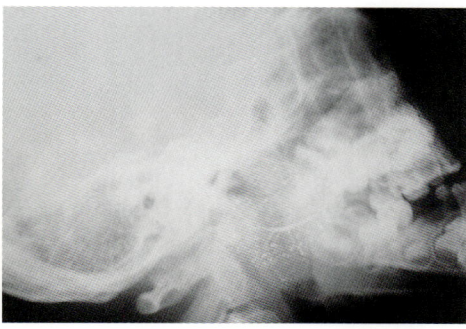

症　例：5歳、男児
主　訴：反復した耳下部の腫脹
現病歴：5歳の頃より、片側性の耳下部の腫脹を自覚。腫脹と自然消退を数カ月毎に繰り返し来院した。

図1（左）　病態：右側耳下腺の腫脹が認められるが、圧痛は軽度で、比較的炎症所見は軽度である。
図2（右）　耳下腺造影所見：特徴的な慢性炎症所見が認められ、主導管の分節状の変化と、腺体部においては点状陰影像を呈している。

④流行性耳下腺炎

概説 ムンプスウイルス（mumpus virus）の感染による耳下腺の有痛性腫脹を主徴とする、急性で流行性の疾患をいう。おたふくかぜの俗名がある。好発年齢は幼児、小児である。未感染者では、成人で発症することがある。発症部位は90％以上が耳下腺であるが、約10％は顎下腺において発症する。潜伏期は2〜3週で、発熱、頭痛、全身倦怠感の前駆症状を伴い、耳下腺が腫脹する。耳下腺の腫脹は最初片側性で、数日後に反対側に出現する。耳下腺開口部の発赤が認められるが、膿汁の排泄はない。成人では本症に引き続き、しばしば急性睾丸炎などの合併症を起こすことがある。細菌感染性による唾液腺炎と異なる点は、唾液腺造影で異常所見がなく、血清中のアミラーゼ値が増加することである。症状は発熱などの全身症状が他の唾液腺炎と比較して強く、また唾液腺の腫脹は発症7〜10日後には消退する。ムンプスウイルス抗体価が、発症直後と比較して2〜4週後に4倍以上になると診断は確実である。

治療方針 対症療法が主体で、自然治癒を待つ。抗菌薬投与の必要はないが、合併症として、睾丸炎、髄膜炎および脳炎、膵炎、腎炎などがあり、全身管理が必要である。治癒後は獲得免疫を得る。

症　例：32歳、男性
主　訴：耳下部の腫脹と発熱
現病歴：数日前より軽度の発熱とともに右側耳下腺部が腫脹し来院した。さらに3日後より、反対側左側耳下腺部の腫脹が出現した。
経　過：血液検査所見では、初診時血清アミラーゼ値は261 IU/lで、さらに3日後の血清アミラーゼ値は649 IU/lと上昇した。アミラーゼアイソザイムでS分画が80％と高率で、耳下腺由来が考えられた。補体結合反応によるムンプス抗体価の測定は、初診時と発病4週後の抗体価では、初診時の抗体価の4倍以上の上昇が認められた。

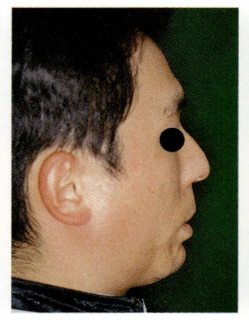

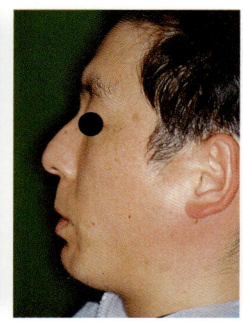

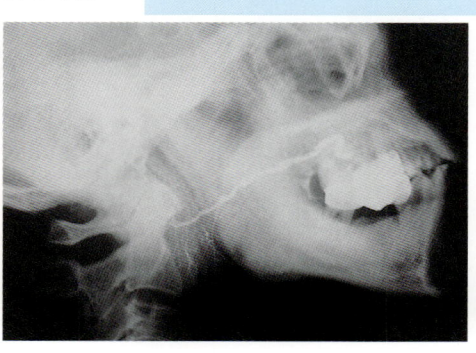

図1、2（左、中）　顔貌：両側耳下腺の腫脹。
図3（右）　X線写真：耳下腺造影を施行したが、ほぼ正常像であった。

3) 免疫異常による唾液腺炎

☞ 総論 112p

① Sjögren 症候群

☞ 総論 113p

概説 唾液腺や涙腺などの外分泌腺の分泌障害を生じる全身性疾患である。口腔乾燥症、乾燥性角結膜炎を主徴とし、リウマチ性多発関節炎などの膠原病を伴いやすいため、自己免疫疾患の1つとされている。更年期女性に多く、再発を繰り返し軽快しにくい。耳下腺腫脹は約1/3の症例に出現する。診断は、Rose-Bengal 試験とSchirmer 試験で涙液分泌低下による乾燥性角結膜炎の証明、口唇小唾液腺生検による小リンパ球浸潤などの病理像の証明、唾液腺管造影による腺体の点状陰影などに基づく。

血液所見：抗 Ro/SS-A 抗体は陽性であったが、抗 La/SS-B 抗体は陰性であった。また抗核抗体陽性で、二次性のSjögren 症候群確実例と診断された。

治療方針 対症療法が主体となる。

症　例：47歳、女性
主　訴：耳下腺部の腫脹と口腔乾燥
現病歴：2年前より慢性関節リウマチと診断され、整形外科にて副腎皮質ホルモンの内服療法を受けている。血液検査では、リウマチ因子（RF）陽性（定量値 90 IU/ml）、抗核抗体陽性（定量値 60倍）、抗 SS-A 抗体陽性である。

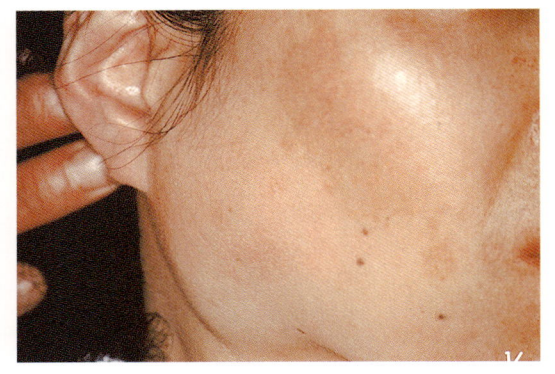

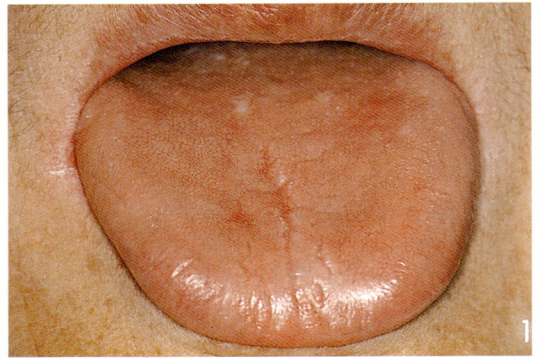

図1（左）、2（右）病態：耳下腺はび漫性に腫脹し、口腔内は乾燥している。ガムテストでは、10分間に 5 ml（正常 10ml 以上）と唾液分泌機能も低下している。

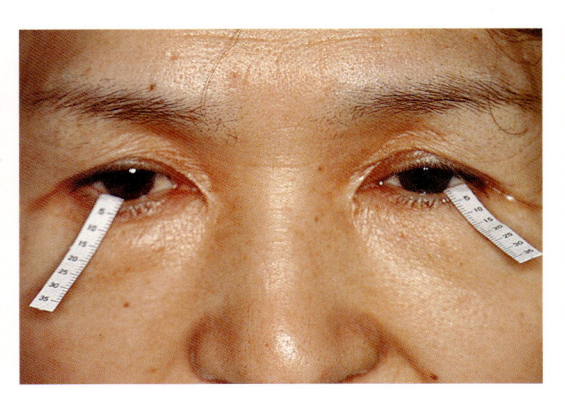

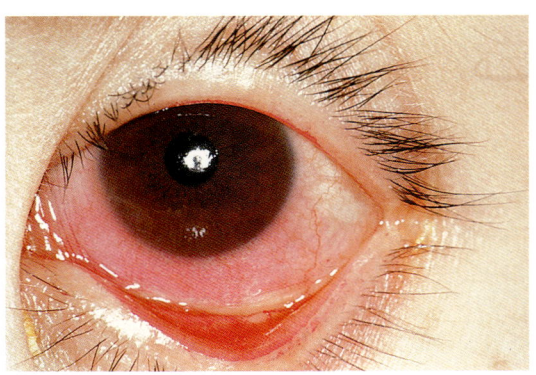

図3（左）、4（右）眼科における Rose-Bengal 試験とSchirmer 試験では、5分間 4 ml（正常 10ml 以上）と涙液分泌低下による乾燥性角結膜炎と診断された。

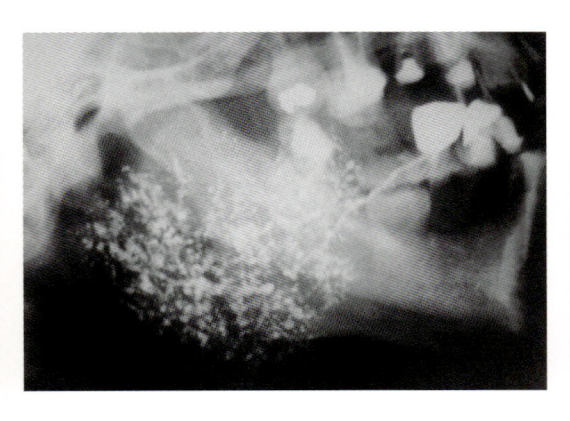

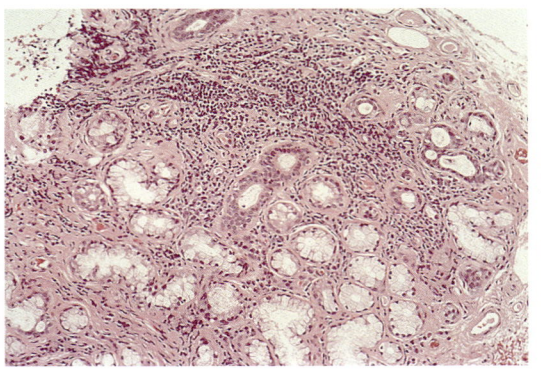

図5（左）耳下腺造影所見：点状陰影が認められる。

図6（右）病理組織像：口唇小唾液腺（口唇腺）生検所見では、小リンパ球浸潤が間質において著明である。

4）唾液腺の腫瘍および腫瘍類似疾患　　総論112p

（1）腫瘍
a．良性腫瘍

概説　大唾液腺に発生する良性腫瘍において、唾液腺腫瘍の発生率は腫瘍全体の1％前後で、多くは耳下腺に発生し、次に顎下腺および小唾液腺で、舌下腺は極めて少ない。WHO分類（1991年）では、多形性腺腫、筋上皮腫（筋上皮腺腫）、基底細胞腺腫、Warthin腫瘍（腺リンパ腫）、オンコサイトーマ、管状腺腫、脂腺腺腫、導管乳頭腫、嚢腺腫に分類されている。多形性腺腫（pleomorphic adenoma）は、腫瘍の病理組織学的特徴より混合腫瘍（mixed tumor）とも呼ばれ、大唾液腺腫瘍の90％以上を占め、耳下腺に圧倒的に多く、本腫瘍の70％以上が耳下腺に発生する（Eneroth, 1966）。顎下腺にもみられるが、小唾液腺では口蓋、頬粘膜にも発生し、日本人では口蓋に多い。自覚症状はほとんどなく、発育は緩慢で、通常10年以上経過して鶏卵大に達する。放置すると悪性化することがある。唾液腺造影所見では、耳下腺、顎下腺に腫瘍に一致した陰影欠損像を認める。確定診断は病理組織学的検索による。Warthin腫瘍もほとんどが耳下腺に発生し、両側性に発生することが多い。本腫瘍の画像診断上の特徴は、テクネシウムによる唾液腺シンチグラムにおいて、多形性腺腫など他の腫瘍では集積がないのに対し、Warthin腫瘍の多くは腫瘍に一致して集積が認められることである。

治療方針　いずれの腫瘍も、外科的に被膜とともに腫瘍全摘出術を行う。摘出に際し、被膜の一部が破損して腫瘍組織が残存すれば再発しやすい。特に多形性腺腫は、組織の部分的変化を生じ悪性となる場合もある。

①顎下腺多形性腺腫　　総論113p

症　例：52歳、男性
主　訴：顎下部の腫脹
現病歴：6カ月前より顎下部の無痛性の腫脹を自覚した。

図1（左）　顔貌：局所に炎症所見はなく、相指診にて顎下腺に腫瘤を触知し、腫瘤は境界明瞭で硬い。

図2（右）　画像診断：顎下腺造影所見で腫瘍に一致して圧排像を呈する。

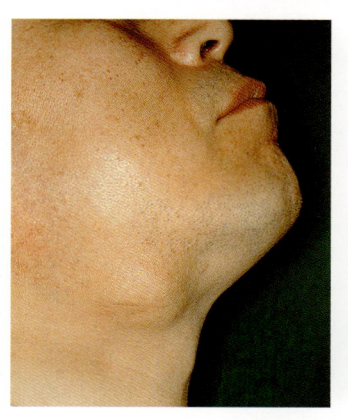

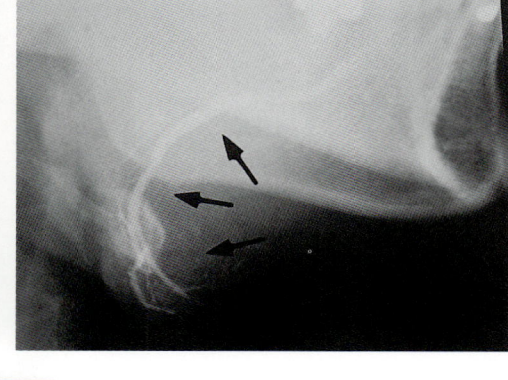

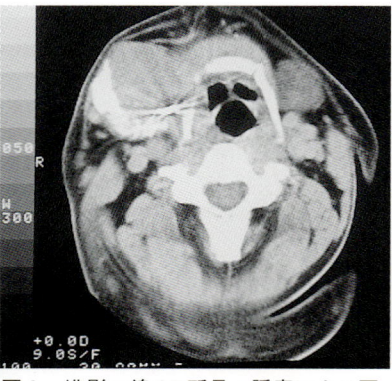

図3　造影X線CT所見：腫瘍により圧排された顎下腺と内部が均一な腫瘤が認められる。

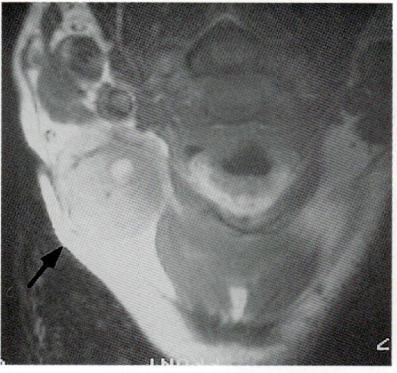

図4　MRI所見（前額断）：中心部にspot状のhigh intensityと内部が均一な腫瘤像として認められる。

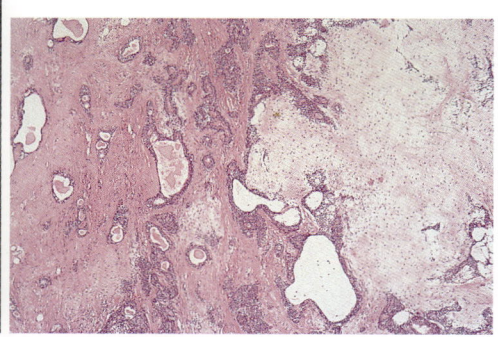

図5　病理組織像：病理組織学的診断では、上皮細胞の増殖とともに粘液腫様、硝子様変性が混在し、多形性腺腫であった。

②耳下腺多形性腺腫

> 総論 113p

症　例：58歳、女性
主　訴：耳下部の腫脹
現病歴：数年前より耳下部の無痛性の腫脹を自覚した。

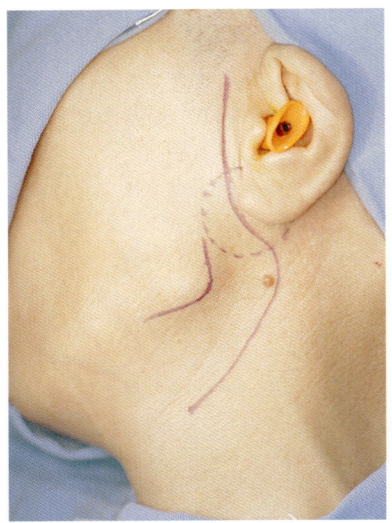

図1　顔貌：左側耳下部に直径20mm大の境界明瞭な腫瘤が認められる。

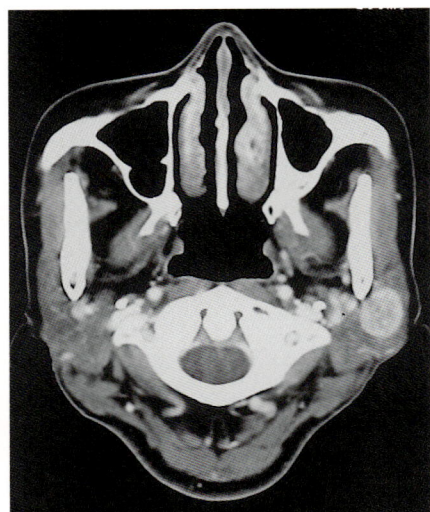

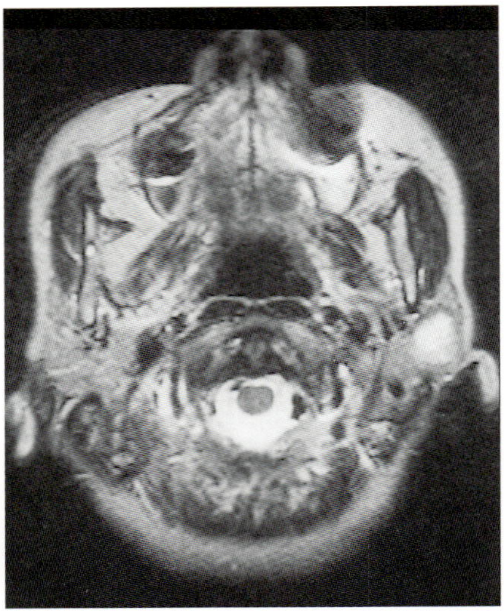

図2（↑）、3（↗）4（↙）　画像診断：X線CTおよびMRI所見にて、内部が不均一な塊状の腫瘤が認められ、超音波X線像でも内部は比較的均一で、底部エコーも明瞭である。

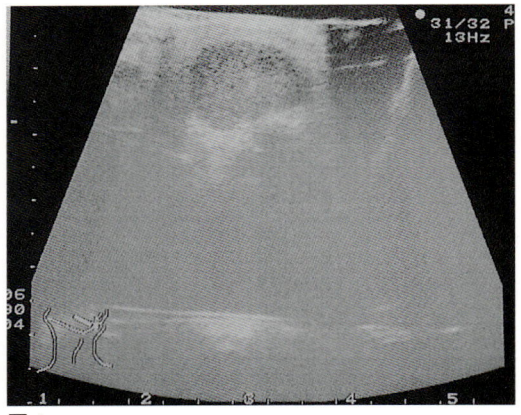

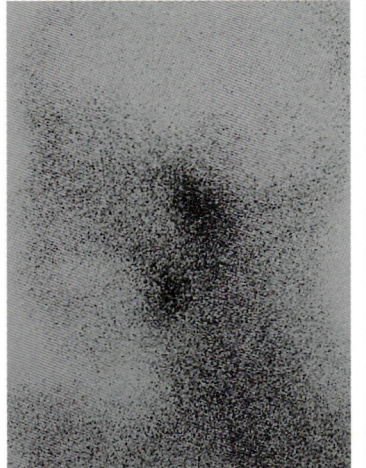

図4

図5

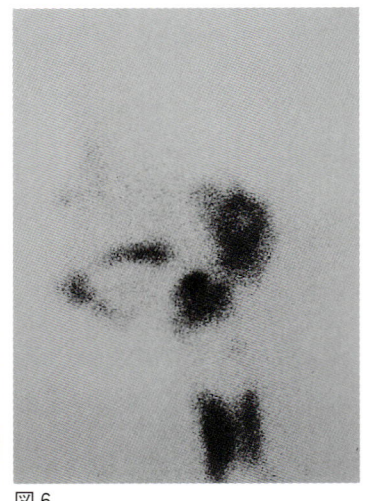

図6

図5、6　^{67}Ga腫瘍シンチグラム：腫瘤に一致した集積がみられ、唾液腺シンチグラムでは腫瘍は耳下腺内の集積の中に欠損像として認められる。

図7　摘出物：治療は顔面神経を露出してこれを保存し、耳下腺浅葉を含めて全摘した。

図8　摘出物の病理組織像：上皮細胞の増殖とともに、粘液腫様、硝子様変性が混在し、多形性腺腫であった。

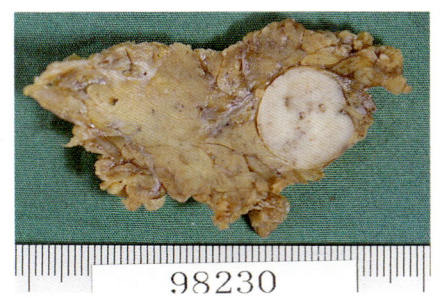

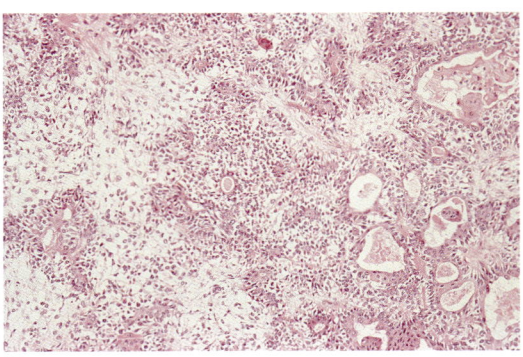

③耳下腺 Warthin 腫瘍

総論 113p

症　例：68歳、男性
主　訴：両側耳下部の腫脹
現病歴：数年前より両側耳下部の無痛性腫脹を自覚していた。

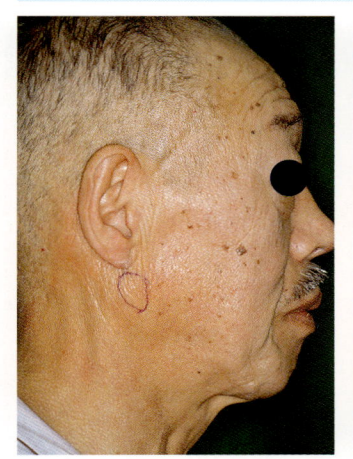

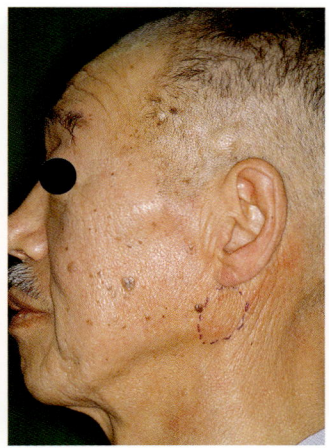

図1、2　顔貌：両側耳下腺部に腫瘤が認められる。

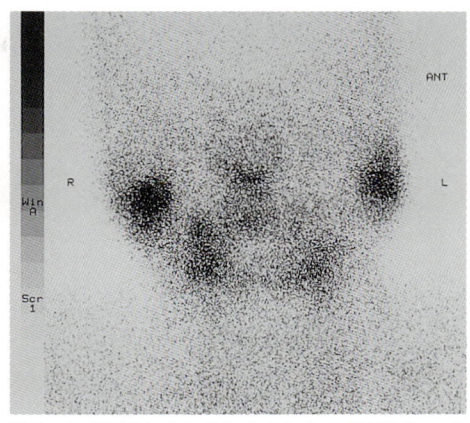

図3　画像診断：テクネシウムによる唾液腺シンチグラムで、腫瘍に一致した強い集積が認められる。

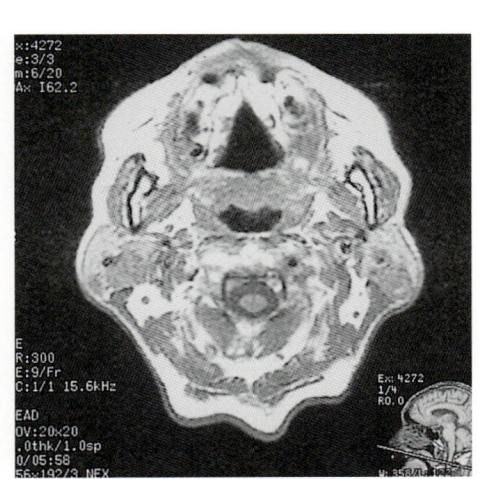

図4　MRI所見：耳下腺浅葉に腫瘍様の像が認められる。

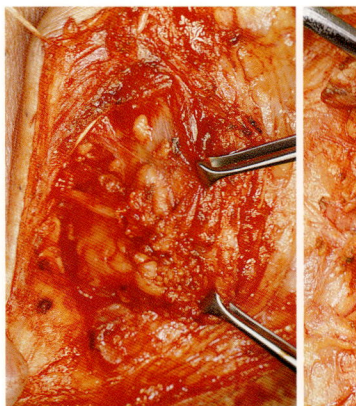

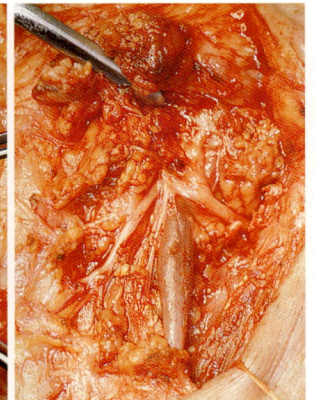

図5、6　手術所見：治療は顔面神経を本幹から露出して保存し、両側耳下腺腫瘍を摘出した。

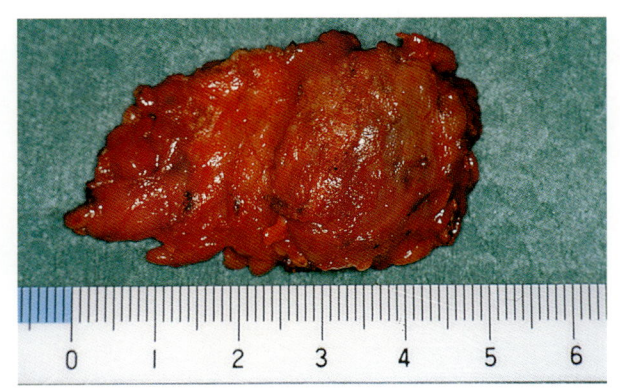

図7　摘出物

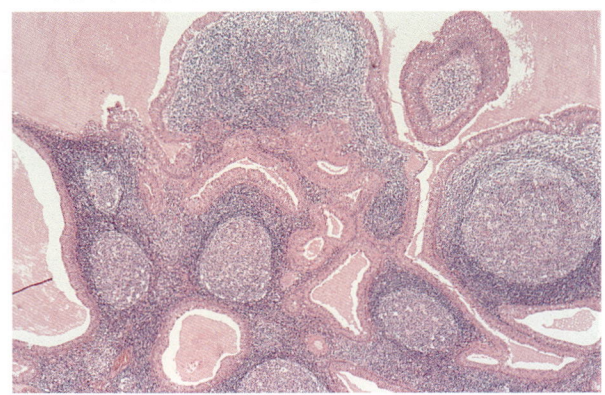

図8　摘出物の病理組織像：両側耳下腺腫瘍の所見はほぼ同じで、上皮組織とリンパ性組織の増殖からなり、嚢胞状構造を呈し、Warthin 腫瘍（腺リンパ腫）と診断された。

b. 悪性腫瘍

概説 耳下腺腫瘍の1/4が悪性で、舌下腺原発腫瘍は少ないが、そのほとんどは悪性とされる。病理組織学的にはほとんどが癌腫で、肉腫は極めて少ない。粘表皮癌、腺様嚢胞癌、腺癌などの腺系腫瘍が多く、その他扁平上皮癌もある。腺系腫瘍は長い間良性腫瘍として経過し、悪性化するものが多い。腺房細胞癌や粘表皮癌の一部は悪性度が低いが、他のものは遠隔転移を起こしやすく予後も不良である。多形性腺腫は放置すると悪性化し、多形性腺腫内癌腫に移行することがある。

治療方針 耳下腺に発生した悪性腫瘍においては、腫瘍を含めた耳下腺全摘出が必要である。顔面神経が耳下腺内を走行するため、保存することが困難な場合は腫瘍とともに切除、全摘し、摘出後神経移植を行う。悪性度に応じて、術後照射や化学療法が行われる。頸部リンパ節に転移が疑われる場合は、同時に頸部郭清手術が必要である。顎下腺悪性腫瘍も耳下腺腫瘍と同様に、顎下腺を含めた全摘出が必要である。（79pも併せて参照）

①耳下腺癌（多形性腺腫内癌腫） 総論113p

症　例：67歳、女性
主　訴：耳下部の腫脹
現病歴：1年前より耳下部の腫脹に気づいていた。最近急激に増大してきたため来院した。

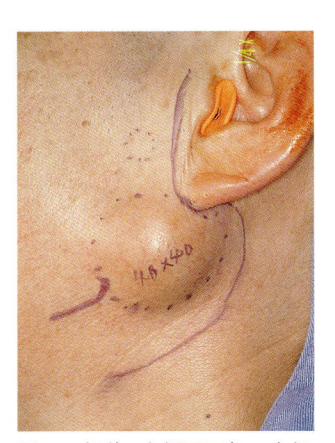

図1　顔貌：左側耳下部に直径40mm大の境界明瞭な腫瘤が認められる。

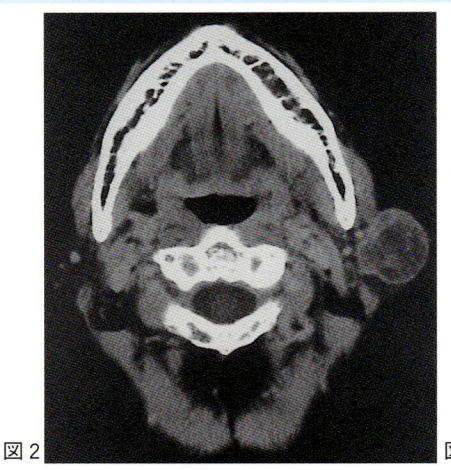

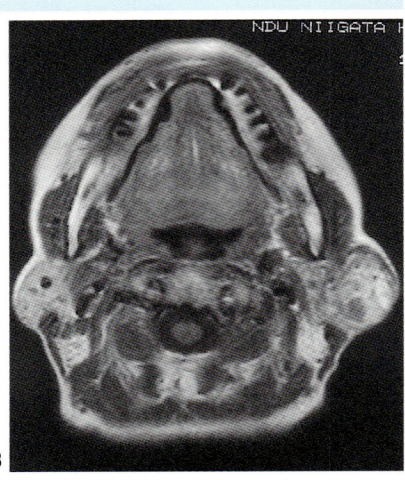

図2〜4　手術前の画像所見：CT所見では腫瘍内部は不規則で、MRIの軸位および前額断におけるT2強調画像でも腫瘍内部は不規則である。

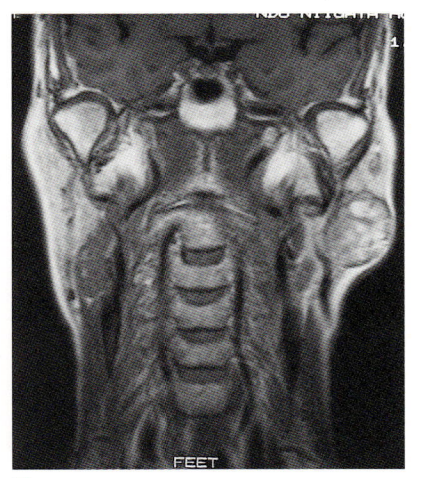

図4

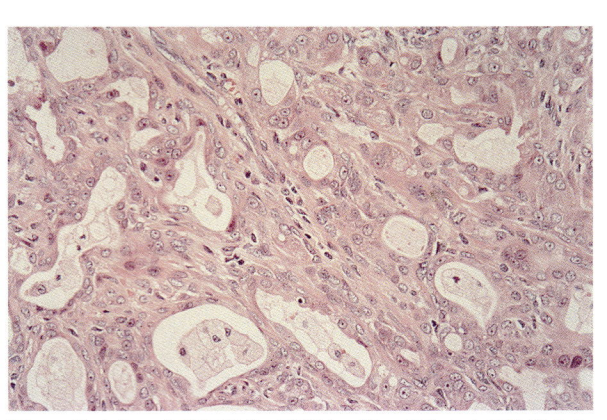

図5　摘出物の病理組織像：異型性の強い細胞の充実胞巣からなり、粘液変性も強く、悪性多形性腺腫と診断された。

②顎下腺癌(腺様嚢胞癌)

> 総論113p

症　例:76歳、男性
主　訴:顎下部の腫瘤と痛み
現病歴:10年前より右顎下部に腫瘤を自覚。最近、時々疼痛を覚えていた。紹介医にて穿刺細胞診が行われていて、class III(悪性が疑われる)であった。

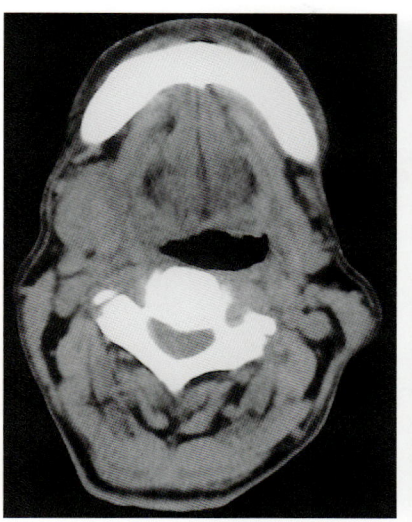

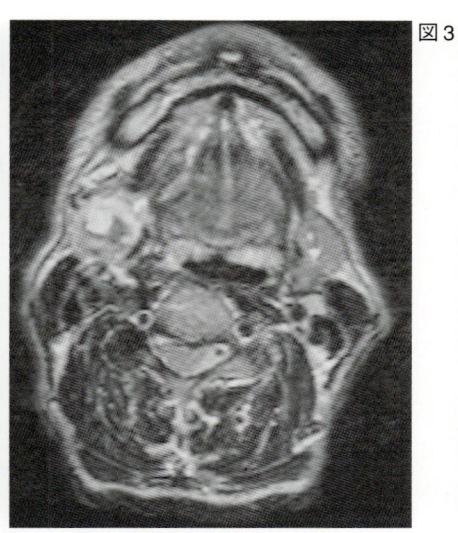

図1　顔貌:右顎下部は腫脹し、相互診にて直径30mmの硬い腫瘤を触れる。

図2〜6　X線写真:CTおよびMRIでは内部が不均一な腫瘤様病変が認められ、核医学診断においては、^{67}Ga腫瘍シンチでは腫瘤に一致した集積像で、唾液腺シンチでは腫瘤には集積が認められない。エコー診断では内部は不均一で、底部エコーの消失が認められる。

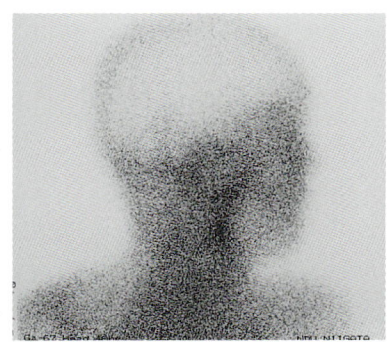

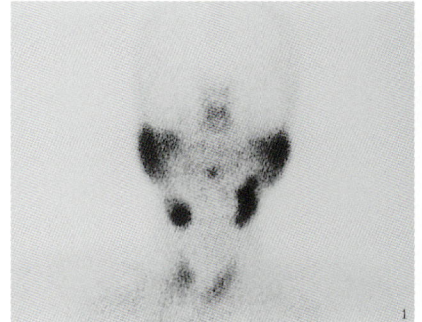

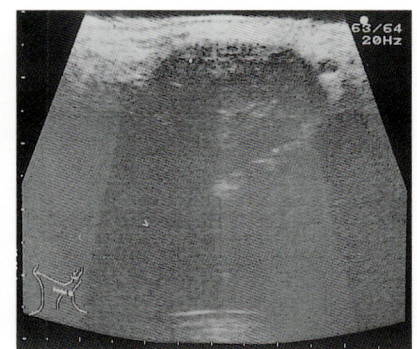

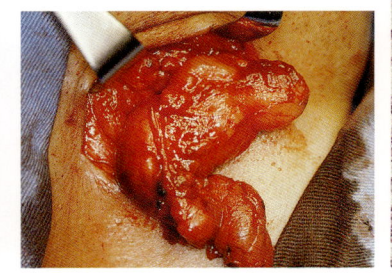

図7　治療は顎下腺を含めて腫瘍を全摘し、術後放射線50Gyを照射した。

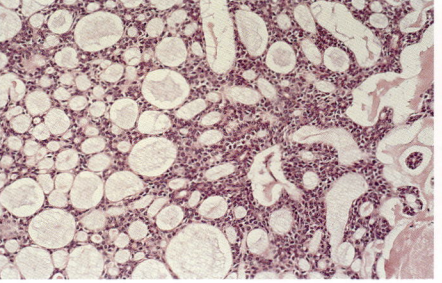

図8　摘出物の病理組織像:腫瘍胞巣内に大小の嚢胞状腔あるいは腺管状腔が形成される篩状構造(cribriform pattern)を呈し、腺様嚢胞癌であった。

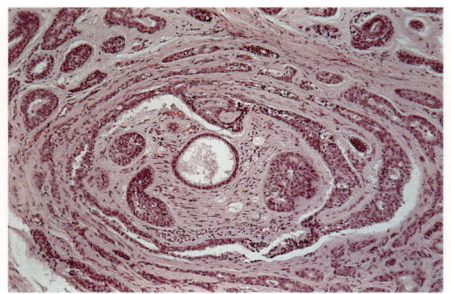

図9　病理組織像:腫瘍細胞が神経組織に浸潤している。

③顎下腺癌（腺房細胞癌）

総論 113p

症　例：56歳、男性
主　訴：顎下部の腫瘤
現病歴：4年前より左顎下部に腫瘤を自覚。
経　過：最近腫瘤が増大し来院。治療は顎下腺を含めて腫瘍を全摘し、術後放射線50Gyを照射した。手術を中心に行い、術前化学療法を行った後、左側根治的頸部廓清、下顎骨区域切除を含めて腫瘍を根治的に切除し、大胸筋皮弁にて再建した。

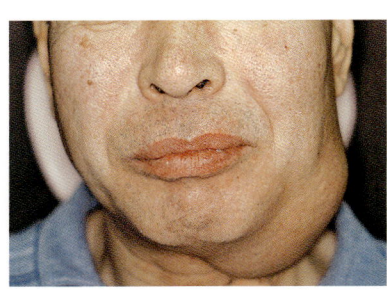

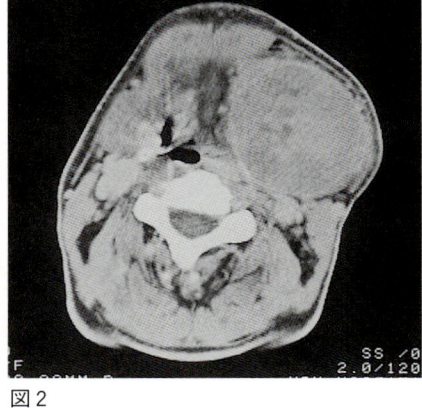

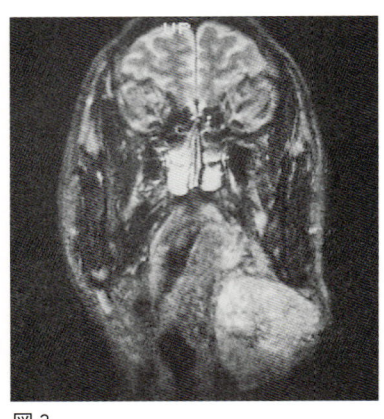

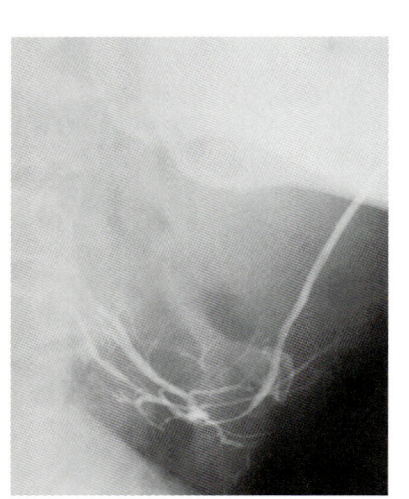

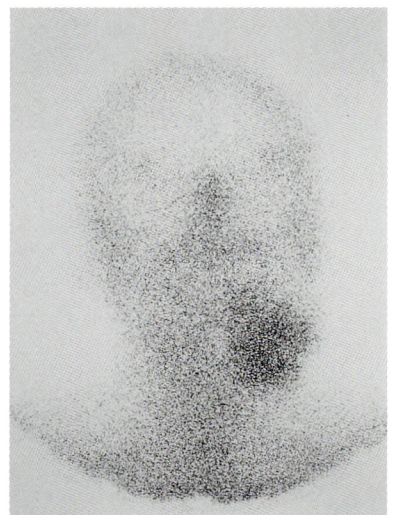

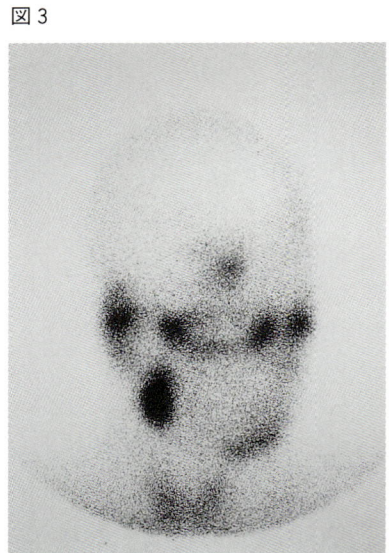

図1
図2
図3
図4
図5
図6

図1　顔貌：左口底から顎下腺部に大きな腫瘤が認められる。
図2、3　X線写真：CTおよびMRIでは、内部がやや不均一な腫瘍様病変が認められる。
図4　顎下腺造影：顎下腺は腫瘍に圧排されて下方に位置している。
図5、6　核医学診断：^{67}Ga腫瘍シンチでは腫瘍に一致した集積像で、唾液腺シンチでは顎下腺組織はほとんど腫瘍に置換されている。
図7　摘出物の病理組織像：腺房細胞癌であった。

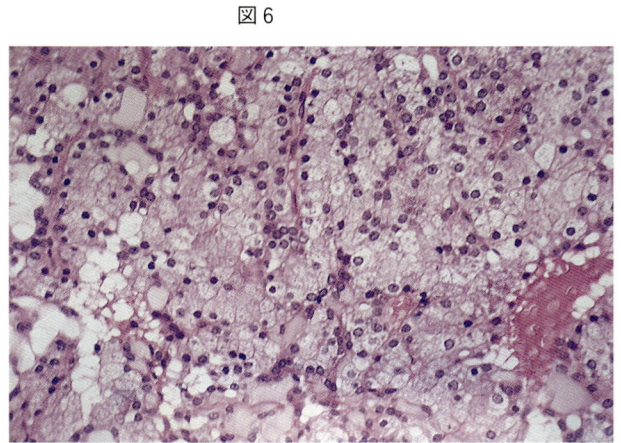

図7

(2) 腫瘍類似疾患

総論112p

①慢性硬化性唾液腺炎（Küttner腫瘍）

総論112p

概要 唾液腺の非特異性慢性炎症に由来する病変で、腺実質は萎縮、消失し、間質結合組織は線維性増殖を来す。特に腫瘍と思わせる場合には、Küttner腫瘍と呼ぶことがある。

原因は、唾液腺の排泄管からの上行性感染に由来する慢性炎症、異物、唾石などに由来する排泄障害を主原因とする慢性炎症、原因不明の炎症性疾患などである。一般に青壮年期の男性に多く、好発部位は顎下腺がほとんどである。症状はほとんどなく、硬い腫瘤性の唾液腺として触れる。単純Ｘ線撮影法にて、もし唾石やＸ線不透過性の異物があれば識別できるが、唾液腺造影法では排泄管系に特に異常を認めないこともある。確定診断は病理組織学的所見で、腺房の萎縮消失、導管の拡張、間質の著しい線維化、リンパ濾胞の形成を特徴とする。

治療方針 原因となる異物や唾石を摘出する場合もあるが、既に罹患唾液腺は著しく硬化しており、唾液腺機能を認めないので、唾液腺摘出がほとんどの症例で施行されている。

症　例：男性、68歳
主　訴：左顎下腺腫瘤
既往歴：65歳より糖尿病と診断され、食事療法中である。
現病歴：数年前より左顎下腺に無痛性腫脹を自覚。

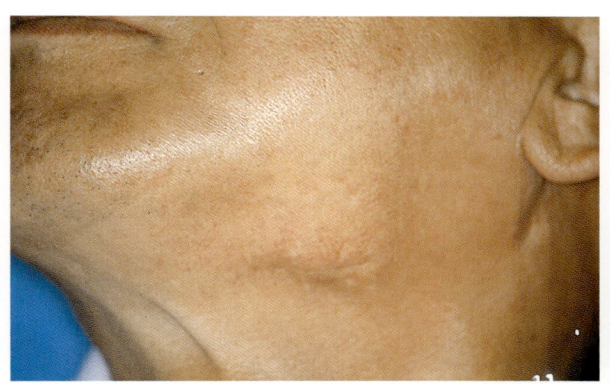

図1　顔貌：左顎下腺部に境界明瞭な直径25mmの腫瘤を認める。

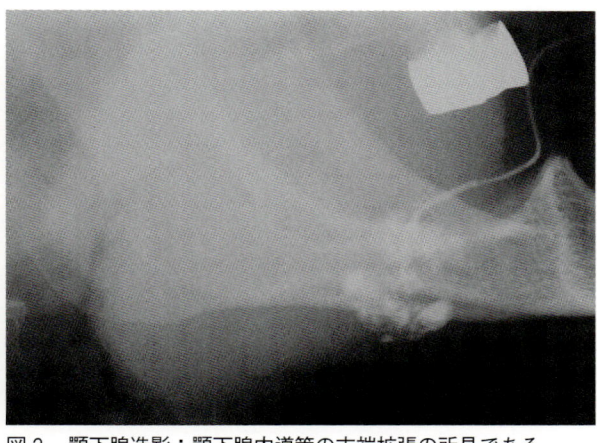

図2　顎下腺造影：顎下腺内導管の末端拡張の所見である。

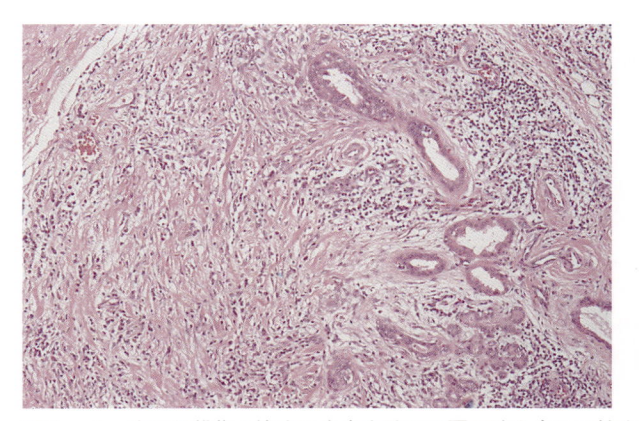

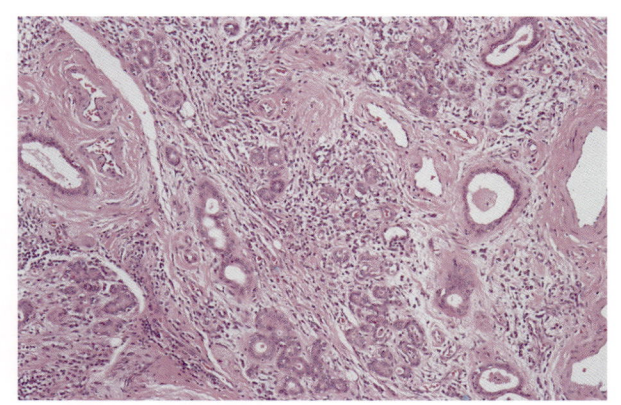

図3、4　病理組織像：治療は全身麻酔下に顎下腺を含めて摘出した。摘出物の病理組織診断はKüttner腫瘍（慢性硬化性唾液腺炎）であった。顎下腺は小葉によって程度の差はあるが、全体に小葉間、小葉内の線維化やリンパ球浸潤、腺房の萎縮消失が認められる。変化の強い小葉では、腺房はみられず線維化で置換され、少数の導管のみが残存し、ところによって管内に著明な好中球浸潤を認める。また、濾胞形成を伴う強いリンパ球浸潤が認められる部分もある。唾石などの石灰化物は認められない。慢性な管内感染に伴う、長い経過を有する慢性硬化性唾液腺炎が考えられた。

8. 神経疾患・心因性病態

			知覚神経	運動神経	その他
顎・顔面および口腔領域を支配する神経と主な支配領域	1)三叉神経	(1) 第Ⅰ枝	眼窩内、前頭部皮膚、鼻腔前上部など。		
		(2) 第Ⅱ枝	側頭部、上唇部、上頬部、上唇外鼻、上顎歯牙・歯肉、硬口蓋、鼻腔粘膜、副鼻腔など。		
		(3) 第Ⅲ枝	下顔面皮膚、頬部、下唇、オトガイ、口底、下顎歯牙・歯肉、舌の前方2/3の粘膜など。	咀嚼筋、顎舌骨筋、顎二腹筋前腹、口蓋帆張筋など。	
	2)顔面神経	(1) 中間神経	耳介周囲の皮膚など。		
		(2) 大錐体神経		軟口蓋の筋など。	涙腺、鼻腺、口蓋腺の分泌など。
		(3) アブミ骨筋神経		アブミ骨筋	
		(4) 鼓索神経	舌前方2/3の味覚。		顎下腺・舌下腺の分泌など。
		(5) 筋枝		顔面表情筋、顎二腹筋後腹、茎突舌骨筋、広頸筋、耳介筋など。	顔面の汗の分泌など。
	3)舌咽神経	(1) 鼓室神経			耳下腺の分泌。
		(2) 筋枝		茎突咽頭筋など。	咽頭腺の分泌など。
		(3) 咽頭枝	口峡咽頭部粘膜など。	咽頭部、軟口蓋の筋など。	
		(4) 舌枝	舌・口蓋の後1/3の粘膜。舌後方1/3の味覚。		舌後方1/3の舌腺の分泌。
	4)迷走神経	(1) 耳介枝	外耳		
		(2) 咽頭枝	咽頭部の粘膜。	咽頭部の筋など。	消化管、気道の腺分泌。
		(3) 上喉頭神経	咽頭部の粘膜。	輪状甲状筋	甲状腺
		(4) 反回神経（下喉頭神経）	喉頭、食道上部、気管上部など。	喉頭筋（輪状甲状筋除く）、食道上部、気管上部の筋。	
	5)舌下神経			内舌筋、外舌筋の一部。	
疾患の概要	1)神経麻痺	神経による分類 ①三叉神経	a. 知覚麻痺：支配領域の皮膚、粘膜、歯髄などの知覚麻痺。 b. 運動麻痺：第Ⅲ枝の咀嚼筋神経の麻痺。咀嚼困難、咬筋萎縮、下顎反射の消失。		
		②顔面神経	a. 中枢性：前額部以外の運動麻痺。 b. 大錐体神経の障害：涙の分泌障害、軟口蓋運動麻痺。 c. アブミ骨筋神経の障害：聴覚障害 d. 鼓索神経の障害：舌前方2/3の味覚障害、顎下腺・舌下腺の分泌障害。 e. 筋枝の障害：顔面表情筋の運動障害、顔面の汗の分泌障害。		
		③舌咽神経	a. 知覚麻痺：舌根部、咽頭部、軟口蓋、扁桃付近の知覚麻痺、舌後方1/3の味覚障害。稀。 b. 運動麻痺：嚥下障害、咽頭粘膜反射の消失。		
		④舌下神経	運動麻痺：舌の偏位や麻痺側の萎縮、言語障害、咀嚼障害、嚥下障害、流涎など。		
		神経麻痺の治療	原因疾患の診断、原因の除去、リハビリテーション、温罨法、薬物療法（副腎皮質ステロイド、ビタミンB複合体、ATP製剤）、星状神経節ブロック、神経管内圧除去手術、神経移植・縫合術。		

顔面神経の障害部位（高橋ら編：標準口腔外科学. 医学書院、1994より引用）
（A：顔面神経膝部および膝上部、B：アブミ骨神経上部、C：アブミ骨神経下部、D：鼓索神経下部側頭骨外）

8．神経疾患・心因性病態

疾患の概要	2)神経痛	症状による分類	①真性神経痛	激痛以外に器質的な原因が不明。
			②仮性神経痛	神経末梢の器質的変化に伴って起こるもので、精査により疼痛の原因となる疾患が判明する。
		真性神経痛の症状	①三叉神経痛	中高年女性に好発、第Ⅱ枝、第Ⅲ枝が多い。神経の走向に沿った間欠的・発作性・電撃様激痛。Valleix 圧痛点、Patrick 発痛帯。
			②舌咽神経痛	舌根部、口峡部、咽頭および扁桃部などの、発作性の電撃激痛。
			③顔面神経痛	中間神経の支配領域の耳介周囲の疼痛（耳痛）。非常に稀。
			④迷走神経痛	喉頭部を中心とした特徴的な発作性の電撃様激痛。極めて稀。
		真性神経痛の治療		神経ブロック、薬物療法（カルバマゼピン、ビタミンB複合体）、理学療法、外科療法（血管減圧術、神経切除術、神経捻除術）。
	3)神経痙攣	症状による分類	①間代性痙攣	拮抗筋同士の収縮が交互に起こるもの。
			②強直性痙攣	主に伸筋が持続性に硬直状態になるもの。
		神経による分類	①三叉神経（咀嚼筋痙攣）	間代性：悪寒戦慄、疲労、激怒、三叉神経痛の発作時などにみられる。 強直性：咬筋や側頭筋の筋の硬直、開口不能、咀嚼困難、発音障害。片側性では下顎は健側に偏位する。 原因：脳膜炎、破傷風、ヒステリー、てんかんなど。
			②顔面神経	短時間で不随意的に起こる顔面の痙攣。 間代性：いわゆる顔面チック。精神的緊張が誘因となる不随意的な片側性の顔面表情筋の痙攣。 強直性：精神的影響がない痙攣で疼痛を伴うことがある。破傷風の時にみられる特有な痙笑がその典型。
		治療		原因疾患の診断と治療、対症療法、鎮痙薬、精神安定剤の投与。
疼痛性疾患	神経原性			発作性神経痛＝真性神経痛
	持続性神経痛			帯状疱疹後神経痛、神経炎、神経腫、外傷後神経痛、反射性交感神経萎縮症。
	症候性			顔面・口腔の疾患に起因する疼痛（筋・骨格系の異常、口腔病変）。
	心因性			精神的原因による疼痛（心身症、神経症、心気症、ヒステリー、精神分裂病、詐病など）。
	非定型顔面痛			特定の神経支配に一致しない顔面痛、心因的な性格が強い。
	治療			原因疾患の診断とそれに対する処置、対症療法。
心因性病態	1)医学における疾患分類、心身	(1)精神障害	①身体的原因によるもの	内因によるもの：精神分裂病、躁うつ病 外因によるもの：器質的精神病
			②精神的原因によるもの	神経症：不安神経症、恐怖症、強迫神経症、ヒステリー、抑うつ神経症、心気神経症、離人神経症。
		(2)心身症		身体疾患の中でその発症や経過に心理社会的因子が密接に関与し、器質的ないし機能的障害が認められる病態。
	2)歯科における心因性病態	(1)身体的異常が特定できないもの（心気症状）		顎関節症Ⅴ型、口腔異常感症、自（己）臭症
		(2)身体的異常が不確定なもの		義歯不適合、舌痛症
		(3)身体的異常が明らかなもの		顎関節症、口腔癌症例
		(4)身体症状が環境的ストレスで増悪するもの（いわゆる心身症）		顎関節症
		(5)美容的側面が関与するもの		顎変形症
	3)主な口腔の心因性病態			心理・社会的ストレス、環境因子、性格因子および病的な感情などが誘因となる。
		①口腔心身症		非特異性のstressorによって、心臓血管系、胃腸消化器系、歯科口腔系などの器官に特有の身体的病変を発症する。口腔内では、口腔や歯の知覚異常、痛みのみを主症状とする舌痛症、感覚異常、異味症、自（己）臭症などがある。
		②口腔神経症		環境的または性格的原因によって生じる一時的で軽度の精神障害、器質的病変によらず心因的原因によって起こるヒステリーや不安神経症がある。
		③仮面うつ病		本体はうつ病あるいは抑うつ神経症の状態であるが、うつ状態のほとんどが背景に潜み、身体症状や不安などの精神症状が前景を占めている。
	心因性病態の治療			原因疾患の診断とそれに対する処置、対症療法。

1）神経麻痺

①顔面神経麻痺

概説 顔面神経に支配されている筋肉の麻痺で、表情筋に麻痺が生じたものである。脳神経にみられる麻痺では最も多い。また、顔面神経麻痺は中枢性と末梢性に分類されるが、末梢性が圧倒的に多くみられる。

i）中枢性顔面神経麻痺
端にある顔面神経核より上方（中枢側）に障害があり、発症したものである。
原因：脳底部の病変では脳出血、脳梗塞、脳腫瘍、脳外傷、梅毒、脳軟化、中毒ではエタノール、鉛、伝染病では破傷風およびジフテリアなどが挙げられる。
症状：前額筋に麻痺がないため皺を寄せることができる。眼輪筋の麻痺は軽度であり、半身不随を伴う。

ii）末梢性顔面神経麻痺（Bell麻痺）
顔面神経核より下方（末梢側）の障害で発症したものである。中年以後の女性に多くみられる。
原因：外傷や手術による損傷、寒冷刺激、炎症では歯性、耳性、および耳下腺、ウイルス、感染ではインフルエンザ、ヘルペス、リウマチなどが挙げられる。
症状：一側性では不全麻痺が多い。発現は突発的に起こる場合と前駆症状のある場合があり、後者では頰部あるいは耳の前後に浮腫性腫脹や牽引性激痛がみられる。顔貌には突然左右の非対称がみられる。患側の前額部の皺は消失し、人中は健側に偏位する。
眼の症状として、麻痺性兎眼（眼裂閉鎖不全）、Bell症状（眼裂閉鎖時には眼球は上転し、白眼となる）および流涙がみられる。また、麻痺側には鼻唇溝消失、口角下垂、口笛不能が生じる。
顔面神経の障害部位によって症状が異なり、茎乳突孔を出てから障害されると同側の表情筋が麻痺し、鼓索神経の分岐部位とアブミ骨筋神経の間が障害されると、味覚および唾液分泌と表情筋が障害される。さらに、アブミ骨筋神経の出る部位から中枢に障害があると、これに聴覚過敏が障害として加わる。
膝神経節が侵されると、これに耳の後方と内部の痛みが加わり、内耳道で障害された場合は聴覚障害が加わる。

治療方針 中枢性顔面神経麻痺では、半身不随を伴うことが多いので、原因除去とリハビリテーションが主体となる。末梢性顔面神経麻痺では急性期には温罨法、慢性期では薬物療法として副腎皮質ホルモン、ビタミンB_{12}およびB複合体、ATP製剤が使用される。その他ソフトレーザー照射、治癒困難の症例では口角挙上術があり、星状神経ブロック、顔面神経管内減圧手術および神経切断による麻痺では外科的縫合が行われる。

症　例：40歳、男性
主　訴：口が閉じられなくなった。
現病歴：3日前に歯痛のため左頰部を氷で冷やしたところ、翌日突然口が曲がり閉じられなくなった。

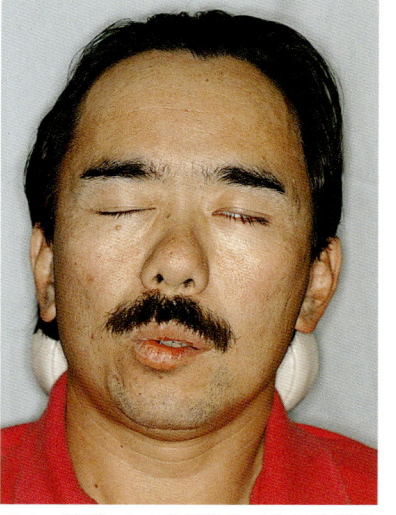

図1　顔貌：左右非対称性で左側前額部の皺は消失。人中は右側へ偏位（健側）、口笛不能を呈している。

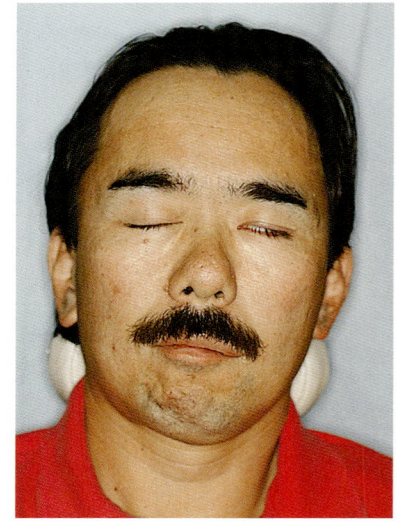

図2　顔貌：患側の眼裂は閉鎖不能。

②三叉神経麻痺　　総論 126p

概説　三叉神経核、三叉神経節、三叉神経幹および三叉神経枝などに実質性変化あるいは神経切断が生じると、三叉神経分布領域に知覚麻痺や運動麻痺が起こる。原因として中枢性では頭蓋底に疾病があり、脳神経が侵されて起こるのが大部分で、その他ヒステリー、梅毒、結核などがある。
末梢性では炎症や腫瘍での神経圧迫、外傷や手術時の神経切断および損傷、また歯科領域では、伝達麻酔時や根管充填などでも起こる。
知覚麻痺は、障害を受けた神経枝の支配領域に一致し、知覚消失がみられる。第Ⅲ枝の障害では、舌前方2/3に味覚の消失が生じる。運動障害では咀嚼障害、顔面非対称、下顎反射の消失がある。

治療方針　原因除去療法、薬物療法では副腎皮質ホルモン、ビタミンB_{12}およびビタミンB複合体、ATP製剤の投与など、また外科的療法では神経移植がある。

症　例：38歳、女性
主　訴：右口角部の麻痺
現病歴：約3ヵ月前に某歯科で 8⏟ を抜歯したが、その後右口角部に麻痺が生じ、加療しても緩解しなかった。

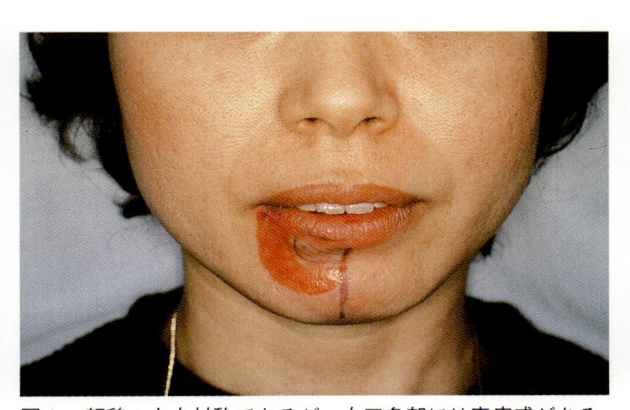

図1　顔貌：左右対称であるが、右口角部には麻痺感がある。8-1⏟ の頬側歯肉を探針で刺しても痛みは鈍く、また歯髄電気診断でも反応は鈍い。

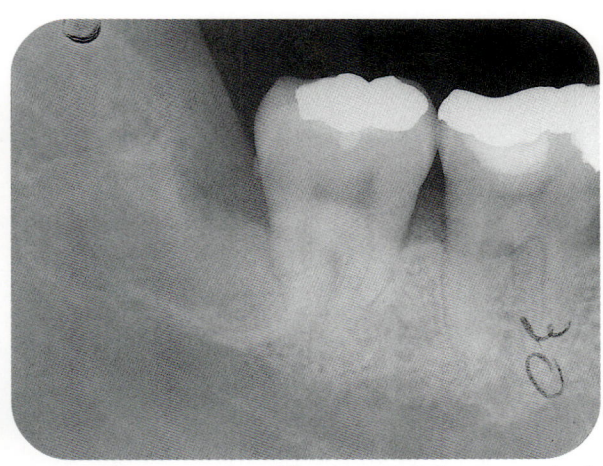

図2　X線写真（口内法）：8⏟ は欠損、抜歯窩はほとんど回復され異常はない。

③舌下神経麻痺　　総論 126p

概説　舌下神経分布領域の運動麻痺で、半身不随症の場合にみられる。
原因として延髄の頭蓋底の腫瘍、炎症、頸部外傷および手術による神経損傷。
症状は、舌尖が片麻痺の場合では患側に偏位、両側性では舌運動が不能で高度の発語、咀嚼および嚥下障害などが起こる。また、舌に咬傷が生じる。

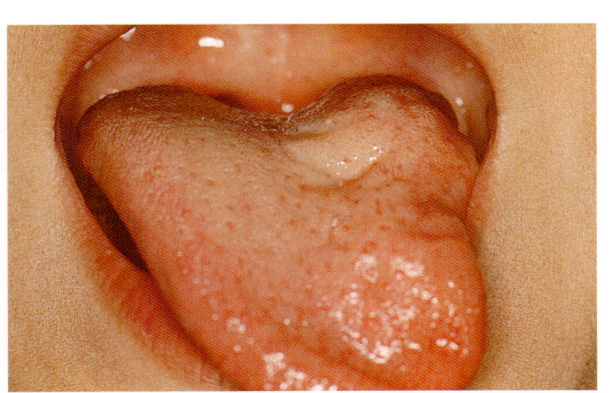

症　例：10歳、女子
主　訴：舌運動障害（舌が動きにくい）
現病歴：3日前から突然舌がもつれる感じを自覚した。舌を前方に出すと左側に曲がるため近歯科より紹介来院。
（東京歯科大学オーラルメディシン講座症例）

←病態：舌を前方に出すと舌尖は左側に曲がる。

2) 神経痛

概説・治療方針 顎顔面領域にみられる神経痛は、原因の比較的明確な仮性および原因不明の真性の神経痛に分類される。ここでは真性について述べる。脳神経のうちでは三叉、舌咽神経にみられるが、三叉神経痛が最も多い。これらの神経の分布領域に、突発的に電撃様激痛が間欠的に反復して起こる疾患である。症状は原因不明の激痛が主体で、神経自体には器質的変化はない。40歳以上の女性に多い。

神経痛の治療では、薬物療法として抗痙攣薬カルバマゼピン（テグレトール®）、ビタミンB複合体、理学療法では赤外線照射、超短波療法、神経ブロック、外科的療法では神経切断術、神経捻除術、血管減圧術。

①三叉神経痛

症　例：82歳、女性
主　訴：右頬部の激痛
現病歴：3日前から突然右頬部に激痛が生じ、売薬を服用したが痛みが止まらず来院。
処　置：テグレトール® 1日400mgを投与したがほとんど効果がないため、眼窩下孔へアルコールブロックを施行したところ激痛を消失した。

図1　顔貌：左右対称であるが、右口角部を指で触れると突然、発作性電撃様の激痛が生じ、苦悶の症状を呈する（Patrick発痛帯）。眼窩下孔には軽度の圧痛がある（Valleixの圧痛点）。口腔内は上下顎欠損し、総義歯が装着されている以外異常はない。

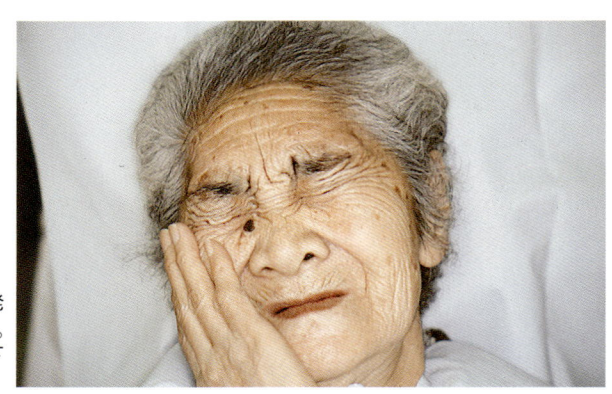

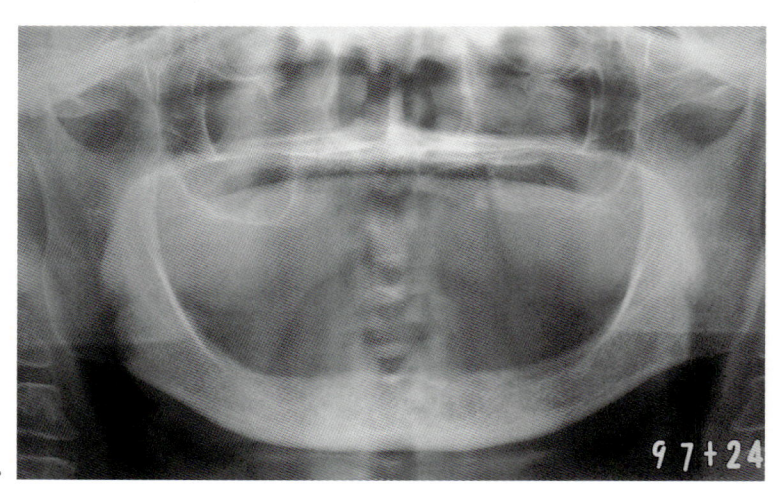

図2　X線写真：異常はない。

第 3 章

顎・顎関節の疾患

1. 先天異常および発育異常
2. 損　傷
3. 感染症
4. 囊胞および類似疾患
5. 腫瘍および類似疾患
6. 顎関節疾患

1．先天異常および発育異常

定義・分類	先天異常	胎生期に発現し、生下時に発症しているか潜在している異常（「第2章1.先天異常および発育異常」参照）。	
	発育異常	身体の発育に伴って発現する異常（「第2章1.先天異常および発育異常」参照）。	
	変形症	組織または器官の永続的な変形で、障害の認められるもの。	1．頭蓋顔面の変形症 2．顎骨の変形症 　①部位：上顎、下顎、上下顎。 　②原因：骨性、歯性、両者の合併。 　③障害：咀嚼、言語、審美、心理。

先天異常の表現型（顎・顎関節の疾患）	1）発育過剰、過形成	下顎前突症、上顎前突症、骨隆起、下顎頭肥大。
	2）発育抑制、欠如	小顎症、下顎頭欠損、顔面半側萎縮症。
	3）癒合、癒着	顎関節強直症、癒合歯。
	4）癒合不全（分離）	口唇口蓋裂、先天性鼻咽腔閉鎖不全症。
	5）残遺	鼻口蓋管囊胞、原始性囊胞。
	6）位置の異常	静止性骨空洞、転位歯。

原因	先天異常の原因：「第2章1.先天異常および発育異常」参照。

A．口蓋裂および類似疾患

顔面の発生過程における突起の癒合不全
- 前方の一次口蓋：球状突起と上顎突起の癒合不全
- 後方の二次口蓋：両側口蓋突起の癒合不全

a．裂型別分類

左唇顎口蓋裂　両側唇顎口蓋裂　硬軟口蓋裂　軟口蓋裂　粘膜下口蓋裂

b．発生頻度（「第2章1.先天異常および発育異常」参照）
c．顔面の発生と裂型（「第2章1.先天異常および発育異常」参照）
d．障害とその予防・治療

			疾患	予防と治療
先天性	1）口蓋裂	①言語障害	鼻咽腔閉鎖機能不全が主因となるもの：開鼻声、声門破裂音、咽頭摩擦音、咽頭破裂音。舌の異常な運動習癖が主因となるもの：口蓋化構音、側音化構音、鼻腔構音。	予防：早期の口蓋形成手術：push back法、Wardill法（1～2歳）、鼻咽腔閉鎖機能を目的とした手術、術後機能訓練。 治療：構音障害に対しては言語治療、鼻咽腔閉鎖機能不全に対してはスピーチエイド、咽頭弁移植手術。
		②顎発育障害	口蓋形成手術による口蓋骨の侵襲が原因となる。上顎後退による反対咬合、歯列弓狭窄、歯列不正を示す。	予防：口蓋形成手術の時期を送らせる。手術法の改良（粘膜弁法、二段階法：Perco法）。 治療：顎矯正治療、顎骨形成手術（Le Fort I骨切り術、下顎矢状分割法）。
		③歯の異常	顎発育障害、歯槽突起部の骨欠損、歯の発育異常による。	顎裂部骨移植手術（8～10歳）、歯列矯正、デンタルインプラント。
		④その他の障害：審美障害	審美障害	口蓋、顎裂部の形成手術、矯正治療、補綴治療。
			哺乳・摂食障害	Hotz床、口蓋閉鎖床、口蓋形成手術。
			滲出性中耳炎による聴覚障害	適切な口蓋形成手術、早期発見。
			心理的障害	カウンセリング、適切な口蓋裂治療。
	2）Pierre Robin症候群		先天性小下顎・舌下垂症と口蓋裂を伴った症候群。障害：呼吸困難、その他は口蓋裂と同じ。	治療：舌前方牽引、舌・下唇縫合術、その他は口蓋裂と同じ。

1．先天異常および発育異常

A		疾患		予防と治療
A・口蓋裂および類似疾患	先天性	3）先天性鼻咽腔閉鎖不全症	明らかな口蓋裂が認められないが鼻咽腔閉鎖機能不全を示す症例。 ①粘膜下口蓋裂：軟口蓋に筋層の断裂が認められるもの。 ②口蓋短小症、咽頭腔拡大症：咽頭腔の深さに対する軟口蓋の長さの比が小さいもの。 ③軟口蓋麻痺：軟口蓋の運動障害が認められるもの。 ④口蓋帆挙筋位置異常：鼻咽腔閉鎖時に軟口蓋の前方が挙上するもの。	障害とその予防・治療：口蓋裂に準じる。
	後天性		①術後後遺症：口腔癌などの術後欠損あるいは瘢痕収縮によるもの。 ②運動障害性構音障害：脳血管障害などの中枢性の神経麻痺によるもの。	障害とその予防・治療：口蓋裂に準じる。
B・顎骨の異常			①生時に顕在する先天異常と②生下時には潜在していた先天異常、および③後天性の発育異常がある。①を狭義の奇形、②、③を顎変形症と呼んでいる。	
	1）顎変形症	①上顎前突症	下顎前歯に対する上顎前歯の水平的被蓋距離が著しく大きい状態。 種類：①上顎全体が突出しているもの。 　　　②両側犬歯間の歯槽突起が突出しているもの。	
		②小上顎症、上顎後退症	上顎の位置が著しく後方位にある状態、みかけ上の下顎前突を呈する。	
		③下顎前突症	下顎前歯が上顎前歯より前方位にあるか、オトガイが著しく前方にある状態。 種類：①上顎　：正常範囲内、下顎：前方位 　　　②下顎　：正常範囲内、上顎：後方位 　　　③上下顎：正常範囲内 　　　④上顎　：後方位、　　下顎：前方位	
		④小下顎症、下顎後退症	下顎が著しく後方位にあるか、オトガイが著しく後退した状態。みかけ上の上顎前突症を呈する。片側性に発育不全が生じると顔面非対称となる。	
		⑤開咬症	中心咬合位で上下顎の歯の間に間隙がみられる状態。 種類：①顎骨変形症を伴うもの。 　　　②歯槽突起のみのもの。	
		⑥顔面非対称	上下顎一方の顎骨の変形、上下顎の変形、咬合の異常（交叉咬合）を伴うもの。 種類：①片側の顎発育過剰：健側への偏位：下顎頭肥大、顔面半側肥大症。 　　　②片側の顎発育障害：患側への偏位：下顎頭欠損、下顎関節突起発育不全、顔面半側萎縮症。	
		治療法（①～⑥）	①原因が明らかな場合は原因の除去。 ②術前顎矯正と顎骨形成手術。	
		手術法（①～⑥）	①下顎枝に対する手術：下顎枝矢状分割法（Obwegeser法）、下顎枝垂直骨切り術。 ②下顎体に対する手術：下顎体一部切除法（Dingman法）、下顎前方歯槽部骨切り術（Köle法）。 ③上顎骨に対する手術：Le Fort型骨切り術、上顎前方歯槽部骨切り術（Wassmund-Wunderer法）。 ④その他：オトガイ形成術、皮質骨骨切り術、添加骨移植、伸展仮骨形成法（DOG）、骨移植術。	
		⑦骨隆起	発育の緩徐な骨の過剰発育。 種類：口蓋隆起、下顎隆起。 治療：言語障害、義歯装着困難などの障害があれば削除手術。	
	2）続発性の顎変形症	①歯槽堤萎縮症	歯の喪失による歯槽堤の吸収が高度な状態。 治療：相対的歯槽堤形成術：口腔前庭・舌側溝（口底）形成術（粘膜下法、二次上皮化法、遊離皮膚移植）。 　　　絶対的歯槽堤形成術：骨移植、Visor骨切り術、硬口蓋圧迫術、人工材料埋入術。	
		②顎関節部損傷によるもの	治療法（②～⑤）：変形の状態によって、発育異常に準じた手術を行う。	
		③外傷、骨髄炎などの疾患による顎骨欠損		
		④腫瘍などの術後の顎骨欠損		
		⑤熱傷などの瘢痕による顎発育抑制		

概念：主な病変が骨・軟骨にあるか、主症状が骨・軟骨にある疾患であり、1) 骨軟骨異形成症、2) 異骨症、3) 顔面骨罹患を伴う症候群、4) 顔面骨罹患を伴う染色体異常、5) 代謝病・内分泌疾患などが含まれる。

軟骨や骨の発育過程における障害により、全身骨格に先天性の形態的ならびに構造的異常を示す疾患（国際分類：A群24グループ、B群1グループ、C群4グループ）。

C・骨系統疾患

1) 骨軟骨異形成症 (osteochondrodysplasia)

(1) 管状（扁平）骨・軸性骨格の障害

主な疾患名	遺伝形式	遺伝子座	変異遺伝子	主徴（G：国際分類のグループ）
① 軟骨外胚葉異形成症 = Ellis-van Creveld 症候群	AR	4p16 連鎖		短肋骨異形成症G、外胚葉形成、小人症、歯の異常、口腔前庭の異常、心疾患。
② Stickler 症候群	AR	12q14 6p22-q21.3	COL2A1 COL11A2	Kniest-Stickler骨異形成症G、脊椎・骨端異形成、平坦な顔貌、口蓋裂、小下顎症、コラーゲン異常。
③ ムコ多糖症Ⅰ型～Ⅶ型	Ⅱ型、XLR その他、AR	Ⅰ型：4p16.3 Ⅱ型：Xq28		多発性異骨症G、特異なガーゴイリズム顔貌、関節運動制限、骨異形成、巨舌、歯列不正、歯肉肥大。
④ 偽性副甲状腺機能低下症	AD	20q13.2	GNAS1	遠位・中間肢異形成症G、円形顔貌、テタニー、エナメル質形成不全、低Ca血症、高P血症、PTH不応症。
⑤ 鎖骨頭蓋骨異形成症	AD	6p21	CBFA1	膜性骨罹患を伴う異形成症G、鎖骨欠損、頭蓋骨縫合骨化遅延、歯の萌出遅延、過剰埋伏歯。
⑥ 骨形成不全症候群Ⅰ～Ⅱ型	AD	17q21.31-q22.5	COL1A1	骨密度低下を伴う骨異形成症G、小人症骨格異常、易骨折性、歯の形成不全、青色強膜、難聴。
⑦ Albers-Schönberg病 = 大理石骨病	早発型：AR 遅発型：AD	11q12-q13 1p21		骨密度増加を伴う異形成症G、骨硬化、易骨折性、貧血、脳神経の圧迫、歯の萌出異常、骨髄炎。
⑧ 濃化異骨症 (pycnodysostosis)	AR	1q21	CTSK	骨密度増加を伴う骨異形成症G、低身長、骨硬化、大泉門開存、歯列不正、高口蓋、下顎角消失。
⑨ Pyle（病）骨異形成症	AR			頭蓋顔面骨の肥厚、外反膝、骨幹端の膨化、関節痛、関節運動制限、筋力低下、不正咬合。
⑩ 眼・歯・指（骨）異形成症	AD	6q22-q24		小眼球、屈指、中節骨低形成、エナメル質形成不全、歯列不正、下顎骨の広い歯槽隆線。
⑪ 家族性乳児皮質骨増殖症 = Caffey 病	AD			骨密度増加、骨膜肥厚、骨増殖症、顎骨の肥厚、骨周囲の有痛性腫脹・熱感。

(2) 骨格の軟骨性および線維性部分の発生異常

主な疾患名	遺伝形式	遺伝子座	変異遺伝子	主徴（G：国際分類のグループ）
① 線維性骨異形成症	散発性			「第3章 5.腫瘍および類似疾患」を参照。
② McCune-Albright 症候群	AD？	20q13.2	GNSA1	骨の肥厚、Al-P高値、磨りガラス状の骨、多骨性線維性骨異形成症、皮膚の色素沈着、思春期早発。
③ ケルビズム症 = 家族性下顎骨線維性骨異形成症	AD			顎骨の膨隆、乳歯の位置異常、多発性の嚢胞様透過像。

2) 異骨症 (dysostosis)

骨組織そのものは正常であるが、単一あるいは複数の骨の奇形をもつ疾患。

(1) 頭蓋・顔面の異常を主徴とする異骨症

主な疾患名	遺伝形式	遺伝子座	変異遺伝子	主徴（G：国際分類のグループ）
① 下顎・顔面異骨症 = Treacher-Collins 症候群、Franceschetti 症候群	AD	5q32-q33.1	TCOF1	第一鰓弓の発達障害、頬部低形成、眼瞼裂斜下、下眼瞼欠損、外耳・中耳の異常、下顎低形成、高口蓋、口蓋裂、大（巨）口症、不正咬合、心疾患、ときに精神発達遅帯。
② 頭蓋顔面異骨症：Crouzon 症候群	AD	10q25-q26	FGFR2	浅い眼窩、眼球突出、頭蓋骨早期癒合、神経症状、上顎骨低形成、下顎の前方突出。

(2) 頭蓋・顔面の異常に骨格異常を伴う異骨症

主な疾患名	遺伝形式	遺伝子座	変異遺伝子	主徴（G：国際分類のグループ）
① 尖頭合指Ⅰ型：Apert 症候群	AD	10q26	FGFR2	頭蓋骨縫合早期癒合、尖頭、合指趾、眼球突出、眼間開離、上顎低形成、下顎突出、狭口蓋。
② 口腔・顔面・指趾症候群 = OFD 症候群Ⅰ型	XLD	Xp22.3〜p22.2		鼻翼低形成、指の左右差、口唇・頬小帯異常、歯槽堤裂、分葉舌、下顎発育不全、舌過誤腫、斑状脱毛。
③ 口腔・顔面・指趾症候群 = OFD 症候群Ⅱ型	AR			幅広鼻根、多趾、多合母趾、心奇形、難聴、呼吸障害、その他はⅠ型と同じ。
④ 鰓弓症候群 = 眼・耳・脊椎異骨症 = Goldenhar 症候群	散発性			副耳、眼球結膜類上皮腫、顎骨形成不全、大（巨）口症、顔面筋低形成、耳下腺分泌不全、舌・口蓋垂異常。
⑤ 眼・下顎・顔症候群 = Hallermann-Streiff 症候群	散発性			小顎症、小人症、頭蓋縫合の閉鎖不全、小眼球、白内障、高口蓋、歯の欠損、先天生歯、減毛。

C. 骨系統疾患

3) 顔面骨罹患を伴う症候群

主な疾患名	遺伝形式	遺伝子座	変異遺伝子	主徴
①Marfan症候群：クモ状指趾症	AD	15q21.1	FBN1	結合組織の異常、長い四肢、クモ指、水晶体亜脱臼、心・大血管の異常、長い顔、高口蓋、口蓋裂。
②神経線維腫症Ⅰ型＝von Recklinghausen病	AD	17q11.2	NF1	神経線維腫、線維腫、カフェオーレ斑、二次的神経症状、悪性腫瘍、骨格異常、大頭。
③Sturge-Weber症候群＝第4母斑症	散発性？	7q11-q12？		血管の発生異常、母斑症、顔面血管腫、髄膜血管腫、痙攣。
④先天性無痛無汗症	AR	1q21-q22	NTRK1	無感覚、無発汗、精神遅滞、自傷行為、自己咬傷、自己抜歯。
⑤基底細胞母斑症候群	AD	9q22.3	PTCH	顎骨多発性囊胞、多発性母斑性基底細胞上皮腫、肋骨欠損・二分、前額部の突出、大脳鎌の石灰化。
⑥Peutz-Jeghers症候群	AD	19p13.3	STK11	皮膚、口腔粘膜のメラニン色素沈着、消化管ポリポーシス。
⑦歌舞伎メーキャップ症候群	不明			特異な顔貌（切れ長の目、下眼瞼外側の外反）、特異な皮膚の紋理、低身長、脊椎奇形、精神遅滞。

4) 顔面骨罹患を伴う染色体異常症（染色体検査で異常を認めるもの）

疾患名	染色体異常	主徴
①猫泣き症候群	5p15 欠失	発育遅延、精神遅滞、両眼隔離、外眼角の下垂、小下顎症、高口蓋。
②Down症候群	21番トリソミー	特異な顔貌、上顎発育不全、相対的下顎前突・巨舌、精神遅滞。
③CATCH22症候群	22q11.2 欠失	心奇形、特異顔貌、胸腺低形成、先天性鼻咽腔閉鎖不全、低Ca血症。

5) 代謝病・内分泌疾患

後天性の代謝病。内分泌疾患によって生じた骨の形態的、構造的異常を示す疾患。

(1) カルシウム、リンの異常

疾患名	主徴
①くる病、骨軟化症	顎骨変形、埋伏歯、エナメル質形成不全、小人症、痙攣、骨陰影、血清Ca、P低下、Al-P上昇、尿中Ca減少。
②腎性骨異栄養症	病的骨折、顎骨肥大、骨痛、骨粗鬆化、歯槽硬線消失、血清Ca低下、P上昇、BUN上昇。

(2) ホルモンの異常

疾患名	主徴
①上皮小体機能亢進症	顎骨肥大、歯の動揺、筋弛緩、骨皮質菲薄化、血清Ca上昇、P低下、Al-P上昇。
②上皮小体機能低下症	エナメル質形成不全、歯の萌出遅延、筋痙攣、骨陰影増強、血清Ca低下、P上昇、尿中Ca減少。
③甲状腺機能亢進症＝Basedow病	舌灼熱感、歯の早期萌出、眼球突出、骨粗鬆化、尿中Ca増加。
④甲状腺機能低下症＝粘液水腫、クレチン病	口腔乾燥、巨舌、エナメル質形成不全、顎骨形成不全、頭蓋縫合開存、血清AL-P、尿中ハイドロキシプロリン減少。
⑤下垂体機能亢進症	巨顎症、大（巨）舌症、末端肥大、トルコ鞍の拡大。

(3) その他 原因不明

疾患名	主徴
Paget骨病、変形性骨炎	顔面の肥厚、変形、歯槽骨の肥厚、神経障害、骨吸収像と硬化像の混在、Al-P上昇。

＊脚注　遺伝形式　AD：常染色体優性遺伝、AR：常染色体劣性遺伝、XLD：X染色体連鎖優性遺伝、XLR：X染色体劣性遺伝

遺伝子
FGFR：fibroblast growth factor receptor ＝線維芽細胞成長因子受容体
COL（Ⅰ, Ⅱ, X）A（1,2）：type（Ⅰ, Ⅱ, X）collagen alpha（1,2）chain ＝（Ⅰ, Ⅱ, X）型コラーゲンα（1,2）鎖
DTDST：diastrophic dysplasia sulfate trnsporter 捻曲性骨異形成サルフェイトトランスポーター
COMPT：cartilage oligometric matrix protein ＝軟骨低重合体基質蛋白
PTHrPR：parathyroid hormone-related proten receptor ＝副甲状腺ホルモン関連蛋白受容体
PEX7：peroxisome biogenesis factor 7
CBFA1：core binding factor α
CTSK：cathepsin K
TCOF1（Treacle）：Treacher Collins factor
FBN：fibrillin
GNAS1：guanine nucleotide、α-stimulating polynucleotide
PTCH：patched＝ショウジョウバエ変異体
NF1：neurofibrom factor
NTRK：NGF（神経成長因子）receptor tyrosine kinase
STK：serine / tyrosine kinase

A．口蓋裂および類似疾患

1) 口蓋裂

①〜② ☞ 総論132p

概説・治療方針 　口蓋裂に対する形成手術は、1〜2歳で行う一段階法と1〜2歳と5〜6歳で行う二段階法とがある。口蓋裂に伴う障害に対しては専門家の指導、協力による総合治療（team approach）が行われる。主な障害は以下の通りである。

①**言語障害**：従来の典型的な口蓋裂言語は、開鼻声と声門破裂音であった。しかし、現在ではその他の舌の異常な運動習癖による構音障害である口蓋化構音、側音化構音、鼻咽腔構音などが注目されている。

②**顎発育障害**：手術によって口蓋骨に侵襲が加えられるため、上顎骨の発育障害が起きる。そのために上顎が後退、みかけ上の下顎前突様の顔貌を呈し、著しい歯列不正を示す。

③**歯の異常**：歯槽突起の欠損による歯の異常が多くみられる。歯槽突起部の破裂に対しては骨移植を行う。その後に歯の異常に対して矯正治療、デンタルインプラント、補綴処置などが行われる。

④**その他の障害**：審美障害、摂食障害、中耳疾患による聴覚障害、心理的障害などがみられる。

①口蓋裂

症例：1歳、女児　　主訴：口蓋の破裂
経過：口蓋の破裂を伴って出生。口蓋裂以外に特に異常は認められない。1歳6カ月時に粘膜弁法による口蓋形成手術を受けた。
↓図　口蓋形成術施行時の口腔内。

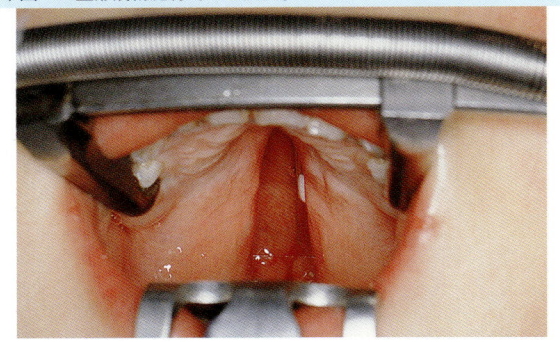

②唇顎口蓋裂

症例：1歳、女児　　主訴：口唇、口蓋の形態異常
経過：口唇、口蓋の破裂を伴って出生。3カ月時に口唇形成手術、1歳6カ月時に軟口蓋閉鎖手術、5歳児に硬口蓋閉鎖手術を行なった。
↓図　1歳6カ月の軟口蓋閉鎖手術時の口腔内。

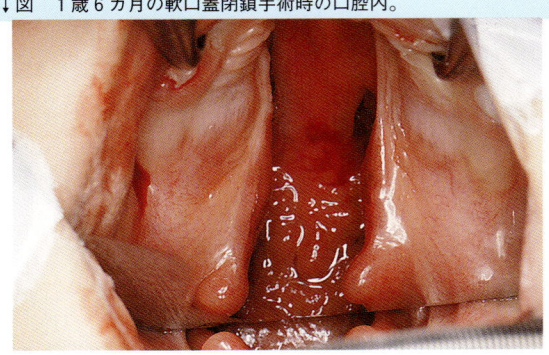

2) Pierre Robin症候群（先天性小下顎・舌下垂症） ☞ 総論132p

概説・治療方針 　小下顎症と舌根沈下による呼吸困難を主徴とする疾患で口蓋裂を伴うことが多い。胎生期に頭部が前屈位となっていたために、オトガイが胸骨によって圧迫されて生じると考えられている。呼吸困難が著しい場合には舌前方牽引、舌・下唇縫合術が行われる。やむを得ない場合は気管切開、胃管の挿入を行う。気管カニューレ、胃管ともなるべく早期に抜管する。発育とともに小下顎症は改善し、呼吸困難も治癒する。口蓋形成手術は呼吸困難が治癒してから行う。

症例：3カ月、女児　　主訴：口蓋の破裂
経過：在胎38週、2,300gで出生。生下時より仰臥位で陥没呼吸が認められたが、発育とともに改善してきた。小児科で胃管を挿入され経管栄養を行っていた。経口摂取を指導し、1歳11カ月時に口蓋形成手術を行った。

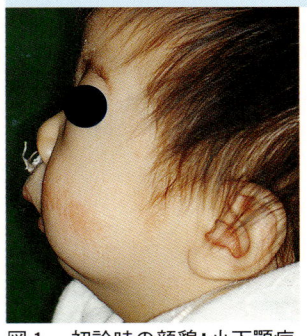

図1　初診時の顔貌：小下顎症が認められる。
図2　初診時口腔内：口蓋裂が認められる。 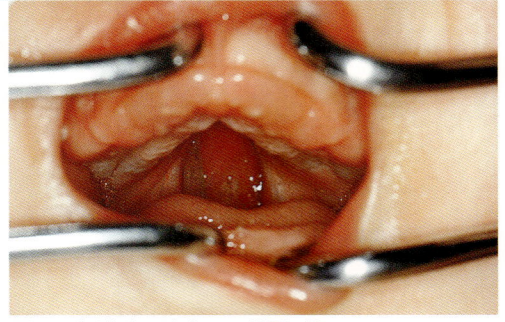
図3　1歳7カ月時の側方頭部X線規格写真。

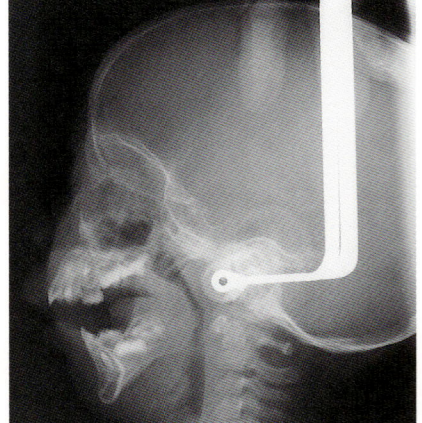

1. 先天異常および発育異常

3）先天性鼻咽腔閉鎖不全症

概説 口蓋裂以外で、先天的に鼻咽腔閉鎖機能不全、言語障害を示す疾患の総称であり、粘膜下口蓋裂、軟口蓋短小症、咽頭腔拡大症、軟口蓋麻痺などが含まれている。また、先天性鼻咽腔閉鎖機能不全に特殊な顔貌、精神発達の遅れを合併するものを顔面鼻咽腔症候群と呼んでいるが、最近、染色体の異常を合併したCATCH22症候群との異同が注目されている。

治療方針 原則的には口蓋裂と同様である。補綴的発音補助装置で鼻咽腔閉鎖機能を改善し、必要に応じて咽頭弁移植手術を行う。

症例：20歳、女性　　主訴：言語障害
現病歴、経過：小児期から言葉がはっきりしなかったが、原因不明とのことで治療を受けていなかった。20歳時に口蓋形成手術と咽頭弁移植術を同時に行い、構音治療を行った。

①粘膜下口蓋裂　☞ 総論 133p

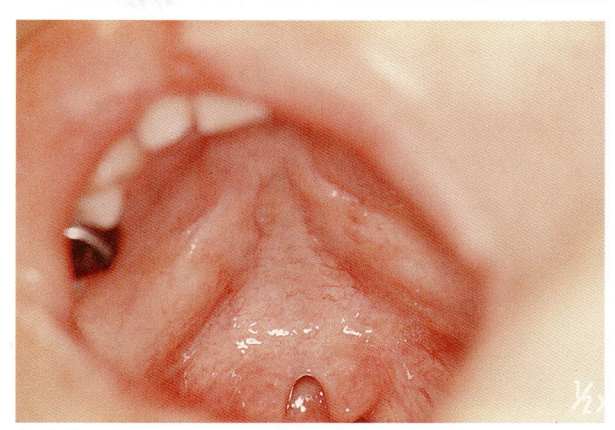

初診時の口腔内：Calnan 3 徴候（軟口蓋の透過性、硬口蓋後縁のV型欠損、口蓋垂裂）が認められる。

②口蓋短小症（顔面鼻咽腔症候群：CATCH22 症候群）　☞ 総論 135p

症　例：4歳、男児
主　訴：言語障害
現病歴、経過：出生時から心臓の異常を指摘され、Fallot 4 徴の診断を受けた。3歳頃に言葉の異常に気づいたが、原因不明のまま経過観察となっていた。低カルシウム血症、胸腺低形成は認められない。初診時にスピーチエイドを装着して構音治療を行い、11歳時に咽頭弁移植手術を行った。

↓図1　11歳時の顔貌写真：特徴的な顔貌（表情に乏しい長い顔、平坦な頬、幅広い鼻橋、細く腫れぼったい目、下垂した口角）がみられる。

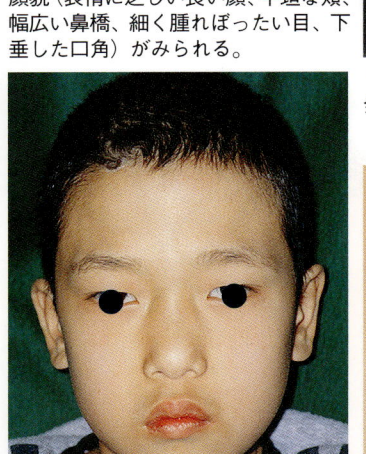

↑図3　軟口蓋造影頭部X線規格写真（左：「ア」発音時、右：安静時）：軟口蓋が短く、「ア」発音時にも鼻咽腔閉鎖が不完全である。

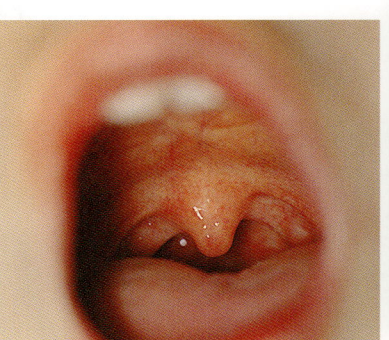

↑図2　11歳時の口腔内写真：軟口蓋が短いが、Calnanの3徴候は認められない。

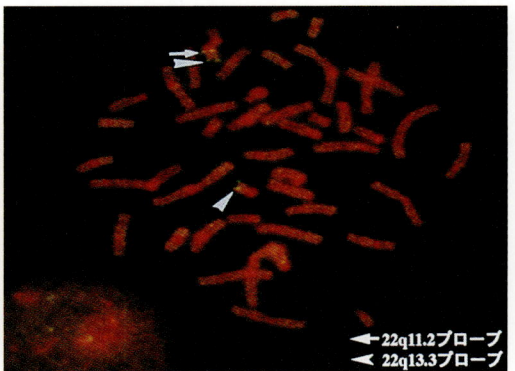

↑図4　染色体所見：FISH法により22番染色体の一部（q11）に欠失が認められる。

←22q11.2プローブ
←22q13.3プローブ

B．顎骨の異常

1）顎変形症

概説 顎変形症とは、顎骨の骨格的異常によって顎顔面に変形あるいは美的不調を呈する疾患である。
原因には先天性と後天性がある。先天性の原因には、Pierre Robin症候群、唇顎口蓋裂、骨系統疾患などがある。後天性の原因には、顎関節強直症に伴う小下顎症、成長期における顎関節突起骨折、変治顎骨骨折、腫瘍、一部の骨系統疾患などがある。
病態には先天異常と発育異常がある。先天異常は生下時に発現しているか、潜伏している異常である。
発育異常は、出生時には変形が認められないが、成長に伴って変形が出現し著明になるものであり、内分泌障害、悪習癖なども含まれる。顎変形症の1つとして、進行性顔面半側萎縮症が挙げられる。本症は顔面半側の一部または全体の皮膚、皮下組織、筋肉などの軟組織および軟骨、骨組織が特発性、進行性に萎縮を起こしていく原因不明の稀な疾患である。顔面の栄養神経障害、血行障害、頸部交感神経障害の関与が疑われる。

治療方針 内分泌障害や悪習癖など原因が明らかな場合には、原因の治療あるいは除去が行われる。小児期の患者には矯正治療が行われる。顎発育の終了した患者や高度の顎変形症には手術が選択される。

手術法としては、下顎骨に対する①下顎枝矢状分割法、②下顎体一部切除法、③下顎前方歯槽部骨切り術、④下顎枝垂直骨切り術（口外法と口内法）、上顎骨に対する上顎前方歯槽部骨切り術とLe Fort型骨切り術（Ⅰ、Ⅱ、Ⅲ型）がある。また、必要に応じて上下顎に同時に手術が行われる。開咬症の手術にはSchuhardt法、Köle法、下顎骨一部切除術（V字形骨切り術）がある。症例によってはオトガイ形成術、皮質骨骨切り術、舌骨上筋群切除術および上顎骨に対する添加骨移植（眼窩下縁、鼻翼基部）を併用する場合もある。さらに、大（巨）舌症を伴う患者では、再発予防のために舌縮小術を行うことがある。
進行性顔面半側萎縮症では、症状の進行が停止した後に、萎縮した患部へ骨、軟骨、皮膚、脂肪、筋膜などの移植を行う。遊離移植や有茎移植では移植片は吸収されやすいため、最近では血管柄付き組織移植が行われる。また、ハイドロキシアパタイトなどの人工物で修正する場合もある。
顎骨変形症の手術は、一般に顎発育終了後に行うが、発育抑制を伴う疾患に対しては、最近では早期に伸展仮骨形成手術が行われるようになった。
どの治療法を選択するにしても、チームアプローチと長期的な経過観察が重要である。

①上顎前突症

症　例：13歳、男性
主　訴：上顎前歯部の前突感
現病歴：小学校入学時より上下顎前歯部の前突感があった。中学生になり上顎前歯部の前突感が顕著となった。

図1　パノラマX線写真　　図2　頭部規格X線写真
図3　口腔内：上下顎前歯部の前突感があり、overjet 6 mmで、ovrbite 3 mmである。
図4　側貌写真

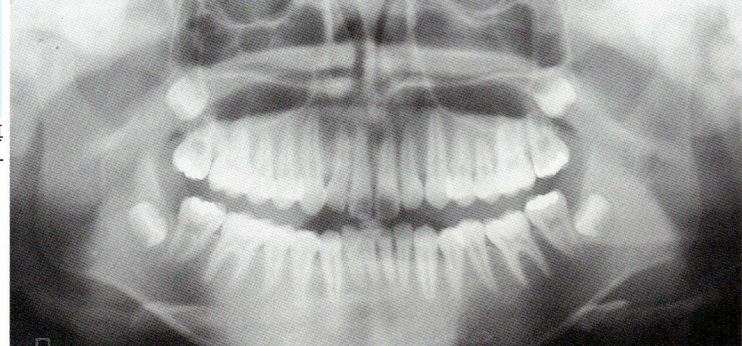

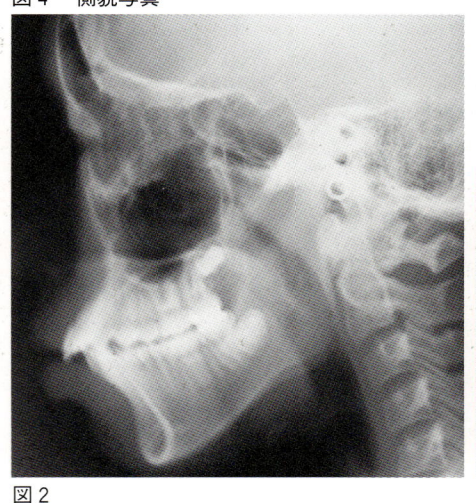

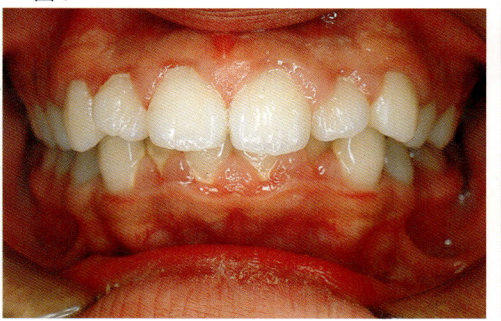

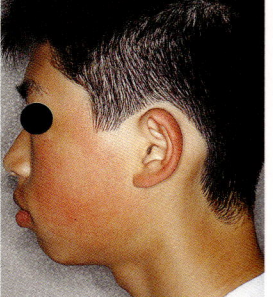

1. 先天異常および発育異常　139

②上顎後退症　☞ 総論 133p

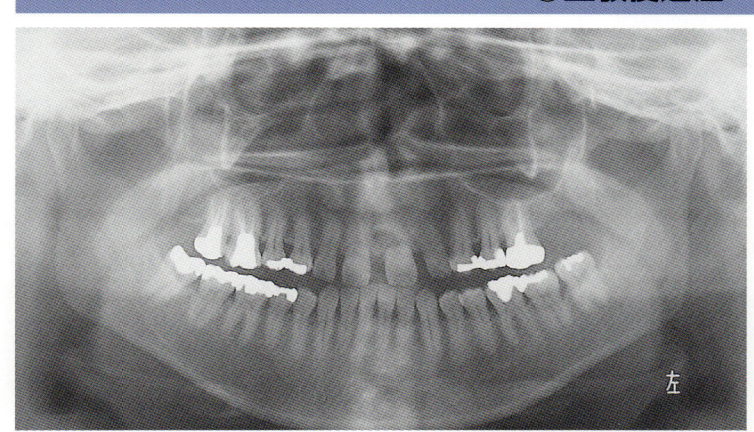

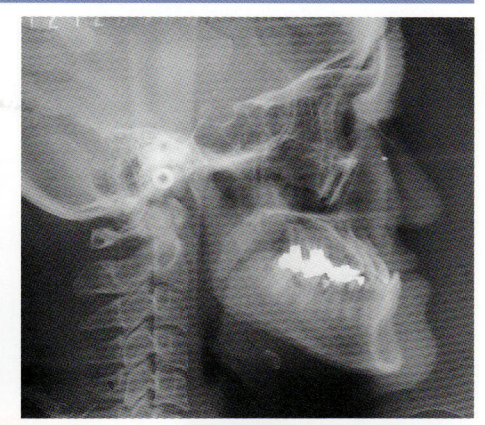

症　例：38歳、女性
主　訴：受け口
現病歴：以前より、下顎の前突感を自覚するも放置。

図1（左上）　パノラマX線写真
図2（右上）　頭部規格X線写真
図3（左下）　口腔内：両側小臼歯部にて交叉咬合を認め、両側上顎犬歯は欠損している。
図4（右下）　側貌：顔面は皿状顔貌である。

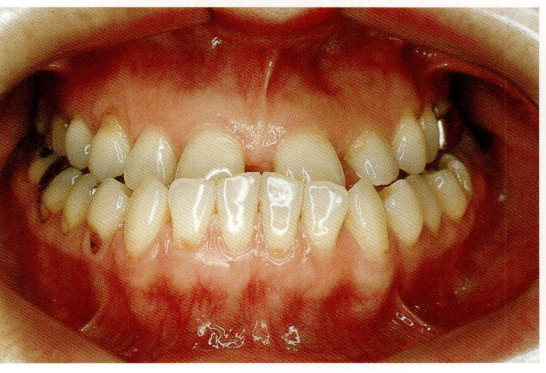

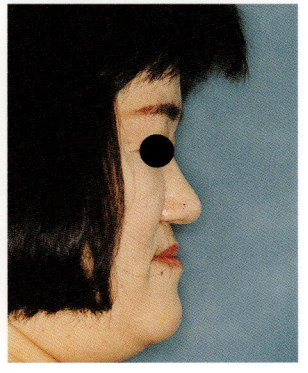

③下顎前突症　☞ 総論 133p

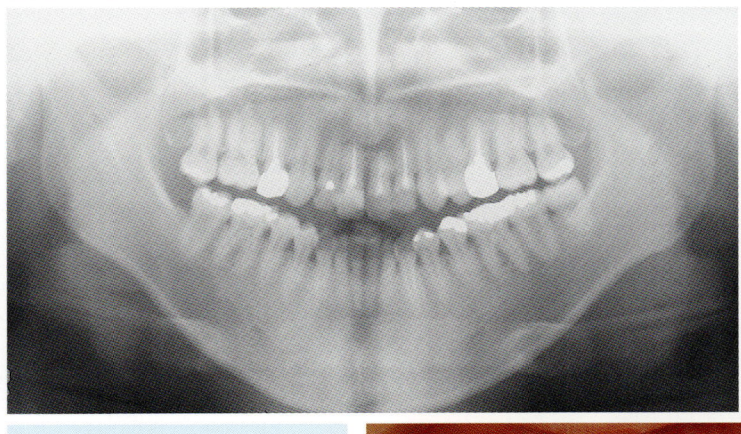

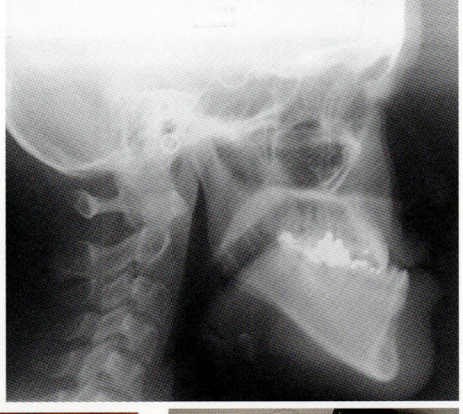

症例1：22歳、女性
主　訴：受け口
現病歴：幼少時より軽度の下顎前突であったが、小学生頃より次第に受け口が著明となった。

症例1（左上）　パノラマX線写真
症例1（右上）　頭部X線規格写真
症例1（左下）　口腔内：両側上顎第一小臼歯と両側下顎第一大臼歯間で交叉咬合を呈す。overjet - 8 mm、ovrtbite 0 mmである。正中線は左側に0.5mm偏位している。
症例1（右下）側貌：顔面は皿状顔貌。

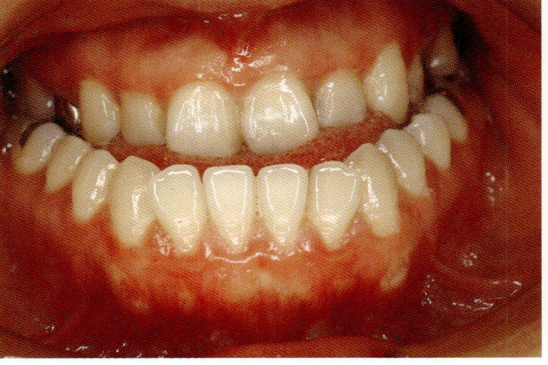

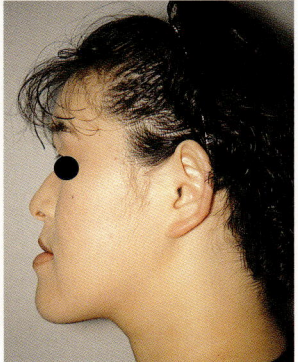

＜非対称症例＞

症例2：22歳、男性
主　訴：顎が曲がっている。
現病歴：小学生より軽度の下顎前突であったが、中学生頃より顎が曲がっていると自覚した。次第に非対称が著明となった。

症例2（左下）　顔面正面X線写真
症例2（右下）　口腔内：$\overline{1-4}$ と $\overline{2-4}$ で反対咬合を呈している。overjet 0.5mm、ovrtbite 0 mm である。正中線は左側に 8 mm 偏位している。
症例2（左上）　正貌：正中線は左側に偏位している。
症例2（右上）　側貌

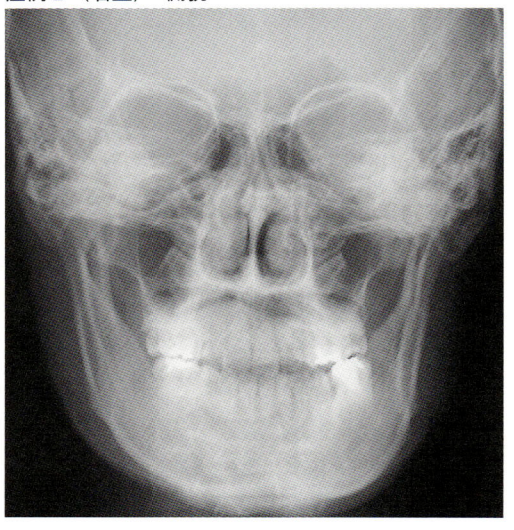

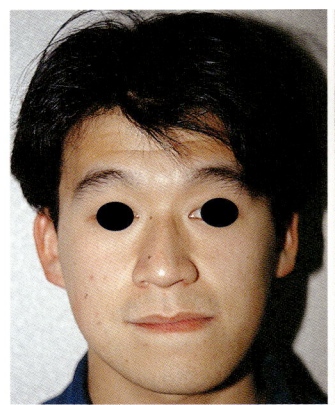

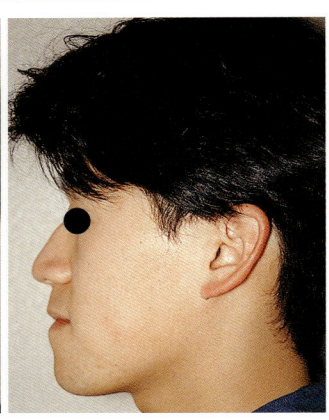

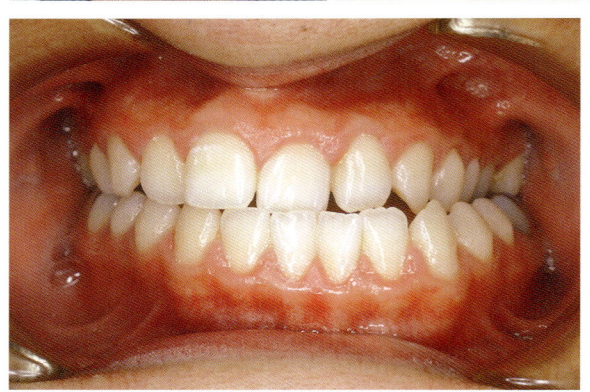

④小下顎症

☞ 総論133p

症　例：43歳、女性
主　訴：咀嚼および審美障害
現病歴：年少の頃より、開口障害とオトガイ部の劣成長に気づくも放置していたが、徐々に顕著になった。

図1（左下）　頭部X線写真
図2（右下）　口腔内：開口域は12mm、関節頭の運動は触知不能である。下顎前歯部は著しく舌側に位置し、唇側傾斜している。上顎前歯部も唇側傾斜している。口腔衛生状態は不良。
図3、4（上左右）　正貌、側貌：オトガイ部の後退を認める。

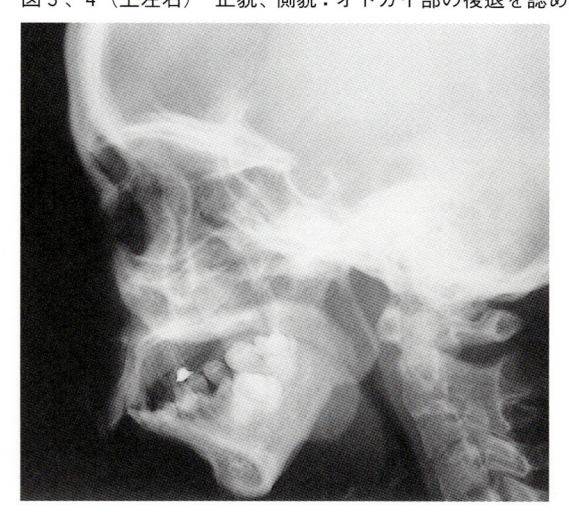

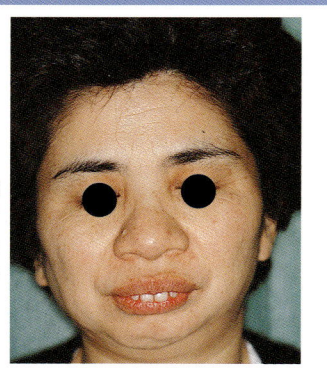

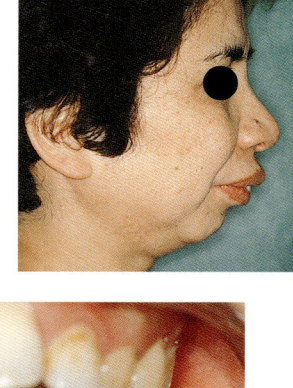

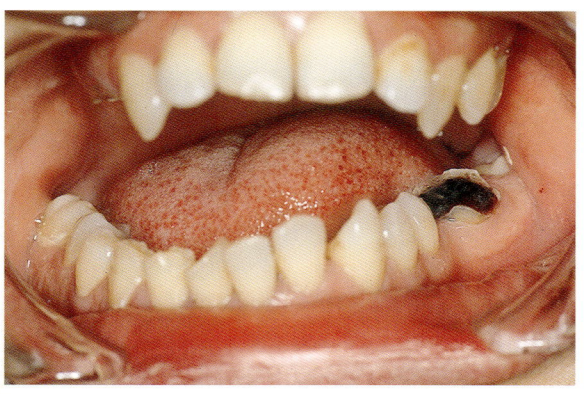

1．先天異常および発育異常　141

⑤ 開咬症　総論 133p

症　例：23歳、女性
主　訴：前歯部に隙間があり、発音が気になる。
現病歴：小学生頃より切端咬合であったが、中学生頃より開咬を自覚した。次第に発音の不明瞭が気になってきた。

図1（左下）　頭部X線規格写真
図2（右下）　口腔内：前歯部開咬を認め、overjet -4mm、ovrtbite 0 mmである。
図3、4（上左右）　正貌、側貌写真

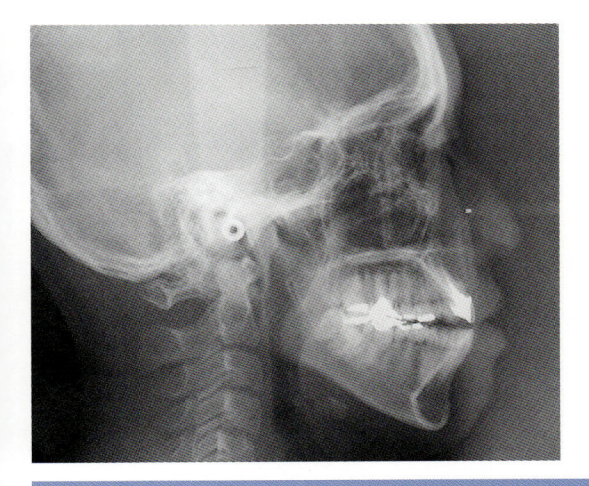

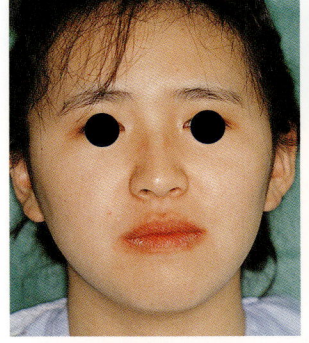

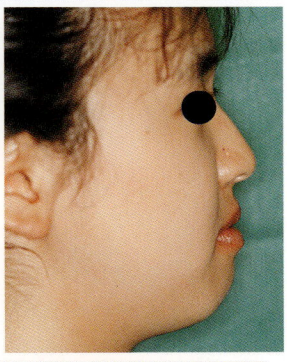

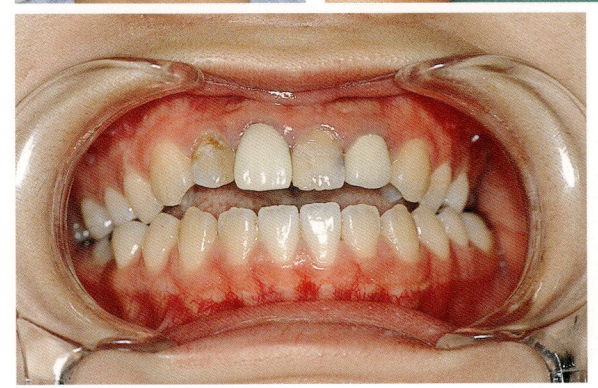

⑥ 顔面非対称（進行性顔面半側萎縮症）　総論 133p

症　例：8歳、女子
主　訴：左側顔面の変形
現病歴：2歳頃より顔面変形が出現、某大学を受診して強皮症と診断され、経過観察中。最近顔面の変形が進行したため、不安になった。

図1（左下）　パノラマX線写真
図2（右下）　顔面正面X線写真
図3（左上）　口腔内：左側上下顎の歯肉に萎縮が認められ、側方開咬を認める。
図4（右上）　正貌：左側顔面の皮膚、骨に萎縮が認められ、皮膚には強皮症様の変化があった。体幹に変化はない。

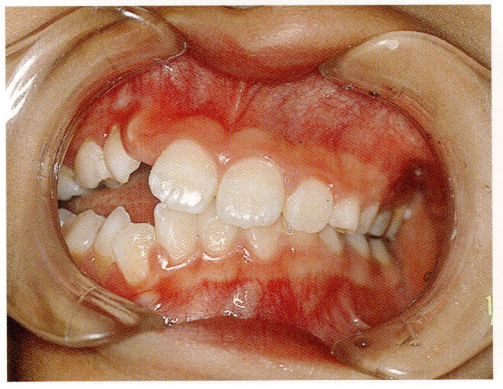

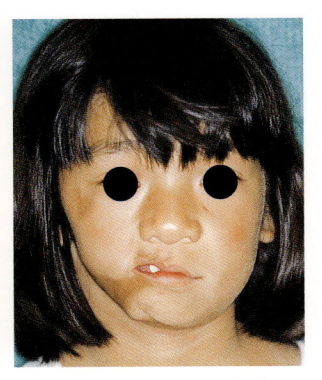

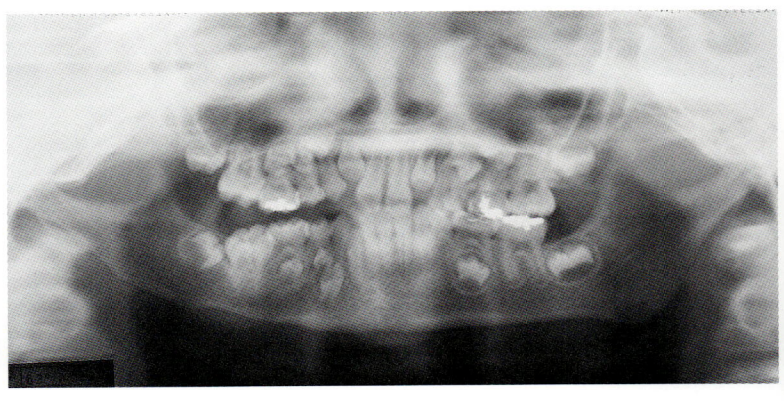

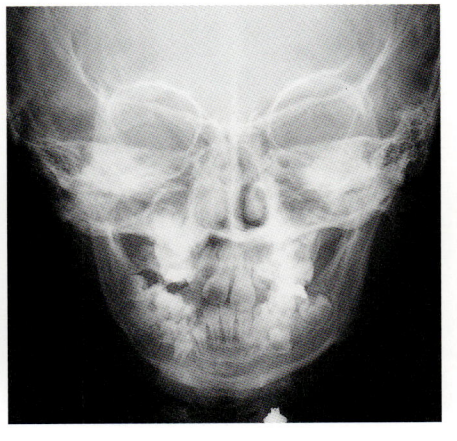

⑦骨隆起　　総論133p

概説　骨隆起は真性腫瘍ではなく、限局性の骨増殖であり、中年以後に多い。口蓋隆起（骨口蓋正中部に生じるもの）と下顎隆起（下顎小臼歯部の舌側に対称性に生じるもの）に分けられる。表面は正常粘膜で被覆され、無痛性骨様硬である。口蓋隆起は長円形または楕円形であり、表面は平滑でときに分葉状である。本邦では18歳以上の男性の約40％弱、女性では約56％に認められる。下顎隆起は半球状または紡錘形である。

治療方針　緩徐に増大するが、小さい場合には経過観察のみでよい。しかし、大きくなると義歯装着の障害ともなるので、骨隆起の削除を行う。

＜口蓋隆起＞

症　例：46歳、女性
主　訴：口蓋正中部の無痛性腫瘤
現病歴：数日前、摂食時に口蓋に腫瘤を自覚、不安になった。

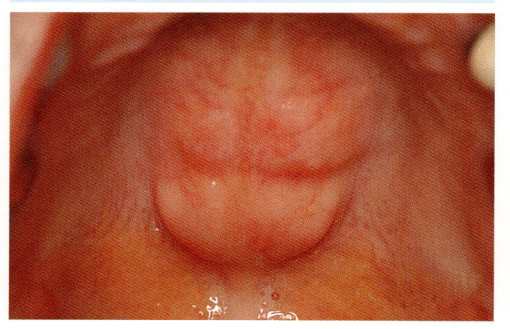

口腔内写真

＜下顎隆起＞

症　例：23歳、女性
主　訴：下顎舌側の無痛性腫瘤
現病歴：数年前より口底部の腫瘤を自覚していたが放置していた。最近、腫瘤の増大を自覚した。

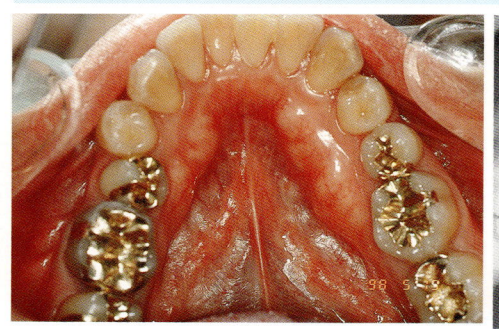

図1　口腔内写真

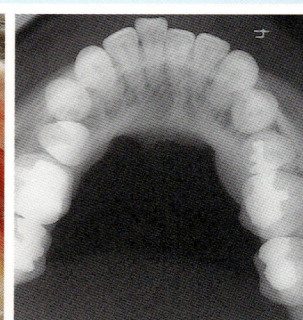

図2　咬合法Ｘ線写真

2）続発性顎変形症

①歯槽堤萎縮症　　総論133p

概説　歯の喪失による歯槽堤の吸収が高度で、義歯の装着に支障を来す状態を歯槽堤吸収症と呼ぶ。

治療方針　観血的に歯槽堤を形成する方法としては、相対的歯槽堤形成術と絶対的歯槽堤形成術がある。前者には口腔前庭形成術、舌側溝形成術（口底形成術）と口腔前庭舌側溝同時形成術などがある。口腔前庭形成術には粘膜伸展（粘膜下）法、二次上皮化（再上皮化）法、移植法（皮膚、粘膜、真皮）がある。後者には自家骨移植法（腸骨または肋骨）、人工材料による補填（ハイドロキシアパタイトや結晶ガラスなど）、骨切り術による補填術などがある。骨切り術による補填術は、下顎には水平骨切り（サンドイッチ骨切り）または垂直骨切り（Visor骨切り）が、上顎にはLe FortⅠ型骨切りによるサンドイッチ移植および硬口蓋圧迫法が行われる。

症　例：73歳、女性
主　訴：入れ歯が合わない。
現病歴：数年前より、他院にて下顎義歯の作成を繰り返すも、咬合時に疼痛と義歯の不適合を認めた。

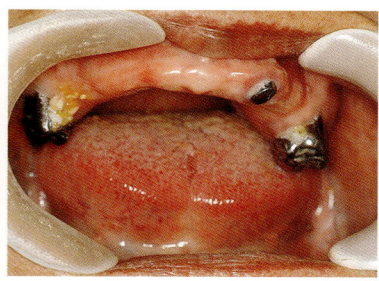

図1　口腔内：上顎骨の顎堤は比較的良好である。

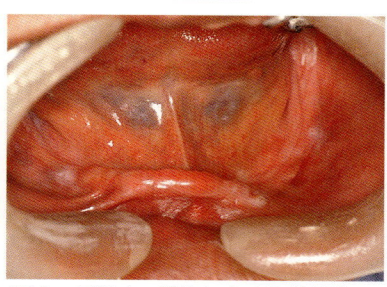

図2　口腔内：義歯による歯槽粘膜の錯角化を認める。

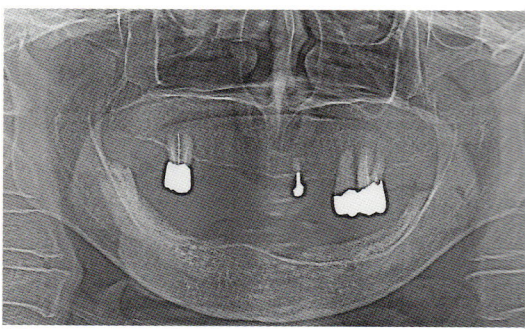

図3　パノラマＸ線写真：下顎骨臼歯部に歯槽堤吸収症を認め、顎堤の骨膜下にハイドロキシアパタイト顆粒を補填した。

C．骨系統疾患および類似疾患

1）骨軟骨異形成症　　　総論134p

①鎖骨頭蓋骨異形成症＝鎖骨頭蓋異骨症　　　総論134p

概説　鎖骨の全部または部分的欠如と、頭蓋の骨化不全が合併した症候群で、歯や顎骨の変化を伴うことが特徴的である。常染色体優性遺伝の様式をとり、6番染色体のp21にあるCBFA 1（core-binding factor, runt domain, alpha subunit 1）が責任遺伝子として同定されている。本症には歯科的異常が必ず随伴するが、これには上下顎骨の発育不全、下顎前突、乳歯の晩期残存、永久歯の萌出遅延、歯数の異常などが挙げられる。

治療方針　埋伏歯の抜歯や嚢胞の摘出が必要である。

症　例：11歳、女子
主　訴：歯の萌出遅延
家族歴：父親も永久歯が萌出せず、歯の萌出遅延と埋伏歯周囲に濾胞性歯嚢胞を伴うため、当科にて全身麻酔下摘出手術を受けている。患者は二人姉妹の姉で、妹は正常である。
現病歴：父親の治療の際に、家族歴の調査で判明した。
（日本歯科大学新潟歯学部第2口腔外科症例）

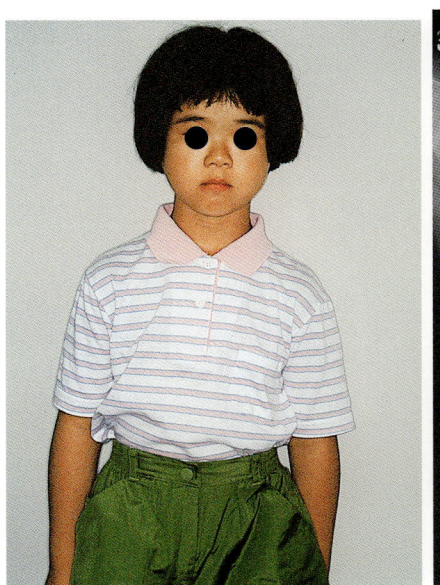

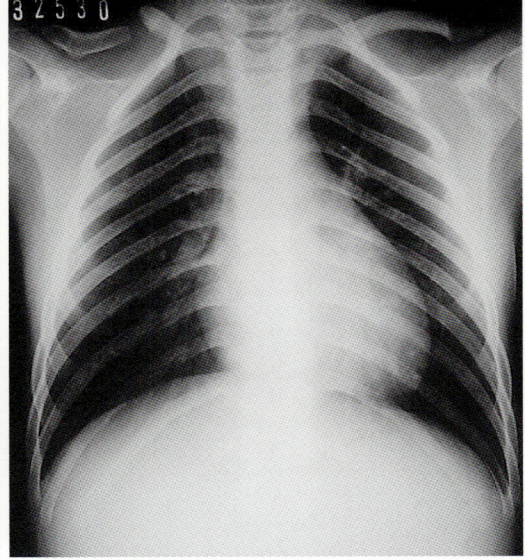

図1　身長は低く、全身骨の劣成長を伴う。　図2　胸部X線写真：両側鎖骨の部分的欠如を伴う。

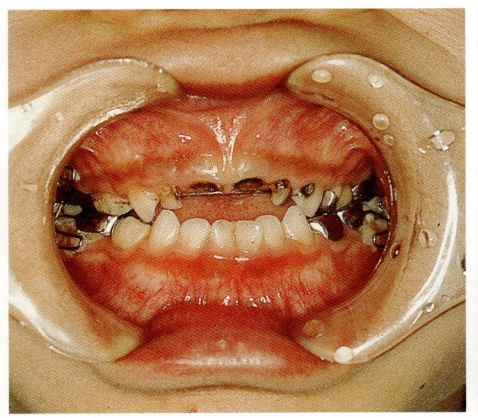

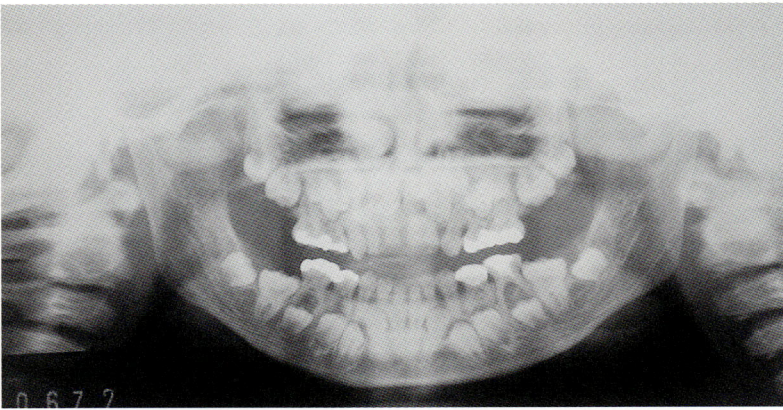

図3、4　口腔内所見およびパノラマX線写真：明らかな上下顎骨の発育不全と永久歯の萌出遅延が認められ、埋伏状態である。

②大理石骨病（Albers-Schönberg病）

総論 134p

概説 軟骨内骨化が正常に進行するにも関わらず、一次性海綿骨の吸収が妨げられてカルシウムの沈着が進行するために、骨硬化と骨髄腔の縮小化が起きるのが本態である。それによって以下のような症状が発現する。
①骨の脆弱化による骨折、②骨髄障害による貧血、③脳神経圧迫による神経症状、④骨への血行不全に伴う易感染性による骨髄炎、⑤骨の成長障害、⑥精神発達障害など。口腔領域では慢性骨髄炎、歯の萌出異常、歯の形成異常などの症状がみられる。
X線写真で全身の骨の硬化像がみられ、皮質骨と海綿骨との境界が不明瞭な均質なX線不透過像を示す。
乳児期にみられる早発型と、小児期以降に発現する遅発型がある。前者は11番染色体q12－q13の異常による常染色体劣性遺伝、後者は1番染色体p21の異常による常染色体優性遺伝である。

治療方針 有効な治療はないので対症療法を行う。

> 症　例：22歳、男性
> 現病歴：残根の抜歯を希望して来院。来院時には上下顎に多数の残根を認めるが、特に顎骨に自覚症状はなかった。
> 既往歴：5年前に脛骨骨折を起こし、整形外科で治療を受けた際に遅発型大理石骨病と診断された。しかし、骨髄炎の既往はない。
> （昭和大学第2口腔外科症例）

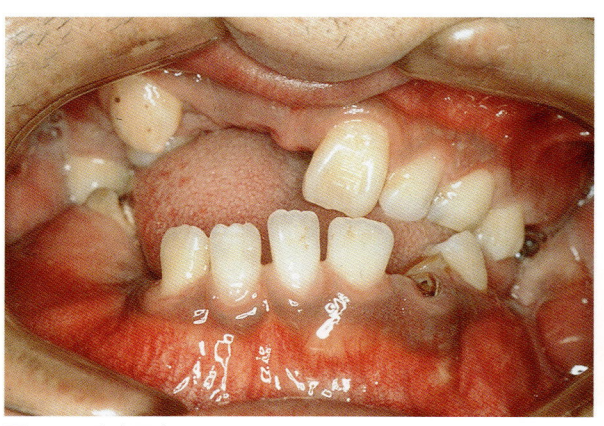

図1　口腔内写真

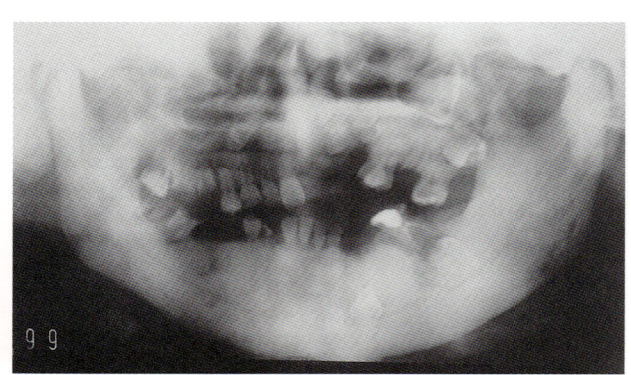

図2　パノラマX線写真

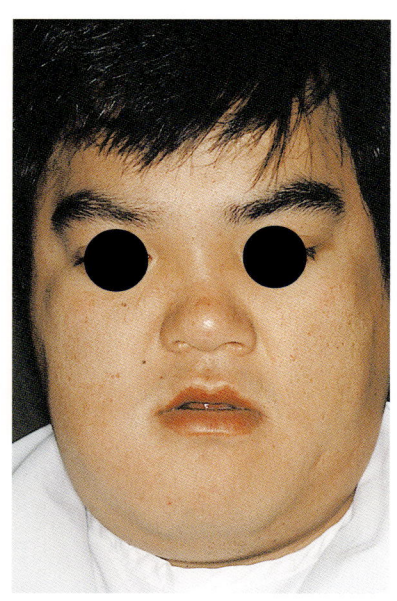

図3　顔貌

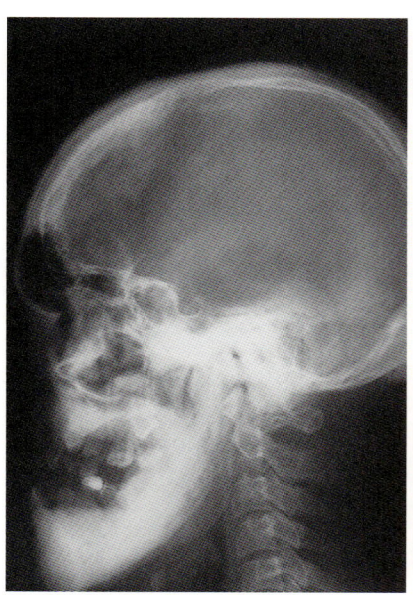

図4　X線写真

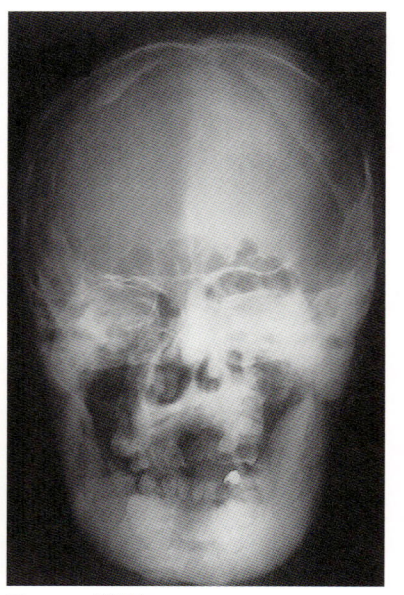

図5　X線写真

③ McCune-Albright 症候群

総論 134p

概説 本症は、骨や骨髄が線維性結合組織に置換する原因不明の疾患である線維性骨異形成症の1つと考えられている。線維性骨異形成症は、1942年 Lichtenstein & Jaffe によって命名された疾患で、単骨性に発生するもの（単骨性線維性骨異形成症）と多骨性に発生するもの（多骨性線維性骨異形成症）、および片側多骨性病変がある。これに皮膚の褐色色素斑（café au lait spot、カフェオーレ斑）と内分泌異常、特に女性では性的早熟の3徴候を伴ったものを McCune-Albright 症候群としている。本症候群は、20番染色体のq13.2に存在するGNAS 1（グアニンヌクレオチド結合蛋白のαサブユニット）の変異が原因とされている。多骨性線維性骨異形成症との異同は明らかではないが、同一であれば常染色体優性遺伝の様式をとる。一般に線維性骨異形成症の好発年齢は20歳代未満であるが、本症候群では骨病変は10歳頃までに発症する。全身の骨、特に長管骨に好発するが、顎骨にも発生する。

経過は極めて緩慢で、顎骨に発生する場合無痛性に上・下顎が膨隆し、顔面の変形や咬合不能が生じたりすることも多い。特に上顎では、上顎洞の縮小あるいは消失、眼球突出、鼻閉を来すこともある。臨床検査では血清CaやALPの上昇が認められることが多い。X線的には、骨や骨髄の置換の程度によって磨りガラス様を呈したり、囊胞様像を示したりするが、一般に境界は不明瞭である。組織学的には、骨髄の部分が線維性組織に置換し、その中に不規則な梁状の骨質が形成されている。

治療方針 病変が機能や形態の妨げにならなければ経過観察にとどめる。障害があれば外科的に一部削除されることが多いが、進行期に切除すると再発しやすい。

症　例：21歳、女性
主　訴：左上顎の無痛性膨隆
現病歴：数年前より左上顎小臼歯頰側歯肉部に膨隆を自覚していたが、無痛性のため放置。最近、増大傾向を強く感じるようになると同時に頰部の膨隆を認め、メガネを装着時、鼻根部に圧痕を認めるようになったため近医受診、当科を紹介された。なお、患者は4年前（17歳時）に結婚、二児の母である。（福岡歯科大学口腔外科症例）

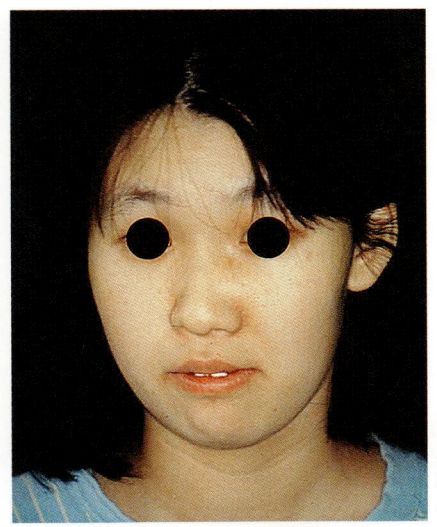

図1　顔貌：左側頰部の腫脹と鼻根部のメガネ圧痕を認める。

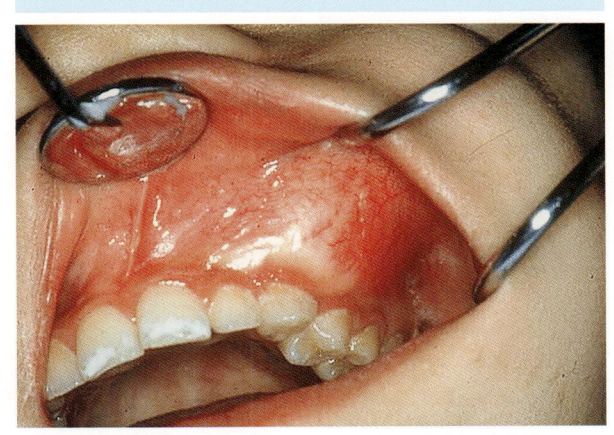

図2　口腔内：|2 から |5 にわたる頰側歯肉部の膨隆。

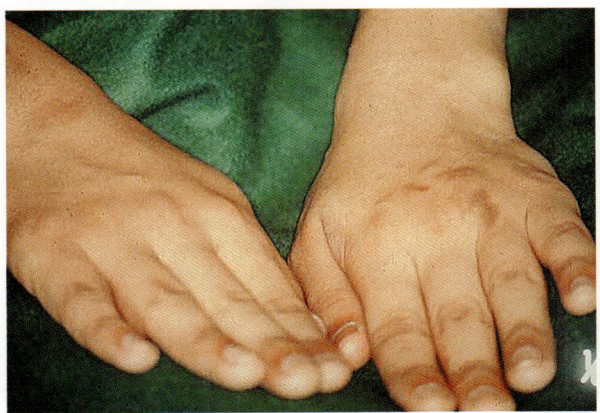

図3　病態：左手甲皮膚の褐色色素斑。

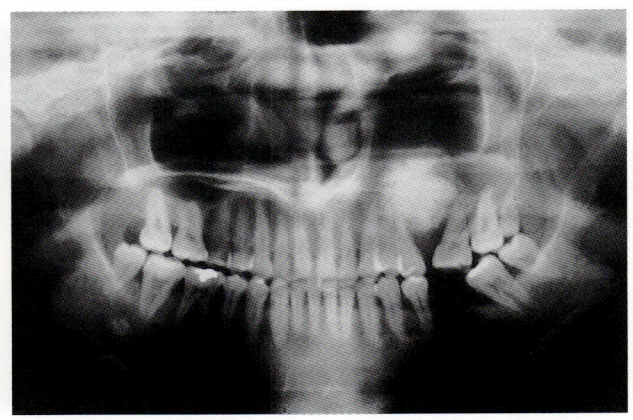

図4　パノラマX線写真：|3－6 根尖部の類円形不透過像。

2）異骨症

①下顎顔面異骨症（Treacher-Collins 症候群）

概説 本症の責任遺伝子は、5 番染色体 q32 − q33.1 に座位する TCOF 1（Treacher Collins factor）の treacle であることが明らかにされている。常染色体優性遺伝の様式をとるが、約半数の症例は新生突然変異である。骨の奇形を起こす疾患で、第一鰓弓の形成不全が本態である。そのために第一鰓弓、鰓囊、鰓溝に由来する組織、器官に以下のような症状を示す。

頭蓋・顔面の症状：眼裂の外下方傾斜、下眼瞼外側部の部分欠損、頬骨の形成不全、耳介の形成異常、外耳の異常、難聴。

顎・口腔の症状：大（巨）口症、下顎骨の形成不全、高口蓋、口蓋裂、不正咬合。

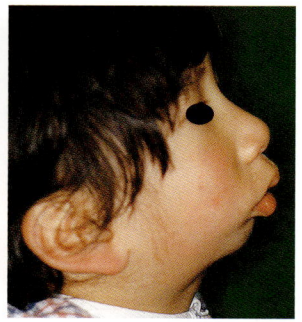

その他：心疾患、ときに精神発達遅滞。

治療方針 顔面の変形に対しては、骨移植、伸展仮骨形成術、耳介・軟組織欠損部の形成手術が行われる。口腔に対しては、口蓋裂、下顎骨形成不全などの症状に応じて手術を行い、後に矯正治療を行う。

> **症 例**：2 歳、男児
> **主 訴**：開口障害と言語障害
> **現病歴**：2,900g で出産、哺乳障害があった。口蓋裂が認められたため紹介来院。聴力検査で軽度難聴あり、遠城寺式発達検査で運動性、社会性、言語性 IQ とも約 1 年程度の発達の遅れが認められる。姉が出生後間もなく呼吸困難で死亡。その他に遺伝関係は認められない。（昭和大学歯学部第 1 口腔外科症例）

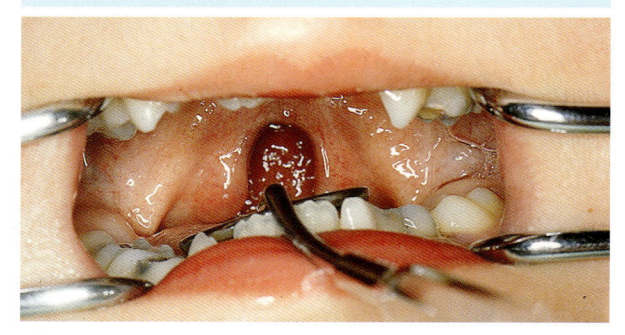

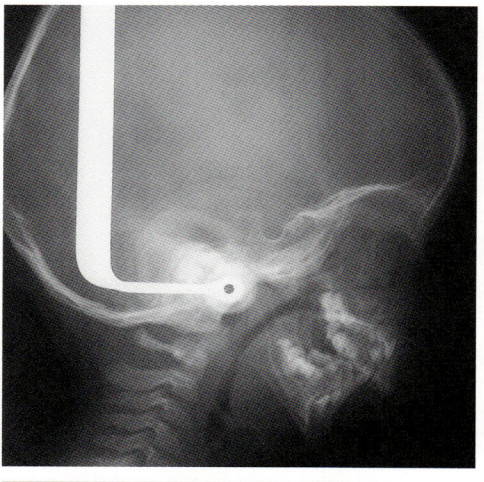

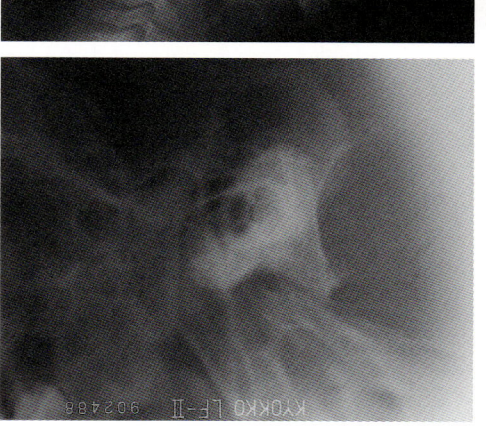

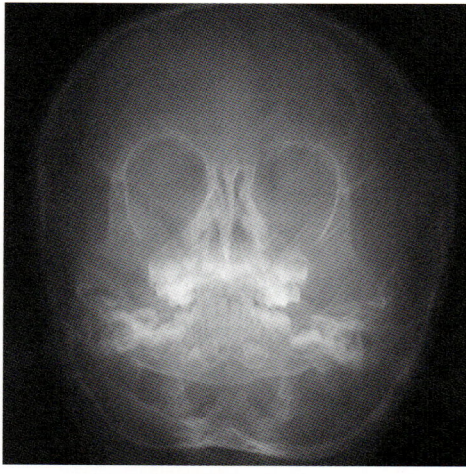

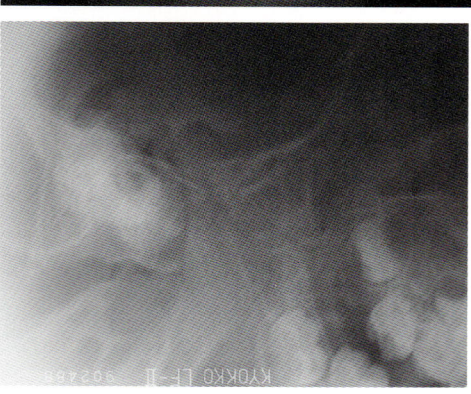

図 1（上段左） 正面顔貌：眼裂の外下方傾斜と斜視が認められる。

図 2（上段中） 側貌：小顎症が認められる。

図 3（上段右） 口腔内：開口域、約 1 横指。上顎前突と軟口蓋裂が認められる。

図 4（中段左） Waters 法 X 線写真：頬骨、頬骨弓部の形成不全と眼窩の横径の狭小化が認められる。

図 5（中段右） 側方頭部 X 線規格写真：小下顎症が認められる。

図 6（下段左右） 顎関節近接撮影 X 線写真：左側関節頭の形成不全と関節空隙の狭小化が認められる。

②頭蓋顔面異骨症（Crouzon症候群） 総論 134p

概説 本疾患の遺伝子は、10番染色体q25－q26に座位するFGFR2（2型線維芽細胞成長因子受容体）である。常染色体優性遺伝の様式をとるが、約30%は新生突然変異である。骨の奇形を示す疾患であり、頭蓋縫合の早期癒合が本態である。それに伴って以下のような各種の症状が現れる。

頭蓋・顔面の症状：頭蓋骨の指圧痕、横径が大きく前後径の短い頭蓋（短頭蓋、舟状頭蓋）、浅い眼窩、眼球突出、両眼隔離、斜視、外耳道閉鎖。

神経症状：視覚障害、聴力障害、頭痛、痙攣。

顎・口腔の症状：上顎発育不全、相対的下顎前突、高口蓋、短い上唇、不正咬合、歯の形態異常。

治療方針 症状は成長とともに顕著になるので、脳圧亢進による神経症状を改善するために早期に開頭手術が行われる。頭蓋顔面の変形に対しては、幼・小児期から伸展仮骨形成法（distraction osteogenesis）が行われる。その後、歯列矯正などの処置が行われる。

症　例：7歳、女子
主　訴：咬合の異常
現病歴：3,650gで自然分娩。1歳2カ月頃に眼球の異常に気づき、2歳時に開頭手術を受けている。最近になって反対咬合に気づき来院。姉も同様の症状である。（昭和大学歯学部第1口腔外科症例）

図1　顔貌：両眼隔離、眼球突出が認められる。
図2　口腔内（咬合状態）：反対咬合を呈している。
図3　正面頭部X線規格写真：開頭手術による金属線が認められる。頭蓋冠には指圧痕が認められる。
図4　側方頭部X線規格写真：顕著な上顎後退が認められる。
図5　パノラマX線写真：この症例では歯の異常は認められない。

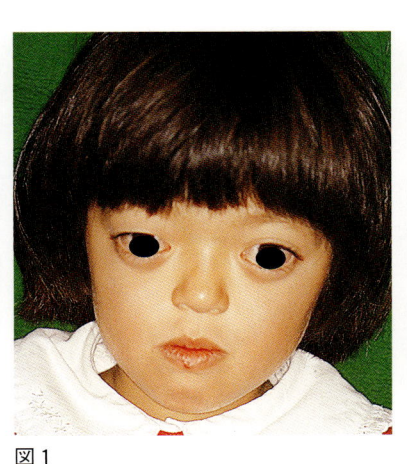

図1

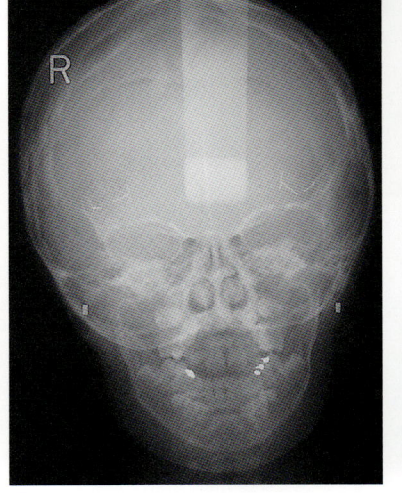

図3

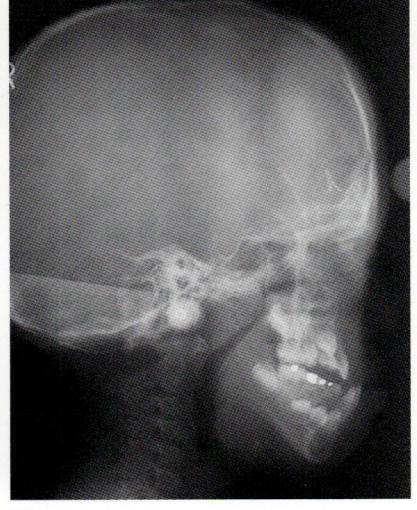

図4

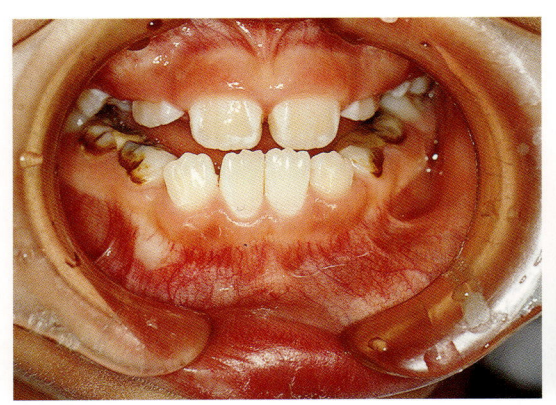

図2

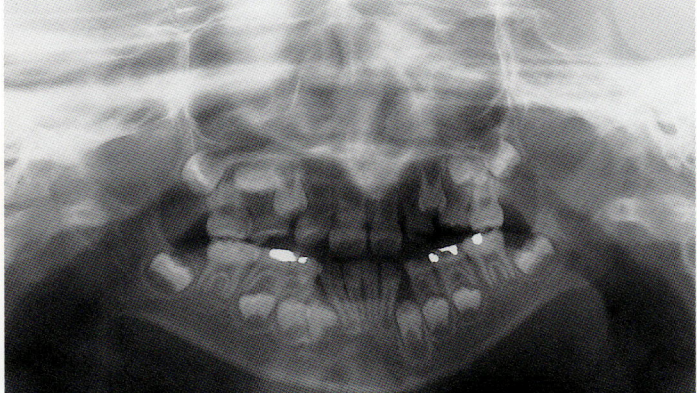

図5

③口腔・顔面・指趾症候群（OFD症候群）

総論134p

概説 口腔・顔面・指趾に多発性の奇形を伴う症候群で、I型とII型に分けられる。臨床症状は類似しており、不全型では両者の区別は困難なことが多い（右表）。
OFD I型：X染色 p22.3 - p22.2 の異常による疾患である。X染色体優性遺伝で男性では致命的であり、女性にしかみられない。
OFD II型：常染色体劣性遺伝と考えられる病因不明の疾患で両性にみられる。

治療方針 症状に応じて形成手術を行う。口腔領域では口蓋形成手術、舌小帯切除術、舌形成術、舌腫瘍摘出術が行われる。

表 OFD I 症候群とOFD II 症候群の相違（吉田、道：1983）

	OFD I 症候群	OFD II 症候群
遺伝	X染色体規制性優性	常染色体劣性
性別	女性のみ	両性
歯槽頂	肥厚性紐状小帯	正常あるいは拡張した小帯
歯	側切歯欠損	正常あるいは中切歯欠損
鼻	鼻翼軟骨形成不全	扁平、分岐した鼻尖
下顎	下顎枝形成不全	下顎骨体形成不全
髪	粗毛	健常
皮膚	顆粒あるいは丘疹様病変	健常
指趾	片側性多指癒合症	両側性拇指多指癒合症
骨格	短い管状骨の不規則な網状部	骨幹端の不規則性と拡張
聴力	健常	伝音性難聴

症例：4歳、女児（OFD I 型） 主訴：舌の異常
現病歴：3,200gで仮死状態で出生。生下時に口蓋裂および左側拇指の多指・合指症が認められ、形成外科で手術を受けたという。遠城寺式検査で軽度の精神発達遅滞が認められ、口蓋裂による開鼻声と声門破裂音が認められた。母親と姉が同様の症状を示している。（昭和大学歯学部第1口腔外科症例）

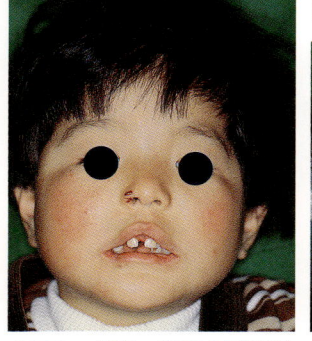

↑図1 顔貌：軽度の両眼隔離、鼻尖の扁平化、前頭部の隆起が認められる。

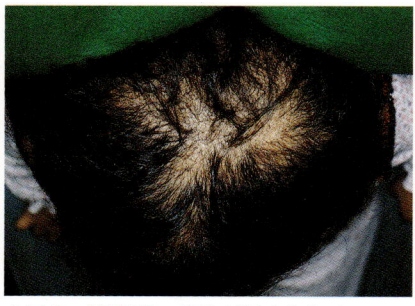

↑図2 頭頂部：粗毛が認められる。

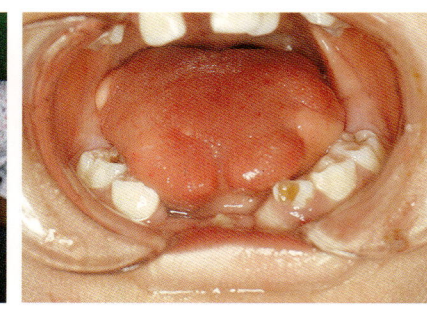

←図3 口腔内：分葉舌が認められ、舌小帯の肥厚と左右側舌縁部の小腫瘤が認められる。下顎前歯部は欠損している。

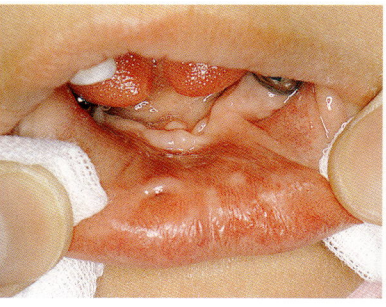

↑図4 下唇部（6歳時）：異所性の下唇小帯と右側下唇の瘻孔が認められる。他にも多数の頬小帯が認められる。

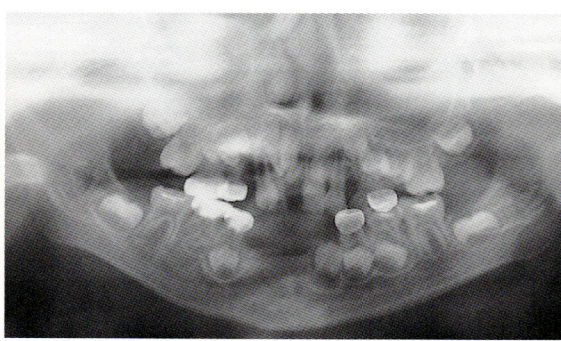

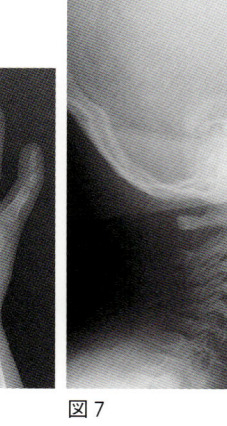

↑図5

図5 パノラマX線写真（6歳時）：下顎前歯部5歯の先天欠如が認められる。
図6 手指のX線写真（6歳時）：左第3指の短指症と両手第5指の弯指症が認められる。
図7 側方頭部X線規格写真（6歳時）：下顎骨体部の短縮による下顎後退と下方への回転がみられる。
図8 病理組織像：多数の支持組織、神経、腺組織が認められ、過誤腫様の像を示している。

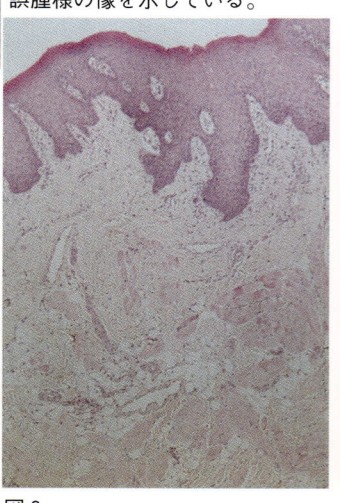

図6　　図7　　図8

3）顔面骨罹患を伴う症候群　　　総論135p

① Marfan症候群（クモ状指趾症）　　　総論135p

概説　蜘蛛指症ともいわれ、常染色体優性遺伝により結合組織の先天的障害から発生する疾患である。責任遺伝子はFBN 1（fibrillin遺伝子）で、15番染色体のq21.1に局在している。顎顔面の骨格形態異常が著明である。全身的には長身でやせ型、四肢が細長い。漏斗胸で、大動脈閉鎖不全、僧帽弁逸脱、解離性動脈瘤などの心血管疾患を合併することが多い。また、心動脈瘤破裂で40～50歳までに死の転帰をとる症例が多いといわれている。

治療方針　顎顔面の骨格型の異常に対しては歯科矯正治療では改善できず、外科的矯正治療が必要である。しかしながら、循環器系に大きな問題があるため手術が困難になる症例が多い。口腔外科、矯正歯科を中心に治療計画を作り、循環器科および麻酔科を加えた集学的治療が必要である。短命であることが治療の妨げにはならないが、術前矯正を終え手術を計画した場合に、心血管系疾患による術中・術後の危険度はかなり高い。患者の希望を考え、その危険度を勘案しながら手術を決定する。

症　例：22歳、女性
主　訴：上顎前突による形態的不満と機能的障害
現病歴：5歳時に小児科でMarfan症候群と診断。12歳時に僧帽弁逸脱の診断で経過観察。この頃から上顎前突がみられた。
（東京歯科大学第1口腔外科症例）

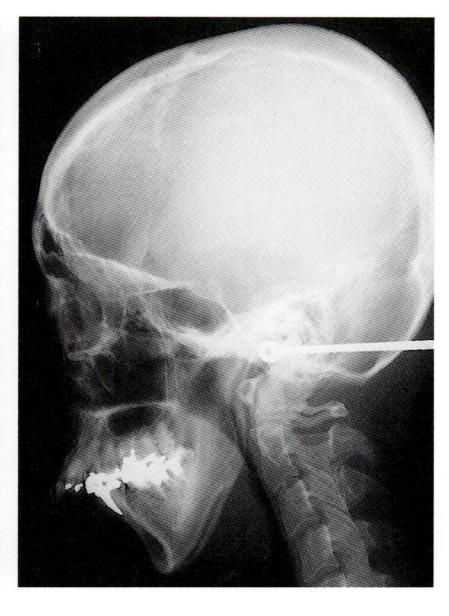

図1　セファロ側貌X線写真：上顎前突と下顎後退がみられる。

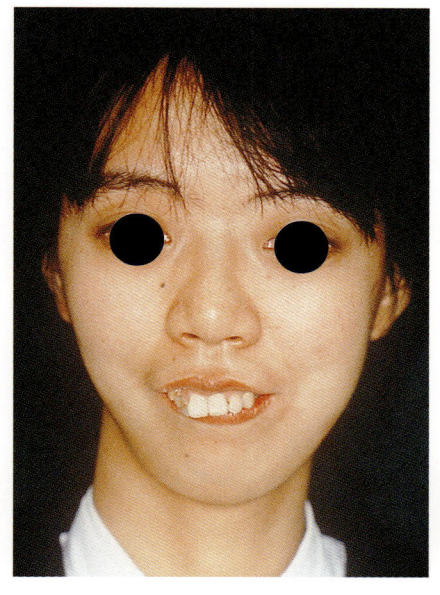

図2　顔貌：顔面が長く上顎前突が著明である。身長181cm。

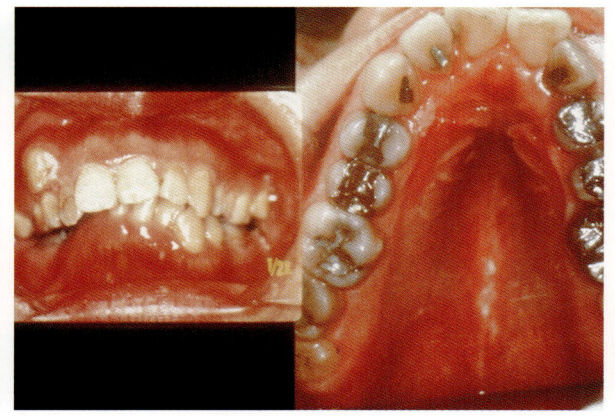

図3　口腔内：上顎前突と下顎歯列の不正がみられる。右側は咬合しない。

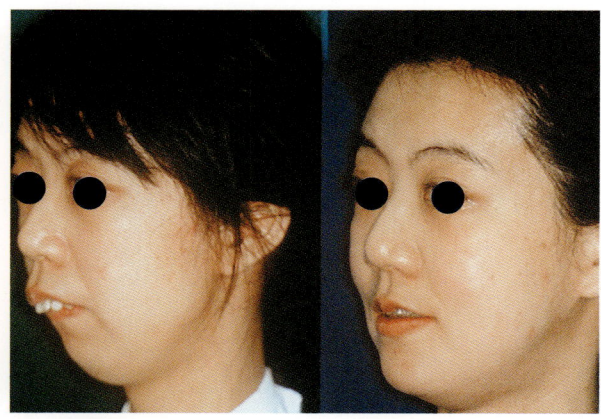

図4　顔貌：左は術前、右は顎矯正手術後。

②基底細胞母斑症候群

概説 皮膚の基底細胞母斑と多発性顎囊胞を伴う、外胚葉と中胚葉の器官にみられる奇形性の症候群である。常染色体優性遺伝で、ショウジョウバエ変異体遺伝子（patched）のヒト相同体遺伝子（PTCH）が責任遺伝子である。主症状は、①上下顎の多発性顎囊胞が特徴的で、原始性囊胞様の所見を示す。②皮膚の母斑性基底細胞上皮腫は思春期以後に気づかれることが多い。③肋骨の異常は、二分肋骨など肋骨の分岐がみられる。その他の副症状として、④顔面においては前頭骨および側頭骨の著明な隆起、両眼隔離、広い鼻根と鼻背、軽度の下顎前突がみられ、⑤皮膚においては掌蹠の角化異常、点状小窩（pit）、表皮囊胞、⑥脊柱側弯、その他の骨形成異常、⑦脳硬膜および大脳鎌の石灰化、⑧その他稀に知能遅延、卵巣囊胞などを伴う。

顎囊胞の病理組織学的所見の特徴は、囊胞壁上皮は比較的薄く、重層扁平上皮で裏装され、歯原性角化囊胞の組織像を呈し、しばしば娘囊胞（daughter cyst）を伴う。

治療方針 多発性顎囊胞は摘出することを原則とするが、角化囊胞は再発しやすいので注意が必要である。予後は、母斑性基底細胞上皮腫は悪性化することがある。また、顎骨や全身臓器に悪性腫瘍を併発することもあるので、定期的検査が必要である。

症　例：12歳、男子
主　訴：右側臼歯部からの排膿
現病歴ならびに現症：大発作型てんかんを合併し、精神発達遅延が認められる。顔貌は頭蓋は大きく、軽度の両眼隔離と広い鼻根と鼻背をしばしば伴う。（日本歯科大学新潟歯学部第2口腔外科症例）

図1　顔貌：口腔内は上下第二大臼歯が未萌出で、臼歯は内転し、右側臼歯部から排膿を認める。

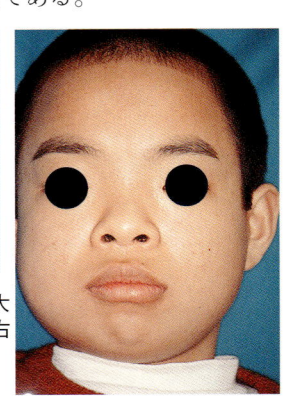

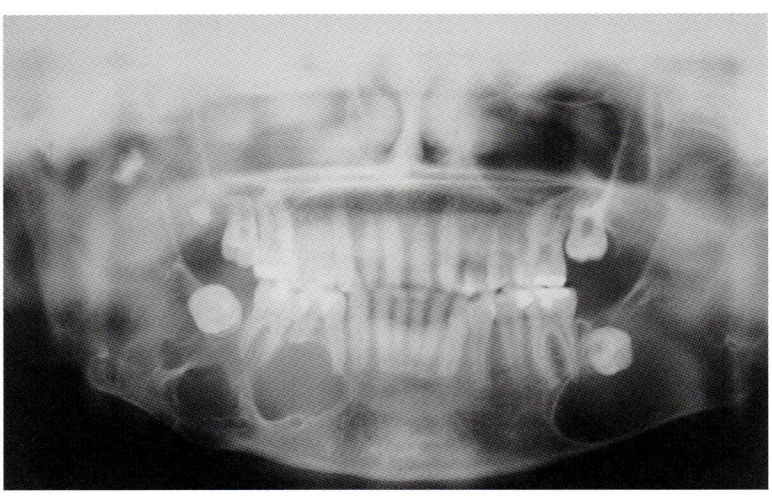

図2　パノラマX線写真：上下顎骨に多発性顎囊胞が認められる。

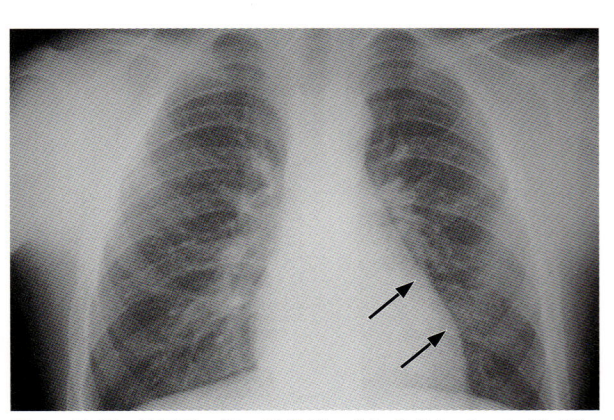

図3　胸部X線写真：第Ⅲ肋骨が二分に分岐している（矢印）。

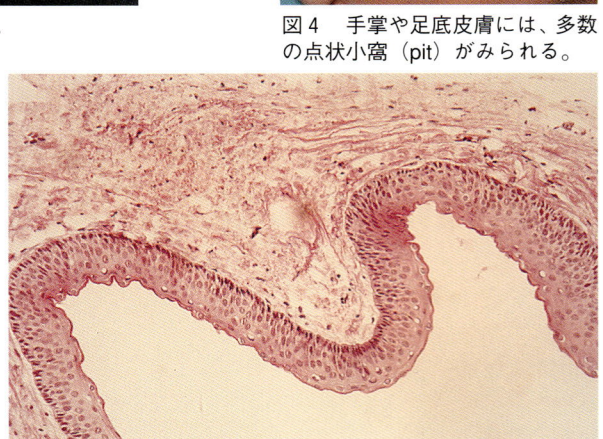

図4　手掌や足底皮膚には、多数の点状小窩（pit）がみられる。

図5　囊胞摘出物の病理組織像：歯原性角化囊胞であった。顎囊胞摘出後、下顎に数回新しい囊胞の形成が認められている。

4) 顔面骨罹患を伴う染色体異常症　　総論 135p

① Down 症候群　　総論 135p

概説　21番染色体のtrisomyによる疾患である。高齢出産における発現率が高い。主な症状は以下の通りである。
頭蓋・顔面の症状：扁平な顔、鼻根部の平坦化、眼裂外側の上方傾斜、眼内角の贅皮、両眼隔離、短頭。
顎・口腔の症状：上顎発育不全、相対的高口蓋、口蓋裂、相対的大（巨）舌症、溝舌、仮性下顎前突、歯列不正。
その他の症状：精神発達遅滞、心奇形、手掌の猿線。

治療方針　患者あるいは家族の訴えに応じて対応する。

症　例：8歳、男子
主　訴：言語障害
現病歴：2,220g、在胎8カ月で出生。1週後の染色体検査でDown症候群と診断された。心室中隔欠損は自然治癒した。泌尿器奇形に対する手術を受けている。家族歴には特に異常は認められない。
（昭和大学第1口腔外科症例）

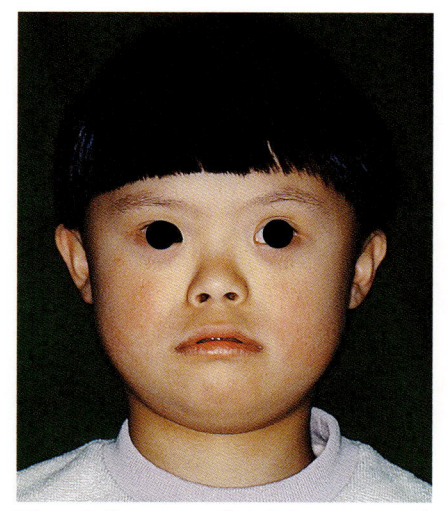

図1　顔貌：いわゆる蒙古人症といわれる特徴的な顔貌を呈している。

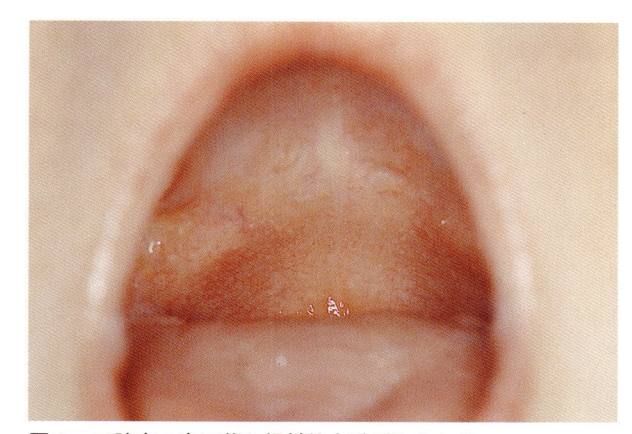

図2　口腔内：高口蓋と相対的大舌がみられる。

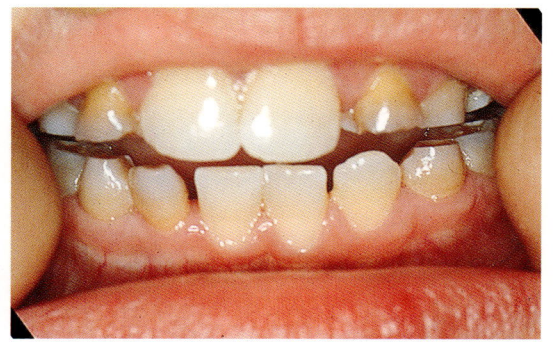

図3　咬合状態：反対咬合が認められる。

5) 代謝病・内分泌疾患　　総論135p

①腎性骨異栄養症　　総論135p

概説　慢性腎不全に伴う線維性骨炎や、骨軟化症などの骨の系統的障害を総称して腎性骨異栄養症（renal osteodystrophy：ROD）と呼ぶ。慢性腎不全によって起こる高リン血症から始まる二次性副甲状腺機能亢進症によって、骨異常が発症すると考えられている。一方、長期血液透析療法中患者においては、透析療法自体によって骨障害が起こるものもあるため、これらを透析性骨異栄養症（dialysis osteodystrophy：DOD）と呼び、その発症原因は二次性副甲状腺機能亢進で、最近では$\beta 2$-microglobulin や amyloid との関連が指摘されている。顎骨においては骨膜下吸収、囊胞の形成などの所見がみられ、頭部、腰部、手指、膝・足関節、脊椎などの全身骨の変化とともにこれらの所見が現われることが知られている。X線学的所見では歯周囲の歯槽骨において、歯槽硬線（lamina dura）の消失、また歯根に著しい吸収が認められること、歯根尖部周囲の顎骨に囊胞様の変化が生じることが報告されていて、これらの骨変化はRODの進行の強いものにより多くみられる。近年、顎関節頭における骨変化が注目されている。骨シンチグラフィーを用いた解析では、特に線維性骨炎で頭蓋骨や下顎骨の集積が特徴的である点をとらえ、RODの進行度の指標や、副甲状腺摘出後の効果判定に有用である。上下顎骨や口蓋に膨隆を認めた症例では、その切除組織は線維性骨炎であったと報告されている。

症　例：51歳、男性　　主　訴：多発性齲蝕
現病歴：7年前より、慢性糸球体腎炎にて慢性腎不全となり、週3回の血液透析を受けている。口腔内は不潔で、ほとんどの歯は齲蝕歯と残根状態である。（日本歯科大学新潟歯学部第2口腔外科症例）

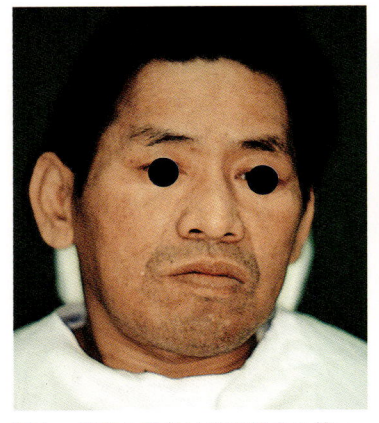

図1　顔貌：顔色はやや貧血を伴い、長期透析患者特有の黄褐色である。

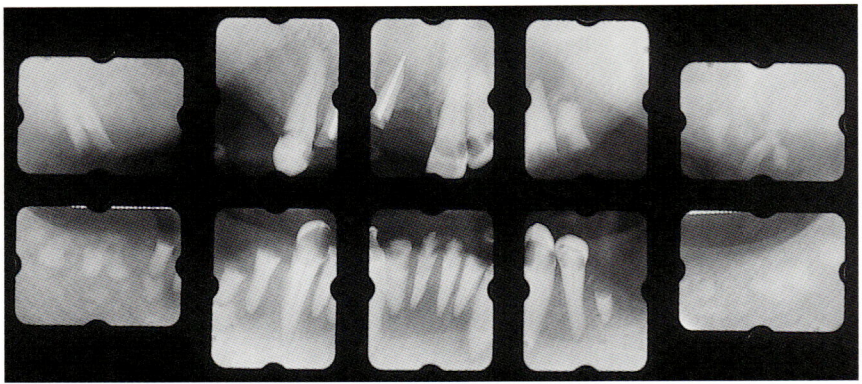

図2、3　歯科用およびパノラマX線写真：上下顎骨は磨りガラス状で、歯槽硬線（lamina dura）は消失している。

図3

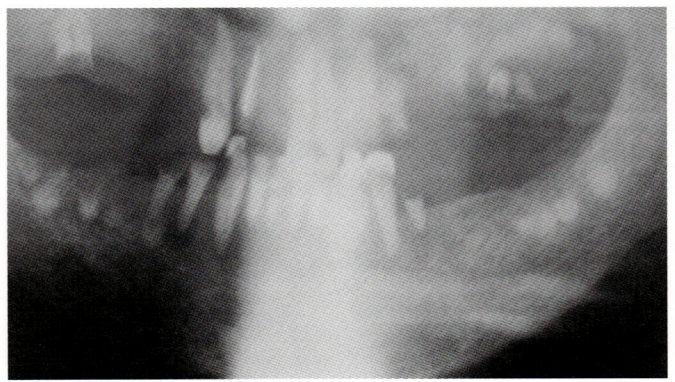

図4　病理組織像：抜歯時に摘出された下顎骨の病理組織学的所見は線維性骨炎である。

1．先天異常および発育異常

② Paget 骨病（変形性骨炎）

総論 135p

概説 骨吸収とそれに続く骨修復の過程を繰り返し、骨の肥厚・変形を来す骨系統疾患である。原因は不明であるが、遺伝あるいはウイルス感染が関与しているともいわれている。地域性があり、西欧、北米に多い（55歳以上のアメリカ人の3％が罹患）がアジア、日本では少ない。

臨床症状：経過によって3〜4期に分けられる。初期は骨吸収期で、X線透過像を示す。中間期は混合期で、X線透過像の中に不透過像が混在する典型的な像を示す。成熟期は骨硬化期で、X線像で綿花状の不透過像を示す。さらに、第4期の骨肉腫への悪性化期を挙げるものもある。

骨の変化は腰仙椎、頭蓋、骨盤、大腿骨、脛骨に多くみられる。

口腔顎顔面領域の症状：骨の肥厚による頭蓋・顔面の変形、神経の圧迫による神経痛様疼痛、神経障害、難聴、骨の脆弱化による病的骨折など。

歯の所見：歯槽骨の肥厚・変形、歯の転位・傾斜、咬合異常、歯槽硬線の消失など。

病理組織学的：初期には血管に富んだ線維性組織であり、中間期になると骨の再生によって骨梁構造が乱れた、いわゆるモザイク様構造を示し、さらに骨硬化期には均一な硬化像を示すが、中間期のモザイク構造が特徴的である。

臨床検査所見：血清アルカリホスファターゼの上昇、尿中ハイドロキシプロリンの増加。

治療方針 治療法は不明。対症療法を行う。顎骨の変形に対しては骨削除。

症　例：42歳、男性
主　訴：上下顎歯槽部の肥大
現病歴：数年前より上下顎歯槽部に頻回の歯槽骨炎を発症。その際に歯槽部の肥大を指摘されていた。（大阪歯科大学第1口腔外科症例）

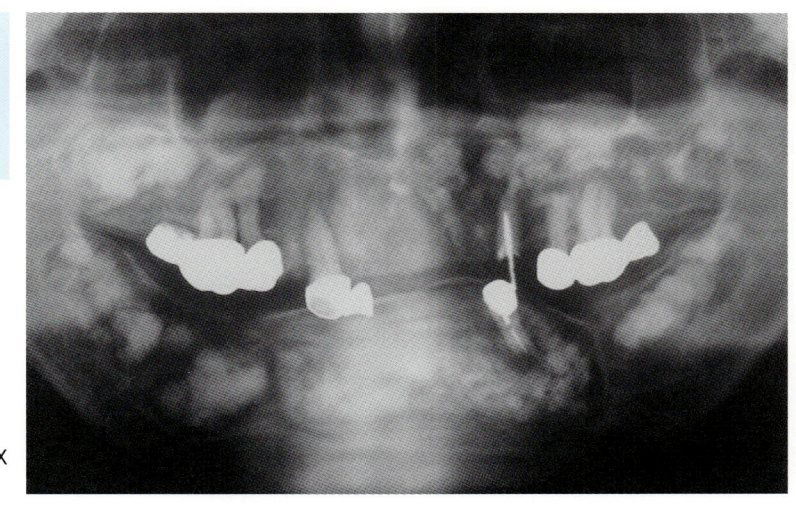

図1　パノラマX線写真：顎骨内に雲絮状のX線不透過像を多数認める。

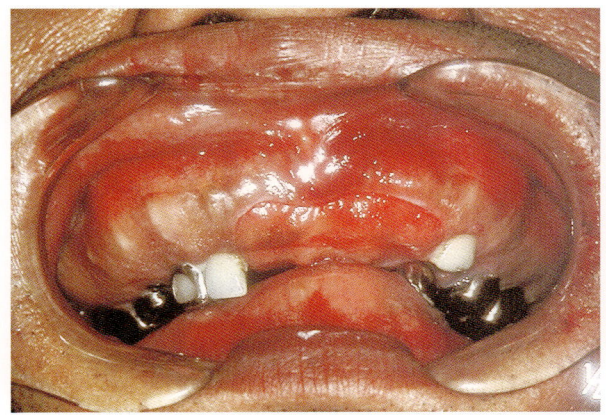

図2　口腔内：上下顎とも著明な歯槽部の肥厚・膨隆を認める。

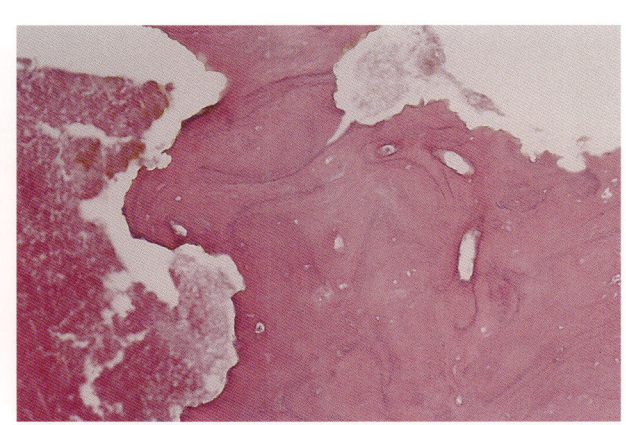

図3　病理組織像：骨質は複雑で不規則な吸収線がみられ、いわゆるモザイク模様を示す。

2．損　傷

顎骨に一定以上の外力が加えられた場合には骨折を起こす。下顎骨の下顎頭と側頭骨の関節窩で構成される顎関節部では、外力の方向とその程度により、骨折だけでなく顎関節脱臼を起こす。

1．顎・顔面骨骨折	分類と定義	(1) 原因による分類	①外傷性骨折	直接的間接的外力が骨に加えられて発生するもの。
			②病的骨折	腫瘍や嚢胞などで骨組織が破壊されて発生するもの。
		(2) 軟組織損傷（創の離開）の有無による分類	①非開放性骨折（単純骨折）	創の離開を伴わないもの。異物の迷入や細菌感染を起こしにくい。
			②開放性骨折（複雑骨折）	皮膚や粘膜が離断したもの。骨折部が外界と交通し、異物の迷入や細菌感染を起こしやすい。
		(3) 外力の作用と骨折部位による分類	①直達骨折	外力が直接作用した部位に発生した骨折。
			②介達骨折	外力が直接作用した部位から離れた部位に発生した骨折。
		(4) 骨離断の状態による分類	①完全、②不完全、③亀裂	
		(5) 骨折線の状態による分類	①単線（単発性）、②重線（多発性）、③粉砕	
		(6) 受傷後の期間による分類	①新鮮骨折	通常、受傷後10〜15日までで、骨性癒着が起きていないもの。
			②陳旧性骨折	化骨形成、骨性癒着が進んでいるもの。
		(7) 部位による分類	①上顎部骨折 a．横骨折	i) Le Fort I 骨折：骨折線：梨状口→犬歯窩→頬骨下部→上顎洞側壁→翼口蓋窩→翼状突起 ii) Le Fort II 骨折：骨折線：鼻骨→上顎骨前頭突起→涙骨→眼窩下縁→眼窩下孔→頬骨下部→翼口蓋窩→翼状突起 iii) Le Fort III 骨折：骨折線：鼻骨→上顎骨前頭突起→涙骨→眼窩内側壁→視束管周囲→下眼窩裂→眼窩外側壁→前頭骨上顎突起→翼口蓋窩→翼状突起基部
			b．縦骨折	骨折線：前歯部→梨状口→骨口蓋
			c．吹抜け骨折	眼窩縁の骨折を伴わない眼窩底骨折（blow-out）。
			②下顎骨骨折	i) 下顎体部：オトガイ正中部、下顎角部、犬歯部、オトガイ孔部、臼歯部 ii) 下顎枝部骨折：下顎頸部、筋突起部、下顎頭部
			③その他の顔面骨骨折	i) 頬骨・頬骨弓骨折 ii) 鼻骨骨折
	原因（多い順）	交通外傷		自転車やバイクなどの二輪車の運転中の事故が多い。
		喧嘩などの暴力		欧米では殴打によるものが多い。近年、日本でも増加している。
		スポーツ外傷		コンタクトスポーツ、スキー、スノーボードなどによるものが増加している。
		転倒、転落		作業中の事故も多い。
	疾患の概要	好発年齢		青壮年に多く、小児や高齢者は比較的少ない。
		好発部位		①上顎前歯部の歯槽突起部、②下顎のオトガイ部（正中部）、③下顎体部、④下顎頸部。
		症状	(1) 全身症状	意識喪失、呼吸困難（出血、血腫、炎症性浮腫、顎骨偏位による舌根沈下）、ショック。
			(2) 顎部の症状	①骨折部の症状：腫脹、疼痛、圧痛点、異常可動性、軋轢音。 ②骨折片の偏位による症状：咬合異常、歯列不正、顔貌の変形、気道閉塞。 ③機能障害：発音障害、咀嚼・嚥下障害、開閉口障害。 ④乳幼児および小児の場合 　・骨が弾力性に富むため、若木骨折（green stick fracture）となりやすい。 　・混合歯列期で永久歯の歯胚が損傷を受けると、永久歯の萌出が妨げられる。 　・顎関節部に損傷を受けると下顎枝の発育が障害され、成長後、小下顎症となる。
			(3) 合併損傷による症状	①皮膚、粘膜の症状：損傷、出血、内出血、眼瞼周囲の皮下出血。 ②眼症状：上顎骨折：眼球運動障害、眼球下垂・突出・陥没、視覚障害、二重視、眼球結膜下出血。 ③鼻症状：上顎骨折：鼻出血、鼻変形、洞内血腫、鼻呼吸障害。 ④耳症状：下顎骨折：耳出血 ⑤神経症状：皮膚知覚異常、歯・歯周組織知覚異常、運動異常。 ⑥頭蓋内損傷：意識喪失、髄液瘻、耳出血、脳神経障害（聴力、嗅覚、視力、運動麻痺）。 ⑦歯の損傷：歯の動揺（脱臼）、歯の破折、知覚異常（振盪）、歯の欠損（脱落）。 ⑧顎関節の損傷：関節包・関節靱帯・関節円板の損傷、関節内血腫、脱臼。

1．顎・顔面骨骨折

疾患の概要

症状

（付）下顎の骨折部位と骨片の偏位

骨折部位	大骨片の偏位方向	小骨片の偏位方向	その他
オトガイ正中部骨折	偏位なし	偏位なし	開閉口時の骨片呼吸
オトガイ正中部重骨折	偏位なし	下内方	
犬歯部骨体骨折	下内方（患側）	上内方（健側）	
臼歯部骨体骨折	下内方（患側）	上前方（健側）	
下顎角部骨折	やや下方（患側）	上内方（健側）	
下顎枝部骨折	後上方（患側）	内上方	
筋突起部	偏位なし	後上方	
関節頸部	後上方（患側）	上内方	

治療とその時期

(1) 受傷直後	①救急処置：気道確保、止血、ショックの処置。 ②致命的な合併損傷（脳損傷など）の処置	
(2) 受傷当日～翌日	①合併損傷の診断と処置：隣接組織（鼻、眼、耳、脳など）。 ②軟部損傷の処置：縫合など。 ③歯の損傷の処置：破折歯、脱臼歯の処置（抜髄、覆髄、再植、整復、固定など）。 ④感染予防、消炎処置：抗菌薬の投与、消炎・鎮痛薬の投与。 ⑤栄養補給：流動食、経管栄養、中心静脈栄養。	
(3) 受傷後早期	骨折線上の歯の処置、歯周病・根尖病巣の処置。	
(4) 受傷後7～10日：整復	①非観血的整復 　適応：新鮮骨折で偏位の少ない症例。 　方法：徒手整復、牽引整復：顎間牽引、口腔外牽引、顎内牽引。 ②観血的整復 　適応：偏位の著しい症例、牽引固定源の得られない症例（無歯顎、乳歯列）、陳旧骨折。 　方法：直視下手術、口外法、口内法。	
(5) 整復後：固定	①顎間固定：歯牙結紮（単純結紮法、2歯結紮法、連続結紮法）、線副子（三内式、Schuhardt式）、床副子。 ②顎内固定：床副子、組織内固定（金属線、ミニプレート、AOプレート）、囲繞結紮法。 ③顎外固定：骨釘、ピン、チンキャップ。	
(6) 固定後	①局所の安静、清掃 ②感染予防、消炎処置：抗菌薬の投与、消炎・鎮痛薬の投与。 ③栄養補給：流動食、経管栄養、中心静脈栄養。	
(7) 顎間固定期間	①非観血的固定：成人6週間、小児4週間、高齢者8週間。 ②組織内固定：1週間	

その他の処置 異常治癒経過とその処置

(1) 化膿性骨髄炎	原因の除去（歯の処置、異物除去）、消炎手術（搔爬、排膿路の確保）、抗菌薬投与。
(2) 偽関節	感染症の治療、肉芽搔爬、骨移植、観血的整復・固定。
(3) 治癒遅延	原因の除去（全身的：糖尿病、免疫不全など、異物除去、歯の処置）、感染症の治療。
(4) 不正癒合（陳旧性骨折）	骨切離、観血的整復・固定、咬合調整。

2．顎関節外傷

(1) 顎関節脱臼

定義	下顎頭が関節内から逸脱した状態。	
種類	①不完全脱臼	患者自身で整復できるもの。
	②完全脱臼	脱臼の方向：前方脱臼、側方脱臼、後方脱臼。 脱臼関節数：片側性、両側性。 脱臼後の経過：新鮮脱臼、陳旧性脱臼、習慣性脱臼。
原因	あくび・嘔吐などの顎関節異常運動、歯科治療・全身麻酔などによる大開口、外傷。	
症状	軽度の疼痛、閉口障害、下顎前突様顔貌（両側性）、下顎の健側への偏位・交叉咬合（片側性）、流涎、外耳孔前方の陥凹、頰骨弓下の膨隆。	
治療	①新鮮脱臼	徒手整復（Hippocrates法、Borchers法）、開口制限、チンキャップ固定、消炎薬投与。
	②陳旧性脱臼	観血的整復、開口制限、チンキャップ固定。
	③習慣性脱臼	開口制限、チンキャップ固定、関節結節形成術、顎間皺襞部切除縫合術。

(2) 外傷性顎関節炎

原因	①急性炎	オトガイ部への打撲、側方からの外力、長時間の開口、異物の誤咬、下顎の異常運動などによる打撲、捻挫、円板損傷。
	②慢性炎	反復性の機械的刺激（歯の欠損、不適合補綴物、咬合異常、ブラキシズム）。
症状	①急性炎	顎関節の運動痛、圧痛、開口障害。
	②慢性炎	関節雑音、関節痛、顎運動障害。
治療	①急性炎	下顎の安静、消炎療法。
	②慢性炎	原因の除去、スプリント療法。

A．骨折

1）顎骨骨折

（1）上顎部骨折

概説 上顎骨は下顎に比べて骨皮質が薄いため、多線骨折（粉砕骨折）を起こしやすい。また、下顎のように顎運動を行わないので、咀嚼筋に影響されて骨片が偏位するようなことは少ない。

構造的に、上顎骨は鼻腔、副鼻腔を内部に持ち、強い外力を受けた場合に、骨折することによってエネルギーを吸収し、大事な脳を守っているとも考えられる。鼻腔、副鼻腔を作っている骨および眼窩壁を構成する骨は薄くて骨折しやすい。また、各顔面骨の縫合部も骨折しやすいことから骨折線は特定の形をとる。それがLe Fort型骨折で、Ⅰ型からⅢ型まで分類されている。

口蓋正中部の前方から後方までの縦骨折は比較的少ないが、骨折部の触診で段差が確認できる。骨片の偏位に伴い口蓋粘膜の裂傷か、粘膜下に線状の出血がみられる。眼窩へゴルフボールのようなものが直接ぶつかると、眼窩内圧が急に上昇する。その結果、上顎洞に接する眼窩下壁は吹き抜け（blow-out）骨折を起こす。眼球は上顎洞内に陥没し、上顎洞内は血腫が充満する（上顎洞内血腫）。眼球の向きは異常になり、眼球運動障害もみられ、複視が高率で発生する。

治療方針 ①**Le FortⅠ型からⅢ型までの骨折**：観血的整復固定手術を行う。現在では金属線の骨縫合法に代わって、各骨片を元の位置に可及的整復した後、チタン性ミニプレートとスクリューによる固定が一般的である。Le FortⅠ型は口腔内からのアプローチで手術が可能であるが、Ⅱ型、Ⅲ型では皮膚切開が必要となる。特にⅢ型では、頭頂部皮膚の冠状切開にて術野を明視する方法が、顔面部皮膚に手術痕を残さないためよく用いられている。上顎洞内の血腫や小骨片などは感染源になるので、手術時には除去し、十分洞内を洗浄する必要がある。
②**縦骨折**：硬口蓋部の骨折部を直接チタンプレートで固定することが難しい。上顎歯槽部はプレート固定を行い、口蓋部は床副子固定法を行うことが多い。
③**眼窩下壁の吹き抜け骨折**：口腔内アプローチにて上顎洞前壁を開放し、上顎洞内にバルーンを挿入して膨らませ、洞の上方部を持ち上げることにより眼窩底の整復と固定を行う。また、眼窩下縁の骨折が併発している場合は、睫毛下切開でアプローチし、ミニプレートで固定する。眼窩下壁の骨欠損が大きければ、腸骨移植を行う場合もある。

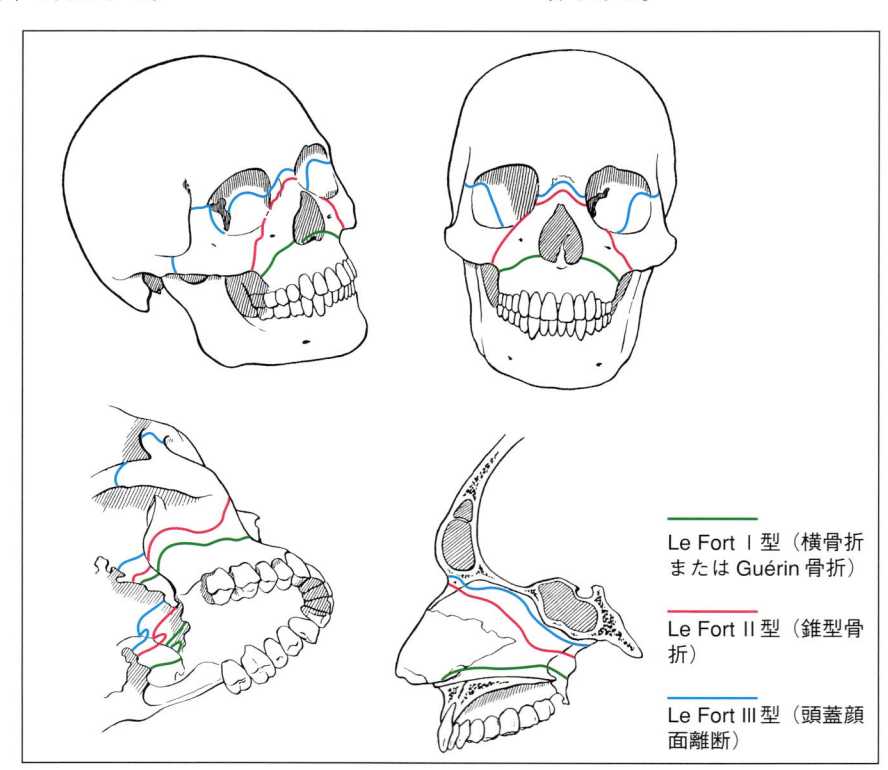

Le Fort Ⅰ型（横骨折またはGuérin骨折）
Le Fort Ⅱ型（錐型骨折）
Le Fort Ⅲ型（頭蓋顔面離断）

Le Fort型骨折のシェーマ
（永井巖ら訳：顎・顔面骨折の外科．医歯薬出版，1968より引用改変）

2．損傷　157

①上顎部骨折（Le Fort Ⅰ） 　総論 154p

症　例：29歳、男性
主　訴：咬合不全
現病歴：自動車事故にて顔面を強打。受傷4日後に、脳外科より上顎骨骨折治療目的にて当科へ紹介来院。

図1　X線CT写真：3次元画像でLe Fort Ⅰ型骨折線がみられる（矢印）。
図4　X線写真（P-A方向）
図5　X線写真（側位）

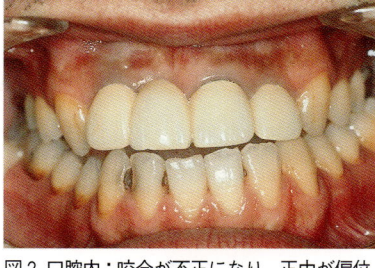

図2　口腔内：咬合が不正になり、正中が偏位。
図3　術中：歯肉頬移行部切開で骨折部を明示。 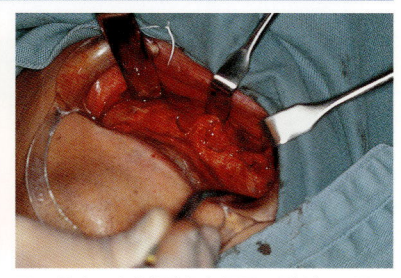

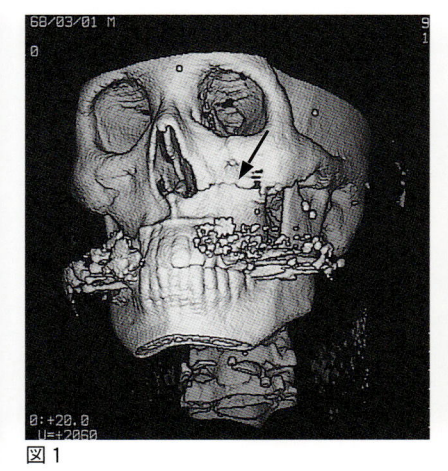

図1 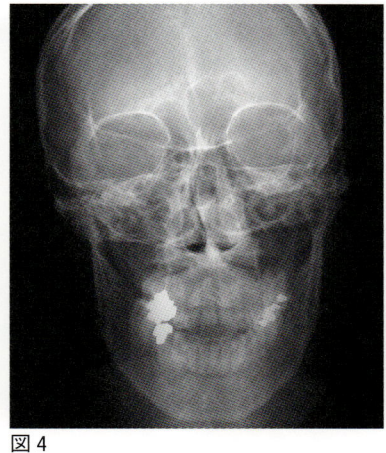　図4 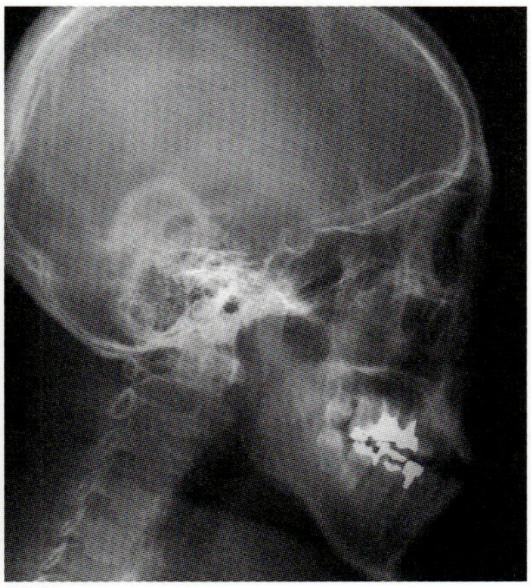　図5

②上顎部骨折（Le Fort Ⅱ） 　総論 154p

症　例：30歳、男性
主　訴：咬合不全
現病歴：自動車事故で頭部及び顔面を強打。一時意識消失。約3週間後、他病院より紹介来院。

図1　X線CT写真：3次元画像でLe Fort Ⅱ型骨折線がみられる（矢印）。
図2（左上）顔貌：中顔面部の陥凹がみられる。
図3（右上）術中：睫毛下切開にて眼窩床の骨折部を明示。

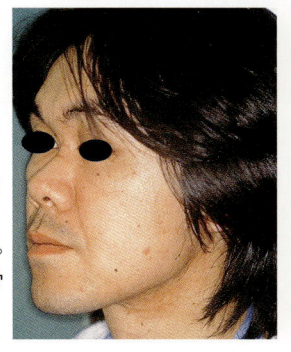

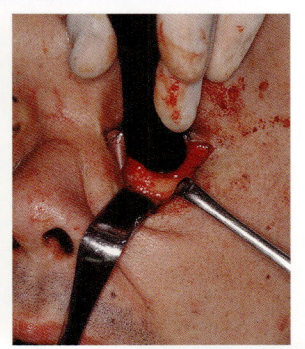

図4　X線CT写真（冠状断像）
図5　Waters法X線写真

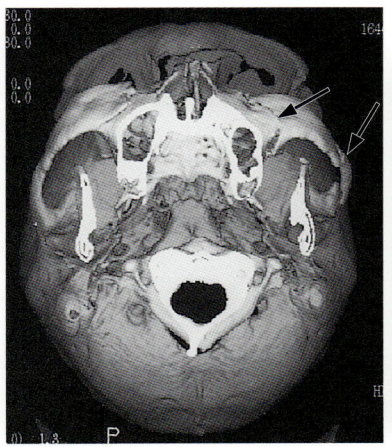

図1 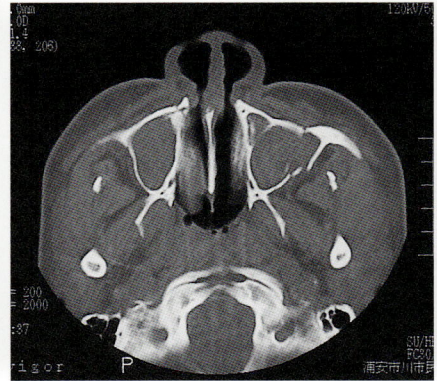　図4 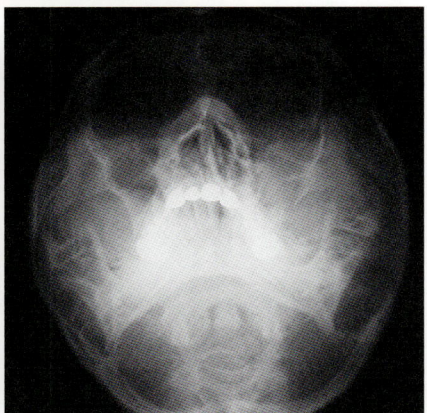　図5

③上顎部骨折（Le Fort Ⅲ）

総論 154p

症　例：30歳、男性
主　訴：顔面の変形と咬合不全
現病歴：自動車事故。髄液漏、臭覚と味覚が低下。3週間後に髄液漏は止まり、当科へ紹介され来院。

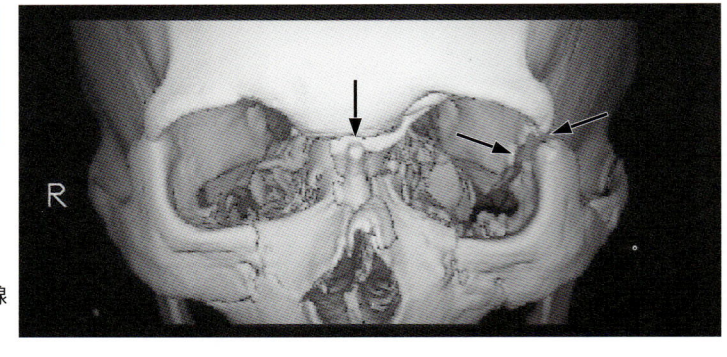

図1　X線CT写真：3次元画像でLe Fort Ⅲ型骨折線がみられる（矢印）。

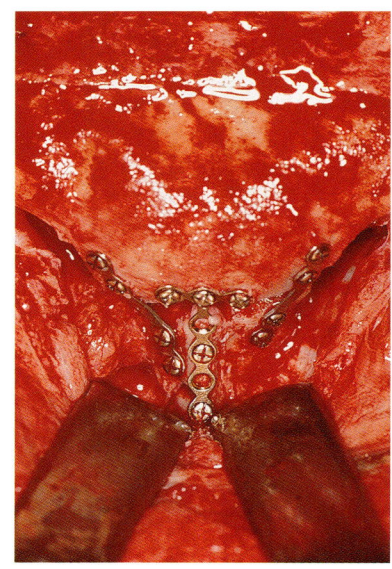

図2　X線写真：鼻骨前頭縫合部の骨折をミニプレートで固定。

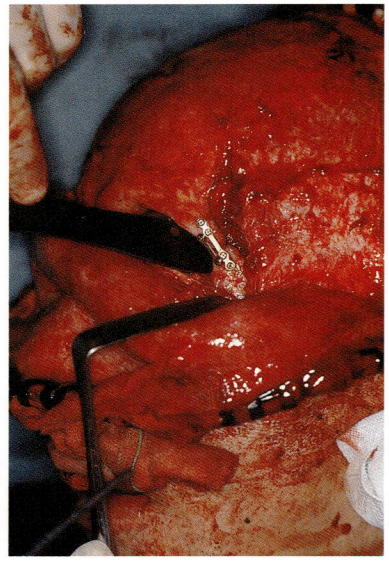

図3　術中写真：頭部の冠状切開にて骨折部を明示。

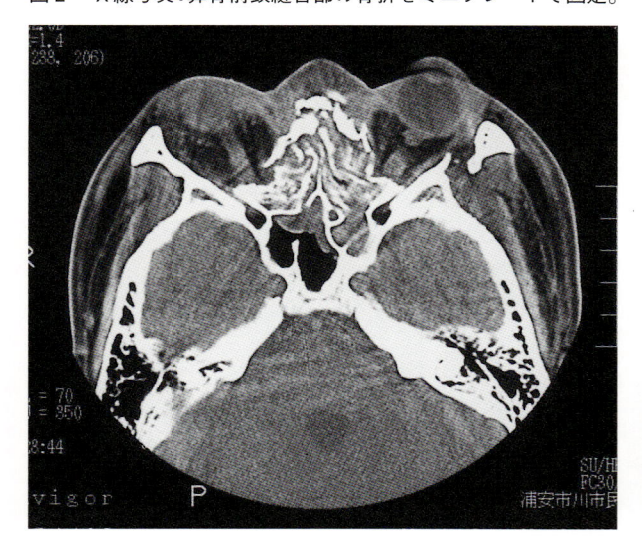

↑図3　X線CT写真：冠状断像で、Le Fort Ⅲ型骨折線がみられる。

→図4　X線写真（側位）

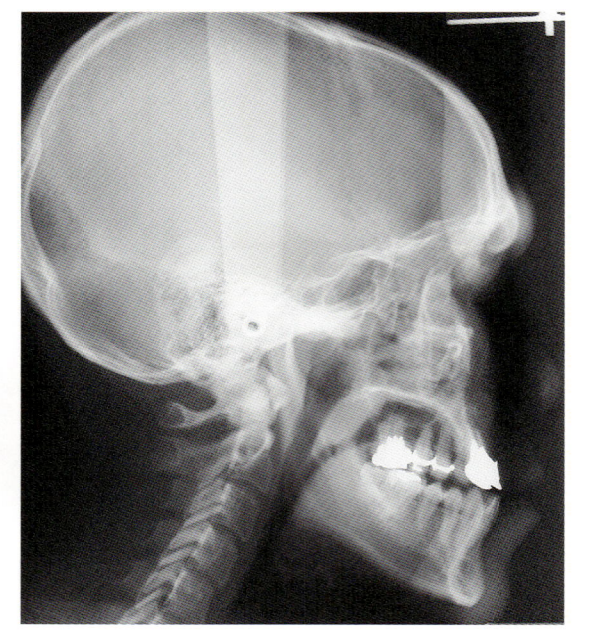

④上顎部骨折（吹抜け骨折・blow-out）

総論 154p

症　例：29歳、男性
主　訴：物が二重にみえる（複視）。
現病歴：サッカーの試合中、相手の頭部に顔面を強打。意識消失なし。眼窩周囲皮膚と眼球に内出血。

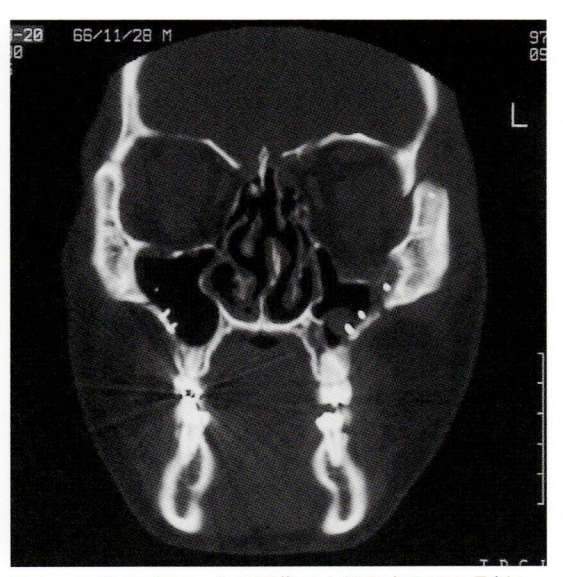

図1　X線CT写真：矢状断像で左側眼窩下壁の骨折と、眼窩内容物の上顎洞内への陥入がみられる。

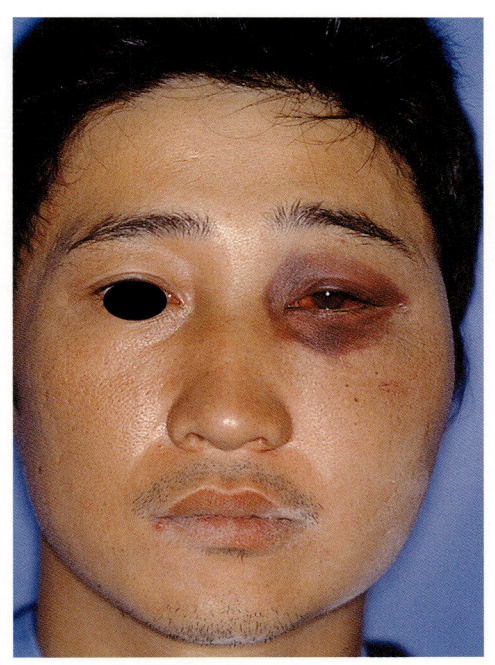

図2　顔貌：左側眼窩周囲皮膚と眼球に内出血がみられる。

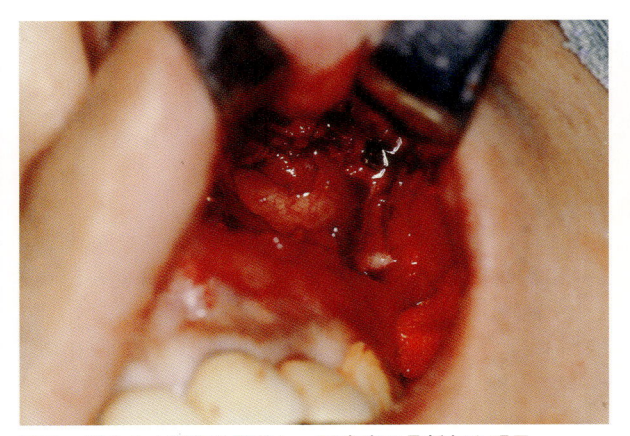

図3　術中：上顎洞を開放し、眼窩床の骨折部を明示。

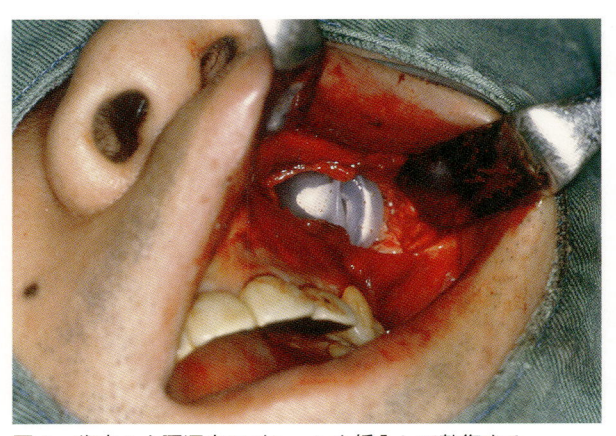

図4　術中：上顎洞内にバルーンを挿入して整復する。

(2) 下顎骨骨折

> 総論 154p

概説

①**原因**：下顎は骨皮質が厚くて硬いため、上顎よりも骨折しにくい。しかし、交通事故や喧嘩で強い力が直接加わると骨折する。咬合がしっかりしている人では、力が加わった瞬間上下顎全体で受けるので、局所のひずみを緩衝でき、骨折しにくいが、多数歯欠損や歯列不整、埋伏智歯が下顎角にあると骨折しやすい。

②**好発部位**：オトガイ部（正中部）、下顎体部、下顎角部（埋伏智歯部）、関節突起の下顎頸部である。下顎頸部は、下顎正中部に受けた衝撃で下顎頭が側頭骨関節窩にぶつかって生じる、介達骨折が多い。

③**特別な骨折**：陳旧性下顎骨骨折、小児下顎骨骨折、病的下顎骨骨折がある。

陳旧性下顎骨骨折：受傷後1カ月以上にわたり他の部位の治療が優先されたり、気がつかずに無治療のまま放置された場合である。変治骨折ともいわれ、変形した状態のまま癒着したり、あるいは骨折断端に線維性組織が入り込み、偽関節が出来る。開閉口できなかったり、咬合の異常や顔貌の変形、神経障害などを自他覚的に認めて受診する。あまりに長期間経過すると、骨折部位は不明瞭になり、不自然に化骨してみられる。

小児下顎骨骨折：小児では、骨が弾力性に富むため完全骨折を起こしにくく、若木骨折（green stick fracture）となる。しかし、混合歯列期の骨折は顎骨内の永久歯歯胚を傷つけ、永久歯の萌出障害を起こす危険性がある。骨折した時だけでなく、将来の問題についても患者と親に十分話をしておき、経過観察が必要である。これに加えて、顎発育期の乳幼児や小児では、下顎頭部の損傷や下顎頸部の介達骨折を起こすと下顎枝の発育が障害され、片側では顎変形症を起こし、両側では小下顎症となり鳥貌を呈することがある。

病的下顎骨骨折：嚢胞、腫瘍、骨髄炎、放射線照射後腐骨などで顎骨が吸収し、その強度を保つことができなくなったため自然に、また顎運動やちょっとした衝撃で骨折することである。この場合、患者本人は骨折を自覚しないことが多く、骨折の可能性がある場合は定期的観察が必要である。

④**問題点**：下顎には主な咀嚼筋の他、開閉口筋が付着している。そのため骨折で骨の連続が離断されると、筋の収縮により両骨片は離開し、粘膜が損傷し出血する。また、開口や閉口が制限されたり、無理に開口すると左右どちらかに大きく偏位し、激しい疼痛を伴う。正中部骨折では偏位が少ないが、下顎体部、下顎角部、下顎頸部ではそれぞれ小骨片と大骨片は筋肉の力関係で引っ張られ、ほとんど決まった方向へ偏位する。下顎頸部や筋突起部の骨折では、周囲組織に接触して開閉口できない場合がある。

治療方針

治療法には、非観血的に整復固定を行う方法と、観血的に整復し骨を直接固定する方法がある。

①**非観血的方法**：歯牙を利用した歯牙結紮法があるが、新鮮症例にしか適用できない。これには単純歯牙結紮法と連続歯牙結紮法がある。また、既製品の線副子や鋳造した副子を用いて歯牙に結紮する方法がある。いずれも下顎歯列だけの固定では不十分で、上顎にも同様に固定源を作り、それぞれを金属線で結紮して顎間固定を行う。徒手で整復しておき1本の線副子で結紮する方法もあるが、骨折部で線副子を切断しておき、咬合させるようにゴムで牽引する方が確実である。新鮮例ならすぐに整復される。咬合が不安定であれば、模型上で咬合を考えてバイトプレートをつくり、それに合わせて整復する。整復後はその位置で顎間固定を行う。歯列内の骨折であればほぼ完全な整復が出来るが、歯列より遠心の骨折であったり、咬合が不良の場合は整復が不十分となる。固定期間は、成人では1カ月から1カ月半行うが、老年者ではそれより長めに、低年齢者では短い固定期間とする。歯牙が無い場合は床を作るか、義歯があればそれを利用する。その固定は、下顎骨周囲に金属線で囲繞結紮を行うか、上顎と咬合させたままで下顎の床を頬骨弓に懸垂固定する方法がある。最近では、床を直下の骨にスクリューで固定することも行われている。下顎頸骨折では、臼歯部が少し高くなるようにくさび型のバイトプレートを咬ませ、下顎枝を下方に牽引するようにして顎間固定を行う。

②**観血的方法**：骨折部を露出して整復と固定を行う方法で、新鮮例だけでなく陳旧例はこの方法しかない。ほとんどの症例は口腔内から手術ができるが、下顎頸部ではKirschner鋼線による骨内固定でも、皮膚切開が必要である。上下顎に歯牙結紮または線副子を結紮しておき、手術に入る。骨折部を明視野におき、顎間固定を行う。その際、下顎下縁が少し離開する傾向にあるので、骨把持鉗子で両骨片を把持して寄せ、整復する。その状態でチタン製金属プレート固定を行う。プレートは最低2枚は装着しなければ十分な固定とはならない。臼歯部より後方の下顎下縁に近い部分のプレート固定は、口腔内からでは届かないため、ドリルやドライバーを経皮的に挿入するために使うトローカーセットを入れる目的で、約15mmの皮膚切開が必要である。骨折が治癒した後に、そのプレートを除去するかしないかは患者の希望による。除去する場合は、術後6カ月から1年以内に行うのが望ましい。プレートでなければ、従来の方法である直径0.4〜0.5mmのステンレス鋼線による骨縫合法を行う。

①下顎骨骨折　　　総論 154p

症　例：31歳、男性
主　訴：下顎の疼痛
現病歴：酩酊して転倒。下顎の疼痛が著明なため翌日近医受診。下顎骨骨折を認め、当科へ紹介来院。

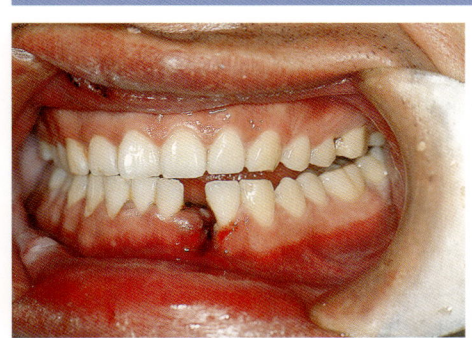

図1　正中部骨折では閉口時の骨片の偏位は少ない。

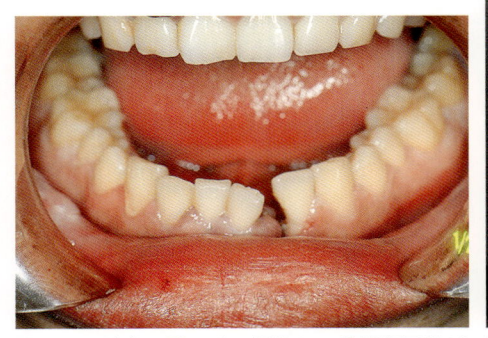

図2　口腔内：開口時は偏位し、骨折部下縁が開く（骨片呼吸）。

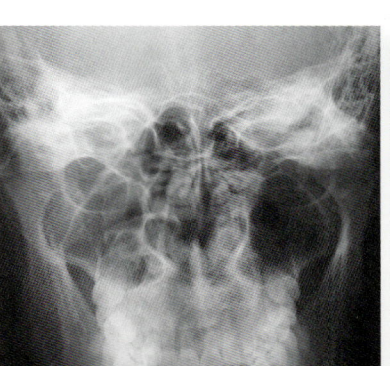

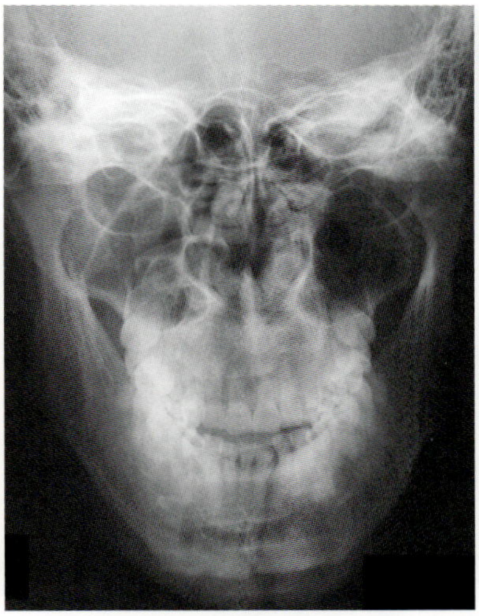

図3　X線写真（P-A方向）：下顎正中部に骨折線がみられる。

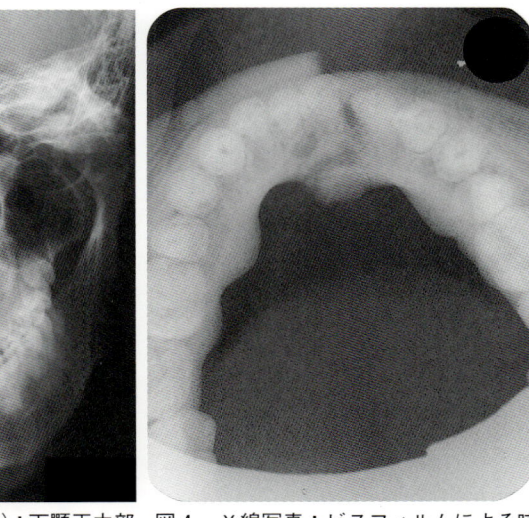

図4　X線写真：ビスフィルムによる咬合位所見。

②下顎骨骨折（下顎頸部）　　　総論 154p

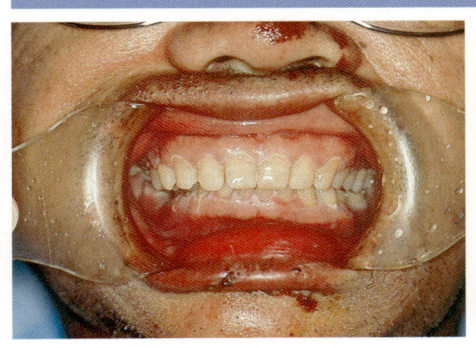

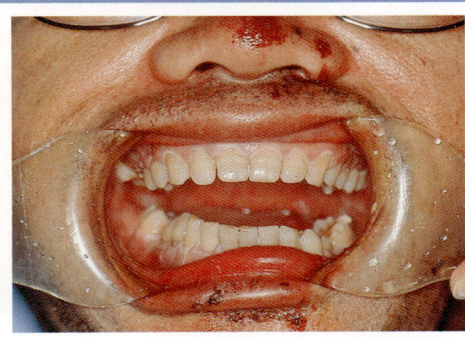

症　例：48歳、男性
主　訴：開口障害
現病歴：飲酒後、帰宅中に転倒し顔面を強打。一時意識消失するもすぐに回復し、救急車にて当科来院。

図1（左）口腔内：咬合時は下顎は患側に偏位している。
図2（右）口腔内：開口障害がみられる。

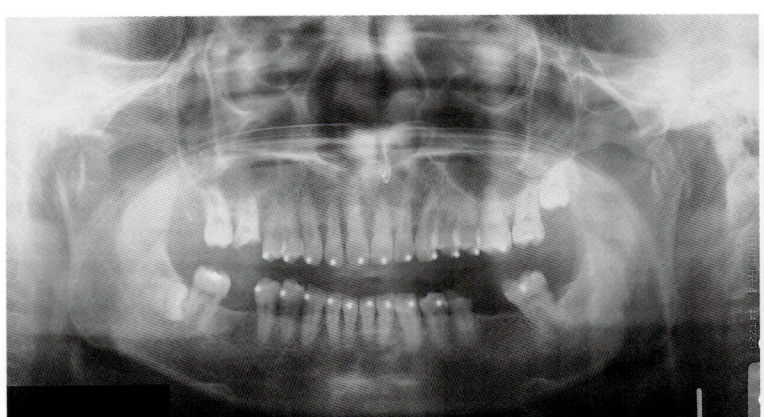

図3　パノラマX線写真：下顎頸部の骨折がみられる。

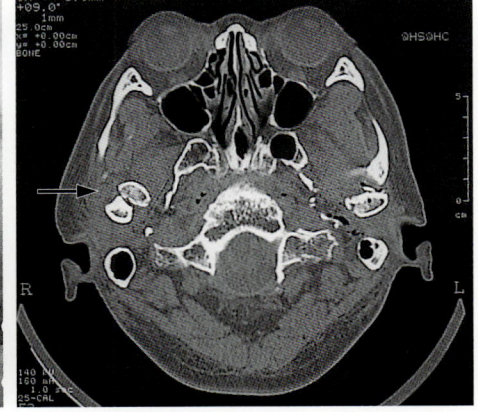

図4　X線CT写真（冠状断像）：骨折で偏位した下顎頭がみられる（矢印）。

③陳旧性下顎骨骨折（不正癒合）　総論 154p

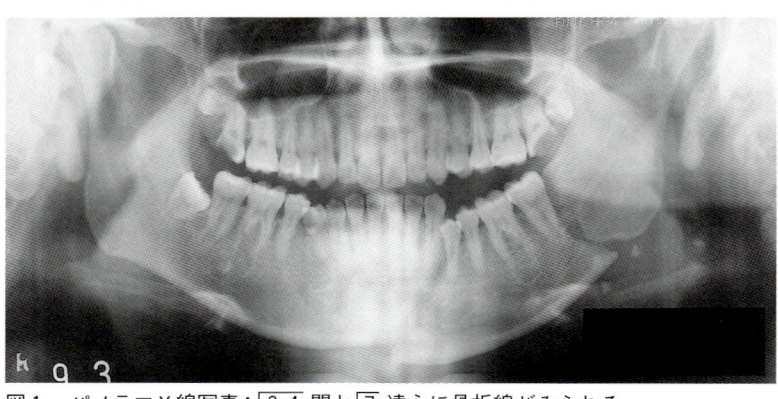

図1　パノラマX線写真：|3 4 間と 7| 遠心に骨折線がみられる。

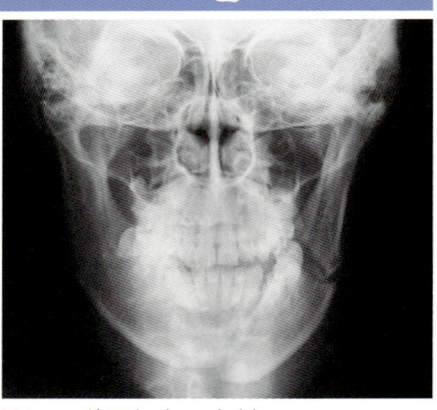

図2　X線写真（P-A方向）

症　例：35歳、男性
主　訴：開口障害
現病歴：約3カ月前左下顎部を殴打されたがそのまま放置。咬合不全と開口障害が続いたため、近医歯科より当科へ紹介来院。

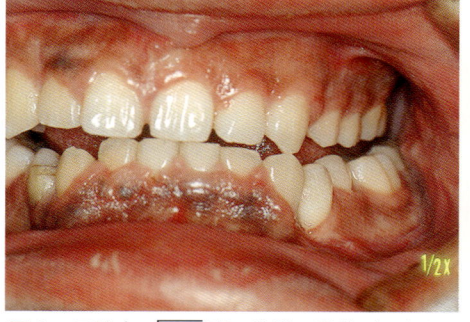

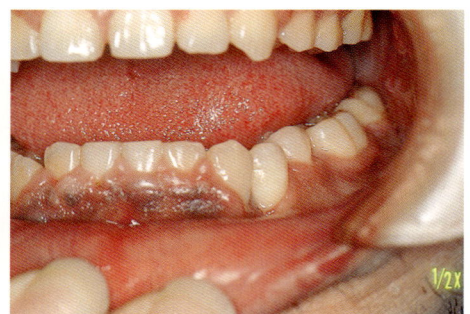

図3　口腔内：|3 4 間に歯列の段差がみられ、咬合できない。

図4　口腔内：開口障害がみられる。

④小児下顎骨骨折　総論 154p

症　例：7歳、男子
主　訴：下顎の腫脹と疼痛
現病歴：自転車乗車中乗用車と衝突。脳には異常所見なし。下顎骨骨折が認められたため当科へ紹介来院。

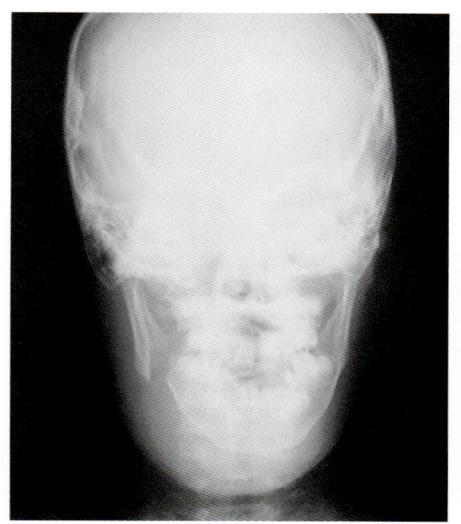

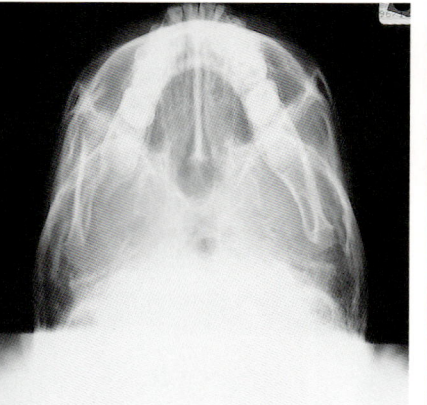

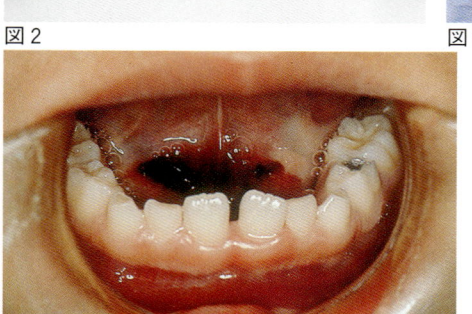

図1　X線写真（P-A方向）：下顎枝部に骨折がみられ、両骨片は離開している。

図2　X線写真（軸位）

図3　顔貌：オトガイ部から右下顎角部に腫脹がみられる。

図4　口腔内：口底部粘膜下に血腫がみられる。

⑤病的下顎骨骨折

総論 154p

概説 病的骨折は、囊胞、腫瘍、骨髄炎、放射線照射後の腐骨などで顎骨が大きく吸収し、その強度を保つことができなくなり、日常生活で顎運動やちょっとした衝撃にて骨折することである。患者本人は骨折を自覚しないことも多く、変形があると受診する。

治療方針 骨折が起こる前に原病巣を見つけ、その根治的治療が必要であることはいうまでもない。しかし、骨折が起きてしまった場合は、骨髄炎と放射線照射後の腐骨以外は、すぐに手術をする必要がある。良性腫瘍の場合、最も病的骨折を起こしやすいのはエナメル上皮腫である。下顎骨内では頰舌側へゆっくり発育し、かつ発見が遅れるからである。骨内に原発の悪性腫瘍も病的骨折の原因になる。この場合は局所の手術だけでなく、転移の有無や治療の是非、また全身状態との関係など検討事項が多い。選択肢を検討する。いずれも、骨折で腫瘍組織が骨外に出て周囲軟組織内へ進入する。放置すると、良性腫瘍であってもその境界が不明瞭になり、根治手術が困難になる。骨髄炎と放射線照射後の腐骨の場合は、骨の吸収破壊が進行しているので、外傷性骨折のようには治療できない。偏位や顎運動で疼痛があれば、顎間固定を行い、開口制限すれば疼痛は軽減する。

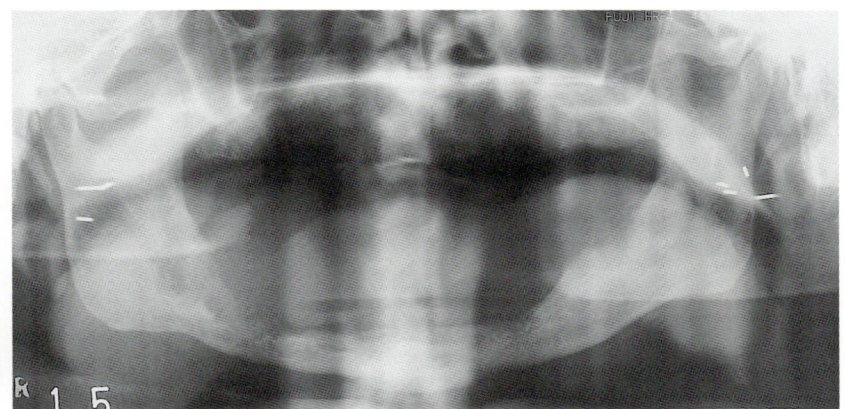

図1　パノラマＸ線写真：右下顎臼歯部に骨折線がみられる。

症　例：81歳、男性
主　訴：義歯不適
現病歴：右側下顎癌で下顎骨辺縁切除手術と頸部郭清手術。術後照射を行い、その後再発で再照射。

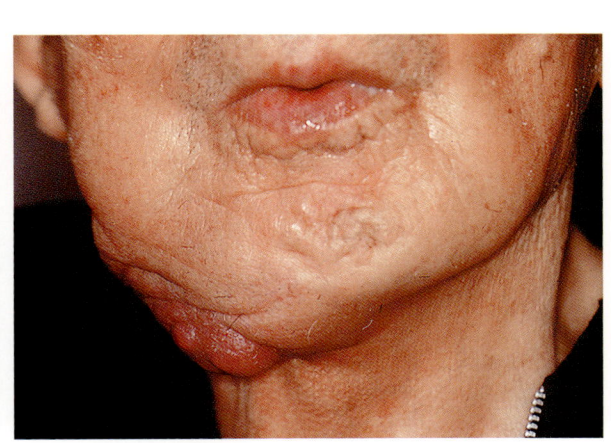

図2　顔貌：右側下顎部に腫脹がみられる。

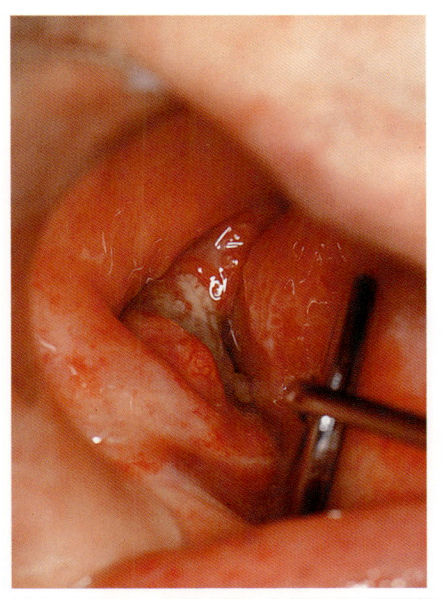

図3　口腔内：右側下顎臼歯部粘膜に離開部がみられる。

2）その他の顔面骨骨折

①〜② ☞ 総論 154p

概説 頬骨および頬骨弓、また鼻骨は、顔面の中では突出している部分であり、かつ骨が細くて弱いため骨折しやすい部分である。頬骨前頭縫合部と頬骨上顎縫合部、そして頬骨側頭縫合部は同時に骨折することが多い。その結果、頬骨は内側に偏位する。頬骨弓の骨折では、頬骨弓は陥没して筋突起を押さえ、開口障害を起こす。鼻骨は内側に折れやすい。

①頬骨・頬骨弓骨折

症　例：64歳、男性　　主　訴：開口障害
現病歴：オートバイにて走行中に転倒し、顔面及び上肢受傷。意識消失なし。翌日近医より当科紹介来院。

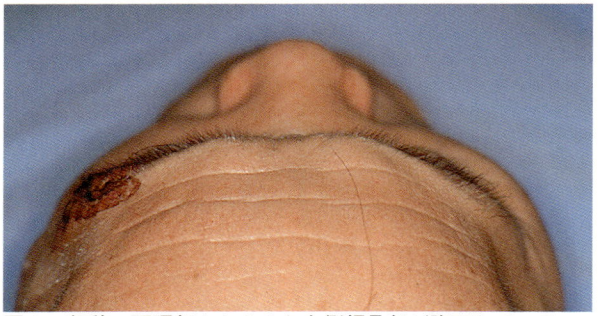

図1　顔貌：頭頂部からみると左側頬骨部が陥凹している。

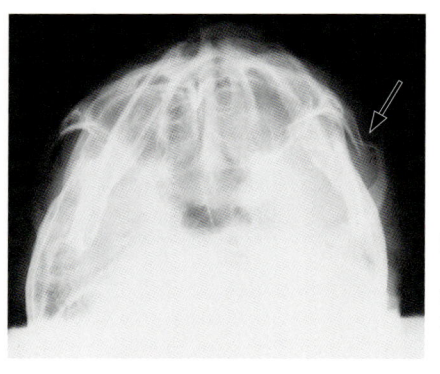

図2　X線写真（軸位頬骨弓撮影）：左側頬骨弓が陥没している（矢印）。

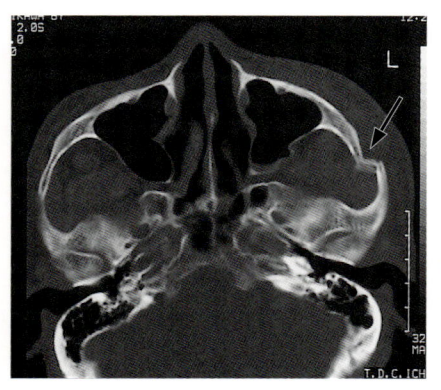

図3　X線CT写真（冠状断像）：左側頬骨弓に骨折がみられる（矢印）。

治療方針 頬骨および頬骨弓骨折は、直径2〜3 mmの単鋭鉤を皮膚より刺入して、頬骨の内側に先端を引っかけてゆっくり引き上げる。偏位が少ない場合は整復した後、同部の皮膚外側にシーネを当てて固定する。偏位が大きい場合は、あらかじめ眉毛外側切開で頬骨前頭縫合部を、睫毛下切開で眼窩下縁の頬骨上顎縫合部の骨折部分を確認しながら単鋭鉤を引き上げる。整復後、同部をチタンミニプレートで固定する。頬骨弓がM字型に骨折し陥没している時は、ステンレス鋼線を頬骨弓の下に通して引き上げ、石膏でヘッドギアを作り顎外固定を行う。また、片側の耳前切開から冠状切開を行い、側頭からのアプローチで明視野に整復固定を行う。この方法は顔面神経を損傷することなく行え、皮膚切開線は頭髪内に入り目立たない。鼻骨骨折は、鼻腔内から鼻骨整復用鉗子を挿入し整復する。一般にはプレート等では固定せず、両側眉毛上と鼻梁にT字型石膏シーネを用意してテープで固定する。

②鼻骨骨折

症　例：64歳、男性
主　訴：顔面外傷部の疼痛
現病歴：オートバイ走行中に乗用車と衝突。意識消失なし。近医より鼻骨骨折疑いで当科紹介来院。

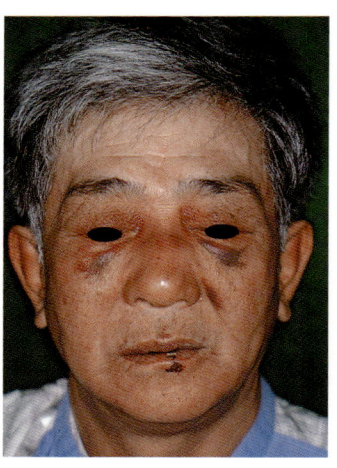

図1（左）　顔貌：鼻根部と両側眼窩下部に内出血斑がみられる。

図2（右）　X線写真：鼻骨骨折がみられる（矢印）。

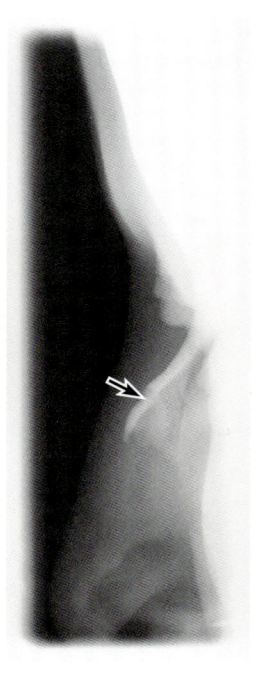

B. 顎関節外傷

①顎関節脱臼　　総論155p

概説　顎関節は、主として下顎骨の下顎頭と側頭骨の関節窩より構成され、これらの間に関節円板が介在している。開口に伴い、下顎頭の前上方面が側頭骨の関節結節の後壁に接しながら前方へ移動する。大開口時には関節結節の最下点にまで下顎頭は移動する。通常は関節靱帯の働きや関節結節の形態から、一定以上は開口できないようになっている。何らかの原因にて正常な関節運動の範囲を越えた顎運動が行われた場合に、関節面の位置関係が異常になり、下顎頭は偏位し脱臼する。

関節面の一部が接触し、患者自身で元の位置に整復できるのを不完全脱臼という。脱臼方向により前方脱臼、側方脱臼、後方脱臼に分けられるが、ほとんどが前方脱臼である。前方脱臼にて下顎頭が関節結節の最下点を越えると、元の位置に戻りにくく激しい疼痛を伴う。原因はあくび、嘔吐、歯科治療時、気管内挿管時などの大開口である。下顎骨体部に対する外傷でも起こる。関節結節が平坦化したり、関節靱帯が緩くなっている場合、脱臼を起こしやすい。脱臼を繰り返すと習慣性脱臼となり、通常の開口や軽い外力で容易に脱臼を繰り返す。

両側性前方脱臼では、開口状態のまま閉口できなくなり、下顎歯列は上顎より前方に出て下顎前突様顔貌になる。嚥下障害が起こり、流涎がみられる。触診で関節窩は陥凹し、頰骨弓の直下に前方に偏位した下顎頭を触れる。脱臼直後は顎関節部に疼痛があるが、開口状態のままで動かさなければそれほど疼痛はない。片側性脱臼では下顎全体が健側に偏位し、交叉咬合となる。X線検査で確定できる。

治療方針　脱臼直後の新鮮症例では徒手整復を行う。疼痛がある場合は顎関節部に局所浸潤麻酔を行い、患者を十分リラックスさせてから行う。整復法には患者の前方からのアプローチと後方からのアプローチがある。患者の前方に立つ場合は、患者の頭部を診療椅子の安頭台にしっかり乗せて固定する。術者はゴム手袋の上から両側の親指にガーゼを巻き、両側の下顎臼歯部咬合面に乗せて、残りの4指で皮膚側から下顎骨体を把持する。しっかり把持しながらそれぞれの親指を下方に押し下げ、下顎頭を関節結節の最下点にまで持ってくる。その位置から患者に少し咬ませると整復できる。整復後は弾性包帯やチンキャップでしばらく開口制限を行う。消炎鎮痛薬を投与することも必要である。後方からのアプローチも同様にして行う。新鮮症例は整復しやすいが、時間が経過した陳旧症例は徒手整復が困難である。脱臼後の関節窩は線維性結合織が充満し、下顎頭の入るスペースが少なくなっている。また、各咀嚼筋は脱臼した位置で固定されるため、整復時に咀嚼筋の抵抗が強い。陳旧性脱臼に対しては、全身麻酔下で筋肉を弛緩させ、かつ疼痛を除去した状態で徒手整復する。さらに困難な場合は、観血的整復法を行う。脱臼後長期経過とともに、顎関節部の線維性結合組織は瘢痕化しする。臨床症状は少しずつ変化して疼痛はなくなるが、開咬、顎運動障害、会話困難、流涎などの症状が残り、寝たきり老人などでは痴呆と間違われて顎関節脱臼を見逃され、対応が遅れる症例がある。

症例1：88歳、女性
主訴：閉口不能
現病歴：1カ月前より2度、両側顎関節脱臼を起こし、近医整形外科にて整復。再度脱臼し当科へ紹介来院。

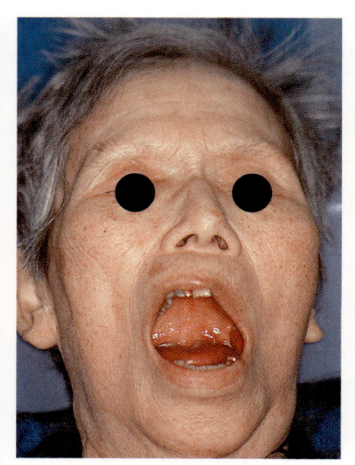

症例1　顔貌：脱臼状態の正貌写真で開口したまま閉口不能。

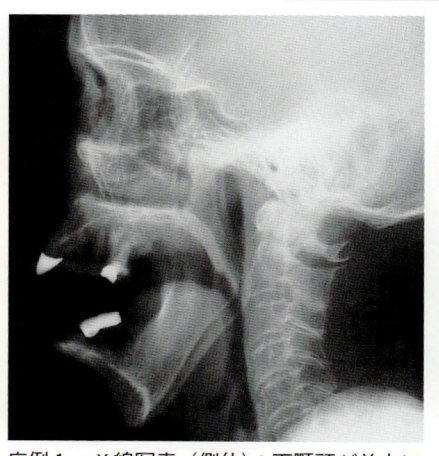

症例1　X線写真（側位）：下顎頭が前方に偏位し、開口状態となっている。

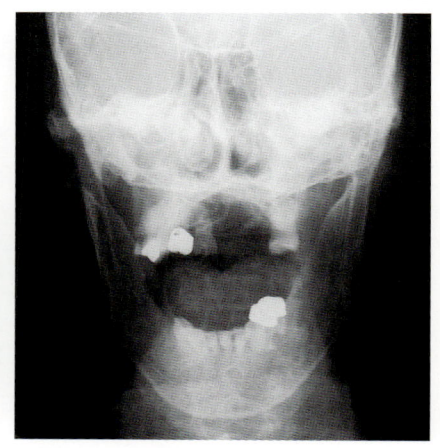

症例1　X線写真（P-A方向）

症例2:20歳 女性
主 訴:閉口不能
現病歴:談笑中に突然両側顎関節が脱臼した。近医を受診し、当科へ紹介され来院。

症例2(上) 側貌:頰骨弓の直下に前方に偏位した下顎頭を触れる。
症例2(左下) 右顎関節部 X 線写真(Schüller 法):下顎頭が関節窩の前方に位置している。
症例2(右下) 左顎関節部 X 線写真(Schüller 法):右側と同様に下顎頭が関節窩より脱臼し、前方に位置している。

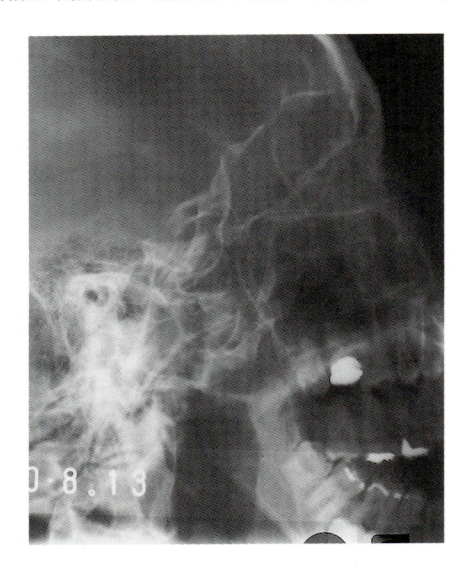

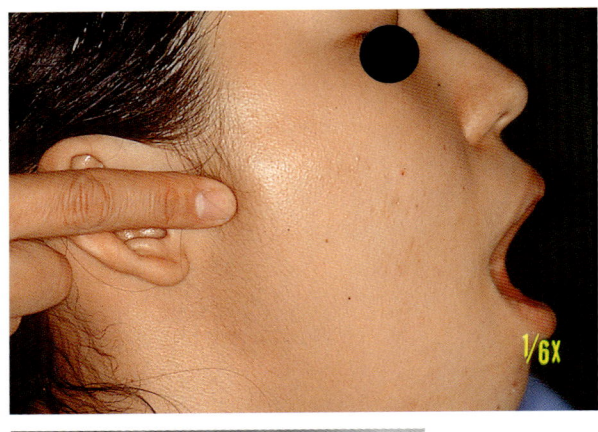

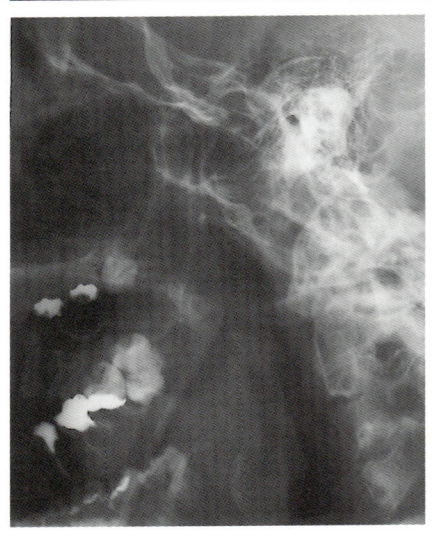

②外傷性顎関節炎

総論 155p

概説 下顎正中部に交通事故や殴打で外力を受けた場合、骨折しなくても下顎頭は関節窩へ押しつけられて関節円板は損創する。外力だけでなく、亜脱臼するほどの大開口をしたり、長時間開口状態を続けたり、硬いものを咬んだり、下顎を左右に大きく動かしたりすると顎関節に炎症が起きる。

治療方針 食事や会話などの顎運動を制限し、安静にする。疼痛に対しては鎮痛消炎薬を定時に投与し、顎関節部皮膚には直接ハップ剤を貼付したり、消炎薬入りクリームを塗布する。食事は常食では摂取できないので、粥食やきざみ食などの軟食または流動食をとるように指示する。2~3日で疼痛は軽減するが、急に顎運動を行うと再発するため、しばらくは大開口の禁止や、食事内容を注意する。

症 例:16歳、女性
主 訴:開口障害、疼痛
現病歴:学校でソフトボールの打球がオトガイ部やや左側を強打した。この時から開口障害と下顎がやや左側へずれた感じがあり、右の顎関節に疼痛を生じ、骨折が心配になったため翌日に来科した。
(鶴見大学第2口腔外科症例)

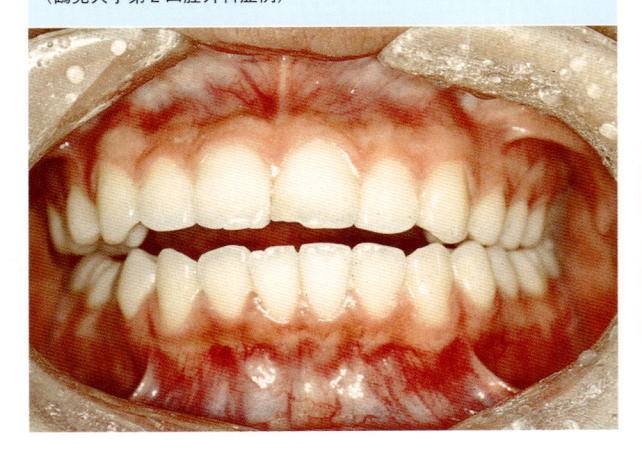

3．感染症

1．感染症発症に関わる要因	1）寄生体側病原因子	（1）付着性	細菌側の線毛やadhesinといわれる付着因子による粘膜上皮への付着性。
		（2）定着およびバイオフィルム形成能	付着した場での定着増殖、バイオフィルムの形成による抗体や食細胞の作用からの保護・抗菌薬の透過性の妨害、夾膜による白血球の食作用からの保護。
		（3）侵入性、酵素産生性	ヒアルロニダーゼ、プロテアーゼなどの宿主組織を破壊する酵素の産生による菌の侵襲力の促進。
		（4）毒素産生能	グラム陽性菌の一部による外毒素の産生、口腔常在菌の*Fusobacterim*、*Veillonella*、*Porphyromonas*などによる内毒素の産生。
	2）宿主側防御機構	（1）非特異的防御機構	粘膜皮膚のバリヤーとしての物理的作用、唾液、涙あるいは分泌液などに含まれるリゾチーム、ラクトフェリンなどの種々の化学的因子、補体による防御機転、単球、マクロファージ、好中球などの貪食作用。
		（2）特異的防御機構	各種免疫グロブリンによる液性免疫、感作リンパ球による細胞性免疫、各種のサイトカインによるマクロファージの活性化。
	3）易感染性宿主（compromised host）		基礎疾患（糖尿病、免疫不全など）、治療行為（放射線治療、人口透析）、薬物投与（ステロイドや抗癌薬など）、医療上の処置（カテーテルや気管切開など）によって感染に対する抵抗力の低下した宿主。
2．感染症の変貌	世界的な人の動きの活発化、宿主の生体防御機構の変化、病原微生物の変異などの様々な要因によって感染症のあり方が変化している。		
	1）古典的感染症		感染症とその原因菌が1対1の対応をするもの。赤痢、コレラなど。
	2）日和見感染（opportunistic infection）		健常人に対しては何の症状も起こさない弱毒病原性細菌の感染。
	3）輸入感染症		海外の一部の地域にあって、国内では感染者がほとんどいない感染症。
	4）人畜共通感染症		ペットの愛好者の増加とともに増加傾向にある。
	5）新興感染症（emerging disease）		新しく同定された病原体による感染症。HIVによるAIDSやC型肝炎ウイルスなど。
	6）再興感染症（re-emerging disease）		公衆衛生上問題にならないほどに減少してきた感染症であるが、近年再び流行し始め患者数が増加してきたもの。結核症やマラリアなど。
3．顎口腔領域の感染症（急性化膿性炎）の特徴	①口腔内常在菌の感染症がほとんどを占める。 ②歯の疾患に継発する歯性感染症が多い。 ③病巣は直ちに骨組織に拡大波及する。 ④顎骨周囲では組織隙に沿って拡大波及する。 ⑤経口摂取（水分・栄養補給）が障害を受けやすい。		
4．臨床症状と診断	1）発熱	微熱程度	歯肉、歯槽骨などの範囲にとどまっている場合。
		38～40℃の体温上昇、稽留熱あるいは弛張熱の熱型	骨膜、骨髄に拡大、あるいは顎骨周囲の軟組織に拡大波及、蜂巣炎の病態。鎮痛消炎薬の投与により修飾されることがある。
		発熱時の悪寒戦慄	菌血症や敗血症の前駆的症状として注意が必要。
	2）腫脹	被覆する軟組織の浮腫	炎症の滲出性機転が骨膜に及んだもの。
		局所の鬱血や充血と顔面の腫脹	広範囲で高度な炎症の波及。
		骨膜炎	拡大は骨膜に沿うので、頰唇側か舌口蓋側のどちらか一方の腫脹である場合が多い。
		骨髄炎	初期には腫脹は目立たないが、後で頰唇側と舌口蓋側ともに腫脹が生じてくる場合が多い。

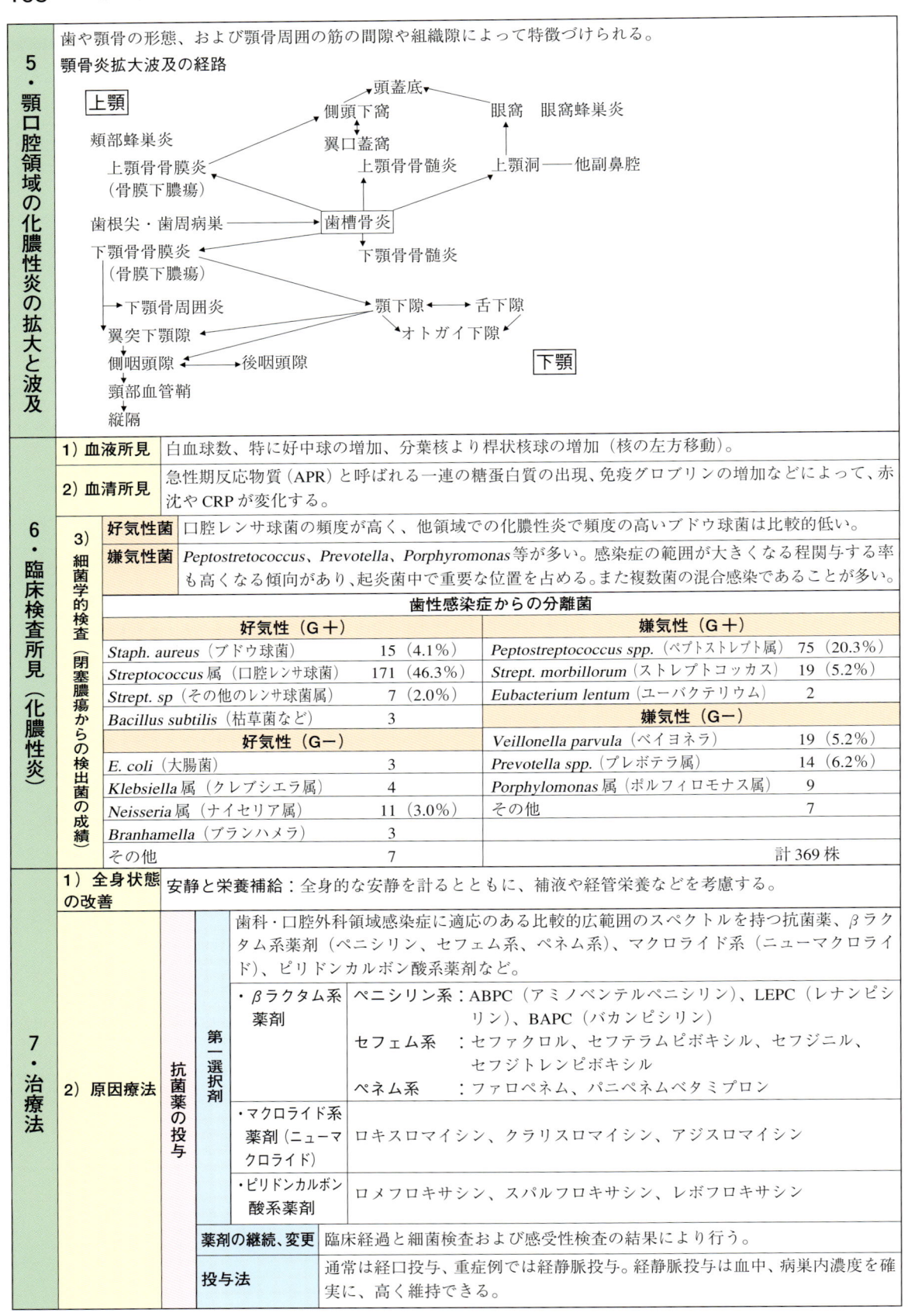

5・顎口腔領域の化膿性炎の拡大と波及	歯や顎骨の形態、および顎骨周囲の筋の間隙や組織隙によって特徴づけられる。 **顎骨炎拡大波及の経路** 上顎：頬部蜂巣炎、上顎骨骨膜炎（骨膜下膿瘍）、歯根尖・歯周病巣、下顎骨骨膜炎（骨膜下膿瘍）、下顎骨周囲炎、翼突下顎隙、側咽頭隙、後咽頭隙、頸部血管鞘、縦隔 → 頭蓋底、側頭下窩、翼口蓋窩、上顎骨骨髄炎、上顎洞—他副鼻腔、眼窩、眼窩蜂巣炎、歯槽骨炎、下顎骨骨髄炎、顎下隙、舌下隙、オトガイ下隙（下顎）

6・臨床検査所見（化膿性炎）	1) 血液所見		白血球数、特に好中球の増加、分葉核より桿状核球の増加（核の左方移動）。
	2) 血清所見		急性期反応物質（APR）と呼ばれる一連の糖蛋白質の出現、免疫グロブリンの増加などによって、赤沈やCRPが変化する。
	3) 細菌学的検査（閉塞膿瘍からの検出菌の成績）	好気性菌	口腔レンサ球菌の頻度が高く、他領域での化膿性炎で頻度の高いブドウ球菌は比較的低い。
		嫌気性菌	*Peptostretococcus*、*Prevotella*、*Porphyromonas*等が多い。感染症の範囲が大きくなる程関与する率も高くなる傾向があり、起炎菌中で重要な位置を占める。また複数菌の混合感染であることが多い。

歯性感染症からの分離菌

好気性（G＋）			嫌気性（G＋）		
Staph. aureus（ブドウ球菌）	15	(4.1%)	*Peptostreptococcus spp.*（ペプトストレプト属）	75	(20.3%)
*Streptococcus*属（口腔レンサ球菌）	171	(46.3%)	*Strept. morbillorum*（ストレプトコッカス）	19	(5.2%)
Strept. sp（その他のレンサ球菌属）	7	(2.0%)	*Eubacterium lentum*（ユーバクテリウム）	2	
Bacillus subtilis（枯草菌など）	3		嫌気性（G－）		
好気性（G－）			*Veillonella parvula*（ベイヨネラ）	19	(5.2%)
E. coli（大腸菌）	3		*Prevotella spp.*（プレボテラ属）	14	(6.2%)
*Klebsiella*属（クレブシエラ属）	4		*Porphylomonas*属（ポルフィロモナス属）	9	
*Neisseria*属（ナイセリア属）	11	(3.0%)	その他	7	
Branhamella（ブランハメラ）	3				
その他	7		計369株		

7・治療法	1) 全身状態の改善				安静と栄養補給：全身的な安静を計るとともに、補液や経管栄養などを考慮する。
	2) 原因療法	抗菌薬の投与	第一選択剤		歯科・口腔外科領域感染症に適応のある比較的広範囲のスペクトルを持つ抗菌薬、βラクタム系薬剤（ペニシリン、セフェム系、ペネム系）、マクロライド系（ニューマクロライド）、ピリドンカルボン酸系薬剤など。
				・βラクタム系薬剤	ペニシリン系：ABPC（アミノベンテルペニシリン）、LEPC（レナンピシリン）、BAPC（バカンピシリン） セフェム系：セファクロル、セフテラムピボキシル、セフジニル、セフジトレンピボキシル ペネム系：ファロペネム、パニペネムベタミプロン
				・マクロライド系薬剤（ニューマクロライド）	ロキスロマイシン、クラリスロマイシン、アジスロマイシン
				・ピリドンカルボン酸系薬剤	ロメフロキサシン、スパルフロキサシン、レボフロキサシン
			薬剤の継続、変更		臨床経過と細菌検査および感受性検査の結果により行う。
			投与法		通常は経口投与、重症例では経静脈投与。経静脈投与は血中、病巣内濃度を確実に、高く維持できる。

7.治療法	3）外科療法	切開、排膿法：膿瘍が形成された場合には速やかに切開し排膿を行う。切開は最も波動を触れた部位から行うが、口腔外では脈管、神経を避けて皺線に沿って切開線を設定し、皮下組織に達する程度の深さで切開する。切開部から鈍的に膿瘍腔に到達して解放し、ドレーンを留置する。	
	4）対症的療法	抗炎症薬の投与：主に酸性の非ステロイド性抗炎症薬（NSAIDs）が鎮痛、抗腫脹、解熱作用を期待して抗菌薬と併用される。その作用機序は、アラキドン酸カスケードにおけるプロスタグランジン（PG）の合成阻害である。最も強力な抗炎症作用を持つステロイド薬は、重症例の極めて限定された場合に用いられることがある。	
	5）局所の洗浄、安静、罨法など	口腔内が不潔となりやすいので、消毒薬などで清浄化を計る。プリースニッツ罨法などの理学的な補助療法を行う。	

			概念	症状
8.疾患の概要	歯周組織炎	①歯周組織炎	慢性根尖性歯周組織炎、慢性辺縁性歯周組織炎などの急性転化による、主に歯槽骨に限局した化膿性炎の病態。	患歯を中心に数歯の打診痛、自発痛、辺縁歯肉におよぶ腫脹と発赤。粘膜下膿瘍の形成とその自壊によって歯瘻を形成する（内歯瘻、外歯瘻）。
	歯冠周囲炎、骨膜炎	②智歯周囲炎	主に下顎智歯がその解剖学的な萌出部位の不足のため半埋伏状態となり、深い歯肉嚢を形成して歯冠周囲に慢性炎症が存続し、ときに急性転化を生じる病態。	半埋伏智歯部の周囲粘膜の発赤と腫脹、歯肉嚢からの排膿、自発痛と圧痛、開口障害が著明。
		③下顎骨骨膜炎	歯槽骨炎が歯槽骨の骨膜から広範囲に下顎骨体部の頰側または舌側の骨膜に拡大した病態で、進行すると骨膜下に膿瘍を形成（骨膜下膿瘍）する。	全身的な発熱を伴い、歯肉頰移行部から下顎下縁を含む広範囲の顔面の腫脹と発赤、強い疼痛（自発痛、圧痛）、び漫性腫脹のため下顎下縁の触知が困難。
		④上顎骨骨膜炎	歯槽骨炎が上顎骨骨膜に沿って拡大したもので、上顎では上顎洞が存在するため、頰側の上顎洞前壁の骨膜に沿って拡大する。	全身的な発熱、口腔内では歯肉頰移行部、口腔外では眼窩下部から眼瞼におよぶ顔面のび漫性の腫脹と発赤。強い疼痛（自発痛、圧痛）。
		⑤下顎骨骨髄炎	化膿性炎が下顎骨髄に波及し拡大した病態で、悪寒戦慄を伴う高熱（39〜40℃）と倦怠感、食欲不振、頭痛、不安などの全身症状を伴い、臨床検査でも白血球数の増加と核の左方移動、CRP値、赤沈の亢進などを認め、経過中に下顎骨骨膜炎も合併することが多い。下顎骨では緻密な皮質骨と下顎管を囲む海綿骨で構成されるため、独特の臨床症状を見る。	典型的な場合臨床経過を第Ⅰ期（初期）、第Ⅱ期（進行期または骨髄化膿期）、第Ⅲ期（腐骨形成期）、第Ⅳ期（腐骨分離期）に区分する。第Ⅱ期には炎症が下顎管に及んだことにより生じるオトガイ神経領域の知覚鈍麻（Vincentの徴候）や、炎症の及んだ範囲の歯の打診痛（弓倉の症状）が生じる。
		⑥上顎骨骨髄炎	上顎では海綿骨の存在する部位は下顎に比べて少なく、皮質骨も板状で薄く、すぐに骨膜側に貫通、拡大するので骨髄炎の頻度は少なく、重症とならない。	主に前歯部と上顎結節部、歯槽骨骨髄を含む部位が病巣となり、発症後間もなく上顎骨骨膜炎を合併するようになるので下顎のような典型的症状を示さない。しかし乳幼児の上顎に感染したものは、上顎洞の発達していない歯胚を含んだ上顎骨と眼窩を取り込んで、乳児顎骨骨髄炎、歯胚性骨髄炎といわれる特殊な病態となる。
	⑦慢性顎骨骨髄炎	Garré骨髄炎	若年者の下顎骨に多くみられ、慢性の辺縁性歯周炎や根尖病巣からの軽微な起炎性刺激によって骨膜性に骨増殖と添加が生じ、顎骨に表在性の肥厚を生じた病態。骨髄炎というよりむしろ増殖性の骨膜炎ともいえる。	若年者の下顎骨体部の下縁にX線所見で半球状の玉ネギの皮状の骨肥厚としてあらわれ、その近隣に原因と思われる根尖病巣が存在する。顔面腫脹も伴った局所の慢性の腫脹や圧痛などの亜急性の症状を認めることもある。
		慢性（び漫）性硬化性骨髄炎	原因不明に顎骨の広い範囲の瀰漫性の硬化性変化を来す骨髄炎で、経過が極めて長期にわたり、通常は患部の腫脹と軽度の疼痛程度の慢性の病態で、ときに急性転化を来す。下顎骨骨体部から顎角部にかけて好発する。	不定期の周期的急性化を伴う慢性の長期経過、通常は腫脹、疼痛は少ない。X線所見で広範囲に虫食い状の吸収像を伴うび漫性の骨不透過像を示す。急性転化により強い疼痛、開口障害、腫脹をみるが膿瘍形成は来さない。

1) 顎骨の炎症

①根尖性歯周組織炎／②辺縁性歯周組織炎／③智歯周囲炎

総論 169p

概説 ①根尖性歯周組織炎：齲蝕より歯髄炎を継発し、感染根管を経て根尖部歯周組織に拡大した感染症で、急性の場合には原因歯の疼痛（自発痛、打診痛、根尖部圧痛）、挺出感を伴う。慢性では歯肉に瘻孔を形成することがある。
②辺縁性歯周組織炎：歯肉嚢（歯周ポケット）の形成、歯根膜、歯槽骨の破壊を伴い、歯の動揺を来す歯周組織の炎症で、プラークの細菌が発症に関わる。
③智歯周囲炎：主に下顎の埋伏智歯（半埋伏智歯）が、その解剖学的な位置関係から萌出不全を来し、深い歯肉嚢を形成し、ここを中心として慢性の炎症が存続しやすく、ときに急性化する病態。これらはいずれも歯槽骨を中心とした感染性炎症であるが、生体側の条件や細菌のvirulenceなどによって顎骨に拡大波及すると、顎炎（顎骨骨膜炎、顎骨骨髄炎）に移行する。

治療方針 ①では根管治療がまず適応であり、ときに抗菌薬、抗炎症薬を投与する。②ではプラークコントロール、歯石除去を中心とする病変部の清浄化と、急性化の場合抗菌薬の投与（全身、局所）を行う。③では局所の清浄化とともに抗菌薬、抗炎症薬の投与、急性症状の消失後に抜歯を行う。

＜根尖性歯周組織炎＞

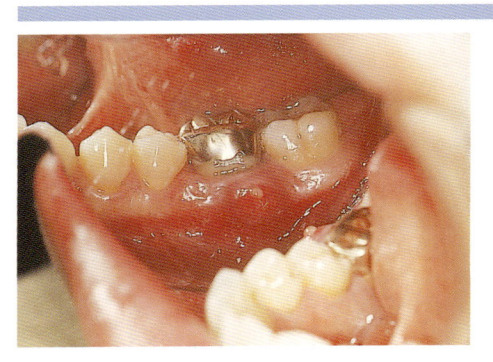

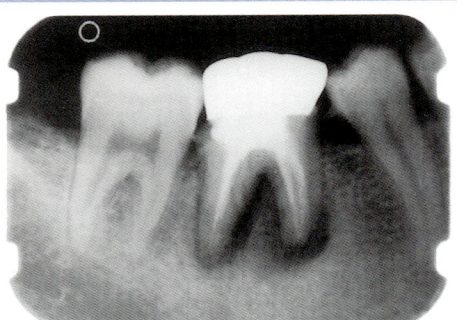

症　例：34歳、男性
主　訴：下顎臼歯部歯肉の腫脹
現病歴：7～8年前に 6̄ の治療を受ける。その後自覚症状はなかったが、3週程前より咬合時痛と同部の頰側歯肉に腫脹を来して来科。

＜辺縁性歯周組織炎＞

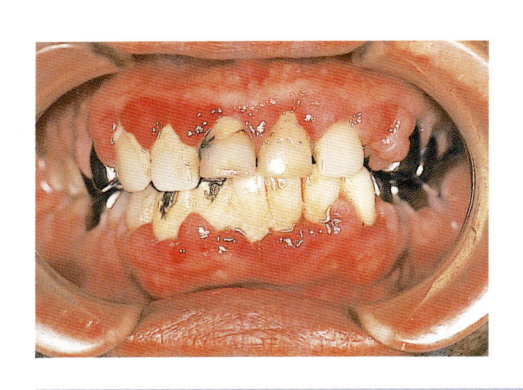

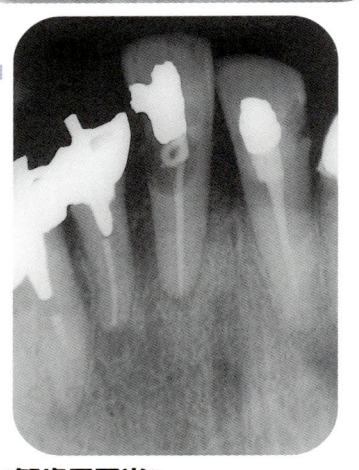

症　例：43歳、女性
主　訴：歯肉の腫脹
現病歴：ほとんど全顎にわたる歯の補綴治療を行ってきたが、最近歯肉出血、腫脹が著しくなった。

＜智歯周囲炎＞

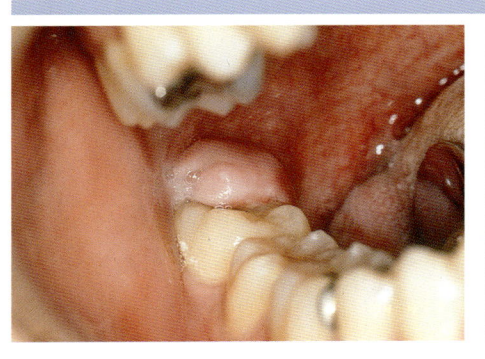

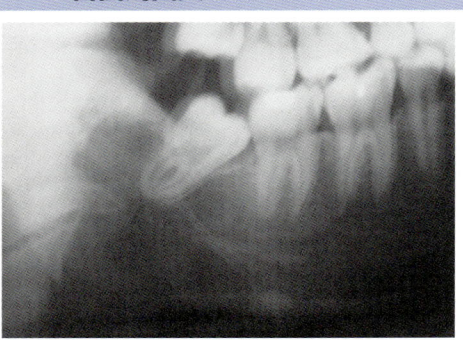

症　例：20歳、女性
主　訴：右下顎臼歯部の腫脹と疼痛
現病歴：数カ月前に右下顎智歯が萌出し始め、時々軽度の歯肉腫脹と疼痛があった。今回、数日前より同部歯肉腫脹、発赤と疼痛、開口障害を来し、来科。

④下顎骨骨膜炎

　　　　　　　　　　　　　　　　　　　　　☞ 総論 169p

概説　顎骨炎の病態の1つ、化膿性炎が骨膜を中心として拡大した場合で、下顎では前記の根尖性歯周炎、辺縁性歯周炎から拡大した歯槽骨炎、あるいは智歯周囲炎から、さらに下顎骨体部や下顎上行枝部の骨膜炎に拡大移行する。顎骨骨膜炎では病巣範囲の骨膜とその周辺の軟組織の炎症反応のため、早期より顔面の発赤、腫脹が著しいのが特徴である。

治療方針　急性期では安静と抗菌薬、鎮痛消炎薬の投与、骨膜下膿瘍が形成されれば積極的に切開排膿を行い、消炎後に歯性の感染症であれば原因歯の処置（抜歯など）を行う。

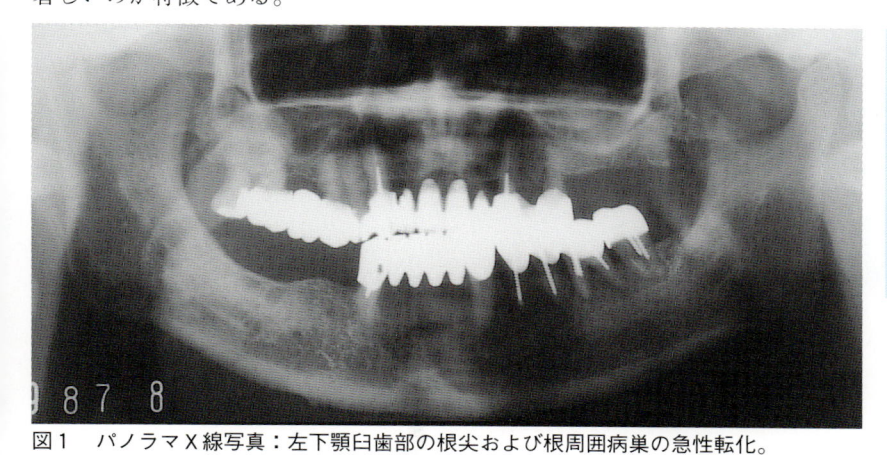

症　例：57歳、男性
主　訴：左下顎から頬部にかけての腫脹と疼痛
現病歴：約2週間前頃より左下顎臼歯部の腫脹と疼痛を来し、近くの歯科で切開と抗菌薬の投与を受けたが好転せず、左上行枝部と小臼歯部にまで腫脹が拡大、さらに数日後には発熱と頸部にまで発赤を伴ってきたので紹介来科。

図1　パノラマX線写真：左下顎臼歯部の根尖および根周囲病巣の急性転化。

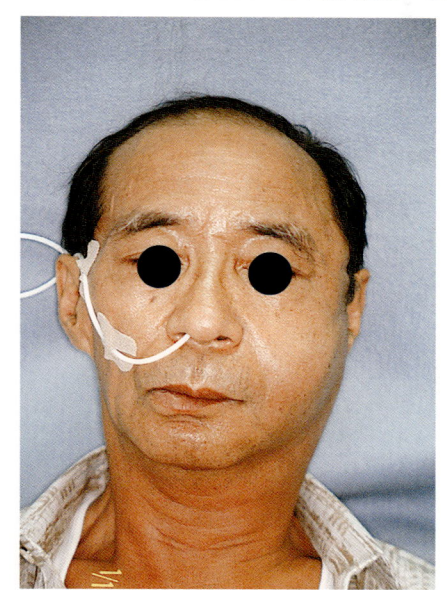

図2　顔貌：左下顎下縁から上行枝におよぶ広範囲のび漫性腫脹。

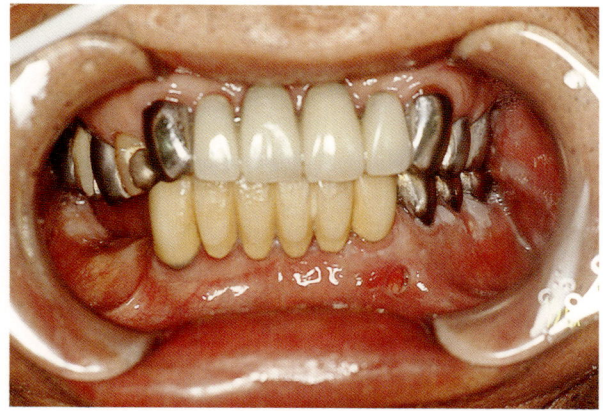

図3　口腔内：左下顎臼歯部頬側から歯肉頬移行部のび漫性腫脹。

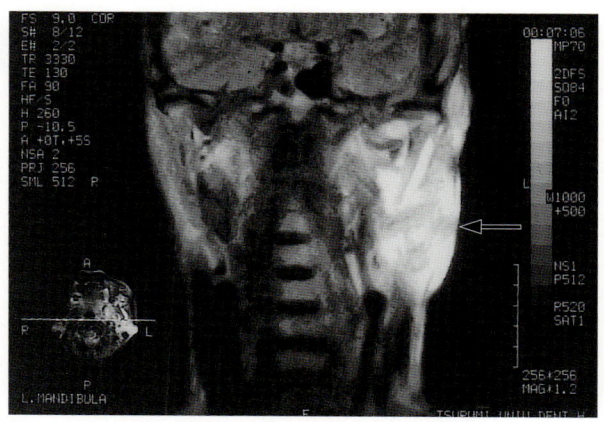

図4　MR所見：下顎上行枝部全体を含む炎症像。

⑤上顎骨骨膜炎

総論 169p

概説 上顎は板状の骨で構成される部分が多く、骨髄量が少ないため、上顎骨炎は骨膜炎の様式をとる場合が下顎に比べて多い。歯性の原因の場合、前記の根尖性歯周組織炎あるいは辺縁性歯周組織炎から拡大波及して、眼窩下部や頬骨下部の上顎洞前、側壁に沿った骨膜を中心に好発し、眼瞼を含んだ著明な顔面腫脹をみる。

治療方針 安静と抗菌薬、鎮痛消炎薬の投与などの薬物療法が主で、骨膜下に膿瘍が形成された場合には早期に切開、排膿を図る。また、歯性の場合には、原因歯の根管治療、歯周炎の治療も併せて消炎を図り、消炎後に原因歯の抜歯などの処置を行う。

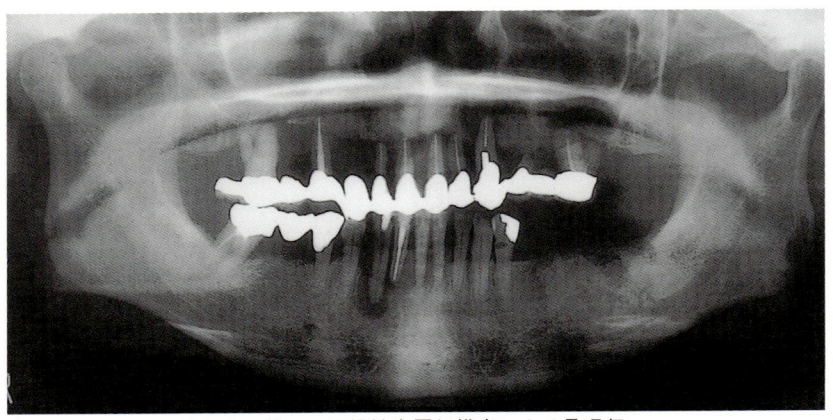

症　例：50歳、女性
主　訴：右眼窩下部、鼻翼側方の腫脹
現病歴：半年程前から、時々右上顎前歯から小臼歯部の辺縁性歯周組織炎の急性発作を繰り返していたが、今回数日前から同部唇側の腫脹と発赤が強くなり、39℃の発熱と眼窩下部から眼瞼に及ぶ腫脹を伴って来たので来院。

図1　パノラマX線写真：著しい辺縁性歯周組織炎による骨吸収。

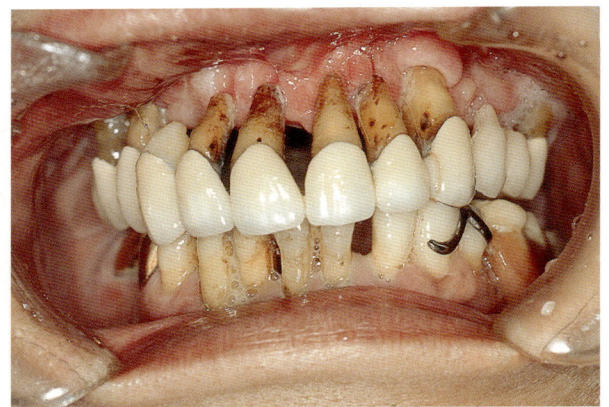

図2　口腔内：上顎の著しい辺縁性歯周組織炎の存在。

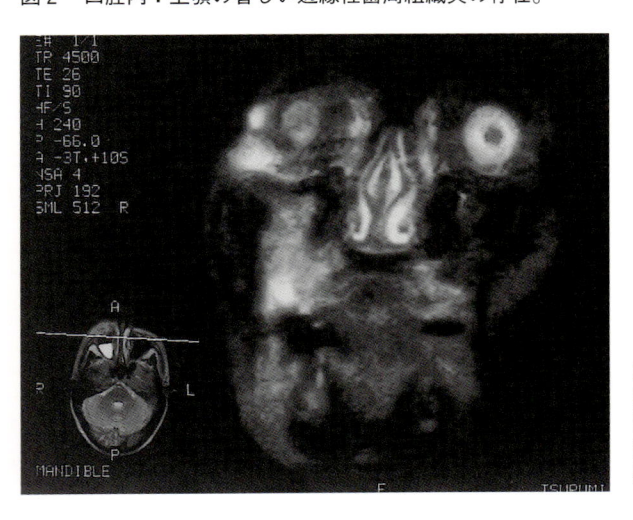

図3　顔貌：鼻翼－眼窩下部の腫脹と発赤。

図4　MRI所見：右眼瞼－眼窩下部のMRI所見。腫脹部の浮腫性所見が明らか（眼球を除いた眼瞼、眼窩下部の白く輝く部分）。

⑥ 下顎骨骨髄炎

総論 169p

概説　顎骨炎の病態のうち炎症の主体が骨髄にあるもので、骨髄は上顎骨より下顎骨に多いので下顎での頻度が高い。経過中に骨膜炎を合併することが多いが、発症当初はまず骨髄に沿って拡大するので、顔面などへの外部への腫脹などの臨床症状より、発熱、悪寒などの全身症状が先行するなど、骨膜炎の場合とやや異なる場合がみられる。原因として歯性の歯槽骨炎から拡大波及するものが多く、原因菌としては口腔常在菌の *Oral Streptococci* や嫌気性の *Peptostreptococcus*、*Porphyromonas* などの混合感染による。臨床経過で急性から慢性に移行する病態をとるものが多いが、稀に当初から慢性の経過をとる病態もある（176p 参照）。定型的なものでは第Ⅰ期（初期）、第Ⅱ期（進行期または骨髄化膿期）、第Ⅲ期（腐骨形成期）、第Ⅳ期（腐骨分離期）に区分する。第Ⅱ期の特徴的な徴候として弓倉の症状（炎症の波及した範囲の歯の打診痛）、Vincent の徴候（炎症の滲出性機転が下顎管に及んだことによる下唇の知覚鈍麻）がある。

治療方針　発病初期、進行期では局所、全身の安静と点静による抗菌薬投与（βラクタム系など）、鎮痛消炎薬の投与とともに輸液など水分、栄養補給を十分に行う。通常外科的療法は初期、進行期には適応でないが、二次的に骨膜下膿瘍を形成した場合や腐骨形成・分離が生じた時期では、積極的に切開や腐骨除去が必要である。

症　例：30歳、女性
主　訴：1カ月半程前から右下顎臼歯部に疼痛を覚えて歯科を受診、歯性の原因とのことで臼歯部の抜髄、根管治療を受けたが治癒せず、発熱と下顎骨体部を含めて腫脹と疼痛が増強し、患側下唇に知覚鈍麻（図1）を来すようになり来科。

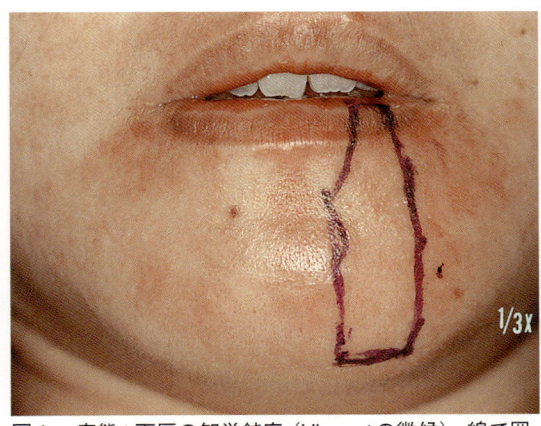

図1　病態：下唇の知覚鈍麻（Vincentの徴候）。線で囲まれた部分。

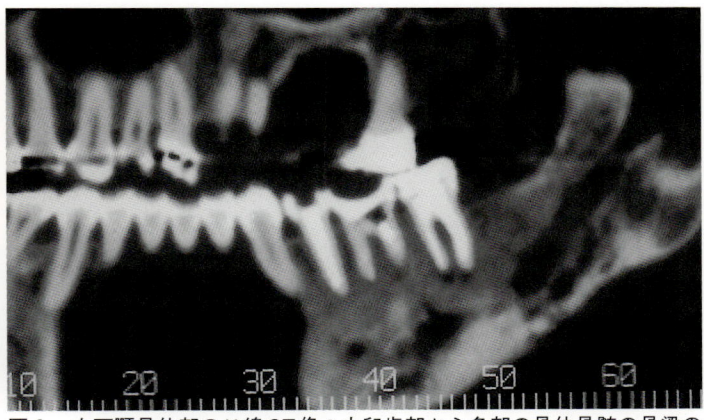

図2　左下顎骨体部のX線CT像：小臼歯部から角部の骨体骨髄の骨梁の吸収、粗造化など腐骨形成を示す。

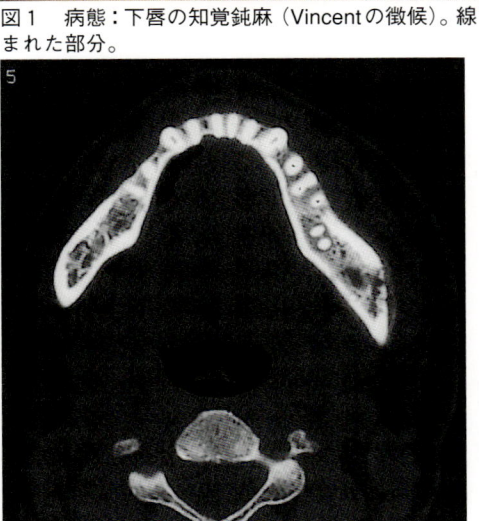

図3　下顎の水平断X線CT像：左下顎臼歯部、角部骨髄の粗造化、皮質の硬化像。

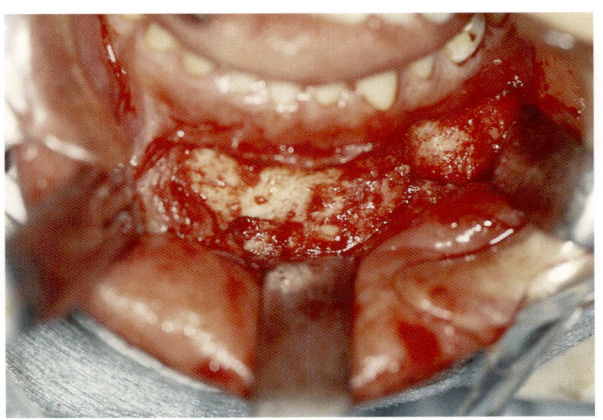

図4　手術（皮質除去術、decortication）時所見：骨皮質の吸収を認める。

⑦歯性上顎洞炎

概説 上顎小臼歯から大臼歯の根尖は、上顎洞底に極めて近接した解剖学的位置関係にある（図5）ので、これらの根尖性歯周炎、ときに辺縁性歯周炎は上顎洞に波及しやすい。その他、これらの歯の抜歯時にも穿孔して感染を来すこともある。急性の場合、初期では患側顔面の強い疼痛や発熱があり、進行して患側歯肉頬移行部のび漫性発赤、腫脹、患歯に強い打診痛をみる。X線所見で患側上顎洞の膿汁の貯留や粘膜の肥厚のため、不透過性の増強や水平線の出現をみる。慢性のものでは上顎洞粘膜の浮腫性の肥厚（図3）、患歯の上顎洞への突出を認める（図4）。

治療方針 急性期には安静と抗菌薬の投与、同時に洞内に貯留した膿汁の排出を図る（洞内穿刺、抜歯窩からの洗浄など）、急性期を脱した後慢性に移行し、洞粘膜の肥厚をみるものには上顎洞根治術を適応する。慢性のものに対しては、原因となった歯の根管治療を行う。

症　例：35歳、男性
主　訴：左上顎の疼痛と左頬部腫脹
現病歴：以前より時々左上顎臼歯部の咬合痛を覚えていたが、数日前より自発痛を覚えるようになり、同部歯肉の腫脹も伴って上顎全体に痛みが拡大、左眼窩下部、頬部にも腫脹が拡大、全身発熱と頭痛を伴ってきたので来科。

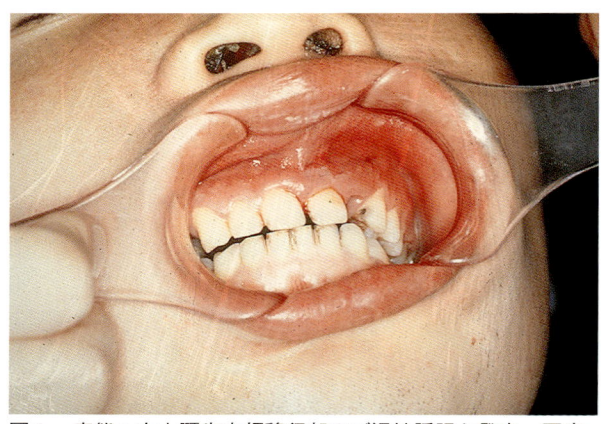

図1　病態：左上顎歯肉頬移行部のび漫性腫脹と発赤、圧痛。

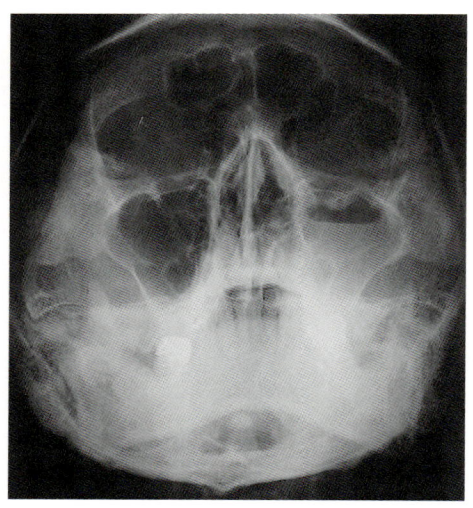

図2　Waters法X線写真：上顎洞内の膿の貯留による水平線。

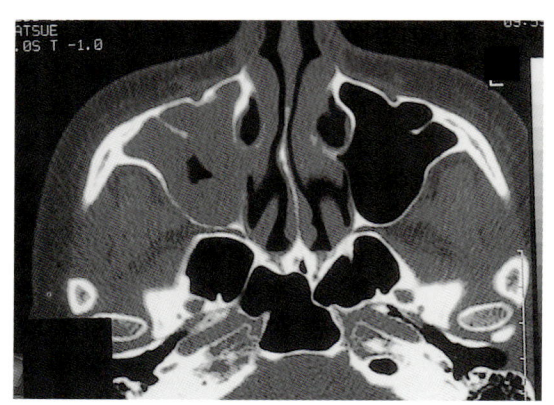

図3　X線CT像：洞粘膜の肥厚。

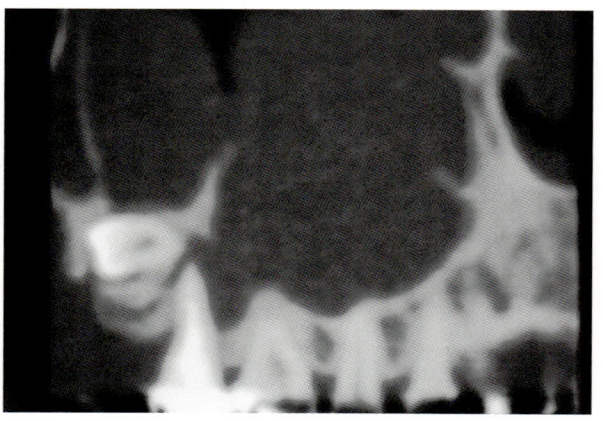

図4　X線CT像：上顎洞への第二大臼歯歯根の突出。

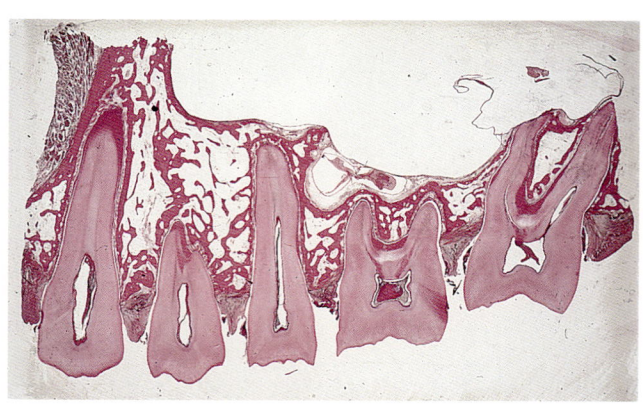

図5　歯根と上顎洞との位置関係の組織標本（参考例）。

⑧ Garré骨髄炎　　総論 169p

概説　慢性の歯根尖病巣からの持続性、感染性の弱毒性の刺激が、骨膜に作用して骨皮質に骨添加増殖を来す病態で、一般に若年者の下顎骨体部－角部に好発する。病巣部の骨膜性の幼弱な骨の増生添加による腫脹と疼痛があり、亜急性の経過をたどる。

治療方針　悪性の骨疾患との鑑別が必要で、抜歯、根管治療などの原因歯の処置を行い、原因を除去するとともに抗菌薬、抗炎症薬を投与する。原因を除去すれば次第に増生した骨の消失を見るが、削除が必要な場合もある。

症　例：12歳、女子
主　訴：左耳下腺部の腫脹と疼痛
現病歴：約1カ月前に左耳介前方部に痛みを覚え、2週前より同部に腫脹を来した。外科で抗菌薬投与を受け、症状は多少軽減したが、開口障害も持続するため来科。

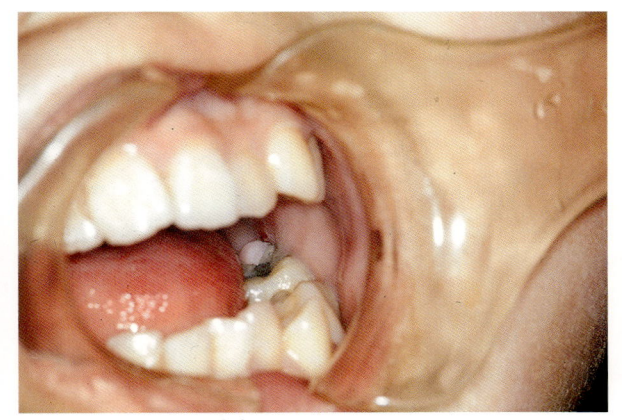

図1　口腔内：開口障害を認める。

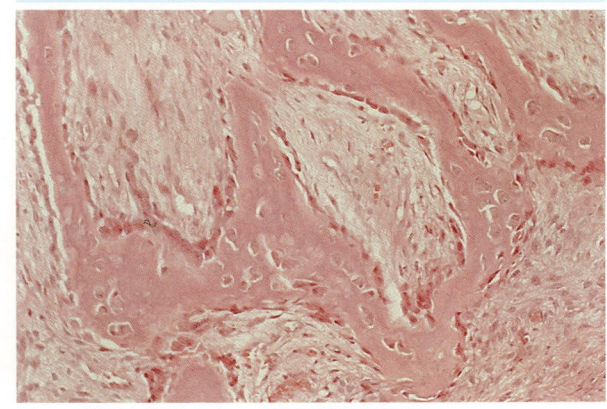

図3　幼弱な骨増生をみる試験切除組織標本。

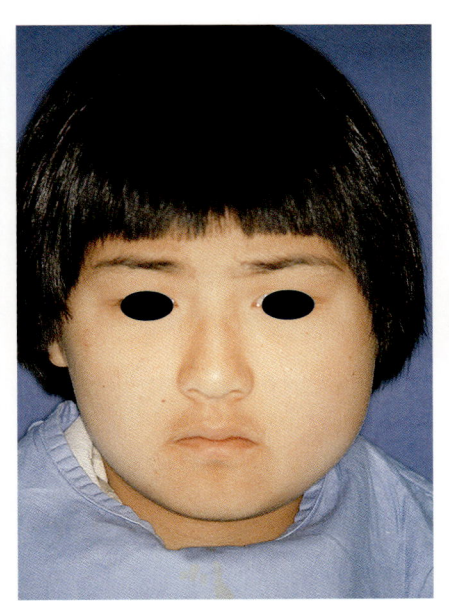

図2　顔貌：左頰部－下顎枝部のび漫性顔面腫脹。

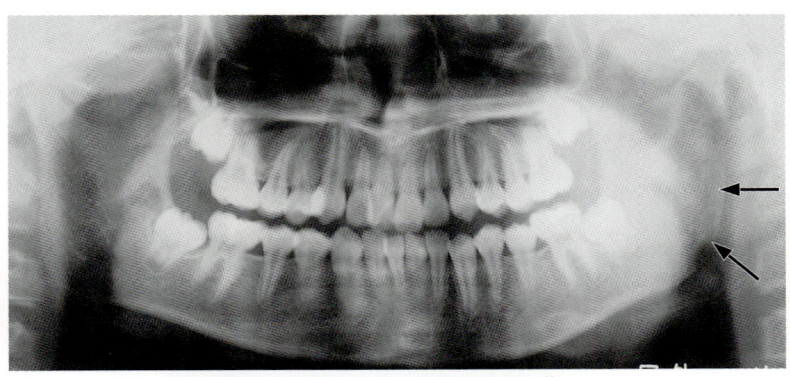

図4　パノラマX線写真：左上行枝後縁の骨膜性骨添加像。

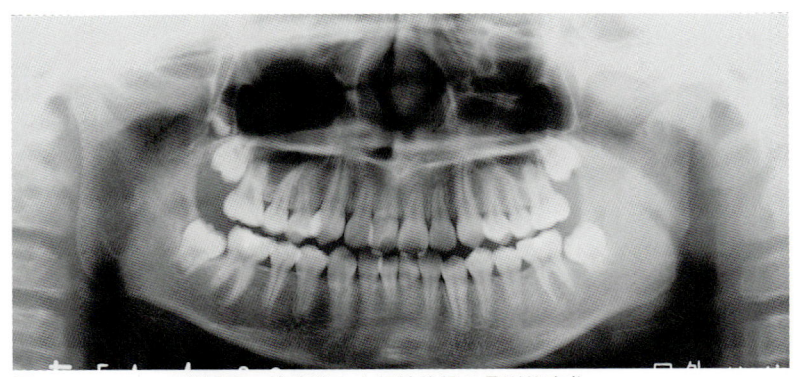

図5　パノラマX線写真：治療後の上行枝後縁の骨形態変化。

⑨ 慢性（び漫性）硬化性骨髄炎

総論 169p

概説 発症当初から慢性に経過し、下顎骨のび漫性の硬化像を特徴とする骨髄炎で、限局性のものと広範囲のび漫性のものがあるが、原因は明らかでないことが多い。顎骨のX線所見で主に臼歯部から上行枝部にかけて、境界が不明瞭な不透過性の骨硬化像をみることが特徴で、その硬化像の中に虫食い状の透過像の部分が混在するものがある。臨床症状として、一般に軽度の疼痛や腫脹が持続する慢性経過をとり、ときに急性化を来して強い疼痛、顎骨周囲の腫脹や開口障害を示すが、顎骨周囲の膿瘍形成をみることはない。一般に極めて難治で、数年の治療経過をみるものが多い。

治療方針 急性期には抗菌薬と鎮痛消炎薬の投与を行い、さらにsaucerisation（皿状形成術）、decortication（皮質除去術）を併用して骨髄の滲出性機転の減弱を図る。また、難治例に対しては、高圧酸素療法や下顎骨切除も行われる。

症　例：52歳、男性
現病歴：3週間程前より、左頬部から顎関節にかけての疼痛と開口障害が出現、近医にて抗生物質を投与され、一時軽減したが数日前から再度開口障害と腫脹が出現し、消退しないので来科。

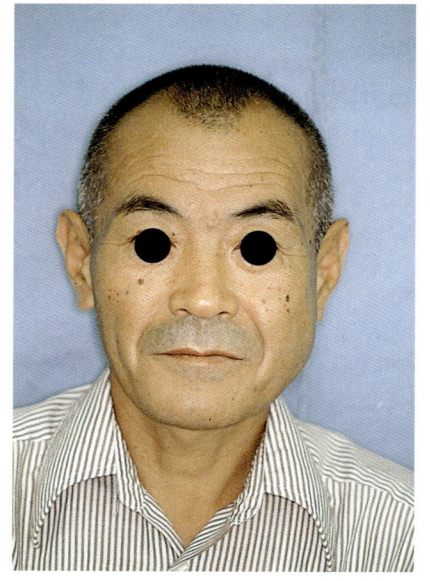

図1　顔貌：左顎角部のび漫性腫脹。

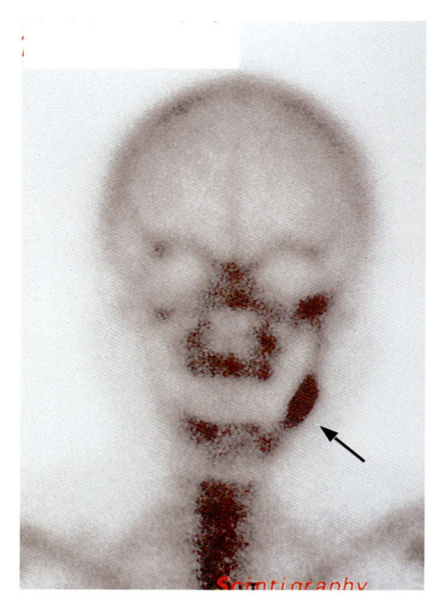

図2　99mTcシンチグラム：左下顎骨、上行枝部に異常集積。

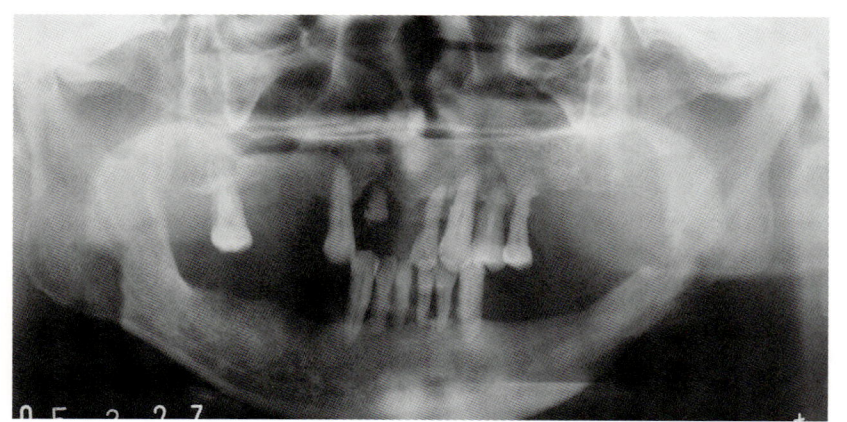

図3　パノラマX線写真：左下顎骨体から上行枝部の密な不透過像の増強と、下顎骨の萎縮性の変化。

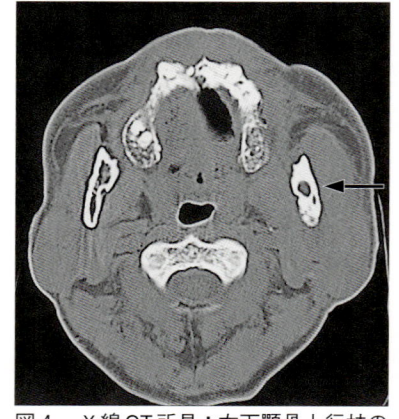

図4　X線CT所見：左下顎骨上行枝の骨硬化像が著明。

⑩放射線性骨髄炎

総論 169p

概説 顎口腔領域の悪性腫瘍の治療後、照射野に相応した顎骨に発生する骨髄炎。放射線照射によって骨髄、骨細胞、骨膜さらに歯周組織などに退行性変化を来し、修復再生力が乏しいため細菌感染に対して抵抗力がなく、感染が拡大して骨壊死を来し腐骨形成に至る。このような病態は放射線性骨疽と呼ばれる。臨床症状として、骨を被覆する歯肉などの軟組織が壊死して欠損し、口腔内あるいは口腔外に顎骨が露出する状態となる。このような炎症が長期に持続して壊死した骨周囲から膿の排出があり、ときに急性増悪、神経痛様の疼痛を伴うことがある。

治療方針 骨の露出部の局所の清浄化をはかり、急性化したものに対しては抗菌薬や消炎鎮痛薬の投与によって鎮静化を図るとともに、腐骨の分離は起こりにくいので少量ずつ削除したり、腐骨になった部分の顎骨切除術を行う。

症例1：60歳、男性
主　訴：右下顎臼歯部の腐骨の露出と、同部より外頬部への瘻形成
現病歴：他院で耳下腺腫瘍にて腫瘍摘出術を受けたが、病理診断にて粘表皮癌とのことで、右耳下腺部に60Gyの術後照射を受ける。照射7年後、右耳下腺部の疼痛が出現し、抗菌薬と消炎薬にて消炎を図ったが、口腔内に排膿があり、臼歯部に腐骨の露出をみるようになった。以後腐骨の露出は治癒せず拡大し、外頬部にも瘻孔を形成するようになった。

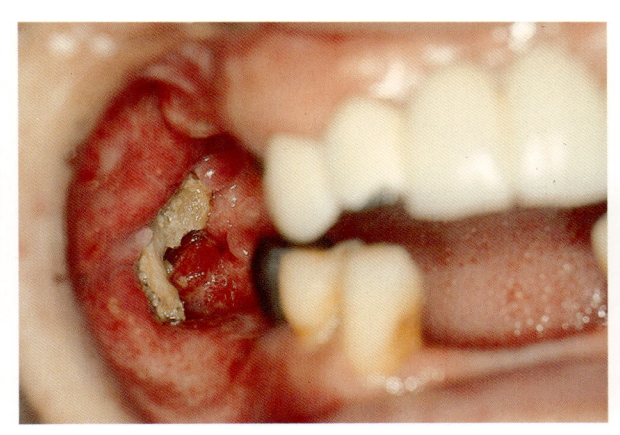

症例1　口腔内：右下顎臼歯部の腐骨の露出。

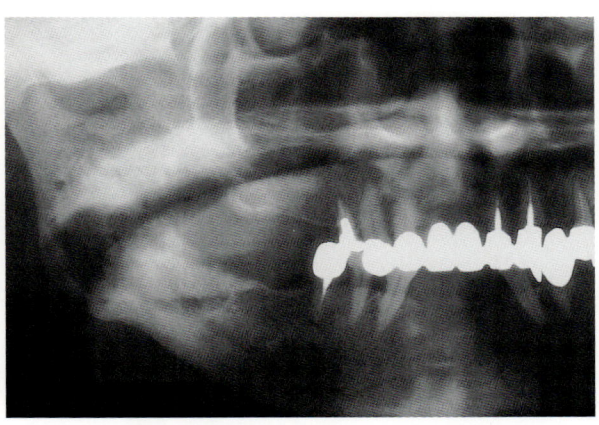

症例1　X線所見：右下顎臼歯部－上行枝部の腐骨形成。

症例2：73歳、男性
主　訴：下顎前歯部舌側歯肉の腫瘤
現病歴：腫瘤は下顎歯肉癌（T2N2bM0）の臨床診断で生検施行、扁平上皮癌と病理診断。根治的手術療法は全身状態より不能と判断され、Tele^{60}Co と Linac にて計80Gy/76日の外照射を施行。原発・転移巣は制御されたが、照射終了2年後、右下顎小臼歯が自然脱落するとともに同部に腐骨が露出、以後この腐骨の露出範囲が拡大してきている。

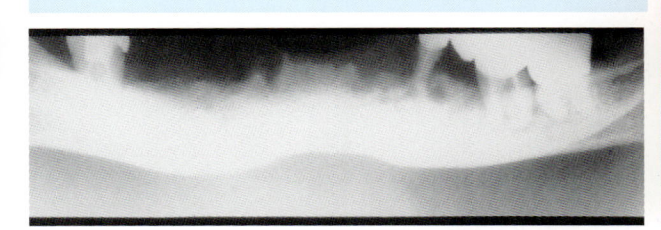

症例2　X線所見：右側下顎小臼歯部－前歯部の腐骨形成。

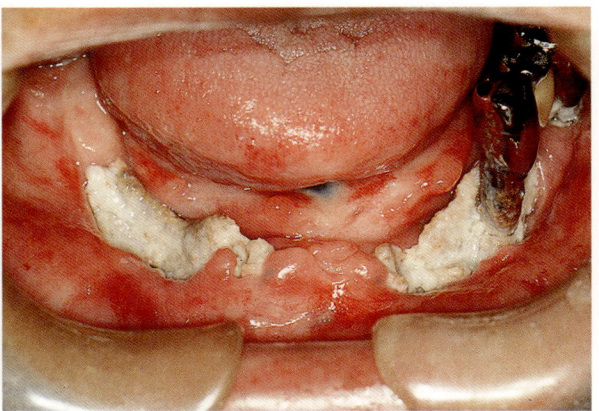

症例2　口腔内：小臼歯部から前歯部の腐骨の露出。

2) 顎関節の炎症

①化膿性顎関節炎

概説 急性化膿性の顎関節炎は顎関節部の外傷、関節腔の穿刺からの感染、あるいは耳下腺炎、上下顎骨炎などの隣接器官の化膿性炎の拡大波及による。そのほか極めて稀に、敗血症や猩紅熱、チフスなどの血行性感染があるとされる。原因菌はブドウ球菌、レンサ球菌によるものが多く、淋菌、放線菌も稀に報告されている。臨床症状として耳介前方部の腫脹、顎関節の疼痛と開口障害、および下顎正中がやや健側に偏位し、臼歯部が噛み合わない感じと咬合時痛がある。MR所見では、関節腔に膿の貯留を疑わせるeffusion像を認める。

治療方針 関節腔の穿刺によって膿の貯留を確認し、穿刺針より関節腔の洗浄を行う。局所的には腔内にドレーンを留置し、さらに全身的には、抗菌薬、消炎鎮痛薬の投与により消炎を図る。消炎後は、癒着予防のため開口訓練を行う。

症　例：64歳、男性
主　訴：開口障害
現病歴：約3週間程前に右上顎智歯を抜歯した。当日より微熱とともに右耳介前方部に軽度の腫脹、重圧感が出現したが、そのまま放置。症状はそのまま継続し、抜歯後2週後に42℃の突然の発熱と開口障害、下顎の左側偏位が出現。

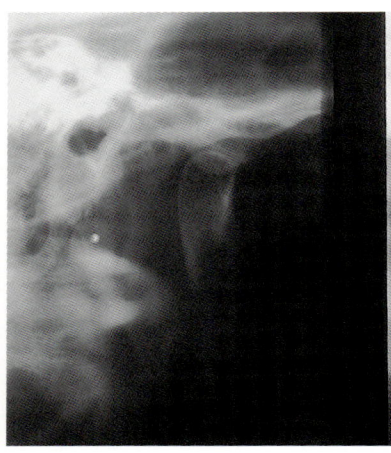

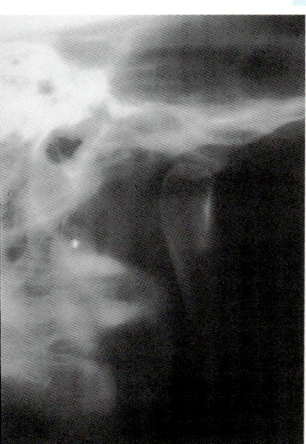

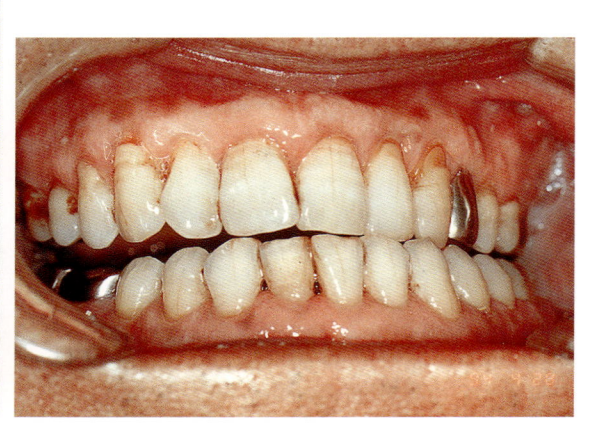

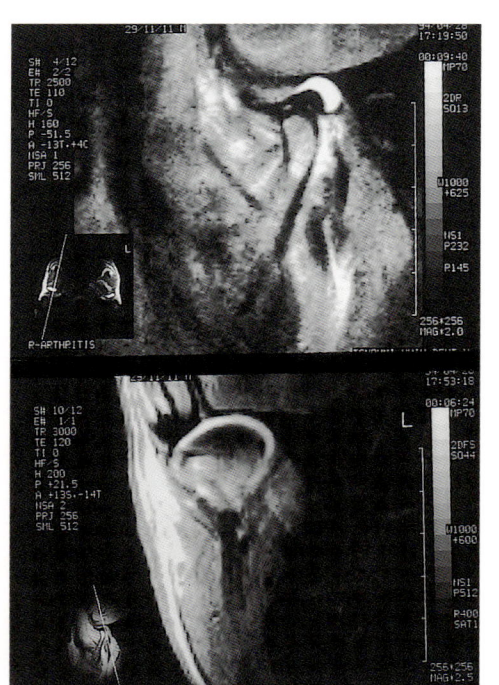

図1（左上）パノラマX線：下顎頭がやや前方に位置し、関節腔の開大。
図2（右上）口腔内：患側臼歯部の開咬と、健側への下顎正中の偏位。
図3（左下）MR所見：（上）顎関節矢状面断、（下）前頭断面における関節腔の膿の貯留によるeffusion像（白く見える部分）。
図4（右下）顔貌：穿刺針によるドレナージ。

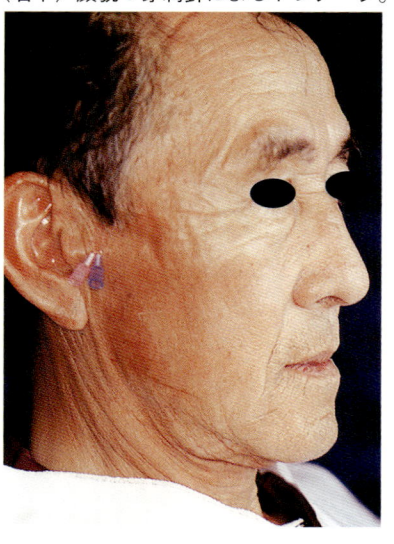

4. 嚢胞および類似疾患

定義	固有の壁をもった嚢状物で、その内部に流動体あるいは半流動体を入れ、組織内に病的状態で存在しているものをいう。
	顎骨内に発生するものと軟組織内に発生するものとがあるが、顎骨内に発生するものは1992年のWHO分類に従って分類されることが多い。

顎骨内に発生する嚢胞の分類と疾患の概要

			本態	好発部位/年齢	症状	X線所見	病理組織像	治療方針
1. 炎症性嚢胞	1) 歯根嚢胞		歯髄死に続いて起こる炎症によって、歯根周囲にある上皮遺残（Malassez上皮残遺）から発生するもの。①根尖性歯根嚢胞：歯根尖部に生じたもの。②根側性歯根嚢胞：根管側枝の開口部に生じたもの。③残存性嚢胞：原因歯を抜去した後に歯根嚢胞が顎骨内に残ったもの。	20〜30歳代の上顎切歯部に好発。患歯は失活歯、残存性嚢胞では原因歯は抜去されている。	発育緩慢で初期は無症状、増大すると骨の膨隆・羊皮紙様感が出現、二次感染によって炎症症状を呈する。	境界明瞭、単房性、類円形の透過像。根尖性：歯根尖を含む。根側性：歯根の側方。残存性：歯の欠損部位。	嚢胞壁は通常、非角化性扁平上皮、内溶液にコレステリン結晶を含む。	嚢胞が大きい場合（桜実大以上）：副腔形成（Partsch I 法）嚢胞が小さい場合：嚢胞摘出閉鎖法（Partsch II 法）歯を保存する場合：根尖切除
	2) 歯周嚢胞（炎症性傍側性嚢胞、下顎感染性頬部嚢胞、Hofrath嚢胞）		半埋伏または完全萌出した生活歯の歯頸部歯周組織に生ずる、稀な嚢胞。成因は歯の萌出時の歯冠周囲炎であると考えられている。	下顎臼歯の遠心ないし頬側面などに好発する。		萌出した下顎智歯の遠心に境界明瞭、単房性、類円形の透過像。		原因歯の抜歯と嚢胞摘出。
2. 発育性嚢胞	1) 歯原性嚢胞	① 含歯性嚢胞（濾胞性歯嚢胞）	胎生期の上皮細胞に由来するもの。退縮エナメル上皮の細胞間あるいは歯冠との間に内溶液が貯留して発生する嚢胞で、原因歯の歯冠が腔内に含まれるもの。	10〜30歳代の下顎臼歯部に好発する。	発育緩慢で初期は無症状、増大すると骨の膨隆・羊皮紙様感が出現、二次感染により炎症症状を呈する。	単房性の透過像の中に歯冠を含む、ときに多房性。	嚢胞壁は薄い重層扁平上皮に裏装された結合組織、内溶液は黄色、透明、漿液性。	嚢胞摘出と原因歯（埋伏歯）の抜去、若年者では嚢胞開窓術と埋伏歯の萌出誘導。
		② 歯原性角化嚢胞（原始性嚢胞）	歯原性角化嚢胞：歯堤あるいはその残遺上皮から発生する嚢胞で、嚢胞上皮が角化性変化を示すもの。原始性嚢胞であることが多い。多発性のものは基底細胞母斑症候群のことがある。原始性嚢胞：歯原性嚢胞で原因となる歯がみられないもの、その全てが必ずしも角化嚢胞ではない。	10〜20歳代の男性に多い。下顎大臼歯部から下顎枝に多い。原因歯が不明。	発育緩慢で初期は無症状、増大すると骨の膨隆・羊皮紙様感が出現、二次感染によって炎症症状を呈する。再発しやすい。	単房性あるいは多房性の透過像、ときにホタテ貝状。	歯原性角化嚢胞：嚢胞壁は通常は薄い錯角化重層扁平上皮。ときに結合組織内に上皮島や娘嚢胞を認める。嚢胞内に角化物を認める。原始性嚢胞：嚢胞壁に角化を伴わないものがある。	全摘出と周囲骨の削除、ときに顎骨切除。
		③ 側方性歯周嚢胞（いわゆるブドウ状歯原性嚢胞は亜型）	萌出した歯の側方の歯根膜部に生じる、非常に稀な嚢胞。歯原性上皮の遺残によるもの。	主に下顎の犬歯・小臼歯に多く、好発年齢は中年以後。				
		④ 腺性歯原性嚢胞（唾液腺歯原性嚢胞）	顎骨の有歯部に発生する極めて稀な嚢胞。立方形または円柱形の細胞による上皮裏装で特徴付けられる。					
	2) 非歯原性嚢胞	鼻口蓋管嚢胞（切歯管嚢胞）、口蓋乳頭嚢胞	鼻口蓋管（切歯管）の上皮遺残から生じた嚢胞。口蓋乳頭嚢胞は同類の嚢胞で、鼻口蓋管より表層の骨表面に生じたもの。	口蓋正中部前方、上顎中切歯の後ろ。30〜50歳代の男性に好発。	発育緩慢で初期は無症状、増大すると口蓋正中部の骨の膨隆・羊皮紙様感が出現、二次感染により炎症症状を呈する。	口蓋正中部の境界明瞭な円形、楕円形、洋梨型の透過像。	嚢胞壁は重層扁平上皮または線毛円柱上皮で被覆されている。	嚢胞摘出または嚢胞開窓。

4．囊胞および類似疾患

			本態	好発部位/年齢	症状	X線所見	病理組織像	治療方針
顎骨内に発生する囊胞の分類と疾患の概要	3．その他の囊胞性疾患		WHO分類では理論的に顔裂囊胞の存在は否定され、本分類からは除外されたが、下記の臨床病名は掲載されている。					
		（1）いわゆる顔裂性囊胞 ① 正中口蓋囊胞	硬口蓋の正中に発生する囊胞。鼻口蓋管囊胞が後方に拡張したもの。	それぞれの診断名に相当する部位に発生する。年齢は本態の疾患による。	発育緩慢で初期は無症状、増大するとそれぞれの診断名に相当する部位に骨の膨隆・羊皮紙様感が出現、二次感染によって炎症症状を呈する。	それぞれの診断名に相当する部位に境界明瞭な円形、楕円形の透過像。	本態の疾患による。	囊胞摘出また囊胞開窓。
		② 正中歯槽囊胞	上顎の左右中切歯間の歯槽骨内に生じる囊胞。鼻口蓋管囊胞が前方に拡張したもの。ときに歯原性角化囊胞。					
		③ 球状上顎囊胞	上顎の側切歯と犬歯の間の顎骨内に生じる囊胞。歯原性角化囊胞、根側性歯根囊胞、残存性囊胞、側方性歯周囊胞が多いが、起源不明のもある。					
		④ 正中下顎囊胞	下顎の正中部に発生する囊胞。歯根囊胞、側方性歯周囊胞、あるいは歯原性角化囊胞。					
		（2）術後性上顎囊胞	上顎洞炎の根治手術の後、10〜20年経過して上顎洞内に生じる囊胞である。根治手術で取り残した粘膜の上皮からの発生か、洞内に露出した歯の歯根囊胞。	上顎骨内、40歳以降に好発、上顎洞根治手術の既往。	歯肉頰移行部の手術瘢痕。初期は無症状、増大すると上顎の歯肉頰移行部、眼窩下部の膨隆・羊皮紙様感が出現。進展方向によって鼻閉感、歯の異常、眼症状、片頭痛、神経麻痺、神経痛様疼痛など。	単房性または多房性の境界明瞭な円形、楕円形の透過像、上顎洞壁の吸収。	囊胞壁は円柱または線毛上皮が多いが、炎症を伴っていることが多い。内溶液は黄色ないし茶褐色、粘稠。	囊胞摘出術と上顎洞根治手術（Caldwell-Luc法、和辻-Denker法）。
		（3）上顎洞粘液囊胞	上顎洞粘膜の粘液腺の粘液貯留囊胞。	上顎洞内、洞底部。	初期は無症状、増大すると鼻閉感など上顎洞炎様の症状を呈することがある。	上顎洞内の単房性、境界明瞭な円形、楕円形の不透過像。	唾液腺貯留囊胞と同じ、停滞型と溢出型がある。	開洞後囊胞摘出。
	4．囊胞類似疾患	① 孤立性骨囊胞（外傷性、単純性、突発性骨空洞、潜在性骨空洞）	顎骨にできる骨空洞。外傷によって骨髄内に血腫ができ、凝血が器質化されず液化して囊胞となったものといわれている。上皮のない偽囊胞ともいわれる。	主として下顎骨の骨体部と正中部、10歳代に多い。	発育緩慢、無症状で、偶然発見されることが多い。増大すると膨隆、羊皮紙感などを呈することがある。	顎骨内の単房性、境界明瞭な円形、楕円形、ときにホタテ貝状の透過像。	上皮の裏装がなく、菲薄で粗な線維組織で覆われている。	囊胞開窓術。
		② 静止性骨空洞	舌側骨皮質外側にみられる骨の陥凹。迷在唾液腺による下顎骨の圧迫吸収像。	下顎骨の下顎角付近、中年男性に多い。	無症状で偶然発見されることが多い。	下顎骨の下顎角付近の境界明瞭なX線透過像。		通常は治療の必要がない。
		③ 脈瘤性骨囊胞	顎骨の中の血液で満たされた空洞。局所の循環障害によって静脈瘤が生じて骨内に充満したもの。	下顎に多い。20歳以下が多い。	発育緩慢で初期は無症状、増大すると骨の膨隆が出現、穿刺すると血液を吸引する。	単房性類円形、多房性蜂巣状、石鹼の泡状の境界明瞭な透過像。	巨細胞を含む幼若な線維性組織に覆われていることが多い。内溶液は血液。	顎骨切除、開窓術、摘出術を行うと多量出血する。

1）歯原性嚢胞

総論 180p

①歯根嚢胞（根尖・根側）

総論 180p

概説 好発年齢・部位：20〜30歳代、性差はない。上顎側切歯に最も多く、次いで中切歯、下顎では大臼歯。
臨床所見：患歯は失活歯である。発育は緩慢で、初期では無症状、増大すると半球状を呈した骨の膨隆がみられ、骨が菲薄になると羊皮紙様感および波動を触知する。嚢胞に二次的感染が生じると発赤、腫脹、疼痛が生じる。
X線所見：歯根を含む境界明瞭な円形、単胞性の透過像が認められる。
組織所見：嚢胞壁の内面は、非角化性重層扁平上皮で被われ、肉芽組織および線維性結合組織の3層からなる。

治療方針 PartschⅠ法（嚢胞が大きい場合：副腔形成）あるいはPartschⅡ法（嚢胞が小さい場合：閉鎖法）に準じて行う。歯の保存が可能であれば歯根尖切除術を施行する。

＜歯根嚢胞（根尖）＞

症　例：20歳、女性
主　訴：2┘噛んだ時に違和感がある。
現病歴：数年前に某歯科で2┘齲蝕のためレジン充填をしたが、最近ものを噛んだ時に2┘に違和感を覚え来院。
処　置：嚢胞摘出し、歯根尖切除を施行した。

図1　口腔内：2┘唇側歯根尖部歯肉に軽度の圧痛をみる以外、歯肉粘膜にも異常なし。2┘近心隣接面から小窩にレジン充填がなされている。動揺はないが、軽度の打診痛がある。
図2　X線所見：2┘の根尖部に大豆大のX線透過像。歯髄電気診断では生活歯である。
図3　摘出物の病理組織像：嚢胞壁は不規則に増殖、肥厚した非角化性重層扁平上皮で被われ、内層は炎症性細胞浸潤の著しい肉芽組織からなっている。

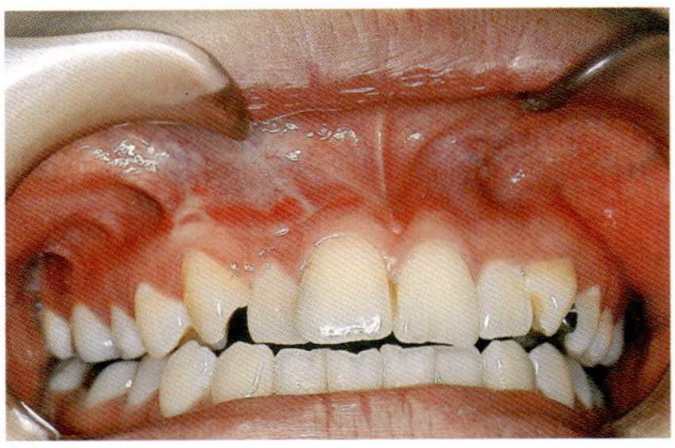

図1 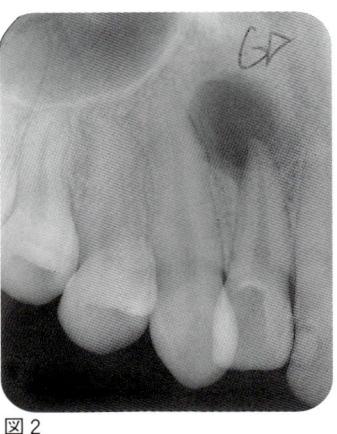　図2 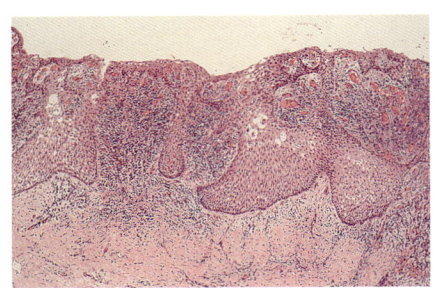　図3

②残存性嚢胞

総論 180p

概説 原因歯を抜去した後に歯根嚢胞が残ったもの。
X線所見：歯の欠損部位の顎骨内に、境界明瞭で単房性の透過像を認める。発育は緩慢で自覚症状がなく、偶然発見されるか、二次感染による炎症症状を起こした時に発見される。その他は歯根嚢胞と同じ。

治療方針 基本的には歯根嚢胞と同じだが、歯根嚢胞よりも大きくなって発見されることが多いので、下顎では顎骨部分切除、上顎では上顎洞根治術に準じた手術になることもある。

症　例：30歳、男性
主　訴：2┘部の歯肉腫脹
現病歴：2┘は10年前に抜歯し、1┘3支台によるブリッジを装着、最近ブリッジが破損し、某歯科で撤去したところ、2┘部に腫脹がみられたのでその精査依頼で来院。
処　置：嚢胞摘出し、1┘3は歯根尖切除した。

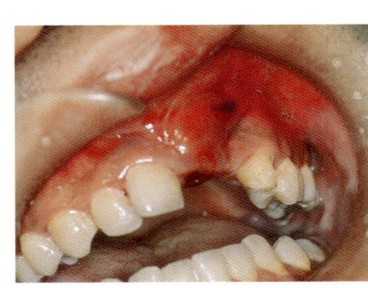

図1　口腔内：2┘は欠損しており、唇側および口蓋側歯肉に拇指頭大の腫脹がみられる。境界は明瞭で骨様硬度を呈し、一部に波動を触れる。1┘3は有髄歯である。
図2　X線所見：2┘部に示指頭大の透過像がみられる。 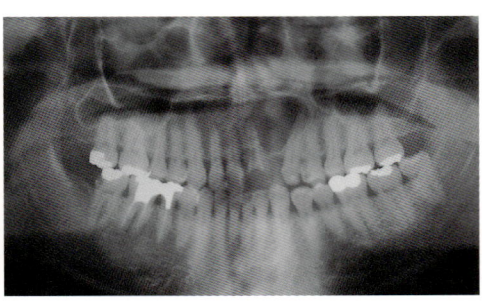
図3　摘出物の病理組織像：嚢胞壁は重層扁平上皮裏装され（基底層は不規則で）、その下層には炎症性細胞浸潤がみられ、外層は（かなり厚い）線維性結合組織で覆われている。

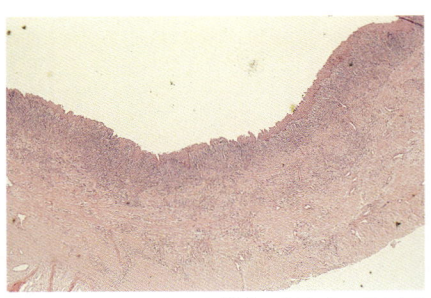

4．囊胞および類似疾患

③含歯性囊胞

総論 180p

概説 囊胞の内腔に埋伏歯の歯冠を含んだものを含歯性囊胞といい、歯冠の形成が終了したのちに、歯冠部に存在する歯原性上皮に囊胞化が生じてできたものと考えられる。

好発年齢・部位：10～30歳代では性差はない。下顎智歯部に多く、下顎小臼歯部、上顎では犬歯部、智歯にみられるが、過剰歯に由来することもある。

臨床所見：初期には自覚症状を欠くが、顎骨の膨隆に伴い隣接歯の位置異常や歯根の吸収を来し、骨の吸収が進むと羊皮紙様感および波動を触知する。試験穿刺により帯黄透明の漿液性の内容液を吸引。

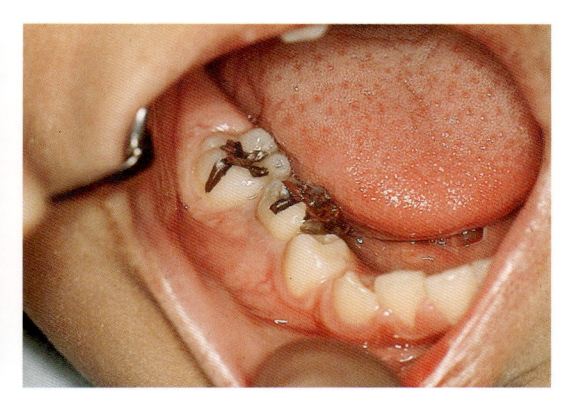

X線所見：顎骨内に境界明瞭な類球形のX線透過像を示し、その中に歯冠を含む埋伏歯が認められる。一般に単房性であるが多房性のこともある。

組織所見：囊胞壁は2層からなり、囊胞内面には重層扁平上皮で被覆され、下層に結合組織がみられる。

治療方針 囊胞摘出と埋伏歯抜去をする。将来、歯の機能を保つことが可能であれば、若年者では開窓法を行い、埋伏歯の萌出を図る。

症　例：10歳、男子
主　訴：右側下頰部の無痛性腫脹
現病歴：1週間前、右側下頰部に腫脹を自覚。某歯科のX線検査で透過像が認められた。
処　置：E̲抜歯および5̲を含め一塊として囊胞摘出。

←図1　口腔内：4̲−6̲相当部歯肉頰移行部に比較的境界明瞭な鶏卵大の腫脹がみられ、硬度は骨様硬で一部に羊皮紙様感および波動を触れる。6̲4̲は正常に萌出し、5̲は欠如しており、E̲はインレーが装着され、舌側に傾斜している。6̲E̲は軽度の動揺を示すが、4̲はほとんど動揺はない。

図2、3　X線所見：6̲4̲間に5̲の歯冠を含んだX線透過像がみられる。

図4　摘出物

図5　病理組織像：囊胞壁の内面は数層の非角化性重層扁平上皮で被われ、下層の線維性結合組織との境界は平坦である。

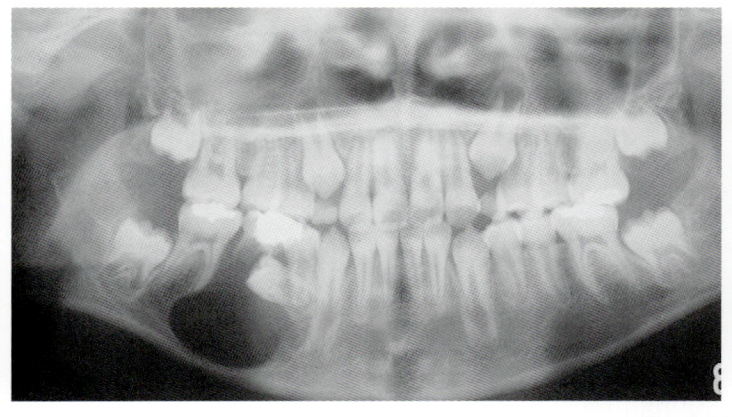

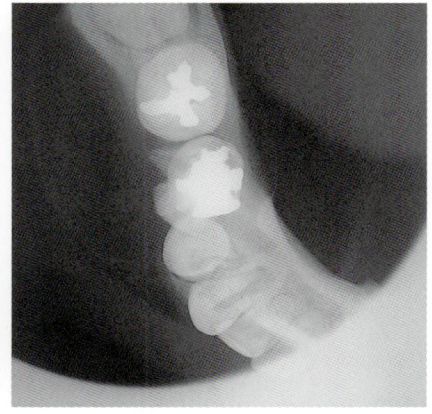

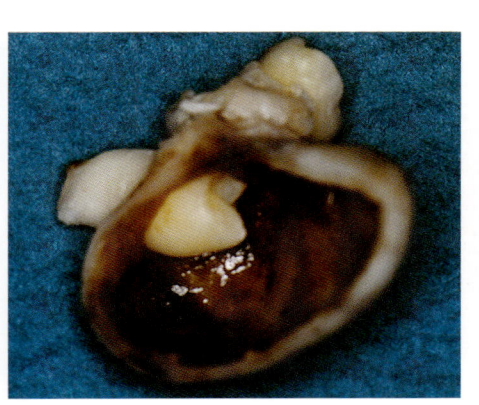

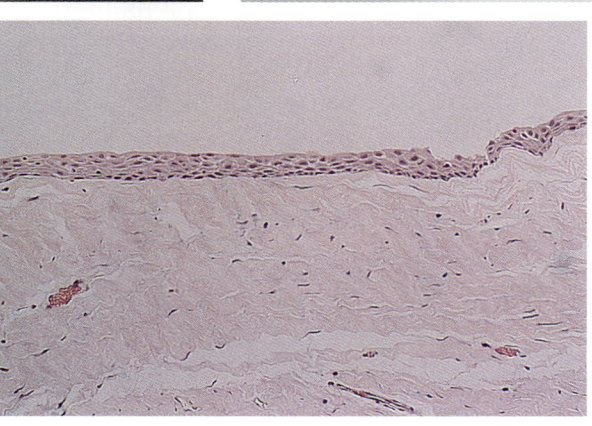

図2	図3
図4	図5

④歯原性角化囊胞（原始性囊胞）

総論 180p

概説 囊胞壁を被覆する重層扁平上皮に角化のみられたものが歯原性角化囊胞である。原始性囊胞は、病理組織学的に歯原性角化囊胞であることが多い。他の囊胞に比して再発傾向が高い。

好発年齢・性差・部位：10〜20歳代。男性に多く、上顎よりも下顎に多い。下顎智歯から下顎枝部に多くみられる。

X線所見：単房性あるいは多房性のX線透過像を示す。

組織所見：囊胞壁は薄く、囊胞壁の内面は錯角化重層扁平上皮で被われ、結合組織との境界は平坦である。一部の歯原性角化囊胞では、結合組織内に上皮島や遊離した娘囊胞を認める。囊胞腔内には角化物の存在することが多い。

治療方針 単房性のものは全摘出術を実施するが、摘出後再発が多いため骨削除を併用する。多房性のもの、巨大に発育したものでは顎切除を行う場合もある。

症　例：17歳、女性
主　訴：下顎前歯部の腫脹
現病歴：某歯科にて投薬を受けたが、腫脹に変化なかった。顔貌はオトガイ下部にび漫性の腫脹があり、対称性を欠き、顎下リンパ節は触知しない。
処　置：2 1|2 3 抜歯、囊胞全摘出、骨面を削除、開放創として治療。3|4 歯根尖切除。

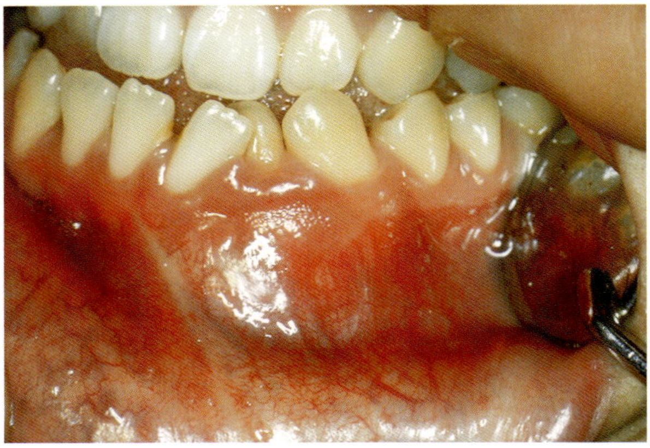

←図1　口腔内：3十3 唇側歯肉に鶏卵大の腫脹がみられるが、舌側には認められない。腫脹部の歯肉粘膜の色には変化なく、境界も明瞭である。羊皮紙様感および波動を触れる。2 1|1 2 は歯列不正を呈し、歯の動揺もみられるが 3|3 には打診痛はない。なお歯髄電気診断では、2 1|失活歯であるが 3|1 2 3 は有髄歯である。

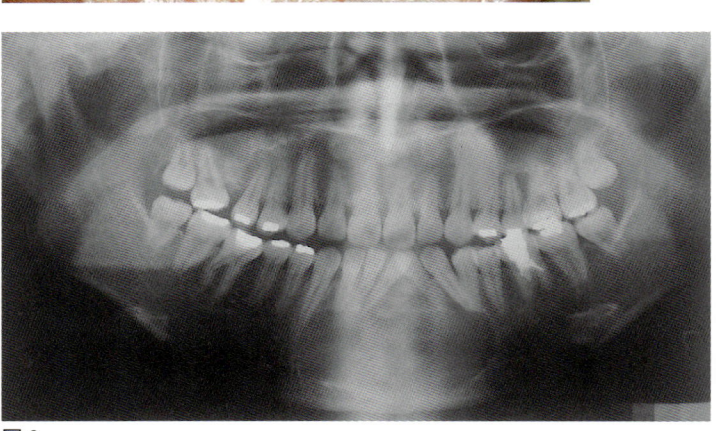

図2

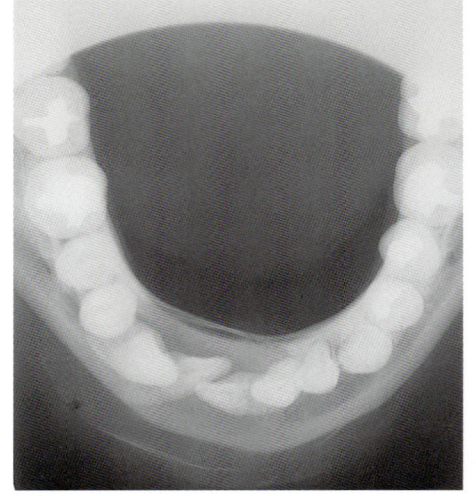

図3

図2　パノラマX線所見：3十4 に鶏卵大のX線透過像がみられる。

図3　X線写真：1 3 歯根は近遠心に圧排され、歯列不正を呈している。

図4　摘出物

図5　摘出物の病理組織像：囊胞壁の内面は数層の錯角化性扁平上皮で被われ、基底細胞層と下層の結合組織との境界は平坦である。

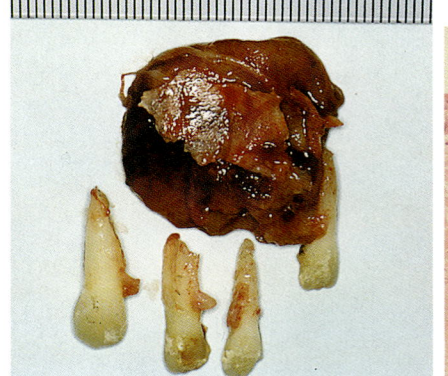

図4

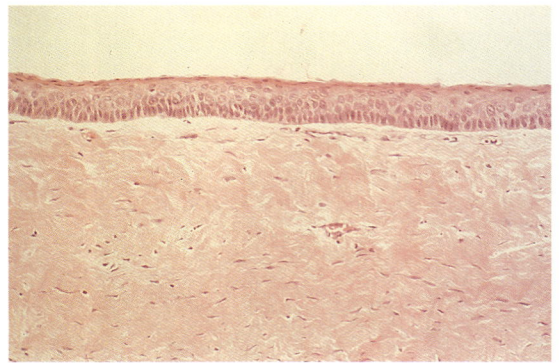

図5

⑤歯原性角化（多発性）囊胞

☞ 総論 180p

概説 一般には囊胞は単発的に出現するが、稀に同一個体に数個の囊胞をみることがある。多発性囊胞が発生する場合には、個体のもつ素因や家系的要因が考えられる。また多発性顎囊胞の多くは、歯原性角化（原始性）囊胞の性格を有している。

多発性にみられる囊胞の場合には、多発性囊胞以外にときとして皮膚に多発性基底細胞母斑、基底細胞癌、掌蹠の異角化症、骨格系異常および両眼隔離などの症状がみられることがある。このような疾患を、基底細胞母斑症候群あるいは類母斑基底細胞癌症候群と呼ぶ（150 p 参照）。本症候群は、常染色体優性遺伝の形式で出現する。

好発年齢・部位：11〜28歳代に多くみられる。上下顎に限らず大臼歯部、第三大臼歯部、第二大臼歯部に多くみられる。

臨床所見：多発性に顎骨に囊胞が存在しても、比較的顎骨の膨隆、菲薄化などが少ない。

X線所見：単房性のX線透過像あるいは埋伏歯を伴うX線透過像としてみられる。

組織像：囊胞壁は比較的薄い重層扁平上皮で覆われ、上皮突起の形成はなく、多くは角化あるいは錯角化を呈する。

治療方針 囊胞摘出術を行うが、再発傾向があるので骨削除を併用する。

> 症　例：20歳、女性
> 現病歴：1週間前、歯科治療の目的で某歯科を受診。X線検査で顎骨に多数の透過像が認められ、精査依頼で来院。
> 処　置：全ての囊胞を全摘出し、骨面の削除と $\frac{C}{7|}$ 抜歯。

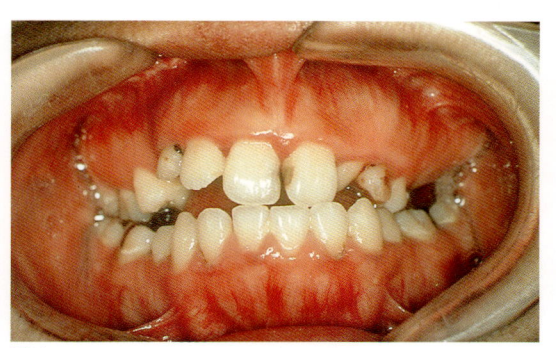

図1

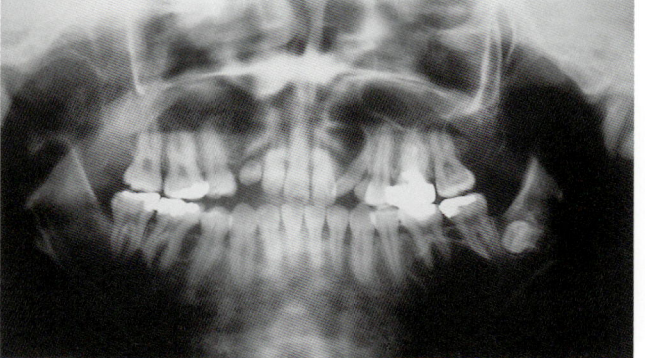

図2

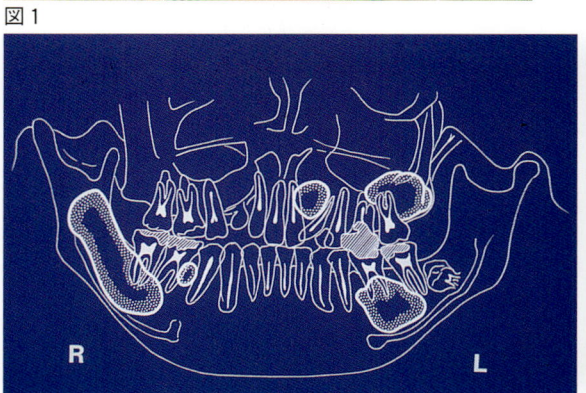

図3

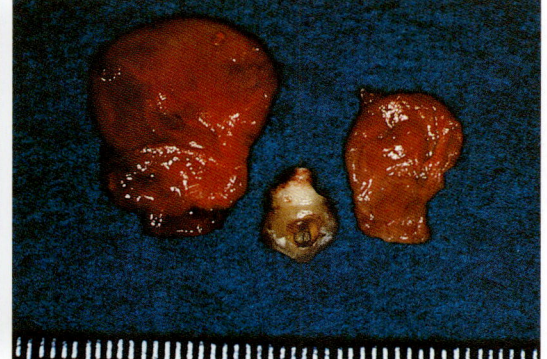

図4

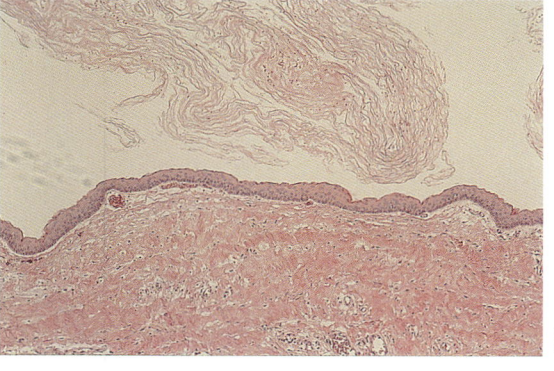

図1　口腔内：$\frac{4\ 3|3\ 4}{5\ \ |\ 5}$ は欠如し、$\underline{C|C}$ は晩期残存し、歯列不正がみられ、口蓋は高口蓋を呈している。

図2　パノラマX線所見：$\underline{1\ 2}$、$\underline{6\ 7}$、$\underline{6|}$〜下顎枝、$\underline{|5}$ および $\underline{5|}$ に単房性のX線透過像が認められ、$\underline{8|}$ は埋伏している。

図3　図2のシェーマ

図4　摘出物

図5　摘出物の病理組織像：囊胞壁の内面は数層の細胞からなり、角化性扁平上皮で覆われ、腔内には変性角化物質を含んでいる。

図5

⑥側方性歯周嚢胞（疑い例）

☞ 総論180p

概説 生活歯の歯根の側面に発生する嚢胞である。歯原性上皮の遺残によるものであり、歯髄の疾患に継発する根側性歯根嚢胞、歯周組織炎あるいは歯周ポケットの炎症に由来する歯周嚢胞、成人の歯肉嚢胞、あるいは歯原性角化嚢胞との鑑別が必要である。
病理組織学的には、薄い非角化の扁平上皮か立方上皮で裏装された嚢胞で、裏装上皮の中に上皮性プラークあるいは上皮性肥厚が認められるのが特徴である。

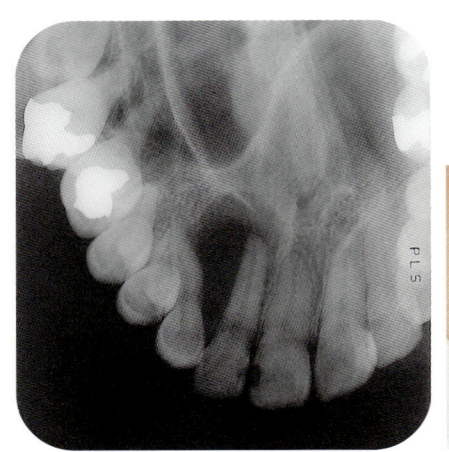

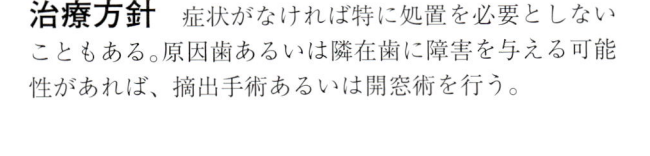

治療方針 症状がなければ特に処置を必要としないこともある。原因歯あるいは隣在歯に障害を与える可能性があれば、摘出手術あるいは開窓術を行う。

症　例：24歳、女性
主　訴：3│2の違和感
現病歴：約2週前に右側上顎前歯部に軽度の自発痛が発現した。2〜3日で疼痛は消失したが、違和感が残存している。3│2には齲蝕は認められない。電気的歯髄診断で3│は生活反応が認められるが、2│の生活反応は不安定であった。抜髄を試みたところ、途中から疼痛が認められた。（昭和大学第1口腔外科症例）

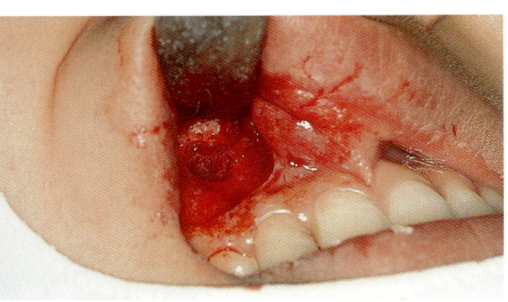

図1（左）　オクルーザルX線写真：3│2の歯根間に境界明瞭な楕円形のX線透過像が認められる。2│の根尖が含まれているか否かは不明である。
図2（右）　術中写真：抜髄・根充後嚢胞摘出を行った。嚢胞壁は薄く、内部に漿液性の淡黄色の内溶液が認められた。3│2の根尖は嚢胞内に露出していなかった。

⑦歯周嚢胞（疑い例）

☞ 総論180p

概説 歯周ポケットの炎症が原因で歯根の側方に発生する嚢胞である。20歳代で下顎の半埋伏智歯の後方に生じるものが多くみられる。炎症性傍側性嚢胞、Hofrath嚢胞とも呼ばれる。小児の下顎第一大臼歯頬側に生じたものは、下顎感染性頬部嚢胞と呼ばれる。

症　例：59歳、男性
主　訴：左側下顎臼歯部の異常
現病歴：10年前に歯科医でX線写真を撮影した時、左側下顎臼歯部の異常を指摘されたが放置していた。（昭和大学第1口腔外科症例）

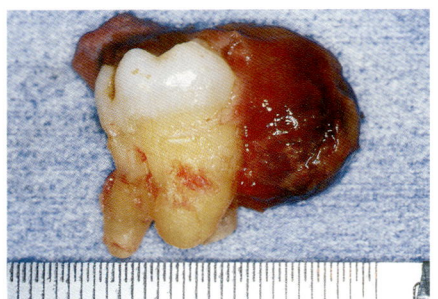

図2　摘出物：抜去された│8の遠心部に嚢胞様の組織が付着している。

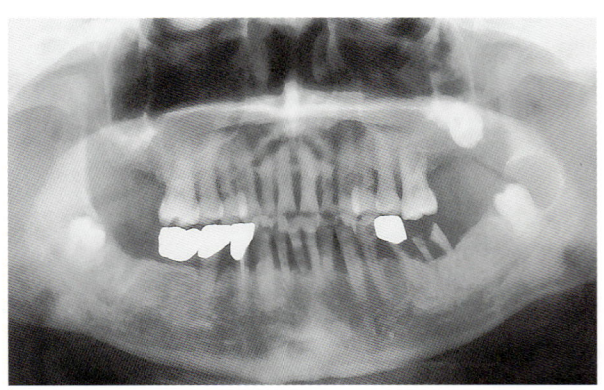

図1　パノラマX線写真：│8遠心部に境界明瞭で類円形のX線透過像が認められる。

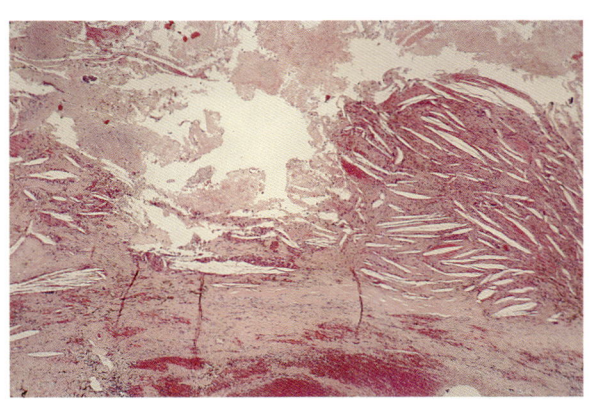

図3　病理組織像：嚢胞壁には上皮層はほとんど認められず、コレステリン結晶の沈着が顕著な肉芽組織で覆われている。

2）非歯原性囊胞

①鼻口蓋管囊胞

概説 鼻口蓋管の残存した上皮に由来する囊胞である。囊胞は上顎中切歯のすぐ後の口蓋部に生じるが、囊胞が切歯管の部分に存在するものが切歯管囊胞、骨の外部で口蓋の粘膜下にあるものが口蓋乳頭囊胞と呼ばれる。20～50歳代に多い。囊胞の大きさは約1cm内外が多い。

臨床所見：通常は無症状であるが、口蓋に軽度の腫脹のみられることもある。

X線所見：切歯管囊胞は、上顎中切歯の根の上部か両中切歯の間に辺縁の明らかな円形ないしハート型の透過像を示す。

組織所見：囊胞壁は上皮の被覆を有する結合組織からなり、上皮は扁平上皮、移行上皮、立方上皮、線毛円柱上皮などで裏装される。また杯細胞を認めることもある。

治療方針 囊胞が小さい場合はPartschⅡ法に準じ、全摘出し閉鎖創とする。増大したものはPartschⅠ法に準じ副腔形成する。

症　例：74歳、男性
主　訴：口蓋正中部の腫脹
現病歴：齲蝕治療で某歯科にて受診、口蓋部の腫脹を指摘され来院。
処　置：囊胞摘出。1|1 歯根尖切除。

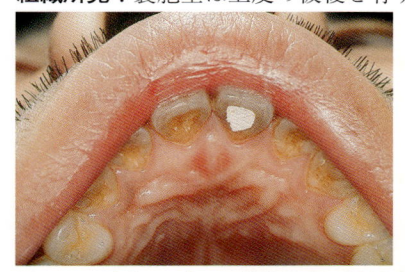

図1　口腔内：1|1 口蓋乳頭部に境界明瞭な腫脹がみられ、被覆粘膜は正常、硬度は弾性硬、波動触知、圧痛なし。1|1 は骨植堅固、打診痛および動揺はなく、電気診では有髄歯である。

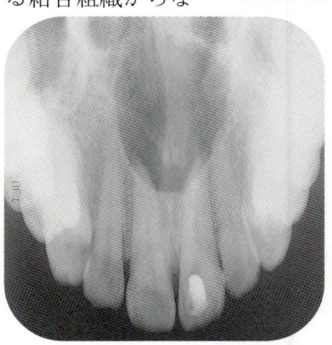

図2　X線写真：1|1 の間に境界明瞭なハート状のX線透過像を認める。

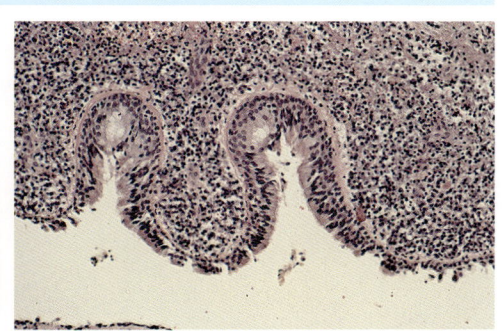

図3　摘出物の病理組織像：囊胞壁の内面は多列円柱上皮で裏装、外装は緻密な結合組織がみられた。

3）その他の囊胞

(1) いわゆる顔裂性囊胞

①正中上顎囊胞（正中口蓋囊胞）

概説 従来は顔裂性囊胞に分類されていたものである。しかし、胎生期の顔面の突起の癒合部に発生するという説は発生学的に否定された。現在では、上顎口蓋正中部に発生するいわゆる正中口蓋囊胞は、鼻口蓋管囊胞が後方に進展したものと考えられている。

↓図1　口腔内：硬口蓋正中部に半球状の境界明瞭で表面平滑な腫脹が認められる。弾性軟で波動を触れる。圧痛はない。

→図2　オクルーザルX線写真：硬口蓋正中部に境界明瞭な類円形のX線不透過像が認められる。

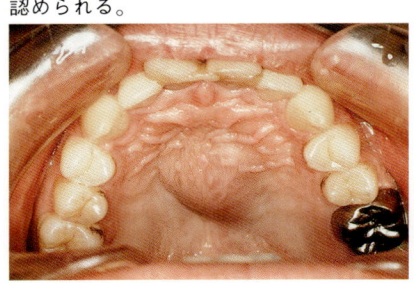

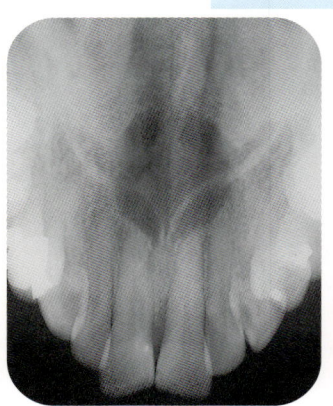

治療方針 通常は全摘手術後一期的に創を閉鎖するが、囊胞が大きい場合には開窓手術が行われる。

症　例：20歳、男性
主　訴：口蓋正中部の腫脹
現病歴：約2週前に口蓋正中部の腫脹に気づいた。その後大きさの変化はない。（昭和大学第1口腔外科症例）

↓図3　病理組織像：囊胞壁は軽度の炎症性細胞浸潤を伴った線維性結合組織であり、上皮細胞は認められない。

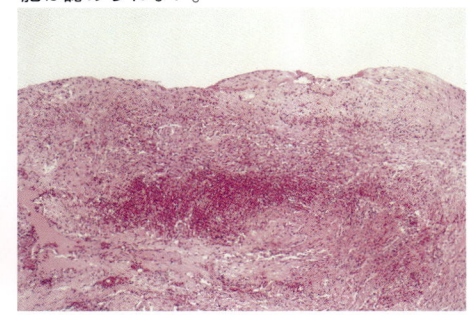

②球状上顎嚢胞

総論 181p

概説 従来は顔裂性嚢胞に分類され、胎生期の上皮が上顎突起と球状突起の癒合部に残存して形成される嚢胞とされていた。しかし、現在では歯原性角化嚢胞、根側性歯根嚢胞、残存性嚢胞、側方性歯周嚢胞などが多いと考えられるようになった。発生部位は、上顎側切歯と犬歯間の歯槽骨に形成される。

臨床所見：一般に嚢胞が小さい場合は無症状で、歯科治療時にX線写真で偶然発見される。増大すると唇側あるいは口蓋側に骨の膨隆が生じる。また、鼻腔底あるいは上顎洞に及ぶこともある。骨の膨隆によって鼻唇溝の消失、羊皮紙様感および波動を触知する。側切歯は遠心に犬歯は近心に傾斜する。

X線所見：上顎側切歯と犬歯間に西洋梨状のX線透過像をみる。試験穿刺では帯黄透明な内溶液がみられる。

組織所見：嚢胞壁内面は重層扁平上皮、立方上皮、ときには一部に線毛円柱上皮がみられる。

治療方針 小さい嚢胞は Partsch I 法、大きい嚢胞では Partsch II 法に準ずる。歯は可及的に保存し、必要によっては歯根尖切除を行う。

症　例：20歳、男性
主　訴：3 2|部の精査依頼
現病歴：約1カ月前、某歯科に齲蝕の治療で受診し、X線検査をしたところ、3 2|間に透過像が偶然発見された。
処　置：嚢胞摘出。3 2|歯根尖切除。

→図1　口腔内：3 2|根尖相当部歯肉にはほとんど腫脹はなく、3 2|には動揺および打診痛はない。電気歯髄診断では、3 2|いずれも有髄歯である。

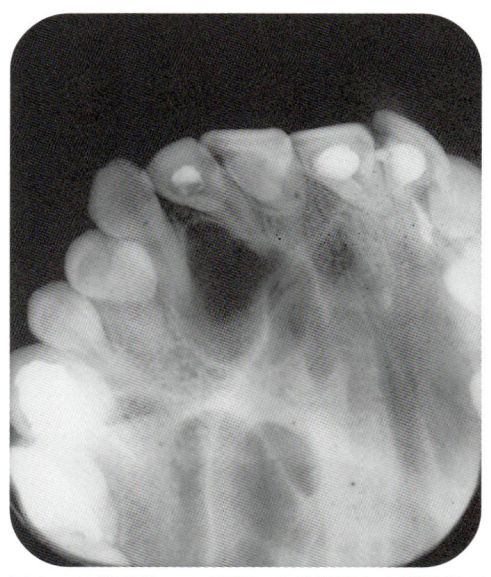

図2　X線所見：3 2|間には拇指頭大の透過像が認められ、2|の歯根は近心に、3|の歯根は遠心に圧排されている。

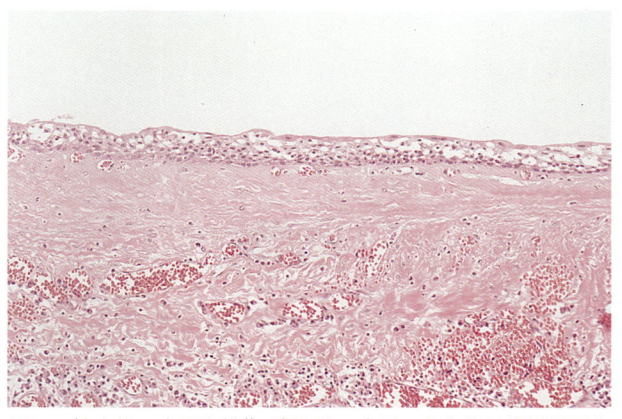

図3　摘出物の病理組織像：嚢胞壁の内面は非角化性重層扁平上皮で被覆され、上皮下には線維性結合組織が存在する。

(2) 術後性上顎嚢胞

> 総論 181p

概説 上顎洞炎の根治手術後数年から10～20年経過後に発生する嚢胞で、上顎洞根治手術の際に残留した洞粘膜あるいは粘液腺の一部が、術後に瘢痕組織に閉じ込められ生じる嚢胞。欧米に少なく、本邦では多い。

好発年齢：30～40歳、性別では男性に多い。

臨床所見：初期には自覚症状なく発育する。増大に伴って上顎臼歯部の歯肉頬移行部に腫脹、ときには口蓋に腫脹が生じ、波動を触知する。また頬部の腫脹、圧迫感をみることが多い。口腔内の歯肉頬移行部に手術による瘢痕が認められる。波動の認められない場合でも骨欠損部があるため、多くは試験穿刺で内容液を証明することができる。腫脹部の歯は動揺、打診痛、違和感などが生じ、歯髄電気診断では反応しないことが多い。

X線所見：上顎洞に不透過像がみられる。口内法X線写真では、上顎臼歯部の歯槽骨に骨吸収像がみられる。

組織所見：嚢胞壁内面は線毛円柱上皮、円柱上皮ときには立方ないし扁平上皮がみられ、上皮層を欠く部分もある。

治療方針 嚢胞摘出および上顎洞根治手術（Caldwell-Luc法または和辻-Denker法）、また感染の存在する場合には消炎療法後に行う。

症　例：62歳、女性
主　訴：右側頬部の腫脹
現病歴：約30年前に右側上顎洞炎の手術を耳鼻科で受ける。その後経過は順調であったが、1週間前から右側上顎臼歯部歯肉頬移行部に腫脹を自覚した。顔貌は右側頬部にび漫性腫脹があり、左右の対称性を欠いているが、被覆皮膚は正常である。顎下リンパ節は触知せず、開口障害はない。
処　置：Caldwell-Luc法に準じて手術を行い、嚢胞を摘出。

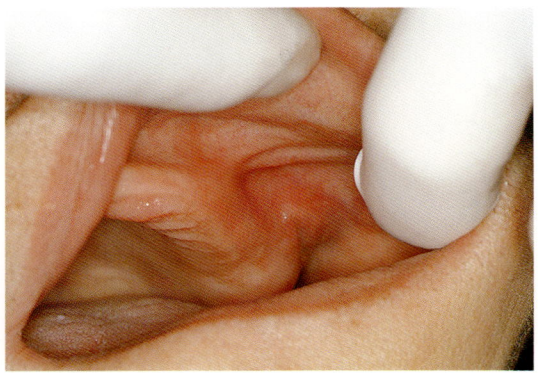

←図1　口腔内：7┼7 は欠損し、上顎臼歯部相当部歯肉頬移行部に手術の痕跡があり、同部を中心にび漫性腫脹を認め、発赤はないが波動を触知する。鼻症状はない。試験穿刺により、約3mlの茶褐色粘稠性の内容液を吸引した。

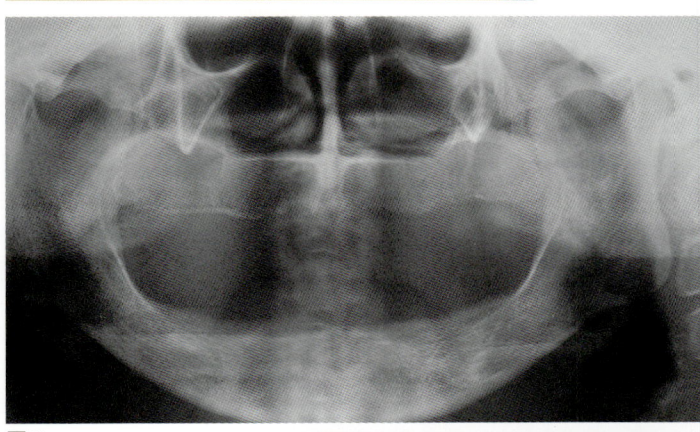

図2　パノラマX線写真：拇指大の類円形のX線透過像が認められる。
図3　X線写真（P-A方向）
図4　X線CT所見
図5　摘出物の病理組織像：嚢胞壁の内面は多列円柱上皮が配列し、その下層には瘢痕性の線維性組織がみられる。

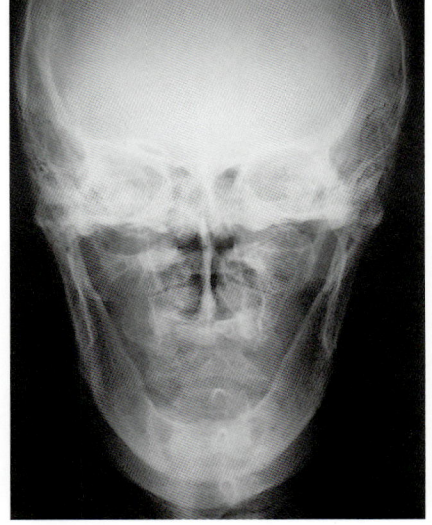

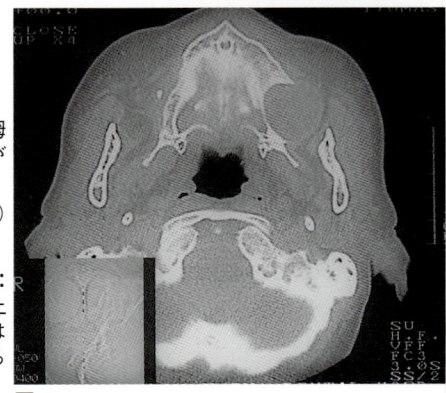

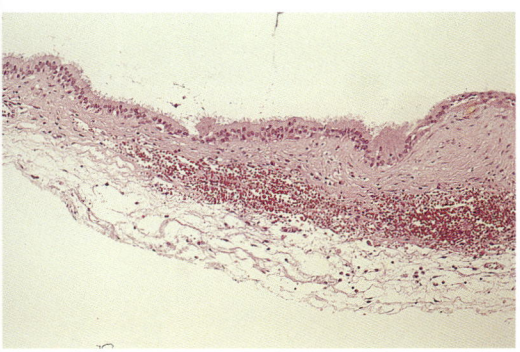

（3）上顎洞粘液囊胞

> 総論 181p

概説 上顎洞粘膜に発生する粘液貯留囊胞である。上顎洞底部に好発する。自覚症状はなく、他疾患のためのX線写真で発見されることが多い。X線写真では上顎洞内に球形または半球形のX線不透過像としてみられる。通常は上顎洞炎を伴わない。

治療方針 経過観察をすることが多い。経鼻で自然孔経由で内視鏡にて囊胞を吸引する術式や、上顎洞前壁を穿孔しての摘出手術が行われる。

症　例：45歳、男性
主　訴：歯科治療時に指摘され、違和感を自覚。
現病歴：1年前にパノラマX線写真にて囊胞の存在を指摘された。

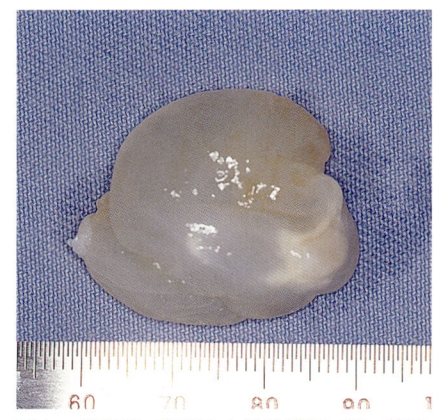

図1　摘出物：摘出した粘液囊胞。薄い囊胞壁に被覆されている。（東京歯科大学オーラルメディシン講座症例）

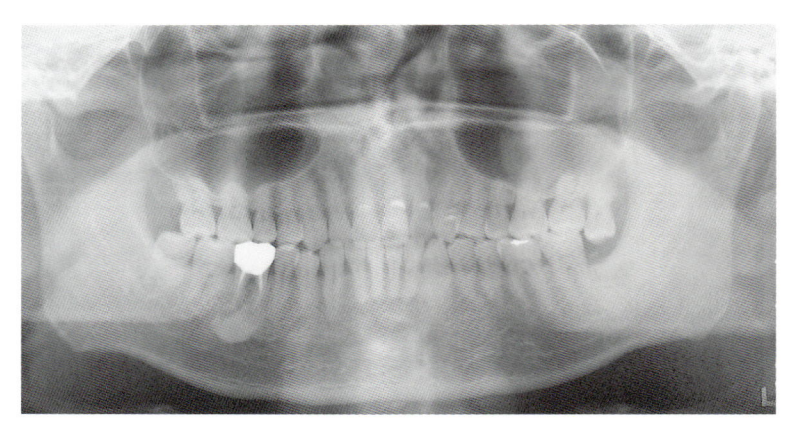

図2〜5　パノラマX線およびCT所見：上顎洞内に半球状のX線不透過像を認める。

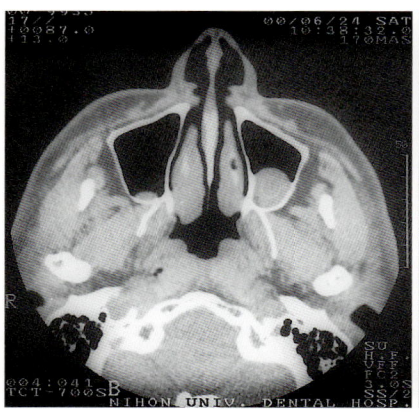

図3

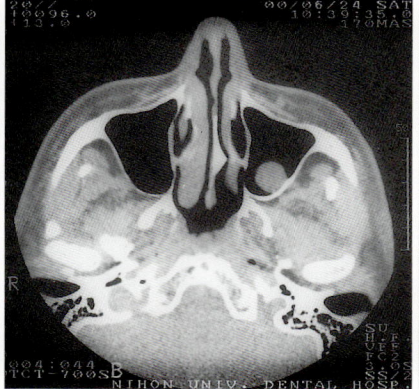

図4

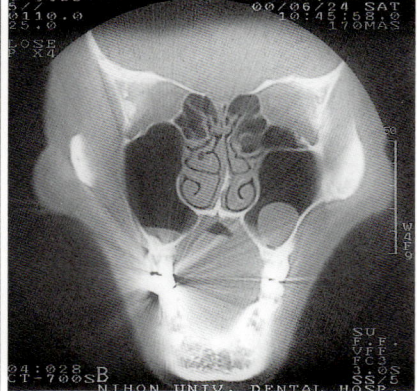

図5

4）囊胞類似疾患　　総論181p

①孤立性（外傷性、単純性、出血性）骨囊胞　　総論181p

概説　外傷により骨髄内に血腫が生じ、凝血の器質化が障害され、液化して囊胞様骨空洞になるといわれている。上皮裏装のない偽囊胞である。

好発年齢・部位：10歳代で、性別では男性に多い。下顎前歯部〜下顎枝骨体部。

臨床所見：無症状で、歯科治療中偶然X線写真で発見されることが多いが、局所の膨隆や痛みを伴うことがある。

X線所見：境界の明瞭なX線透過像で、顎囊胞のように辺縁部のX線不透過像はない。増大すると槽間、根間中隔に病変の突出がみられ、ホタテ貝様辺縁を呈する。病変部の歯根の吸収や移動はない。

治療方針　搔爬あるいは開窓手術などが行われる。予後は良好である。

> 症　例：16歳、男性
> 主　訴：右側下顎臼歯部の骨の異常
> 現病歴：1週間前に齲蝕治療のため某歯科を受診し、X線検査で右側下顎臼歯部の異常を指摘された。外傷の既往はない。
> 処　置：下顎囊胞の臨床診断で囊胞摘出を行ったが、内部には透明な漿液性の液体が認められた。

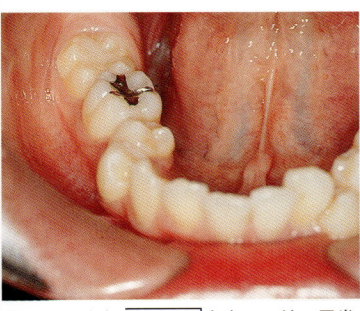

図1　口腔内：$\overline{7654}$歯肉には特に異常はなく、$\overline{65}$は舌側に転位して萌出。$\overline{6}$には咬合面に充塡物が認められる。$\overline{7654}$は動揺、打診痛はなく、電気診断ではいずれも生活歯。オトガイ神経麻痺はない。

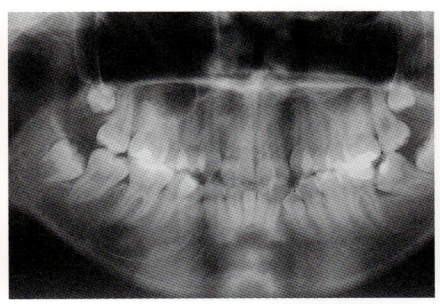

図2　パノラマX線写真：$\overline{7654}$歯根尖下方に円形の境界明瞭なX線透過像がみられる。

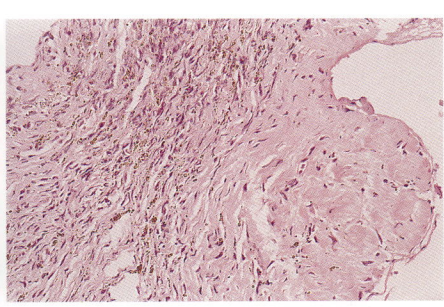

図3　摘出物の病理組織像：上皮被覆はなく、表面は薄い結合組織で覆われていた。

②静止性骨空洞　　総論181p

概説　Stafneによって命名された疾患で、潜伏性骨空洞、突発性骨空洞などとも呼ばれている。下顎角舌側付近に存在する顎下腺組織、脂肪組織、線維性組織、リンパ性組織などの圧迫ないし迷入による、下顎骨舌側骨皮質の限局性欠損である。囊胞腔、内容液、囊胞壁もなく、通常の囊胞とは異なる。

好発年齢・部位：一般に40〜50歳の中年男性に多く、女性には少ない。好発部位は片側性で下顎角部に多い。

臨床所見：無症状であるため、歯科治療時に発見されることが多い。

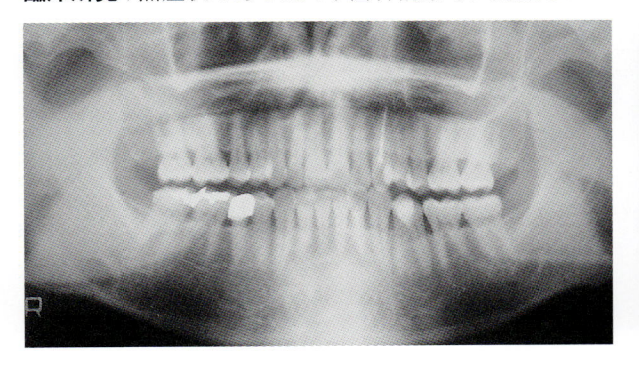

X線所見：下顎角部付近で下顎管の下方に、境界明瞭な円形あるいは類円形の透過像が認められる。

治療方針　通常特別な治療は必要としない。

> 症　例：45歳、男性
> 主　訴：右側下顎角部のX線異常像の精査
> 現病歴：某歯科に齲蝕治療の目的で受診中撮影されたX線写真で、下顎角に近い右側下顎下縁部のX線透過像を指摘された。顔貌および口腔内には特に異常な所見はない。

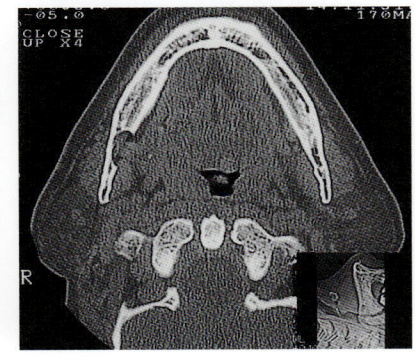

図1（左）パノラマX線写真：右側下顎下縁部に、境界明瞭な楕円形の白線で囲まれたX線透過像が認められる。

図2（右）X線CT所見：右下顎舌側に半円形の骨欠損が認められる。

③脈瘤性骨囊胞

概説 JaffeやHichtensteinによって記載された疾患で、脊髄や長管骨に好発し、顎骨には稀である。主として、下顎骨の中心に血液で満たされ、拡張した多数の腔を有する囊胞である。囊胞の成因は、下歯槽動脈、静脈などの局所的循環障害によって静脈瘤が生じて囊胞化したものと考えられている。

好発年齢・性別：6〜59歳に及んでいるが、80％は20歳以下である。性別では女性に多い。

臨床所見：無痛性の硬い骨の膨隆が生じ、歯の移動や動揺を来すこともある。穿刺すると出血が著明である。

X線所見：単房性で囊胞状、あるいは多房性で蜂窩状ないし石鹸の泡状の透過像を示す。

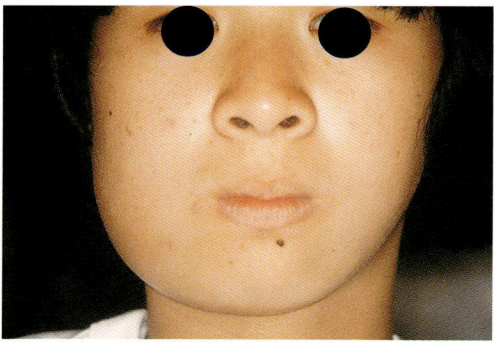

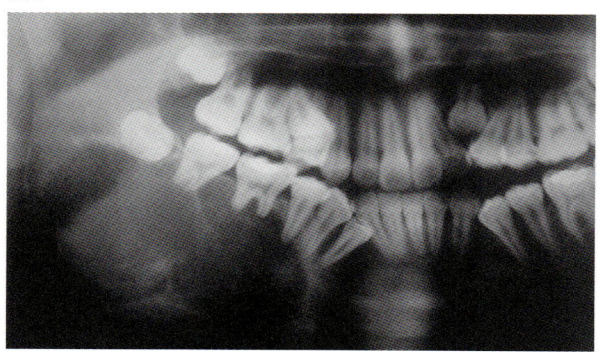

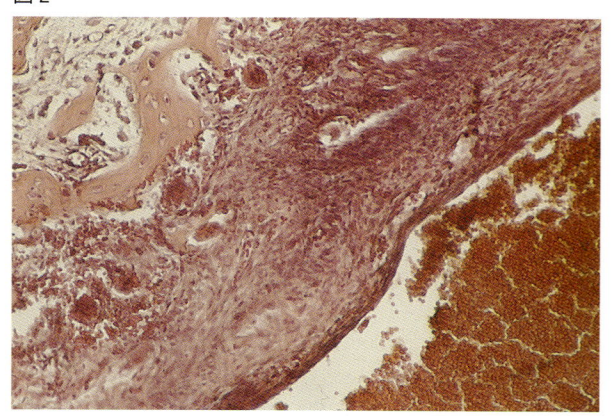

組織所見：血液で満たされ、拡張した多数の腔を有し、腔壁には血管壁の構造が明確でない。腔壁の部分は毛細血管に富み、巨細胞を含む幼弱な線維性組織を有している。また、出血や血鉄素あるいは骨新生のみられるものもある。

治療方針 顎切除術、凍結療法。

症　例：13歳、女性
主　訴：右側頰部の無痛性腫脹
現病歴：友人より右側頰部の腫脹を指摘され来院。自覚症状はない。
（大阪歯科大学第1口腔外科症例）

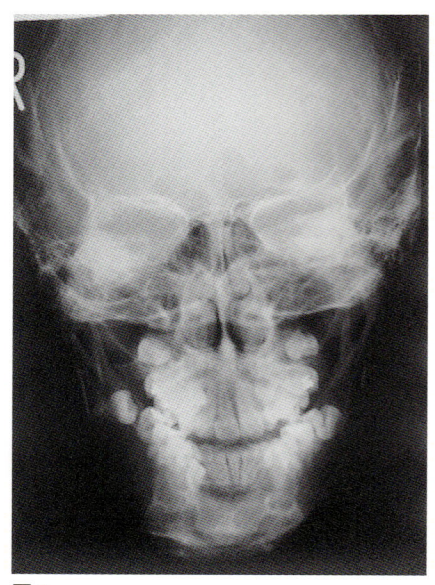

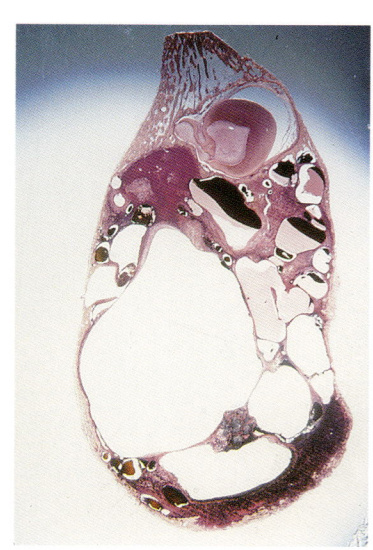

図1　初診時顔貌：左右非対称で、右側下顎骨に著明な膨隆を認めた。一部に羊皮紙様感を触知した。
図2　パノラマX線写真：右側犬歯部から同側第三大臼歯にわたって、境界のやや不明瞭な骨吸収像が認められた。
図3　X線写真（P-A方向）
図4　病理組織像：腔内は血液で満たされ、腔壁は巨細胞を含む線維性結合織よりなる。
図5　腫瘍の大割切片像：顎骨のほぼ全域が、拡張した多数の腔により置換されている。

5. 腫瘍および類似疾患

定義	「第2章 5.腫瘍および類似疾患」を参照。本来、生体がもつ組織に由来する細胞に、複数の遺伝子の突然変異あるいは過剰増殖が生じ、他から制御されることなく自律性に、また合目的性がなく発育するもの。			
分類	口腔腫瘍の組織分類		「第2章 5.腫瘍および類似疾患」を参照。	
	臨床的ならびに細胞、組織、形態による分類	(1) 発生起源による分類	①上皮性腫瘍：体表面を被膜する組織（表皮、粘膜など）を構成する細胞より発生する腫瘍。 ②非上皮性腫瘍：結合組織、骨、軟骨、脂肪、筋肉などの中胚葉由来の間葉組織を構成する細胞より発生する腫瘍。 ③混合腫瘍：上皮性と非上皮性の組織が混在する腫瘍。	
		(2) 臨床的に宿主に及ぼす影響による分類	①悪性腫瘍：個体を死に至らしめる腫瘍。 ②良性腫瘍：個体を死に至らしめない腫瘍。	
		(3) 歯との関連による分類	①歯原性腫瘍：歯の形成に関与する組織（エナメル質、象牙質、歯髄、セメント質）から発生する腫瘍。臨床的には良性腫瘍が大部分を占め、悪性は極めて少ない。一般に顎骨中心性に発生するが、稀に軟組織にも生ずることもある。発育は緩慢で、増大するにつれ顎骨の膨隆や変形、歯の転位などによる咬合障害をもたらす。 ②非歯原性腫瘍：その他の組織に由来する腫瘍。顎骨内には各種の腫瘍が発生するが、その多くは骨・軟骨の腫瘍に属する。	
	腫瘍類似疾患		その本態は腫瘍ではないが、病態がもつ特性・形態などの臨床像、さらに構造などの病理学的所見や生物的性状が腫瘍と類似しているもの。	

歯原性腫瘍および類似疾患の組織分類（WHO、1992年より改変）

A. 歯原性腫瘍 良性	1) 上皮性腫瘍	①エナメル上皮腫 ②扁平上皮歯原性腫瘍 ③歯原性石灰化上皮腫 ④明細胞歯原性腫瘍	
	2) 混合腫瘍	①エナメル上皮線維腫 ②エナメル上皮線維象牙質腫（象牙質腫）およびエナメル上皮線維歯牙腫 ③歯牙エナメル上皮腫 ④腺様歯原性腫瘍 ⑤石灰化歯原性囊胞 ⑥複雑性歯牙腫 ⑦集合性歯牙腫	
	3) 間葉性腫瘍	①歯原性線維腫 ②粘液腫（歯原性粘液腫、粘液線維腫） ③良性セメント芽細胞腫（セメント芽細胞腫、真性セメント芽細胞腫）	
A. 歯原性腫瘍 悪性	1) 歯原性癌腫	①悪性エナメル上皮腫 ②原発性骨内癌 ③歯原性上皮腫瘍の悪性型 ④歯原性囊胞の悪性型	
	2) 歯原性肉腫	①エナメル上皮線維肉腫 ②エナメル上皮線維象牙質肉腫、およびエナメル上皮線維歯牙肉腫	
	3) 歯原性癌肉腫		
B. 骨に関連した腫瘍とその他の疾患	1) 骨原性腫瘍	セメント質骨形成線維腫（セメント質形線維腫、化骨性線維腫）	
	2) 非腫瘍性骨疾患	(1) 線維性骨異形成症 (2) セメント質骨異形成症 　①根尖性セメント質異形成症（根尖周囲性線維異形成症） 　②開花性型セメント質骨異形成症（巨大型セメント質腫、家族性多発性セメント質腫） 　③その他のセメント質骨異形成症 (3) ケルビズム (4) 中心性巨細胞肉芽腫 (5) 脈瘤性骨囊胞 (6) 単純性骨囊胞	
	3) その他の腫瘍	幼児の黒色性神経外胚葉性腫瘍	

骨・軟骨の腫瘍の組織分類（関山：1996年よりWHO分類より改変）

1) 骨形成性腫瘍	良性	①骨腫 ②類骨骨腫 ③骨芽細胞腫	
	境界型	悪性骨芽細胞腫	
	悪性	骨肉腫	
2) 軟骨形成性腫瘍	良性	軟骨腫（内軟骨腫、骨軟骨腫、滑膜性軟骨腫）など	
	悪性	軟骨肉腫　など	
3) 巨細胞腫			
4) 骨髄腫瘍	ユーイング肉腫　など		
5) 脈管性腫瘍	良性	①血管腫 ②リンパ管腫 ③血管球腫	
	境界病変	血管内皮腫　など	
	悪性	血管肉腫　など	
6) 他の結合組織腫瘍	良性	①良性線維性組織球腫 ②脂肪腫	
	境界病変	類腱線維腫	
	悪性	線維肉腫　など	
7) その他の腫瘍	①神経鞘腫 ②神経線維腫		
8) 分類不詳の腫瘍			
9) 腫瘍類似疾患	①単純性骨囊胞（「第3章 4.囊胞」を参照） ②脈瘤性骨囊胞（「第3章 4.囊胞」を参照） ③好酸性肉芽腫 ④線維性骨異形成症 ⑤骨線維性骨異形成症 ⑥化骨性筋炎 ⑦副甲状腺機能亢進症による褐色腫 ⑧骨内類表皮囊胞 ⑨巨細胞肉芽腫		

5．腫瘍および類似疾患

顎骨の腫瘍の大部分は顎骨中心性に発症し、X線写真によって発見されるので、X線所見の特徴によって分類すると理解しやすい。

X線写真による顎骨良性腫瘍の分類（道：1985年より改変）

1) X線透過像を主体とする腫瘍

歯原性腫瘍：エナメル上皮腫、エナメル上皮線維腫、歯原性粘液腫（粘液線維腫）、歯原性線維腫。
非歯原性腫瘍：血管腫、粘液腫（粘液線維腫）、線維腫、その他（巨細胞性病変、脂肪腫、神経鞘腫、および神経線維腫）。

単房性透過像／多房性透過像／石鹸泡状透過像／胞巣状透過像／樹枝状またはラケット状透過像

2) X線透過像と不透過像の混在、または半透過像を示す腫瘍

歯原性腫瘍：エナメル上皮線維歯牙腫、歯原性石灰化上皮腫、腺様歯原性腫瘍、石灰化歯原性嚢胞。
非歯原性腫瘍：セメント質骨形成線維腫、軟骨腫、その他（不透過像を主体とする腫瘍の発育経過中）。
腫瘍類似疾患：根尖性セメント質異形成症。

X線透過像と不透過像の混在像／X線半透過像

3) X線不透過像を主体とする腫瘍

歯原性腫瘍：歯牙腫、象牙質腫。
非歯原性腫瘍：骨腫、その他（類骨骨腫、骨芽細胞腫、骨軟骨腫）。

周辺に一層の透過像を有するX線不透過像／X線不透過像

疾患の概要

A・歯原性腫瘍

1) 上皮性腫瘍

	本態	好発部位/年/性	症状	X線所見	病理組織像	治療方針
① エナメル上皮腫	エナメル器に類似した組織像を示す歯原性腫瘍。臨床的に嚢胞型と充実型に、病理組織学的に叢状型、濾胞型などに分類される。多くは顎骨中心性に、稀に軟組織内（周辺性）に発生する。	下顎が95%、下顎大臼歯部から下顎角部。20〜40歳代。性差はない。	初期には無症状、増大すると顎骨の膨隆、羊皮紙様感を呈する。	境界明瞭な単房性、多房性、ときに蜂窩状の透過像。根尖の吸収像がみられる。	叢状型、濾胞型、混在型などがある。濾胞型：最も定型的。腫瘍細胞が濾胞状を呈し、辺縁部には円柱状、立方状の細胞が整列し、実質内には星状細胞が網状に分布する。叢状型：腫瘍細胞が分岐して索状増殖し、網状の腫瘍実質を形成する。	腫瘍の大きさに応じて顎骨辺縁切除、区域切除、半側切除。開窓術後嚢胞腔が縮小してから、摘出手術を行うことが多い。
② 歯原性石灰化上皮腫（Pindborg腫瘍）	未萌出歯の退縮エナメル上皮に由来する腫瘍。ときに骨外性に生じる。	下顎に多い。小臼歯部、大臼歯部。中年に多い。		境界明瞭ときに不明瞭な不規則な透過像。内部に不透過像がみられることが多い。	腫瘍細胞は敷石状に配列した多角形の上皮性細胞。上皮巣内部のアミロイド様物質の形成とその石灰化。石灰化は散在性で、しばしばLiesegang環がみられる。	

2) 混合腫瘍

	本態	好発部位/年/性	症状	X線所見	病理組織像	治療方針
① エナメル上皮線維腫	歯原性上皮腫および歯乳頭類似の細胞性間質成分の増殖よりなる腫瘍。上皮成分と間質成分の腫瘍性増殖。	エナメル上皮と類似。ほとんど20歳以下。	発育緩慢でほとんど無症状。		紡錘形の間葉性細胞の増殖する中に歯原性上皮巣が索状、島状に増殖。	摘出手術。
② 腺様歯原性腫瘍	特徴的な腺管状構造を形成する歯原性腫瘍。	上顎前歯部、犬歯部に多い。女性に多く、20歳以下に多い。		単房性の境界明瞭な透過像。内部に微細な不透過性構造物を多数含む。	腫瘍胞巣内部には腺管状構造が発達し、多数の石灰化物や好酸性沈着物がみられる。	
③ 石灰化歯原性嚢胞	歯原性上皮由来で発育性の性格を有する嚢胞状病変。	上顎前歯部、小臼歯。10〜30歳代に好発。	初期には無症状、増大すると顎骨の膨隆、羊皮紙様感を呈する。	単房性の境界明瞭な透過像。内部に大小の不透過性構造物。	エナメル上皮腫に類似の像を示す。上皮層内のghost cell（幻影細胞）と石灰化物が特徴。	摘出手術と周囲の掻爬。

				本態	好発部位/年/性	症状	X線所見	病理組織像	治療方針
疾患の概要	A・歯原性腫瘍	2)混合腫瘍	④歯牙腫	歯の硬組織の異常増殖を示す混合腫瘍。組織奇形に属する。集合性と複雑性がある。	集合性歯牙腫:上顎前歯部 複雑性歯牙腫:大臼歯部 10～20歳代に好発。	発育緩慢ではとんど無症状、ときに骨の膨隆。永久歯の萌出障害、歯の埋伏が多い。	集合性歯牙腫:種々の大きさ、形の歯牙様構造物の集合。複雑性歯牙腫:1層の透過像で囲まれた境界明瞭な強い不透過像。	集合性歯牙腫:個々の石灰化物が歯の構造を示す。その間は線維性組織で隔てられている。複雑性歯牙腫:エナメル質、象牙質、セメント質が複雑に不規則に配列して、その間に歯髄様組織が混在した像。	摘出手術。
		3)間葉性腫瘍	①歯原性線維腫	歯の中胚葉性の要素に由来する線維性組織の腫瘍。顎骨中心性、稀に周辺性がある。	下顎大臼歯部。若年者の女性。	初期は無症状、増大すると顎骨の無痛性の膨隆。辺縁性はエプーリス状。	単房性ときに多房性の境界明瞭な透過像。	細胞成分に富む線維性結合組織の腫瘍性増殖で、その中に歯原性上皮は散在性に認められる。	
			②歯原性粘液腫	歯原性間葉組織に由来する粘液腫瘍の構造を示す腫瘍。	下顎臼歯部。30歳前後の女性。	初期は無症状、増大すると顎骨の無痛性の膨隆を呈する。	多房性、石鹸の泡状の境界明瞭な透過像と樹枝状の不透過像。	粘液様の基質内に紡錘形または星状の細胞が疎に配列、中に歯原性上皮が散在。コラーゲンを多く含むものは粘液線維腫。	摘出手術では再発しやすい。顎骨切除が行われることが多い。
			③良性セメント芽細胞腫(セメント芽細胞腫、真性セメント質腫)	セメント芽細胞に由来し、セメント質様硬組織の増殖を特徴とする腫瘍。	下顎臼歯部。若年者、男性にやや多い。	初期には無症状、増大すると顎骨の無痛性の膨隆を呈する。	一層の透過像で境された類球形あるいは顆粒状、斑状、雲状の不透過像。	歯根のセメント質から連続した梁状のセメント質様硬組織が形成される。骨とは線維組織で境される。	原因歯を含めた摘出術。
	B・非歯原性腫瘍	1)良性腫瘍	①骨腫	成熟した骨組織の増生。真の腫瘍は稀。中心性と周辺性がある。骨隆起とは区別する。	上顎、下顎、関節頭。中年以降に多い。性差なし。	初期は無症状、増大すると顎骨の無痛性の膨隆。Gardner症候群では多発。	境界明瞭な均一な不透過像を示す。	骨質に富む緻密骨腫と海綿骨様の構造を示す梁状骨腫。	摘出手術または削除。
			②セメント質骨形成線維腫	骨・セメント質に類似した石灰化物を含む線維性組織からなる。	下顎臼歯部。若年者から壮年期、女性にやや多い。	初期には無症状、増大すると顎骨の無痛性の膨隆。	境界明瞭な透過像の内部の不規則な不透過像。	線維性結合組織の増生と類骨、線維骨、セメント質粒類似硬組織。	摘出手術。ときに顎骨部分切除。
			③軟骨腫、骨軟骨腫	成熟した軟骨組織の増生からなる。内軟骨腫(軟骨腫、良性軟骨芽細胞腫)と外軟骨腫(骨軟骨腫、骨膜性軟骨腫、滑膜性軟骨腫)。	上顎前歯部、下顎臼歯部、関節突起部、筋突起部。若年者から壮年期、性差不明。	初期には無症状、増大すると顎骨の無痛性の膨隆を呈する。	不規則な不透過像を示す。	線維性結合組織の増生からなり、その中に類骨、線維骨、セメント質粒類似硬組織が認められる。	
			④中心性血管腫	血管腫が骨組織の中に発生したもの。骨中心性骨血管腫と骨膜性骨血管腫がある。	上顎より下顎に多い。20歳以下の若年者、女性にやや多い。	初期には無症状、増大すると顎骨の無痛性の膨隆、羊皮紙様感を呈する。	骨中心性では蜂巣状または石鹸の泡状の多房性透過像。骨膜性では針状骨。	血管の増生からなる。	顎骨切除術、カテーテル栓塞術。抜歯や生検を行うと大量出血。
		2)悪性腫瘍	①骨肉腫	悪性間質細胞とそれから形成された悪性類骨や骨からなる腫瘍。骨形成性と骨破壊性がある。	上顎より下顎にやや多い。臼歯部、下顎枝部。20～40歳代、男性にやや多い。	初期には局所の有痛性、無痛性腫脹。増大すると顎骨の膨隆、歯の弛緩動揺・移動、知覚異常。血清アルカリホスファターゼの上昇。	初期は歯根膜腔拡大、下顎管拡張。病期によって透過像、不透過像、混在像。骨の新生による針状骨、旭日像、Codman三角。	骨形成性は類骨形成が著明。軟骨形成性は軟骨肉腫様の部分、線維形成性では線維肉腫の部分が多い。細胞異形成は多様。	広範囲な切除手術。化学療法、放射線療法。

5．腫瘍および類似疾患

			本態	好発部位/年/性	症状	X線所見	病理組織像	治療方針
疾患の概要	B・非歯原性腫瘍	2) 悪性腫瘍 ②上顎洞癌	上顎洞粘膜に原発した癌腫。	鼻副鼻腔癌の95％を占める。40〜70歳代、男性が女性の2倍。	鼻閉感、鼻漏、鼻出血、頰部腫脹、頰部違和感。洞底部発生では歯の動揺・違和感、口蓋の膨隆・噴火口状の潰瘍。眼窩底部に達すると複視、眼球突出、眼球運動障害、流涙。前壁発生では眼窩下部の無痛性腫脹、眼窩下神経の知覚鈍麻、後壁発生では開口障害。	初期には上顎洞内の不透過像、進行すると洞壁の骨破壊像。	主として扁平上皮癌。	広範囲な切除手術。化学療法、放射線療法。三者併用療法。
	C・腫瘍類似疾患	①線維性骨異形成症	骨形成間葉組織の発育異常あるいは骨異栄養症。単骨性と多骨性。多骨性はMcCune-Albright症候群のことがある。	四肢骨、顎骨に好発。20歳未満の若年者。成人になると発育が停止することがある。	初期には無症状で増大すると顎骨の無痛性腫脹。血清Ca、アルカリホスファターゼの上昇。	斑点状、磨りガラス状半透過像、囊胞状陰影欠損。	幼若な線維骨梁が不規則にみられる。骨梁間に膠原線維性の線維組織が増生している。	顎骨の削除。
		②根尖性セメント質異形成症	萌出した歯の根尖部に限局性にセメント質が増生した病変。	下顎前歯部、臼歯部。30〜40歳代、女性に多い。	発育緩慢で初期には無症状。歯は生活歯。偶然発見されることが多い。二次的感染によって炎症症状を示す。	初期：根尖の透過像。中間期：透過像内の不透過像。成熟期：根尖部の均一な不透過像と周囲の透過像。	線維性結合組織の増生と、種々の程度のセメント質様組織の形成。	治療は不要のことが多い。
		③Histiocytosis X（組織球症X）、骨好酸球肉芽腫	細網内皮系の障害により骨やその他の組織に肉芽組織が沈着する疾患。骨好酸球肉芽腫、Hand-Schüller-Christian病、Letterer-Siwe病の3つの病型があるが、後二者は予後不良。	上顎より下顎にやや多い。若年者にみられる。	骨好酸球肉芽腫：初期は局所の有痛性の腫脹。増大すると顎骨の膨隆、歯肉の炎症や潰瘍、歯の動揺、病的骨折。	境界明瞭な打ち抜き像、または境界不明瞭な透過像。浮遊歯を示すこともある。	Langerhans細胞様の組織球様細胞と多数の好酸球の巣状の浸潤。中央に切れ込みの類円型の核が特徴。	顎骨切除術、放射線治療、副腎皮質ステロイド療法、制癌薬投与。

A. 歯原性腫瘍

1）上皮性腫瘍 　総論195p

①エナメル上皮腫 　総論195p

概説・治療方針　エナメル上皮腫は、エナメル器に類似した組織像を示す歯原性腫瘍である。エナメル器の残遺や発育障害、歯堤、Malassez上皮残遺などの歯原性上皮や、含歯性嚢胞などの上皮に由来すると考えられ、多くは顎骨中心性に発生する。歯肉などの軟組織内に限局して発生するものは周辺性エナメル上皮腫と呼ばれ、口腔粘膜との連続性を認めることから、歯堤または粘膜上皮の基底細胞層に由来すると考えられている。

エナメル上皮腫は比較的若年者にみられ、平均年齢は30代前半、半数以上が20〜40歳代に発生する。性差はみられない。発生部位では圧倒的に下顎骨に多く95％を占め、上顎骨に発生するものは5％に過ぎない。また、下顎骨に発生するものの大部分は大臼歯部から下顎角部を含み、前歯部に発生するものは比較的稀である。

X線検査ではおおむね境界明瞭なX線透過像を示すが、その病態は単房性（47％）、多房性（37％）、蜂窩状（16％）など多岐にわたる。X線検査のみからエナメル上皮腫と診断することはできない。また、埋伏歯が腫瘍と関連してみられることも多い。

腫瘍は、肉眼的に嚢胞型（66％）と充実型（34％）に分類される。病理組織学的には叢状型および濾胞型が基本型で、その他に棘細胞型、基底細胞型、顆粒細胞型などが分類されている。これらの組織像は、混在してみられることも多い。濾胞型エナメル上皮腫では、エナメル器に類似した歯原性上皮細胞巣が結合組織中に島状に浸潤増殖する。腫瘍胞巣の辺縁部には、エナメル芽細胞に類似した1層の円柱状または立方状の細胞が整列し、その内部に多角形の星状細胞が網状に分布する。星状網の細胞間隙はしばしば離開し、場合によっては嚢胞形成がみられる。星状細胞が著明に扁平上皮化生しているものは棘細胞型エナメル上皮腫とよばれ、角化層も発現する。叢状型エナメル上皮腫は、腫瘍細胞が分岐した索状に増殖するもので、網状の腫瘍実質を形成する。この型でも腫瘍胞巣の辺縁部には1層の円柱状細胞が配列するが、濾胞型エナメル上皮腫ほど明らかではない。嚢胞形成がしばしばみられるが、叢状型エナメル上皮腫では網状の腫瘍胞巣に囲まれた間質が融解してできる間質嚢胞が主である。

一般的に、エナメル上皮腫の間質は細胞成分の少ない線維性結合組織であるが、ときにこの間質が緻密な膠原線維で構成されるものがある。腫瘍胞巣は、この線維組織の中に島状あるいは索状に分布する。間質が類腱組織に似ていることから、この型を類腱エナメル上皮腫（desmoplastic ameloblastoma）という。

X線的に単房性透過像を示す嚢胞状エナメル上皮腫は、単房性エナメル上皮腫（unicystic ameloblastoma）として1つのカテゴリーに分類されている。単房性エナメル上皮腫は、多房性または蜂窩状エナメル上皮腫と比較して、10〜20歳代の低年齢層に生じる傾向にある。病理組織学的には、多くは叢状型エナメル上皮腫に大きな嚢胞が発育したものと考えられるが、稀に他の歯原性嚢胞の嚢胞壁に発生する壁性エナメル上皮腫（mural ameloblastoma）も含まれる。

エナメル上皮腫の組織型とその発生年齢の間には相関関係がみられる。平均年齢では、叢状型が25.7歳に対し、濾胞型は36.8歳で、叢状型エナメル上皮腫の方が低年齢層に発生する。また、組織型はその腫瘍のX線所見とも関連する。すなわち、単房性エナメル上皮腫の59％は叢状型の組織像を示すのに対し、多房性エナメル上皮腫では78％、蜂窩状エナメル上皮腫では87％が濾胞型の組織像を示す。

エナメル上皮腫は良性腫瘍であるが、局所浸潤性に発育する。多くの場合、無症状に進行する。顎骨は菲薄化して膨隆し、羊皮紙様感を呈することが多い。皮質骨が完全に吸収することもあるが、骨膜を貫通することは稀である。嚢胞型の場合は、骨が完全に吸収されると波動を示す。口腔内には潰瘍が現れることもある。エナメル上皮腫の治療法は外科的切除が基本で、腫瘍の進展状況によって下顎骨区域切除などの根治的な手術や、摘出掻爬術などの保存的な手術が行われる。嚢胞型の場合には、開窓して病巣が縮小してから摘出することも行われている。

根治的手術の予後は良好で、再発することは少ない。保存的手術の場合は、予後は腫瘍の組織型やX線所見によって異なる。組織型別には、濾胞型エナメル上皮腫は叢状型よりも再発率は高い。また、X線像からみると、多房型または蜂窩状エナメル上皮腫は単房型エナメル上皮腫よりも予後は悪い。年齢的に20歳以上と、それ未満の患者の予後を比較すると、若年者の方が再発率は低い。

5．腫瘍および類似疾患

症例1：19歳、男性
主　訴：下顎の腫脹
現病歴：1年前から下顎の腫脹に気づいていたが、症状がないため放置していた。最近増大してきた。

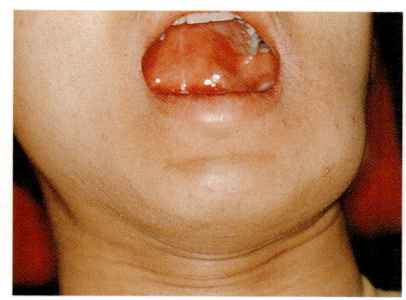

症例1　初診時顔貌：左下顎部に限局性の膨隆がみられる。

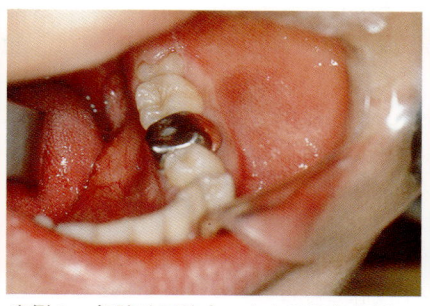

症例1　初診時口腔内：左大臼歯部頰側の歯肉腫脹が著明である。

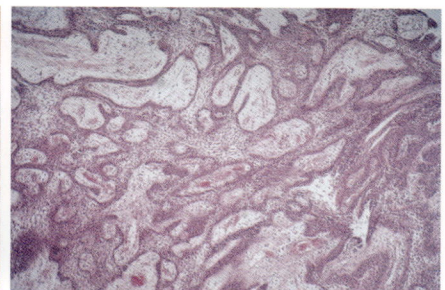

症例1　病理組織像（ヘマトキシリン・エオジン染色、弱拡）：叢状型エナメル上皮腫。

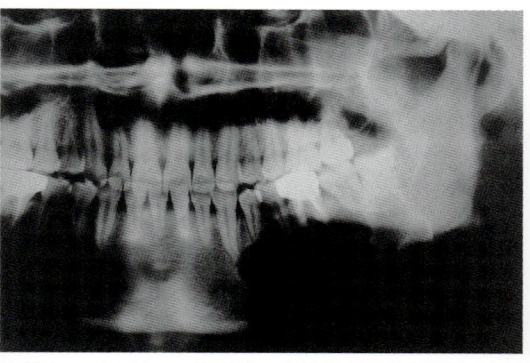

症例1　パノラマX線写真：左骨体部に境界明瞭な透過像がみられる。

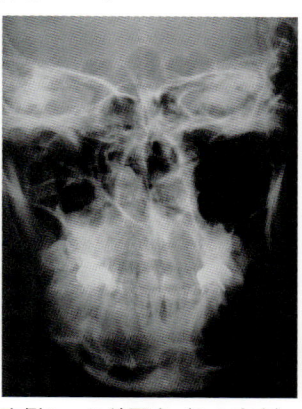

症例1　X線写真（P-A方向）

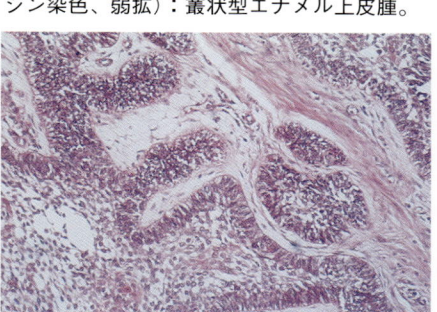

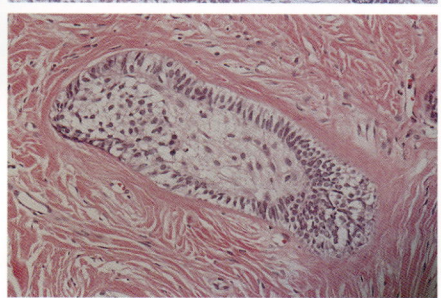

→症例1　病理組織像（ヘマトキシリン・エオジン染色、強拡）：腫瘍胞巣辺縁は円柱状細胞よりなり、内部には星状細胞がみられる。

症例2：57歳、男性
主　訴：上顎前歯部歯肉の腫脹
現病歴：1カ月程前に上顎前歯根尖部の歯肉が膨隆しているのに偶然気づいた。

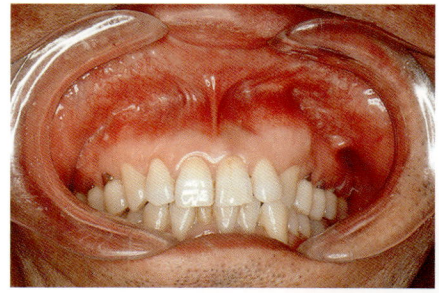

症例2（上）　初診時口腔内：左側切歯および犬歯の根尖部に限局性の骨膨隆がみられる。

症例2（下）　病理組織像（ヘマトキシリン・エオジン染色、弱拡）：濾胞型エナメル上皮腫。線維性結合組織の間質中に腫瘍胞巣が散在性に分布している。

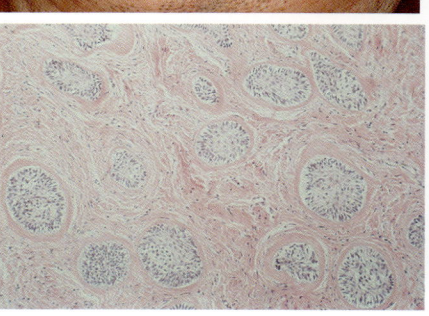

↓症例2　X線写真（咬合型）：左側切歯および犬歯の歯間部に蜂窩状の透過像がみられる。歯根は離開している。

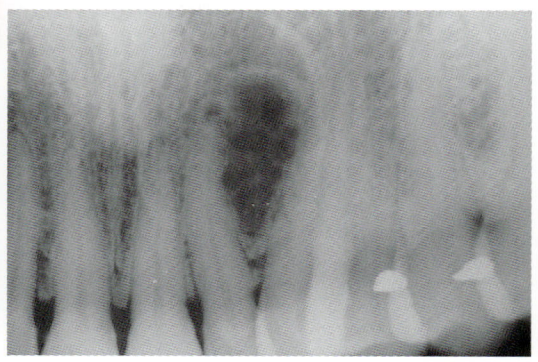

②歯原性石灰化上皮腫

総論 195p

概説・治療方針　1956年Pindborgによって報告された歯原性の良性上皮性腫瘍で、顎骨内に発生する。組織学的な類似性から、未萌出歯の退縮エナメル器上皮に由来すると考えられている。

発生年齢は多様で20〜60歳代まで分布し、中年に多い。性差はない。上顎、下顎のどちらにも発生するが、2：1で下顎に多い。大部分は小臼歯部または大臼歯部に生じる。稀には骨外性に発生するものもあり、前歯部歯肉に発生した例がしばしば報告されている。

X線的には境界明瞭または不明瞭な、不規則な骨透過像としてみられ、内部には様々なサイズのX線不透過性構造物が混在する。腫瘍の約半数は未萌出歯または埋伏歯に関連して生じ、これらのX線不透過性構造物は埋伏歯の歯冠周囲に分布することが多い。

病理組織学的には多彩な像を示す。腫瘍は敷石状に配列した多角形の上皮細胞からなり、散在性の上皮島の形成や、ときには腺癌を思わせるような索状配列を呈する。敷石状に配列した細胞間には、明瞭な細胞間橋が認められる。腫瘍細胞は外形が明瞭で、好酸性の細胞質を有する。核はしばしば多形性で、巨大核や多核細胞の出現をみる。また核小体が著明な細胞が観察されることも多い。しかし、核分裂像はほとんどみられない。なかには明細胞の顕著な例も報告されている。

線維性間質はしばしば退行性変性を示す。この腫瘍に特徴的な所見は、腫瘍上皮巣内部にみられる円形、好酸性の均質な構造物である。これはチオフラビンTの特殊染色によりアミロイドであると考えられている。アミロイドの沈着は腫瘍細胞の細胞質内に始まり、それが進行して間質内にも及ぶと考えられている。この部分はクリスタルバイオレット、コンゴレッドによってメタクロマジーを示す。アミロイドの沈着が退行性変性によるものか、腫瘍によってアクティブに分泌されたものかはまだ明らかではないが、その周囲の細胞には退行性変性がみられることが多い。アミロイドの沈着した部分にはしばしば石灰化が観察される。石灰化は散在性に発現し、しばしばLiesegang環がともにみられる。

ごく稀に、石灰化歯原性上皮腫と腺様歯原性腫瘍が混在する例が報告されている。

発育は緩慢で無痛性に増大するが、局所的には周囲骨の破壊を伴った浸潤性増殖を示す。ときには腫瘍の周囲が被包化された例もある。

手術法はエナメル上皮腫に準ずるが、再発も報告されていることから、周囲健常組織を含めた根治的な手術を選択することが望ましい。術後の長期経過観察は必須である。

症　例：18歳、男性
主　訴：下顎腫脹
現病歴：初診の半年程前に下顎の無痛性腫脹に気づいた。

図1　初診時口腔内：左下顎臼歯部から臼後部にかけて広範な歯肉腫脹がみられる。

図2　パノラマX線写真：骨体部および下顎角部に境界明瞭な骨吸収像がみられる。第二大臼歯の根尖は吸収している。

図3　X線写真（咬合型）：頬側の皮質骨は菲薄化して外側に膨隆している。骨吸収部の内部には、細かな粒状の不透過性構造物が観察される。

図4　病理組織像（ヘマトキシリン・エオジン染色、弱拡）：腫瘍胞巣はエオジン好性の上皮細胞よりなる。胞巣内部には、小さな石灰化がみられる。

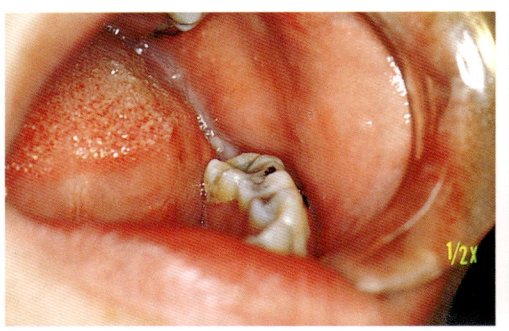

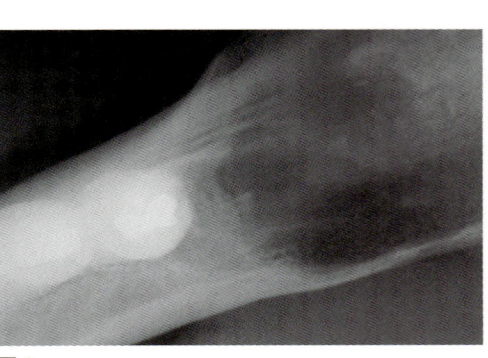

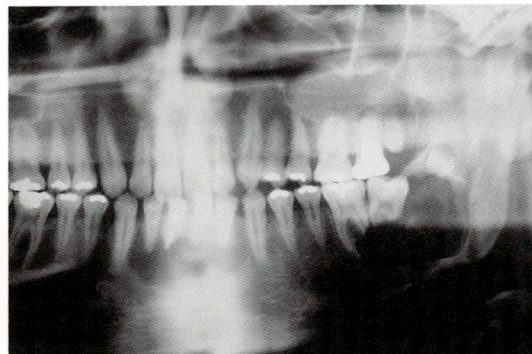

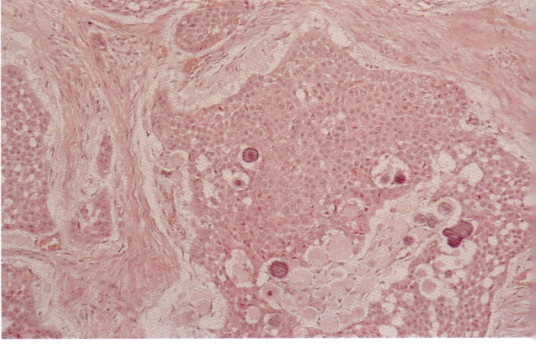

2）混合腫瘍

①エナメル上皮線維腫

☞ 総論 195p
☞ 総論 195p

概説・治療方針　歯原性上皮および歯乳頭に類似した細胞性間質成分の増殖よりなる腫瘍である。上皮成分と間質成分ともに腫瘍性増殖を示す混合性腫瘍であると考えられている。しかし、この発生由来に関して、エナメル上皮線維腫とは、石灰化する以前の未熟な発育段階にある複雑性歯牙腫に他ならないという説もある。
発生頻度はエナメル上皮腫より低い。発生部位はエナメル上皮腫のそれとほぼ同様である。年齢的にはエナメル上皮腫と比較してさらに若年層に発生し、平均年齢はおよそ14歳である。20歳以上に発生することはほとんどない。性差は認められない。
X線検査では境界明瞭な単房性の囊胞状透過像を呈するが、ときに多房性の透過像として認められることもある。発生部位は下顎の小臼歯部あるいは大臼歯部に多く、X線検査でエナメル上皮腫と鑑別することは困難である。腫瘍はしばしば囊胞形成を示す。病理組織学的に、腫瘍上皮はロゼット状、長い指状、あるいは索状に増殖する。

上皮細胞は立方状または円柱状で、原始的な歯原性上皮に類似している。一部では、上皮細胞に囲まれて少数の星状細胞がみられる。上皮内部に囊胞が形成されることはほとんどない。上皮組織の周囲には硝子化帯が認められる。間葉成分は歯乳頭に似た幼弱な結合織の増殖からなり、エナメル上皮腫に比較して細胞成分に富んでいる。細胞は円形または多角形で、細胞間に少数の膠原線維を含む。ときに粘液腫様組織がみられることもある。症状はなく、ほとんどの場合X線検査によって偶然に発見される。発育はエナメル上皮腫以上に緩慢で、ゆっくりと膨張性に大きくなる。境界は極めて明瞭である。腫瘍が骨梁内に浸潤増殖することはないため、摘出術などの保存的な手術が選択される。再発はほとんどない。

症　例：9歳、女子
主　訴：左側第一大臼歯萌出遅延
現病歴：主訴のため近医歯科受診し、X線診査にて多房性骨吸収像を認めた。（東京歯科大学オーラルメディシン講座症例）

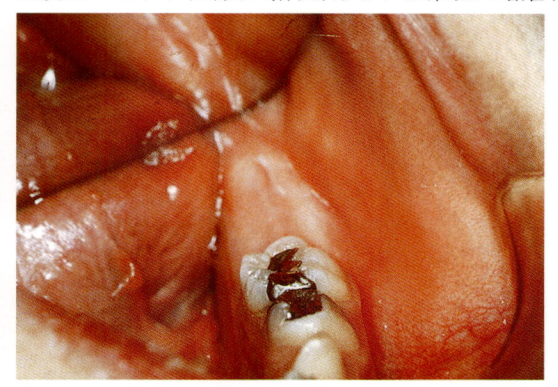

↑図1　口腔内：`|6` 相当の歯槽部に骨様硬の腫脹がみられる。疼痛は認められなかった。 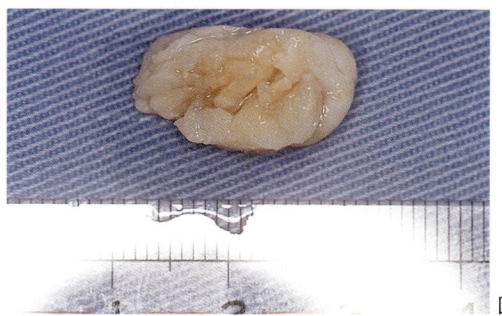
図2　手術標本：類球形で表面は滑沢な充実性腫瘍。

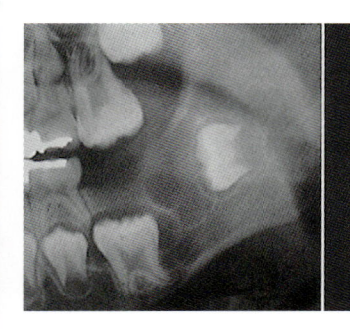

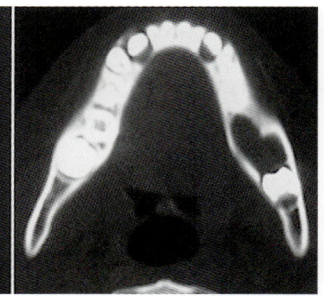

↑図3　初診時パノラマ（左）、X線CT写真（右）：下顎角部に未萌出歯を含んだ多房性の骨吸収像がみられる。CT所見では頰舌側に骨の膨隆がみられ、多房性と単房性の2カ所の囊胞様骨吸収像を認める。
→図4、5　手術標本の病理組織像（上：弱拡、下：強拡）：歯乳頭に似た幼弱な結合組織の中に、類円形の核を持つ立方形の細胞からなる歯原性上皮が索状あるいは網目状に増殖している。

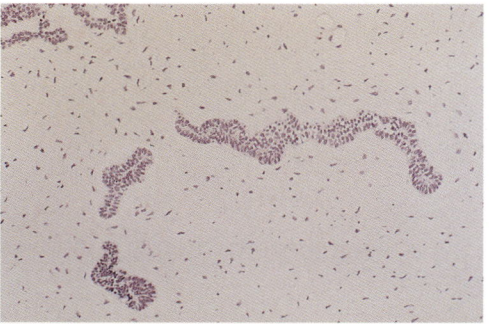

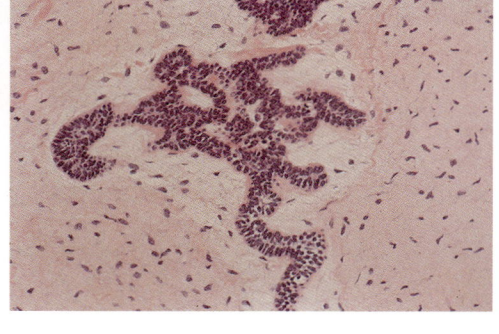

②腺様歯原性腫瘍

総論 195p

概説・治療方針 特徴的な腺管状構造を形成する歯原性腫瘍である。発生年齢は5〜53歳まで広く分布し、平均年齢は18歳であるが、多く（73%）は20歳以上に発生する。女性に多く、64%を占める。発生部位別には下顎骨（35%）より上顎骨（65%）に多い。顎骨中心性に発生し、上顎では前歯部、特に犬歯部に好発する。埋伏歯や含歯性嚢胞と関連が深いと考えられている。

X線的には単房性の場合が多く、含歯性嚢胞と類似した所見を呈する。内部に小さなX線不透過性構造物を多数含む場合が多いが、微細な石灰化物ではX線検査で確認できないこともある。歯根の離開や近接歯の偏位を起こすが、根尖の吸収は稀である。

腫瘍は充実性の場合もあるし、広範に嚢胞形成がみられる場合もある。病理組織学的に、腫瘍は上皮細胞のシート状または索状の増殖よりなる。これらの細胞はエナメル芽細胞に類似した円柱状細胞に分化し、多くの部位で腺管状構造を形成する。腫瘍細胞は、その部位によって多角形または紡錘形となるが、異型性は示さず細胞分裂もほとんどない。腺管状構造の内面には好酸性の沈着物をみる。この物質はPAS陽性で、免疫組織学的検索によって基底膜物質であるとみられている。間質内にはしばしばヒアリン成分が含まれ、象牙質様組織であると考えられている。エナメルマトリックスがみられることもあり、石灰化を示す。

腫瘍は無痛性腫瘤として、極めて緩徐に増大する。多くは3cm以下の小さな段階で発見される。エナメル上皮腫よりも悪性度は低く、保存的摘出術の適応となる。周囲は完全に被包化され、剥離は容易である。再発はほとんどない。

症　例：19歳、男性
主　訴：上顎歯肉腫脹
現病歴：初診の数カ月前から顔面および上顎歯肉に無痛性の腫脹を来した。

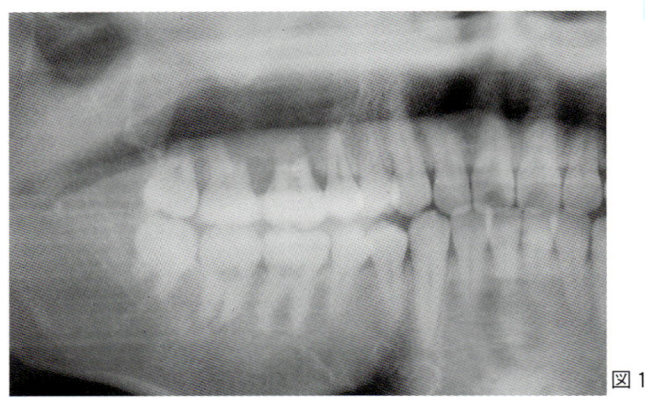

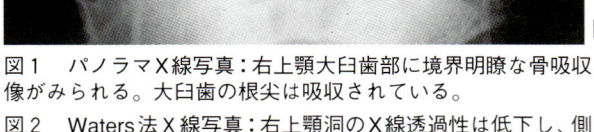

図1　パノラマX線写真：右上顎大臼歯部に境界明瞭な骨吸収像がみられる。大臼歯の根尖は吸収されている。
図2　Waters法X線写真：右上顎洞のX線透過性は低下し、側壁は消失している。
図3　初診時口腔内：右上顎全体に膨隆が明らかである。
図4　X線CT写真：上顎洞内は腫瘍組織に満たされ、内部に細かな石灰化像が観察される。
図5　病理組織像（ヘマトキシリン・エオジン染色、弱拡）：腫瘍胞巣の内部には腺管状組織が発達し、いたるところで石灰化像が観察される。

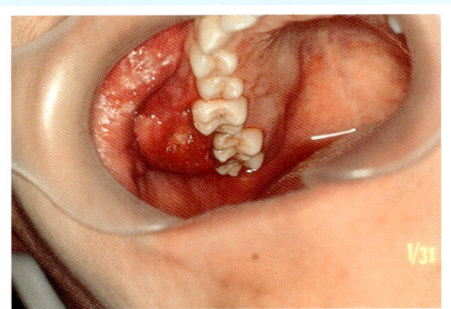

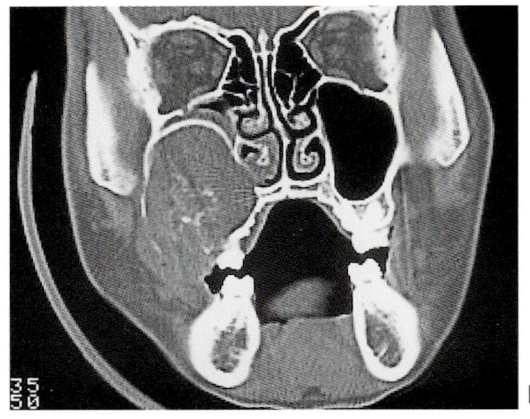

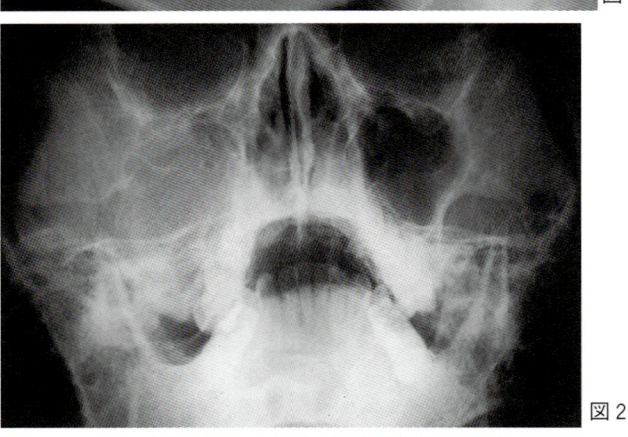

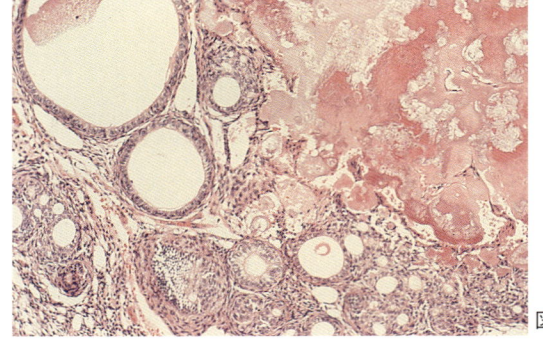

③石灰化歯原性囊胞

概説 歯原性上皮に由来するもので、囊胞壁の上皮におけるghost cell（幻影細胞）とその石灰化を特徴とするもので、発育性の性格を有する囊胞性疾患である。多くは局所の無痛性膨隆として発現する。X線的には、無歯性または含歯性の濾胞性歯囊胞に類似した境界明瞭な囊胞様透過像を呈し、その中に小さな多数の不規則な石灰化物を思わせるX線不透過物を認めるのが特徴である。性差はなく、10〜30歳代に最も多くみられ、上顎の前歯や小臼歯部に好発するとされている。埋伏歯や歯牙腫を合併することもある。

組織所見として囊胞壁は比較的厚く、内面の上皮基底細胞は円柱状で内エナメル上皮に類似し、その内側は厚い星状網様像を示し、エナメル上皮腫に似た像を呈する。また上皮層内には、特徴的なghost cellの集塊とそれに関連した石灰化物を認める。

治療方針 通常は摘出術が行われるが、病変部周囲に小囊胞や歯原性上皮が散在していることがあるので、摘出時には周囲組織の充分な掻爬が必要である。極めて稀であるが、悪性例の報告もある。

症　例：15歳、男性
主　訴：左側下顎骨の無痛性膨隆
現病歴：3年程前から左側臼歯部の膨隆に気づいていたが無痛性なので放置。最近、膨隆が増大してきた。

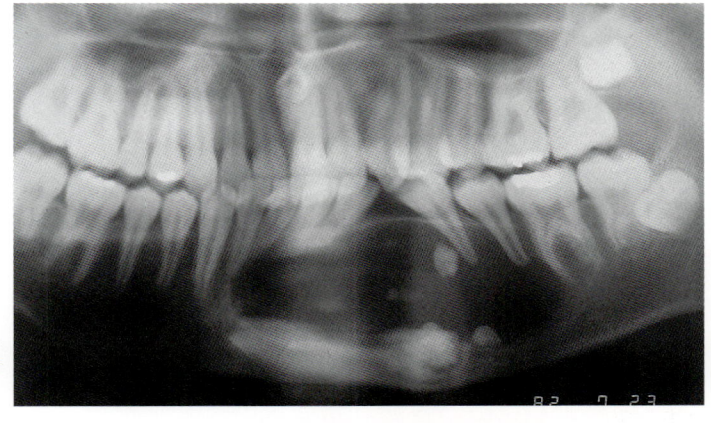

図1　パノラマX線写真：境界明瞭な骨吸収像がみられ、その内部には埋伏歯や石灰化物がみられる。

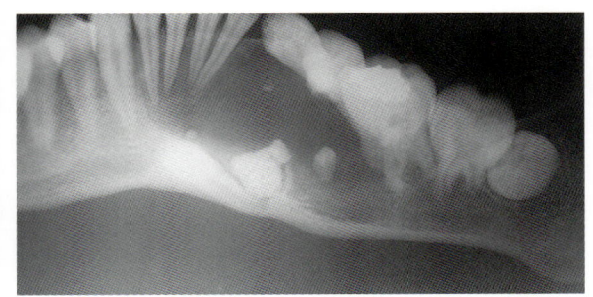

図2　X線写真：埋伏歯や大小の石灰化物が散在性に認められる。

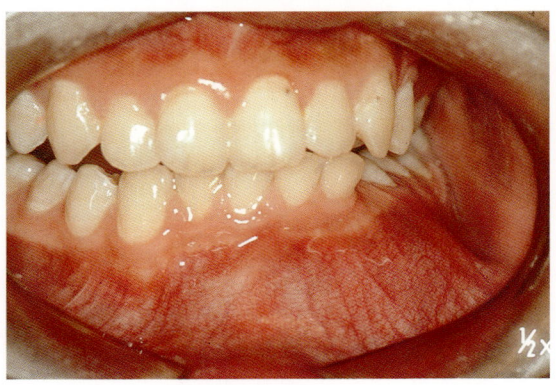

図3　口腔内：下顎骨骨体部は膨隆し、犬歯、小臼歯は舌側に傾斜している。

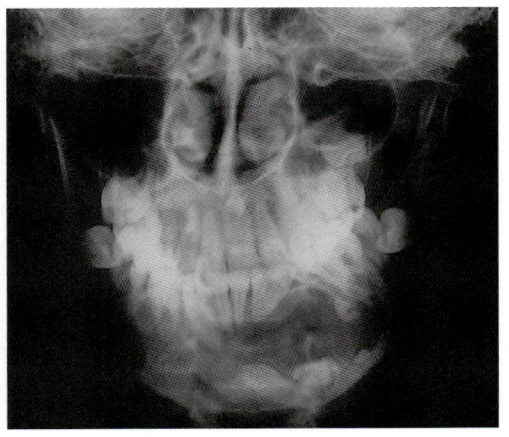

図4　X線写真（P-A方向）

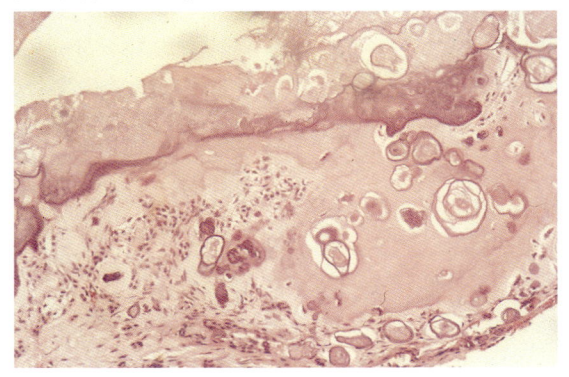

図5　病理組織像：囊胞壁の幻影細胞と石灰化物。

④歯牙腫

概説・治療方針 歯牙硬組織であるエナメル質、象牙質、セメント質の異常増殖を示す両胚葉性（外胚葉性および中胚葉性）の歯原性腫瘍である。組織奇形（過誤腫、hamartoma）に属するものであって、組織学的には集合性歯牙腫と複雑性歯牙腫の2つに大別されている。
複雑性歯牙腫はエナメル質、象牙質、セメント質の3者が複雑かつ不規則に増生して配列し、その間に歯髄組織や歯原上皮などが混合したものである。下顎の大臼歯部や上顎前歯部に好発し、X線像では1層の透過像で囲まれた、周囲との境界の明瞭な石灰化の強い不透過像が一塊として認められる。
集合性歯牙腫は上下顎の前歯部に好発し、X線像では種々の形をした歯牙様不透過物が集合した状態で認められる。周囲との境界は明瞭である。歯の組織の形態分化の完成したもので、個々の石灰化物ではエナメル質、象牙質、セメント質、および歯髄が正常の歯と同じ配列をしている。また、それぞれの歯牙様構造物は通常、線維性結合組織によって隔てられている。
集合性歯牙腫の診断は容易であるが、複雑性歯牙腫の場合はセメント質腫、腺様歯原性腫瘍などとの鑑別の困難な時がある。また、発育途上の複雑性歯牙腫では歯原性上皮を含む軟組織が混在していることから、エナメル上皮線維歯牙腫との鑑別も必要となってくる。歯の埋伏を伴っている場合が多く、埋伏歯の抜去とともに摘出が行われるが、集合性の場合で歯の萌出を阻害しているような時は、歯冠部にある腫瘍のみを摘出して、埋伏歯の萌出を試みることも行われる。複雑性の場合で巨大なものは、顎骨切除の行われる場合もある。

〈複雑性歯牙腫〉

図1（左） 口腔内：|7|は未萌出で、歯槽は頬舌的に膨隆している。
図2（中） パノラマX線写真：|7|の埋伏と鶏卵大のX線不透過物。
図3（右） 病理組織像：象牙質やエナメル質などの歯牙硬組織が不規則に配列。

症　例：16歳、女性
主　訴：下顎右側大臼歯部の膨隆と疼痛
現病歴：3～4年前より大臼歯部の膨隆に気づくも放置。その後、大臼歯は萌出せず、最近になり疼痛が発現。

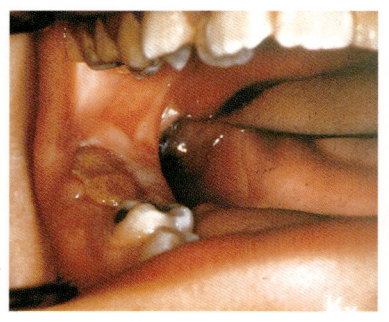

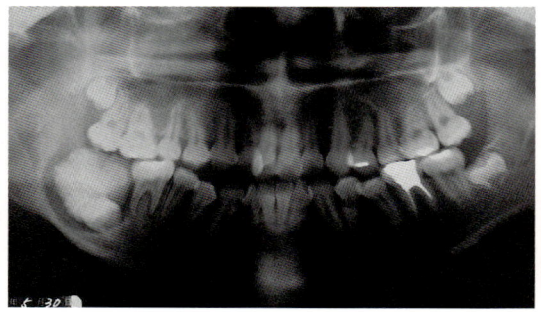

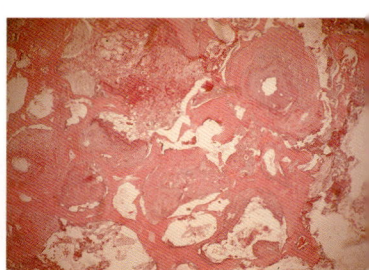

〈集合性歯牙腫〉

図1（左） デンタルX線写真：|5 4|の歯根の間にX線吸収像を示す多数の歯牙様の構造物が認められる。
図2（中）摘出物：多数の歯牙様構造物が認められる。
図3（右） 病理組織像（非脱灰標本、トルイジンブルー染色）：エナメル質、象牙質、歯髄の形成を伴った多数の歯牙様構造物が認められる。

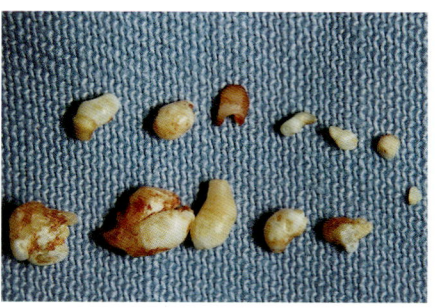

症　例：17歳、男性
主　訴：右側下顎の異常
現病歴：矯正治療のためX線写真を撮影した時、右側下顎骨の異常を指摘された。自覚症状はない。（昭和大学第1口腔外科症例）

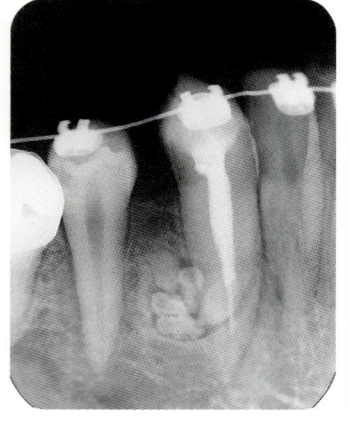

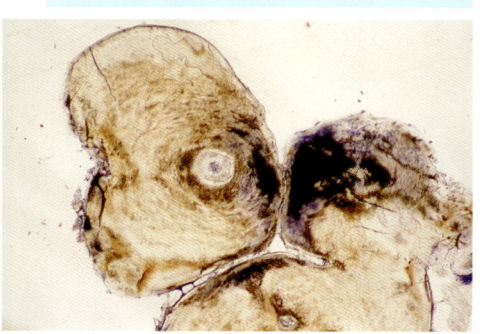

3) 間葉性腫瘍 　総論 196p

①歯原性線維腫 　総論 196p

概説　歯の中胚葉性要素である歯乳頭、歯小囊あるいは歯根膜に由来する腫瘍とされており、顎骨中心性のものと周辺性のものとに分けられるが、いずれもその発現は稀である。
X線所見では、通常、境界明瞭な単房性あるいは多房性の囊胞様X線透過像を呈する。
顎骨中心性のものは下顎大臼歯部が好発部位で、発育は緩慢であり、顎骨を無痛性に膨隆させる。なかには、埋伏歯や歯の欠如を伴うこともある。比較的若年者で、女性に多いとされている。周辺性のものはいずれの年代にもみられ、歯頸部から生じ、線維性エプーリスと同様の臨床所見を呈する。
組織所見は細胞成分に富み、膠原繊維成分を種々の割合で含む線維性結合組織の腫瘍性増殖で、この中に島状または索状の歯原性上皮が散在性に認められる。石灰化物は一般に認めないが、小さいセメント質や類セメント質の存在する症例も報告されており、この場合はセメント質形成性線維腫などのいわゆる fibro-osseous lesion との鑑別を必要とする。

治療方針　保存的外科処置として摘出術が行われるが、再発はみられない。

症　例：68歳、男性
主　訴：|6 7 部頰側歯肉部の腫瘤。
現病歴：数カ月前に|6 7 部頰側歯肉部の腫瘤に気づくも、無痛性のため放置。

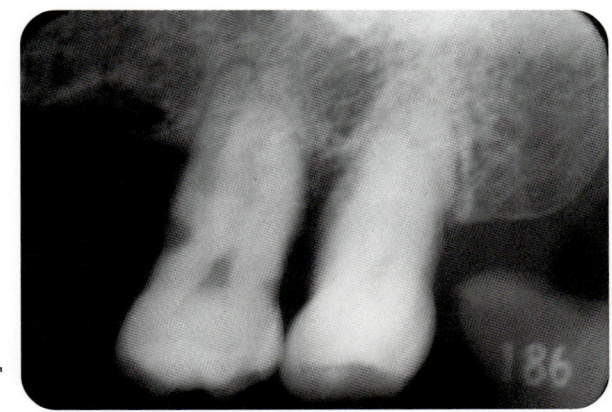

図1　X線写真：歯槽骨の水平吸収がみられる他には、著明な骨吸収等は認めない。

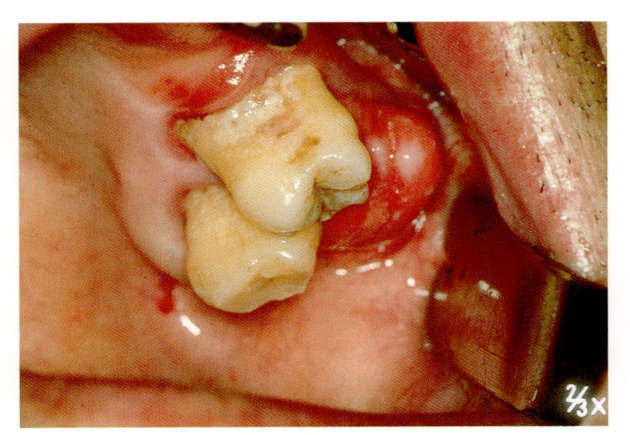

図2　口腔内：|6 7 部頰側歯肉部の歯冠大の腫瘤。

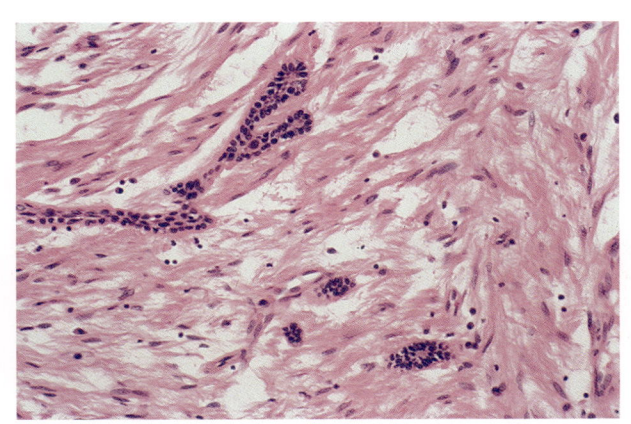

図3　病理組織像：線維性結合組織内の索状の歯原性上皮細胞塊。

②歯原性粘液腫

> 総論 196p

概説 歯原性の間葉性組織に由来する、粘液腫様の構造を有する腫瘍である。比較的稀なもので、若年者に多い。顎骨内部に生じ、臼歯部が好発部位である。発育は緩慢で、顎骨を徐々に膨隆させ、歯の動揺や位置異常を来し、巨大に発育すれば顔貌の変化を来すようになる。X線所見は比較的特有で、多房性の透過像（石鹸の泡状）を示し、既存の骨梁が残存すると、その間に樹枝状の不透過像を示す骨質がみられる。

組織所見では、豊富な粘液様基質内に、濃縮した核と細長い突起をもった紡錘形の結合組織細胞が疎に配列し、島状や索状の歯原性上皮が存在する。大部分の歯原性粘液腫はほとんどコラーゲンを含まないといわれているが、コラーゲンを比較的多く含むものもあり、この量によって一部のものは粘液線維腫とも呼ばれる。ほとんど被膜が存在せず、局所浸潤性で境界は明瞭ではない。

治療方針 従って、単なる摘出術を行った場合は再発することが珍しくなく、一般には顎骨切除術が行われる。

症　例：26歳、男性
主　訴：右側上顎大臼歯部の無痛性の膨隆
現病歴：数年前より右側上顎大臼歯部の無痛性の膨隆に気づく。最近、増大の傾向を認める。

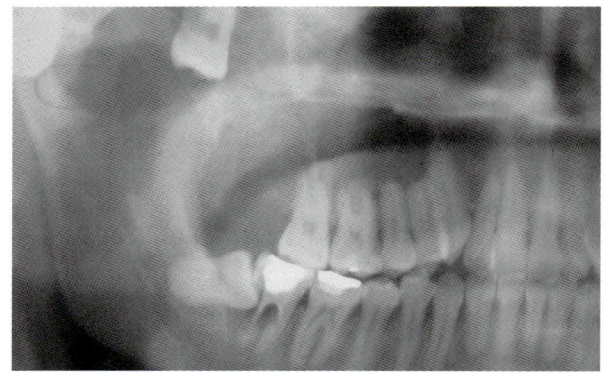

図1　パノラマX線写真：右側上顎小臼歯部より上顎結節にかけての骨吸収像。智歯は上方に偏位している。

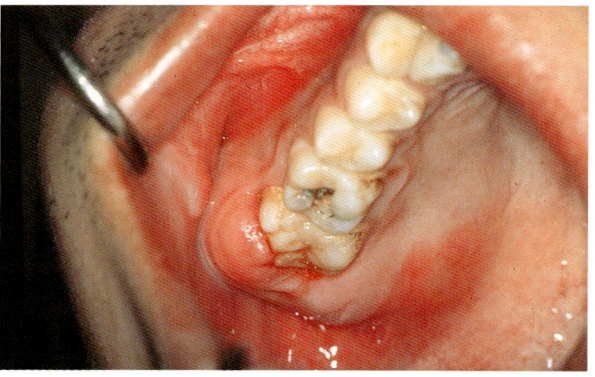

図3　口腔内：右側上顎結節部の膨隆。被覆粘膜は正常。

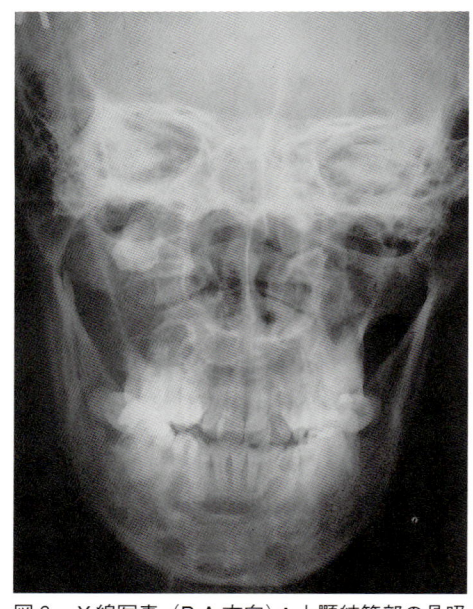

図2　X線写真（P-A方向）：上顎結節部の骨吸収が著明。

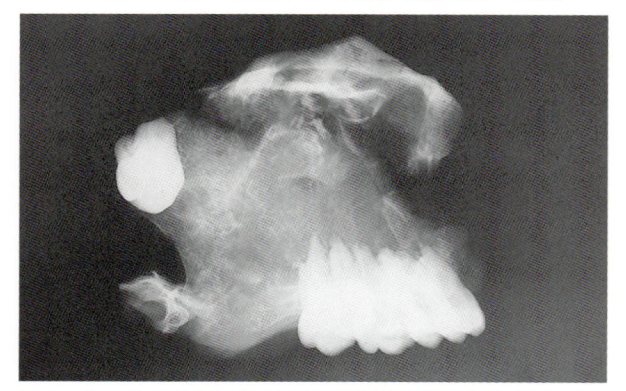

図4　摘出物のX線写真：樹枝状の不透過像を認める。

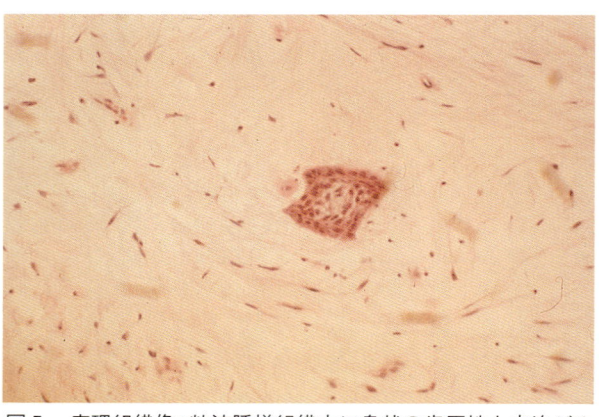

図5　病理組織像：粘液腫様組織内に島状の歯原性上皮塊がみられる。

③良性セメント芽細胞腫

概説 セメント芽細胞に由来し、セメント質様硬組織の増殖を特徴とする良性腫瘍で、セメント芽細胞腫、または真性セメント質腫とも呼称される。やや男性に多いとされ、一般に若年者の下顎小臼歯、大臼歯の歯根部より生じる。発育は緩慢で、初期では自覚症状はなく、増大すると顎骨を膨隆させる。X線的には、歯根部に周囲の骨とは明らかな透過層で境された類球形のX線不透過像として認められるが、腫瘍の成熟の程度により、不透過像は顆粒状、斑状、雲状など様々な像を呈する。組織所見では、歯根を取り囲むように、歯根のセメント質と連続性に梁状の硬組織が多量に形成されるが、腫瘍辺縁部は非石灰化組織となっている。周囲の正常骨とは、セメント芽細胞や破セメント細胞などの細胞成分の豊富な線維性結合組織により明らかに区別される。鑑別すべき疾患として、良性骨芽細胞腫や類骨骨腫等がある。

治療方針 通常、原因歯を含めた腫瘍の摘出術が行われる。一般に再発は稀とされているが、再発例の報告も散見される。

症 例：37歳、女性
主 訴：右側下顎犬歯部の違和感
現病歴：最近になり、咬合時に犬歯小臼歯部の違和感を認める。

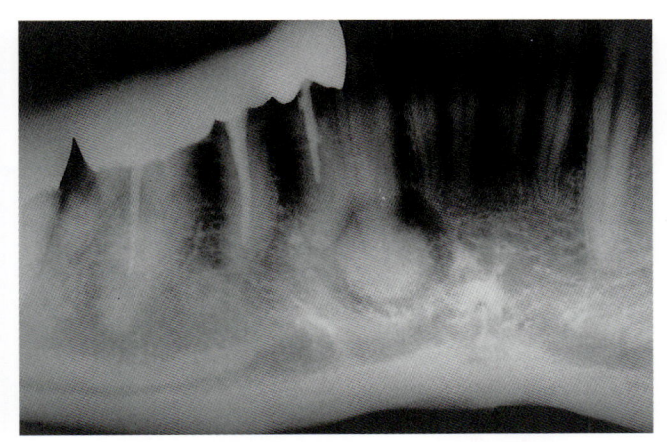

図1 X線写真：犬歯根尖部の、周囲と一層の透過像で境いされた類円形のX線不透過像。

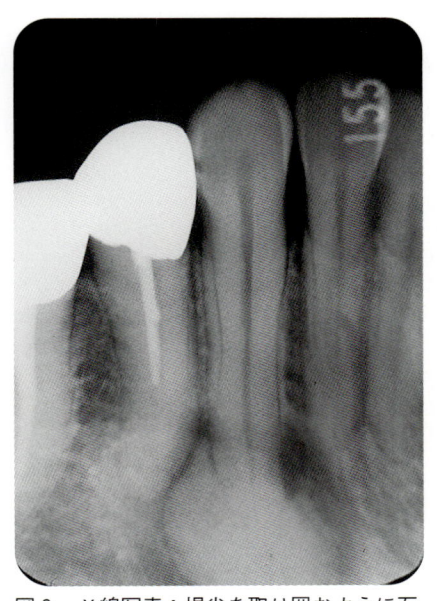

図2 X線写真：根尖を取り囲むように石灰塊が認められる。

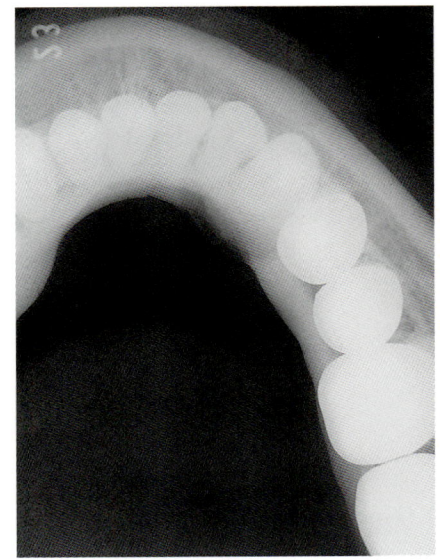

図3 X線写真：下顎骨の皮質は消失している。

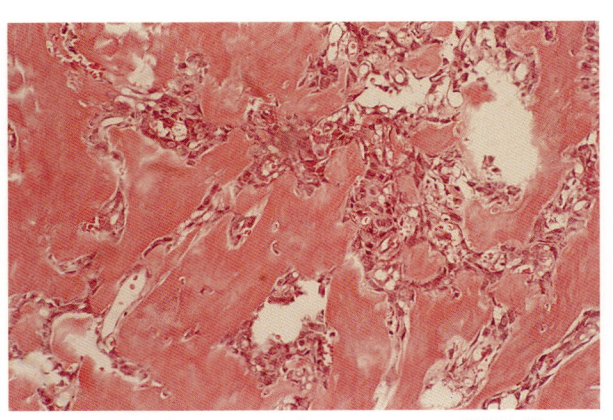

図4 病理組織像：梁状に形成されたセメント質様組織。

B．非歯原性腫瘍

1）良性腫瘍　　総論196p

①骨　腫　　総論196p

概説　成熟した骨組織の増生からなる病変である。顎骨では真の腫瘍ではないことが多く、顎骨内に生じる中心性骨腫と外骨膜性の周辺性骨腫がある。原因は不明である。中年以降に多いが、緩慢な発育をするため初発年齢は不明のことが多く、性差はない。顎骨に好発し、上顎結節、上顎洞、下顎角部、オトガイ部、顎関節頭部などに多い。初期には無症状のことが多く、増大により口腔内違和感、顔貌の変形、咬合異常などを来すが疼痛はほとんどない。Gardner症候群では、多発性の骨腫が主要病変である。X線所見は境界明瞭で、比較的均一な不透過像を示す。

治療方針　摘出術または削除を行うが、障害がなければ経過観察を行えばよい。予後は良好で、鑑別疾患として軟骨腫、線維性骨異形成症、骨線維腫、良性骨芽細胞腫などがある。

症　例：54歳、女性
主　訴：義歯の不適合
現病歴：約10年前より腫瘤に気づいていたが、疼痛がないため放置していた。

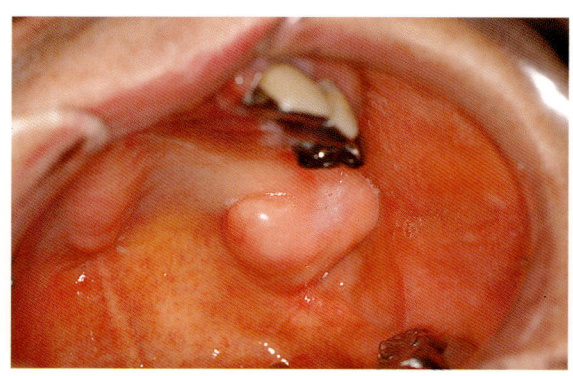

図1　口腔内：|8部に拇指頭大の骨様硬の腫瘤を認める。

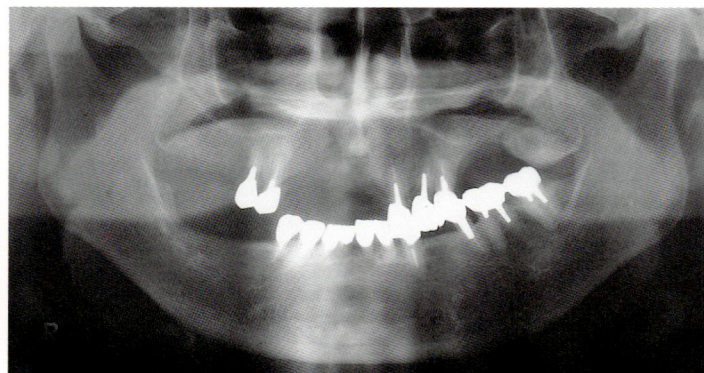

図2　パノラマX線写真：|8部にX線不透過像を認める。

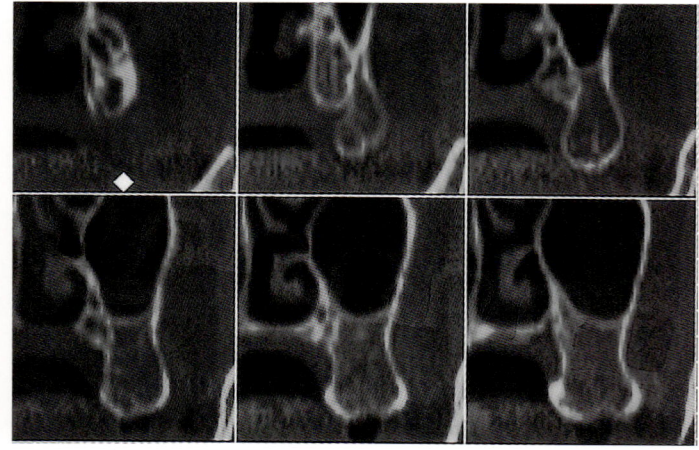

図3　X線写真：口腔内（下方）へこぶ状に隆起する。

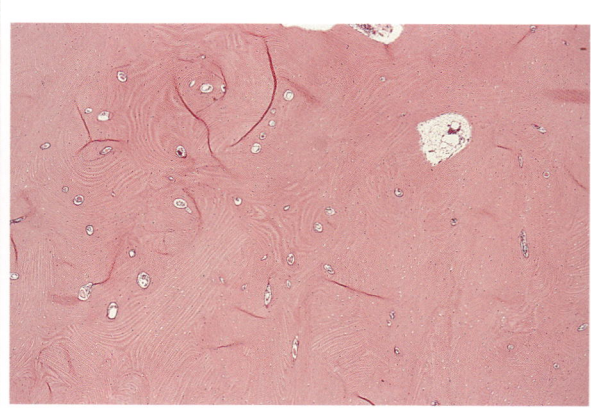

図4　病理組織像：辺縁部は緻密骨で骨髄組織は少ない。

②セメント質骨形成線維腫

総論 196p

概説 骨あるいはセメント質に類似した、種々の量の石灰化物を含む線維組織からなる腫瘍である。比較的稀な腫瘍で、女性に多いとされており、好発年齢は若年者から壮年期で、下顎臼歯部が好発部位である。顎骨を限局性、無痛性に徐々に膨隆させ、増大すると歯の移動や顔貌に変形を来すこともある。
X線所見では、不透過性と透過性の部分が混在した像を呈するが、境界明瞭な単房性の透過像を示す場合もあり、その内部に硬組織の形成程度により種々の程度の不透過像が認められる。
組織所見は、細胞成分に富む線維性結合組織の増生よりなり、その中に様々な形をした類骨、線維骨、またはセメント質粒に類似した硬組織が認められる。隣接骨組織とは明らかな境界が存在し、この点で線維性骨異形成症と異なる。その他、良性セメント芽細胞腫や骨芽細胞腫などとの鑑別が必要となる。骨芽細胞とセメント芽細胞のいずれへも分化可能な、歯根膜由来の間葉系細胞から由来すると考えられている。

治療方針 保存的外科療法すなわち摘出術が行われるが、境界の不鮮明なものもあり、この場合は完全摘出が困難で顎骨の部分切除が行われる。

症　例：27歳、女性
主　訴：上顎右側小臼歯部の無痛性の膨隆
現病歴：約5年程前より、上顎右側小臼歯部の膨隆に気づくも無痛性のため放置。最近になってやや増大の傾向を認める。
（大阪歯科大学第1口腔外科症例）

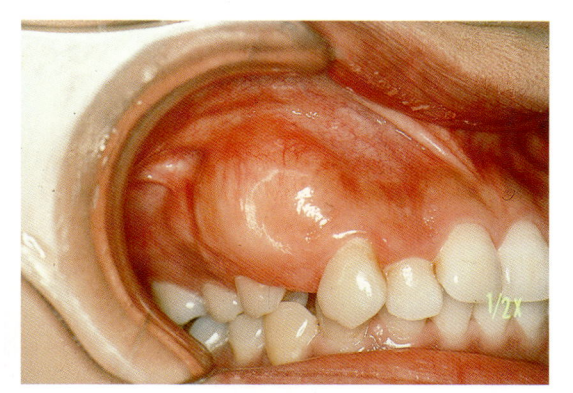

図1　口腔内：小臼歯部頬側に桜桃大の骨様硬の膨隆を認める。

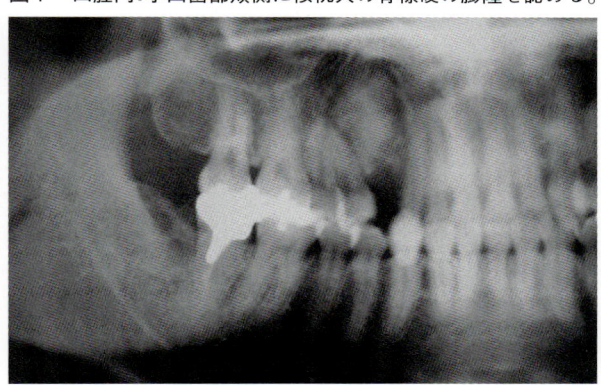

図2　パノラマX線写真：周囲との境界が明らかなX線不透過像。

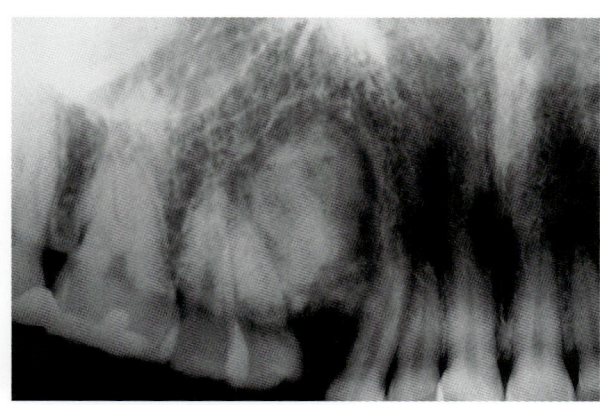

図3　X線写真：歯牙硬組織様の不透過像がみられ、境界は明瞭である。

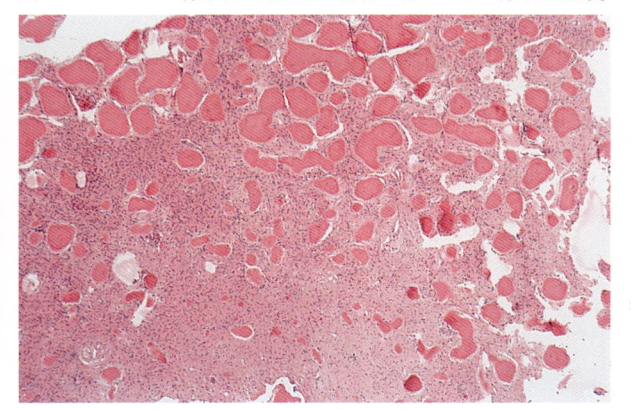

図5　病理組織像：セメント質粒様石灰化物を伴った線維腫様組織。

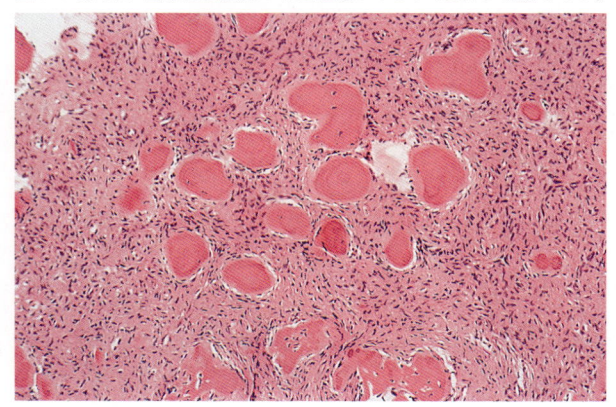

図6　病理組織像：散在性にみられるセメント質や骨組織に類似する硬組織。

③軟骨腫

概説・治療方針 成熟した軟骨組織の増生からなる病変である。顎骨内に生じる内軟骨腫と、骨膜から生じる外軟骨腫がある。発生原因は上顎では軟骨組織が、下顎ではMeckel軟骨が関与していると考えられる。10～50歳代に多いが、若年者で発見されることが多く、性差は不明である。口腔領域では稀で、上顎では前歯部歯槽から鼻部、下顎では臼歯部骨体、顎関節突起、筋突起、軟組織では舌に好発する。顎骨の無痛性で限局性の腫瘤または膨隆を形成し、顎関節突起に発生した場合には顔面の非対称、咬合異常などがみられる。X線所見は骨や軟骨の石灰化程度に応じて不規則な不透過像を示し、骨シンチグラムの集積がみられる。

治療は外科的摘出術が行われ、予後は良好である。鑑別疾患として骨腫、化骨性線維腫、軟骨肉腫などがあるが、鑑別が困難な症例が多い。

症　例：26歳、女性
主　訴：左側頬部の腫脹と開口障害
現病歴：約2年前より開口障害を自覚し、近医にて顎関節症の治療を受けていた。しかし、症状はあまり改善せず、最近、他人より左側頬部の膨隆を指摘されるようになった。（福岡歯科大学口腔外科症例）

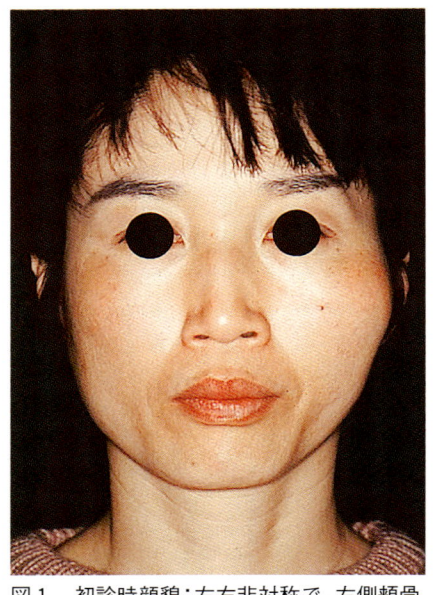

図1　初診時顔貌：左右非対称で、左側頬骨相当部には著明な膨隆を認めたが、同部は無痛性で骨様硬であった。なお、最大開口距離は3.5mmであった。

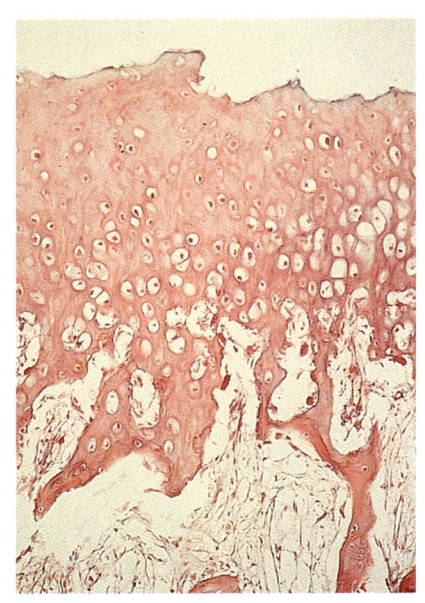

図2　病理組織像（ヘマトキシリン・エオジン染色）

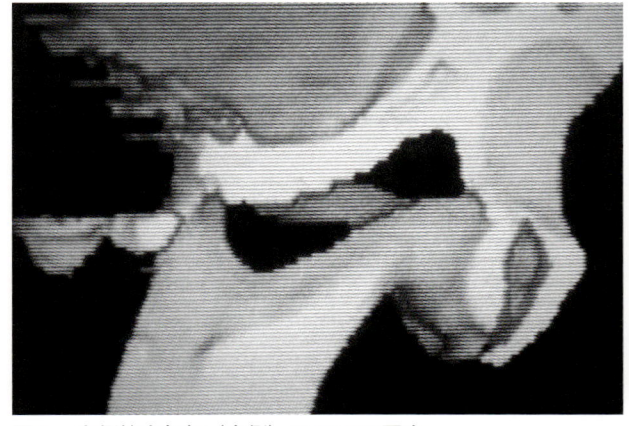

図3　左側筋突起部（内側）の3D-CT写真。

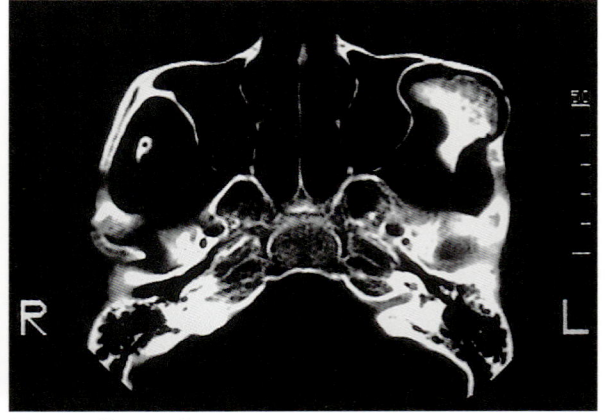

図4　X線CT写真

④下顎頭部骨軟骨腫

総論 196p

概説 下顎頭の骨表面に軟骨増殖物が生じる病変である。骨の基底部から軟骨内化骨が起こり、外骨症と同様な所見を示すことから骨軟骨性外骨症とも呼ばれる。発生原因は、先天性で下顎頭部の形態を保持しながら増大するものと、非腫瘍性の過形成や肥大が考えられるが、両者には病理組織学的相違はみられず不明な点が多い。骨軟骨腫は四肢の長管骨の骨幹端に好発し、良性の骨腫瘍の内で最も頻度が高い。顎骨に発生することは稀で、下顎頭にはさらに稀である。青年期に多く、女性に好発する。好発部位は下顎頭、筋突起、臼歯部骨体、上顎前歯部歯槽から鼻部、上顎結節である。
腫瘍は極めて緩慢に発育し、初期には顎関節症様症状を呈する。増大すると患側顎関節部より頬部への無痛性・び漫性腫脹を示し、下顎の健側への偏位を来し、顔貌の非対称を生じる。患側の開口および健側の交叉咬合など咬合異常を生じ、さらに増大すると、開閉口時の顎運動制限や疼痛を認める。
X線所見は、骨と軟骨の石灰化の程度により不規則な不透過像を示す。腫瘍は内側に増大することが多く、分枝・分葉状の不正形に突出する像を示す。病理組織学的には、表面を骨膜または軟骨膜様の線維組織で被覆され、その下層に軟骨の増殖がみられる。この軟骨組織は化骨して既存の骨質に移行するが、成熟すると病変の大部分が骨質となり、骨腫と判別が困難である。

治療方針 治療は外科的摘出術が行われる。手術時、腫瘍と連続する下顎頭を一塊として摘出することが多く、術後の咬合誘導や開口訓練が必要である。予後は、ときに軟骨肉腫や骨肉腫を合併することがあり、慎重な定期的経過観察が必要である。鑑別を要する疾患として骨腫、軟骨肉腫、化骨性線維腫などがある。

症　例：65歳、男性
主　訴：下顎偏位、咀嚼障害
現病歴：約5年前より徐々にオトガイが偏位し、最近咀嚼時の左顎関節の違和感のため来院。（大阪歯科大学第2口腔外科症例）

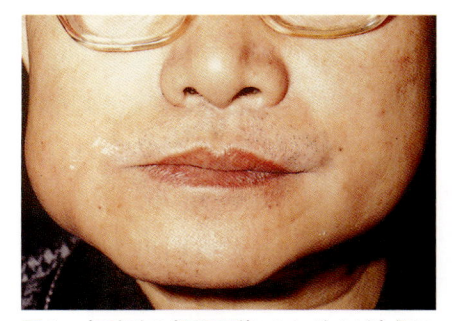

図1　初診時の顔面正貌：オトガイが右側に偏位し、顔面非対称を認める。最大開口時、顔面の非対称は改善される。

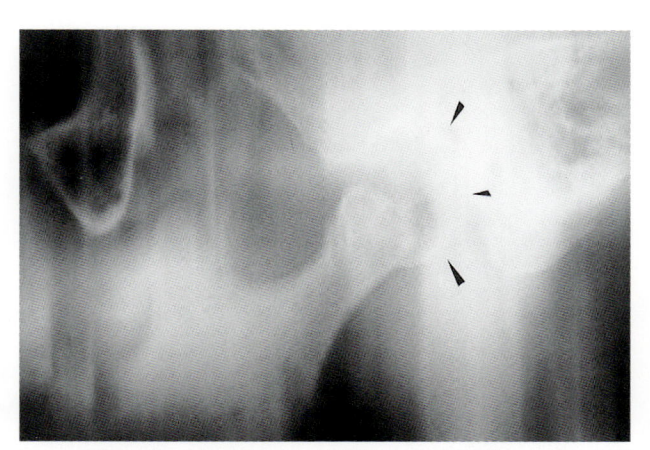

図2　断層Ｘ線写真：下顎頭に境界明瞭な不透過像（矢頭）を認める。

⑤下顎頭滑膜軟骨腫

概説 滑膜に多発性の結節状軟骨組織および骨軟骨組織を形成する病変である。軟骨性小体の中心部に骨組織のみられるものを骨軟骨腫症と呼び、骨組織の認められないものを軟骨腫症という。腫瘍の発育に伴って滑膜の表面に突出し、関節腔内にこれらが遊離することがある。発生原因は、滑膜の結合組織内の外傷や、持続性摩擦の刺激による化生または腫瘍化と考えられているが、不明な点が多い。膝関節、肘関節、股関節などに好発するが、下顎頭には稀である。下顎頭では30～40歳代に多く、女性に多い。初期には顎関節症様の顎関節部の疼痛、開閉口時の雑音を示し、さらに増大すると開閉口障害や下顎の患側への偏位が起こる。X線所見は、関節内遊離体として多数の石灰沈着物が認められる。遊離体の石灰沈着の程度が軽度の場合や、軟骨腫症の場合は、鑑別が困難である。関節遊離体の肉眼所見は、表面滑沢な灰白色の腫瘤で、大きさは砂粒大から小指頭大のものが多く、1～100個以上に及ぶものがある。組織学的には、硝子様軟骨組織とこれを包囲する線維性結合織へ移行する所見がみられ、これが本疾患の診断基準となる。骨軟骨腫症では脂肪髄を有する海綿骨と周囲の軟骨組織からなる。これらの軟骨細胞には異形成（二核、濃縮核、核腫大、多形性など）をみることがあり、軟骨肉腫と誤診しやすいので注意が必要である。骨軟骨腫症はX線検査で容易に診断可能であるが、軟骨腫症は関節腔造影法、関節鏡などが必要である。

治療方針 本疾患が滑膜から発生することから、骨軟骨片、軟骨片を摘出するのみではなく、滑膜の全切除が必要であり、関節円板を含めた関節頭切除術を行う。予後は、関節内遊離体の完全摘出と滑膜全切除が行われれば良好である。鑑別疾患として、顎関節症、変形性関節症、軟骨肉腫などがある。

症例：51歳、男性
主訴：左側顎関節部の異常
現病歴：右側上顎智歯周囲炎の治療中に、担当医がパノラマX線写真で左側顎関節部の異常に気づいた。（関東逓信病院症例）

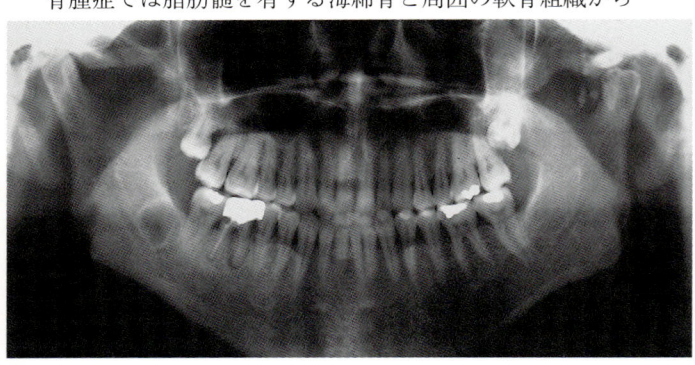

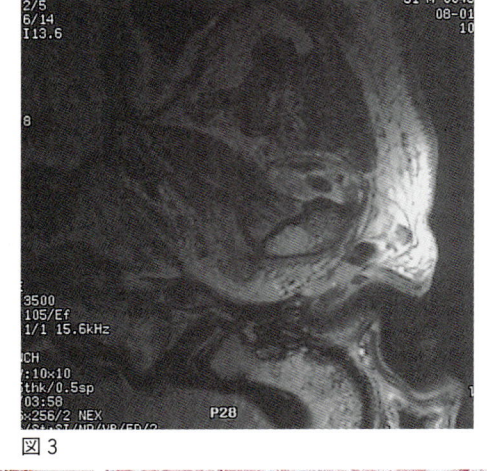

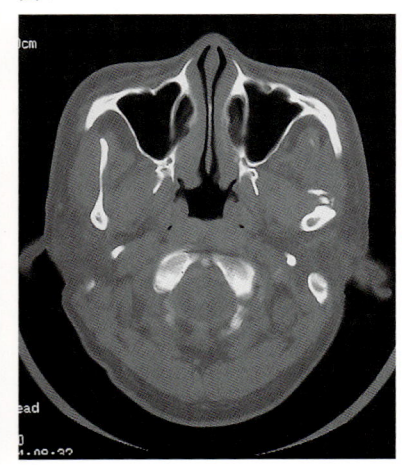

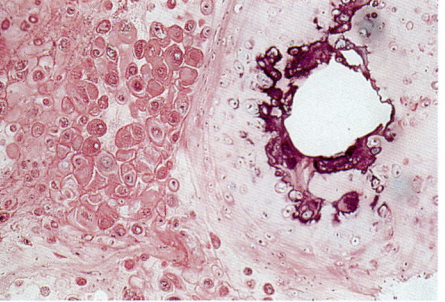

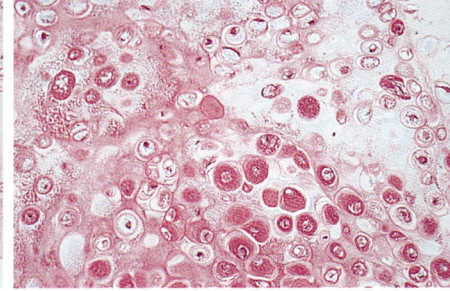

図1 パノラマX線写真：左側顎関節を中心に、複数のX線不透過像が認められる。顔貌は左右対称で異常は認められない。開口域は40mmで、開口障害は認められない。
図2 X線CT像：左側顎関節の関節頭周辺部に石灰化像が認められる。
図3 MRI像：左側顎関節の関節窩を中心に硬化性変化がみられ、顎関節相当部には散在性に小石灰化像が認められる。
図4 病理組織像（左：弱拡大、右：強拡大）：軟骨組織の不規則な増生が認められ、一部では骨梁形成がみられる。細胞の異型性は認められない。滑膜軟骨腫の像である。

⑥中心性血管腫

総論 196p

概説 血管腫が骨組織の中心に発生する病変である。骨髄から発生する骨中心性骨血管腫と、骨膜から発生して骨内部へ進展する骨膜性骨血管腫がある。軟組織の血管腫に比較して稀で、20歳以下の若年者に多く、やや女性に多い。下顎が上顎の約2倍多い。初期では自覚症状はほとんどなく、増大すると顔貌のび漫性腫脹、骨の羊皮紙様感や波動を触知し、歯根の吸収などをみる。その部位の歯を抜歯すると大量出血を来すことがある。X線所見は、骨中心性骨血管腫では蜂巣状または石鹸の泡状の多房性の境界明瞭な透過像を示す。骨膜性骨血管腫ではspicula（骨皮質に直交する針状の骨新生像）がみられる。血管造影では、病変部の濃染像や動脈の拡張、蛇行、弯曲がみられる。

治療方針 出血に対してはガーゼ、床副子、タイオーバーによる圧迫止血を行い、必要により外頸動脈の結紮を行う。根治的治療には顎骨切除、カテーテル栓塞法、凍結療法、組織硬化剤の注入法などがある。予後は、根治的治療が行われた症例では良好で、再発はない。鑑別疾患として脈瘤性骨嚢胞、エナメル上皮腫、歯原性粘液腫、骨肉腫などがある。

症　例：25歳、男性
主　訴：口底、舌下および顎下部の無痛性腫脹
現病歴：3日前に齲蝕治療のため某歯科に受診。口底の無痛性膨隆を指摘された。
処　置：6⏌6下顎骨区域切除および口底の腫瘍を摘出、腸骨移植。
（日本大学第2口腔外科症例）

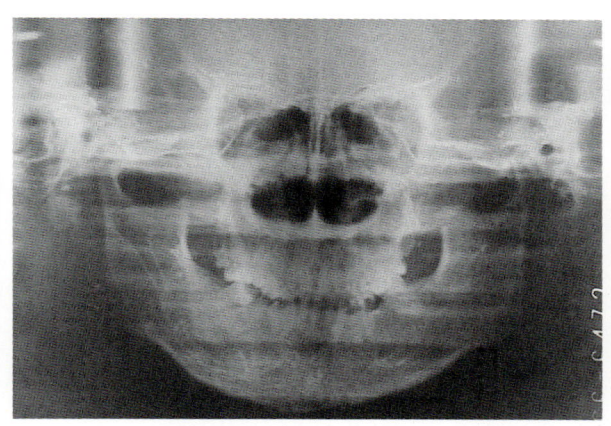

図1　パノラマX線写真：下顎前歯部骨体に蜂巣（窩）状のX線透過像が認められる。

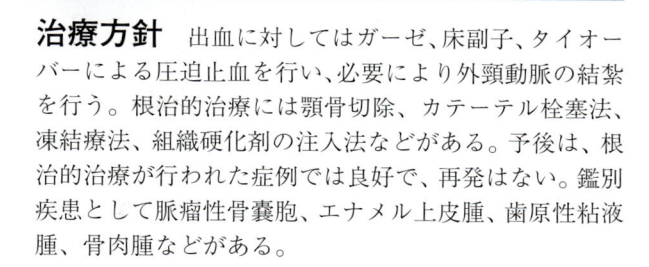

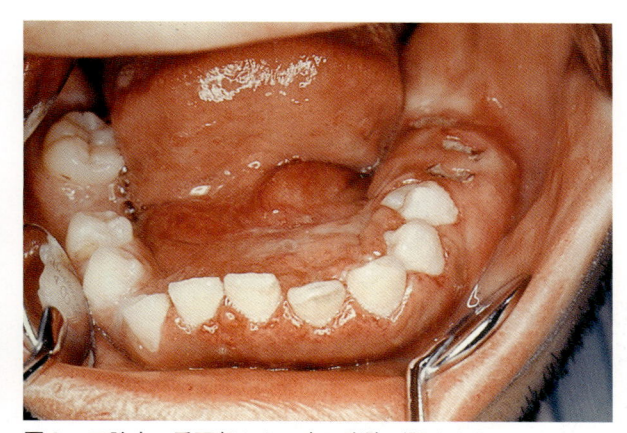

図2　口腔内：舌下部から口底に膨隆が認められる。

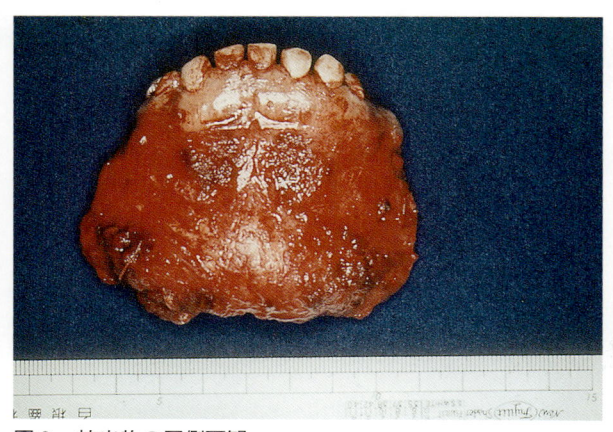

図3　摘出物の唇側面観。

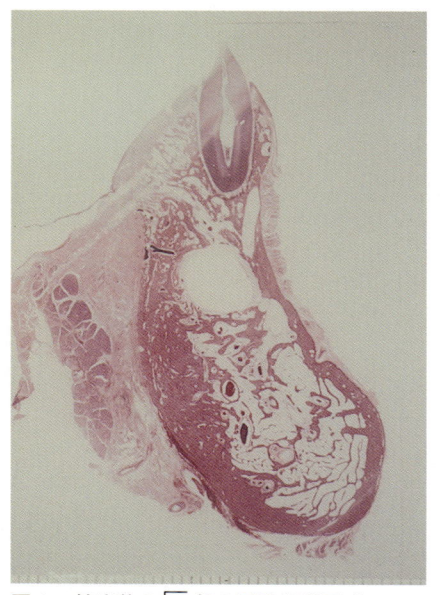

図4　摘出物の⏌1部の唇舌的断面（ヘマトキシリン・エオジン染色）：下顎骨の内部に拡張した血管腔が多数認められる。

2) 悪性腫瘍

①骨肉腫

概説 悪性間質細胞とそれらによって形成される悪性類骨や骨からなる病変である。骨肉腫には骨形成性のものと骨破壊性ものがあり、亜型として軟骨成分の多い骨膜性骨肉腫、よく分化した骨形成を示す傍骨性骨肉腫、非常に稀な骨外に発生する軟骨肉腫（骨外骨肉腫）がある。発生原因は不明であるが、放射線治療後、線維性骨異形成症、Paget骨病などから発生するものもある。骨原発性悪性腫瘍の約40%を占め、大腿骨、脛骨などの長管骨に多発するが、顎骨では骨肉腫全体の7～13%で比較的少ない。顎骨以外の部位では10～20歳代に多いが、顎骨は20～40歳代に多く、やや男性に多い。下顎にやや多く、上下顎臼歯部の歯槽や骨体部、下顎枝部に多い。腫瘍の発育は非常に速く、初期症状としては局所の有痛性または無痛性の腫脹、顎骨の膨隆、歯の弛緩動揺や移動、歯列不正、知覚異常がみられる。下顎ではオトガイ神経領域の知覚鈍麻や麻痺が出現する。臨床検査で血清アルカリホスファターゼ値の上昇がみられる。X線所見は歯根膜腔の拡大、下歯槽管の不規則な拡張、下歯槽管壁の菲薄化および部分的消失などがみられる。その病態や時期により、骨破壊を表すX線透過像、骨形成を表すX線不透過像およびそれらの両者の混在像がみられる。骨膜反応による骨新生像としてspicula（針状骨：骨皮質に直交する針状の骨新生像）、sun-ray effectまたはsun-ray appearance（旭日像：骨膜性の放射線状を示す骨新生像）、Codmanの三角（腫瘍の増殖により骨膜が押し上げられ、骨膜との間に形成される三角形の骨新生像）がみられる。病理組織学的には類骨形成が著明な骨形成性骨肉腫、軟骨肉腫様の部分が多い軟骨形成性骨肉腫と、線維肉腫様の部分が多い線維形成性骨肉腫などがある。そのため腫瘍細胞の異型性は多様で、同一腫瘍内でも部位により組織像が大きく異なり、生検材料のみで確定診断を行うことが不可能な場合がある。

治療方針 広範囲な切除を行う根治的外科療法が原則である。最近は外科的療法に加えて化学療法、放射線療法を加えた集学的治療が行われる。抗癌薬ではmethotrexate（MTX）、adriamycin（ADR）、vincristine（VCR）、cis-platinum（CDDP）などを大量に用いた多剤併用療法を行う。予後は、根治的外科的療法にて制御可能な症例以外は極めて不良で、5年生存率は35～50%である。転移は血行性転移が多く、特に肺に多く、肝臓、心臓、骨などにみられる。鑑別疾患として顎骨骨髄炎、化骨性筋炎、線維性骨異形成症、Paget骨病、骨芽細胞腫、軟骨肉腫、線維肉腫、転移性癌などがある。

症　例：35歳、男性
主　訴：右下顎部の有痛性腫脹
現病歴：約1カ月前から右下顎部が腫脹、最近疼痛を伴うようになった。

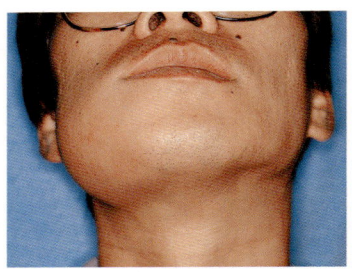

図1　顔貌：右下顎部の腫脹を認める。

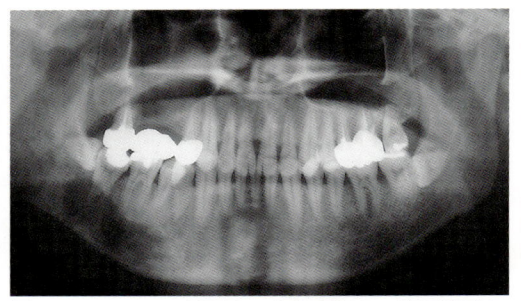

図2　パノラマX線写真：右臼歯部のX線不規則な透過像を認める。

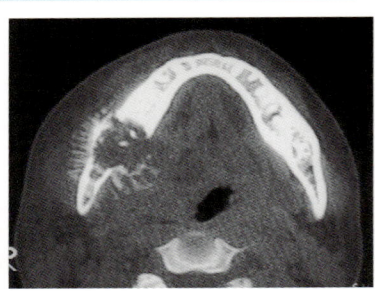

図3　X線CT写真：骨破壊像とsun-ray appearanceを認める。

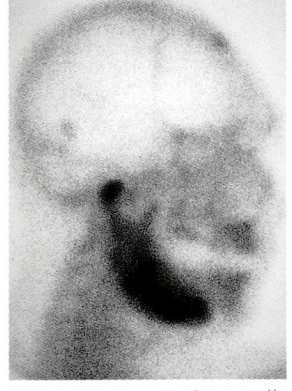

図4　⁶⁷Gaシンチグラムの集積を認める。

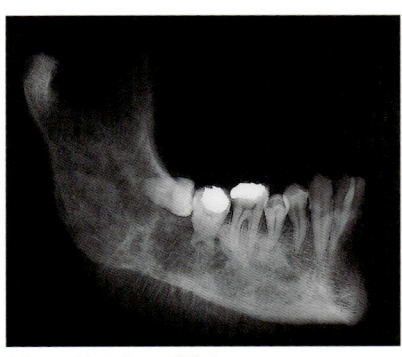

図5　摘出物：明瞭なsun-ray appearanceを認める。

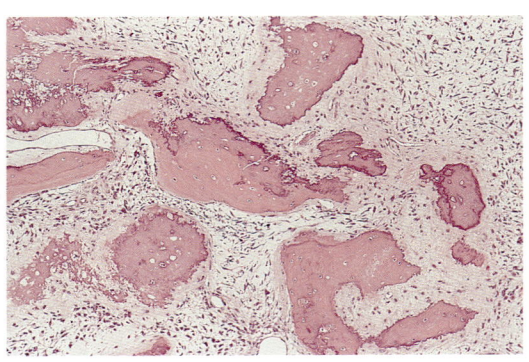

図6　病理組織像：不規則な島状の骨形成がみられる（骨形成型骨肉腫）。

②上顎洞癌

総論 197p

概説 上顎洞粘膜に原発した癌腫である。広義には上顎癌と呼ぶこともあるが、鼻腔、篩骨蜂巣、前頭洞、蝶形骨洞原発癌についてはまだ規定されていない。発生原因は不明であるが、クロム、ニッケルなどの化学物質の上顎洞内への貯留や、慢性副鼻腔炎との関連が示唆されている。発生頻度は、頭頸部領域では喉頭癌に次いで多く、鼻・副鼻腔癌の中では約90％を占める。また、上顎洞癌の発生率は、欧米に比較して本邦では2～3倍高率であったが、近年減少傾向にある。40～70歳代に多く、男性が女性の2倍多い。組織学的には扁平上皮癌が多い。初期症状は鼻閉感、鼻漏、鼻出血、頬部腫脹、頬部違和感などである。洞底部に発生・進展した場合には歯の違和感、歯の動揺、歯槽粘膜や口蓋粘膜の腫脹や膨隆が起き、さらに進展すると口腔内へ腫瘍組織が露出する。眼窩底部に発生・進展すると眼球運動障害、視力・視野障害、眼球突出、流涙などが出現する。洞前壁部では、患側の眼窩下部の無痛性腫脹や、眼窩下神経分布領域の知覚麻痺や鈍麻が起こる。さらに進展すると、顔面皮膚を穿通して潰瘍を形成する。後側壁では、翼突筋群に浸潤すると開口障害を生じる。初診時には既に進展例が多いが、所属リンパ節転移は少なく、遠隔転移は低分化型扁平上皮癌、未分化癌ではしばしば肺、骨に起こる。X線所見は、初期には洞粘膜の肥厚や炎症様の変化を認めるのみである。病巣の増大と進展に伴い、洞壁や浸潤方向の骨破壊像を認める。片側性の副鼻腔炎、原因不明の歯痛、浸潤性の骨破壊像が認められる場合には、上顎洞癌を疑い、生検、吸引穿刺生検を行う。

治療方針 手術療法、放射線療法、化学療法を組合わせた三者併用療法を行うことが多い。所属リンパ節転移に対しては頸部郭清術を行う。上顎洞癌の5年生存率は50～60％で、生存率は発生部位、進展度により異なる。顔面の醜形、発音、咀嚼・嚥下障害などの回復のために、形成再建手術や顎義歯、エピテーゼなどの顎顔面補綴処置が必要である。鑑別疾患として歯性上顎洞炎、術後性上顎囊胞などがある。

症　例：67歳、男性
主　訴：左眼窩下部の腫脹および摂食時の疼痛
現病歴：約2カ月前より左眼窩下部の神経麻痺感を伴う腫脹が増大し、口腔内の潰瘍形成と疼痛が出現した。

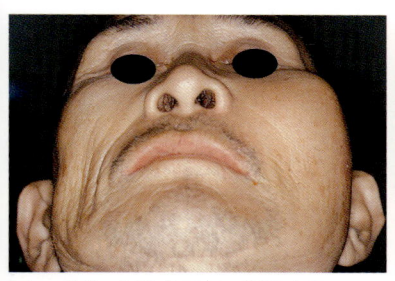

図1　顔貌：左眼窩下部の腫脹を認める。

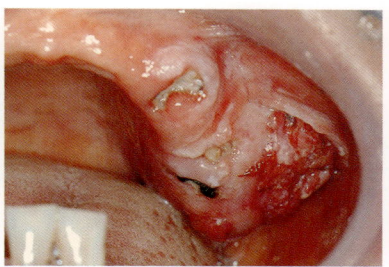

図2　口腔内：腫瘍組織の口腔内露出がみられる。

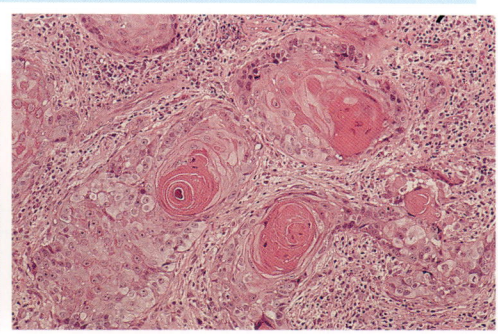

図6　病理組織像：高分化型扁平上皮癌

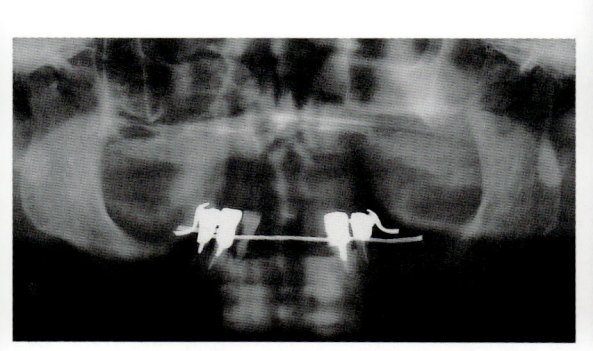

図3　パノラマX線写真：左上顎洞後壁の線が破壊、消失している。

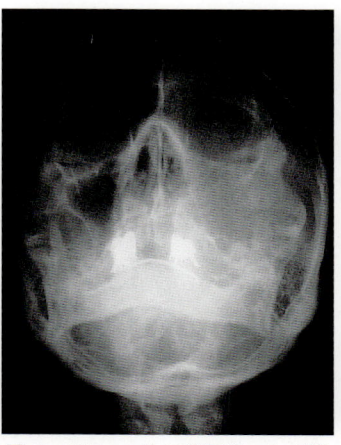

図4　Waters法X線写真：左上顎洞のX線不透過像を認める。

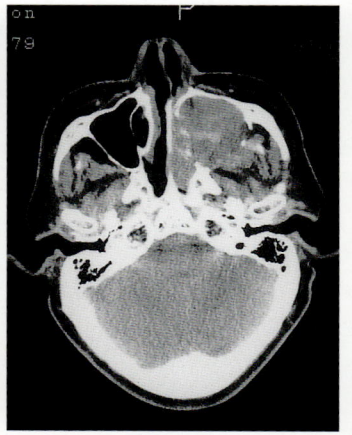

図5　X線CT写真：左上顎洞が病変で満たされている。

C．腫瘍類似疾患

①線維性骨異形成症

☞ 総論197p

概説 骨形成間葉組織の発育異常、あるいは異栄養症とみられる原因不明の腫瘍様病変である。20歳未満の若年者に多く、成人になると進行が止まるものが多い。四肢骨に好発するが、上腕骨、骨盤などとともに、顎骨も好発部位の1つである。X線所見では骨は斑点状、磨りガラス状半透過像、囊胞状の陰影欠損などを呈し、周囲骨質との境界は一般に不明瞭である。病理組織像は、骨髄内に種々の程度の膠原線維性組織が増殖し、皮質は膨隆する。組織内には線維性骨化により生じた不規則な骨梁がみられ、成熟層板化することなく、未熟な線維骨構造のまま存続する。①1カ所の骨に発生する単骨性、②複数の骨に発生する多骨性、③皮膚の色素斑と内分泌異常を伴うMcCune-Albright症候群があるが、単骨性が最も多い。

治療方針 腫瘍とは異なり、再発や転移は認められないので、骨隆起など骨の過剰発育と同様の治療を行う。通常は形態修正のために骨削除術を行う。

〈上　顎〉

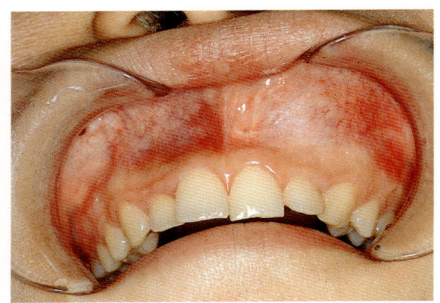

↑図1 口腔内：|1－4部頰舌側に、び漫性の健常粘膜に被われた無痛性、骨様硬の膨隆が認められる。

↓図2A パノラマX線写真

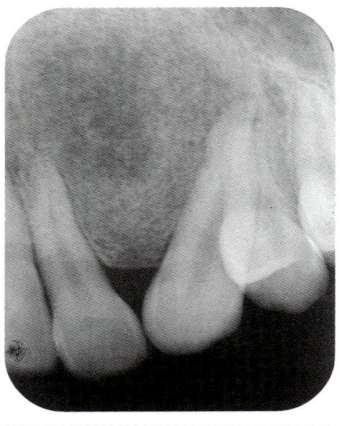

症例1：18歳、女性
主　訴：|1－4部唇側歯肉の膨隆
現病歴：数年前から|1－4部が徐々に腫脹してきたが、疼痛がないため放置。歯科治療の際、歯科医に指摘された。
経　過：線維性骨異形成症の診断で経過観察していたが、増大傾向がみられたため、骨削除手術を行った。（昭和大学第1口腔外科症例）

←図2B 口内法X線写真
↓図2C X線CT像：|1－4部に境界不明瞭なX線半透過像が認められる。|2 根尖は近心に、|3 根尖部は遠心に偏位している。

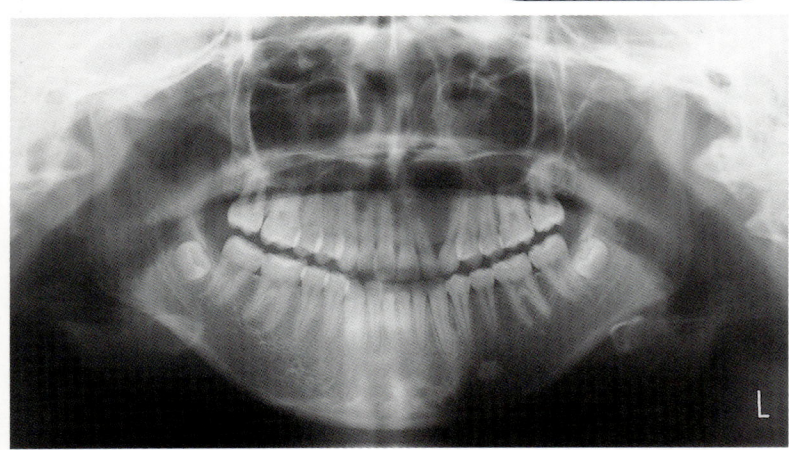

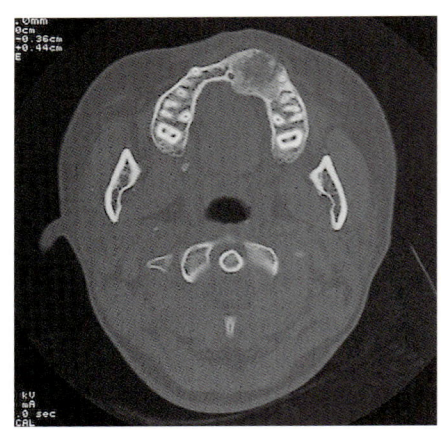

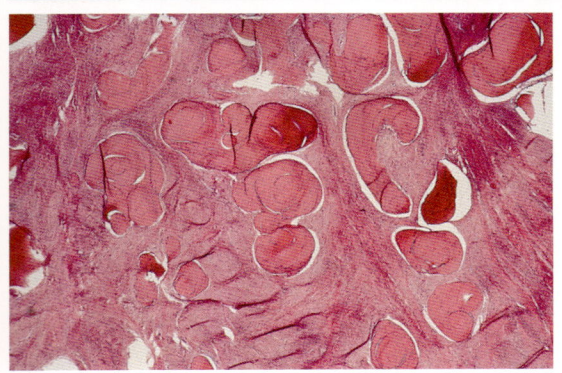

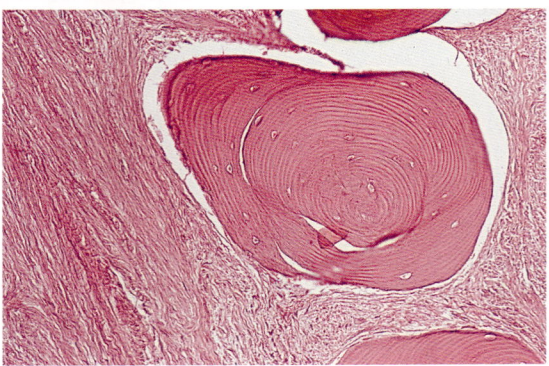

図3 病理組織像（左：弱拡大、右：強拡大）：不規則な形をした幼若な線維骨梁が多数認められ、その間には線維組織の増生が認められる。骨梁には層板構造が認められる。

〈下　顎〉

症例2：33歳、女性
現病歴：経年的に無痛性に下顎骨および側頭骨が膨隆した。
（日本歯科大学新潟歯学部第2口腔外科症例）

図1　顔貌：顔面は非対称で、特に右側下顎骨および側頭部が膨隆している。

図2〜4　X線CT所見：右側側頭骨および下顎骨が膨隆し、特に下顎骨中心部ではdensityが低下している。

図5、6　病理組織像：下顎骨削去手術後の骨組織片のヘマトキシリン・エオジン染色と、Azan-Mallory染色による病理組織像である。骨髄内の間質における線維芽細胞の増殖と、骨小柱が散在して形成されている。

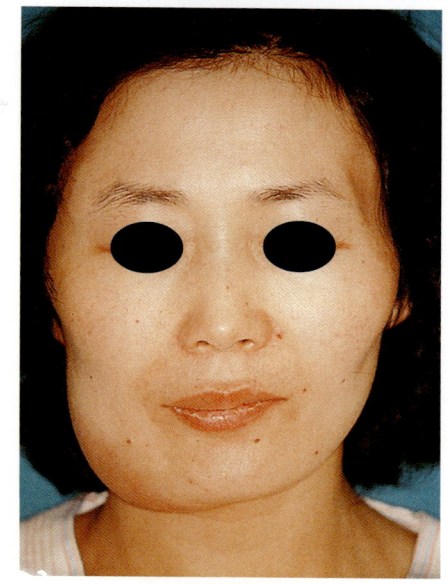

図1

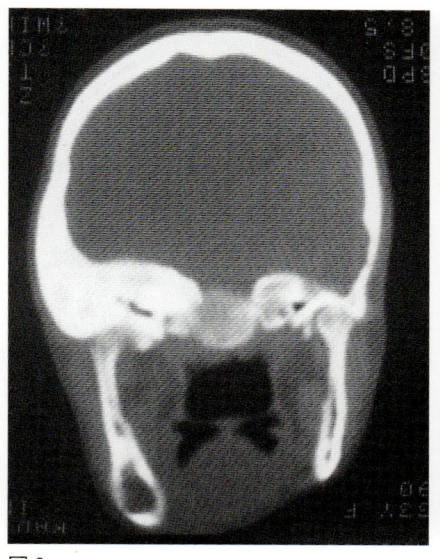

図2 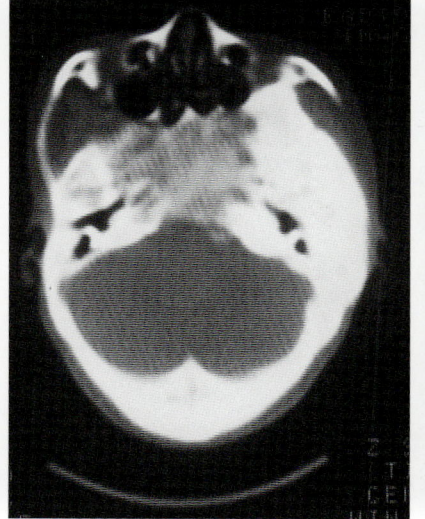　図3 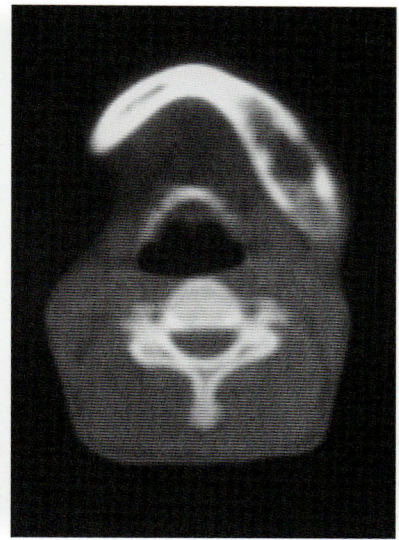　図4

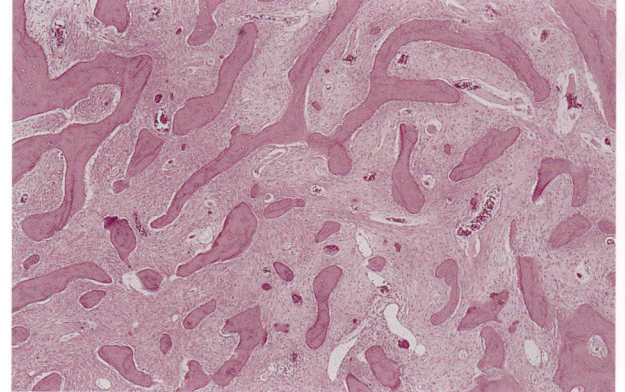

図5 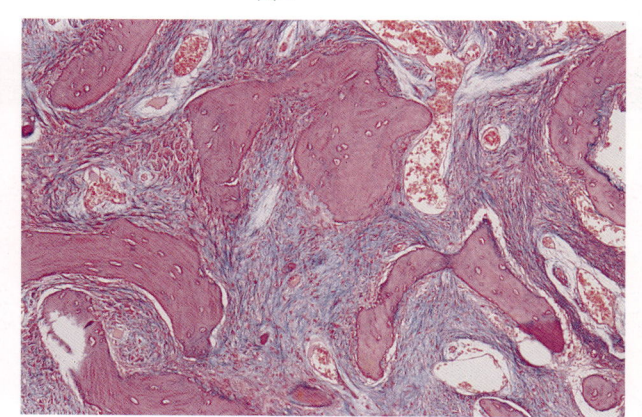　図6

②根尖性セメント質異形成症

総論197p

概説 萌出した歯の根尖部付近に、限局性にセメント質が増殖や形成される病変である。WHO歯原性腫瘍の組織学的分類（1992）では真の腫瘍から除外された。発生原因は、女性に多いことから女性ホルモンに関係するという説、多発症例が多いことから全身的な体質、内分泌障害、代謝や栄養障害に関係するという説、咬合性外傷に関係するという説などがあるが不明である。発生頻度は稀であるが、欧米では比較的高く、黒人に多い。30～40歳代に多く、女性に多発する。下顎前歯部に好発し、下顎臼歯部にもみられる。
無症状のまま経過することが特徴で、発育は極めて緩慢、ある程度になると発育が停止するといわれている。違和感、疼痛は感染などによる二次的症状と考えられる。歯科治療時のX線検査によって偶然発見されることが多い。X線所見は病変の石灰化の程度により、初期（X線透過期：根尖病巣を思わせる透過像を認める）、中間期（X線混在期：透過像内に部分的に不透過像を認める）、成熟期（X線不透過期：根尖部にほぼ均一な不透過像を認め、その周囲に1層の透過像を認める）に分けられる。

治療方針 治療は多くの場合不要であるが、必要により外科的摘出術を行う。予後は良好であるが、外科的摘出術を行わない場合には、長期間の経過観察が必要である。鑑別疾患として、初期では歯根嚢胞、中間期では線維性骨異形成症、骨形成性線維腫、成熟期ではその他のセメント質腫、硬化性骨髄炎などがある。

症例：33歳、女性
主訴：下顎前歯部の精査
現病歴：歯科治療時にX線所見の異常を指摘された。自覚症状はない。

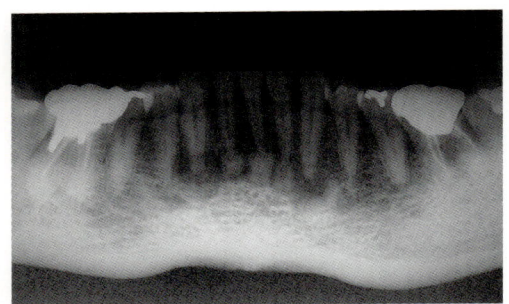

図1 X線写真：多発性にX線透過像および不透過像を認める。

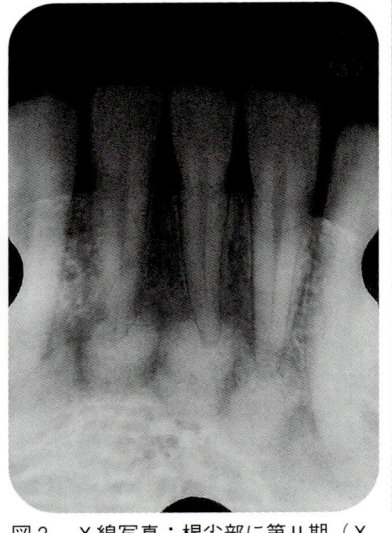

図2 X線写真：根尖部に第Ⅱ期（X線混在期）所見を認める。

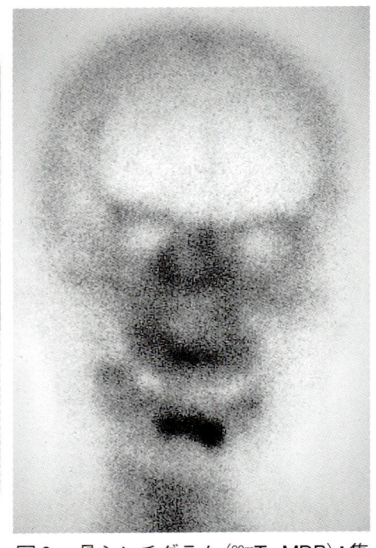

図3 骨シンチグラム（99mTc-MDP）：集積を認める。

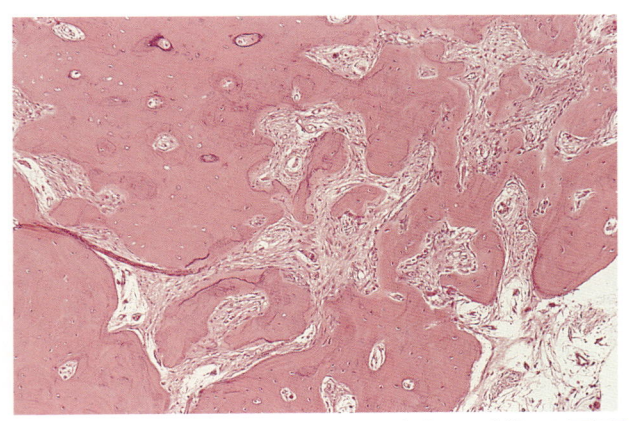

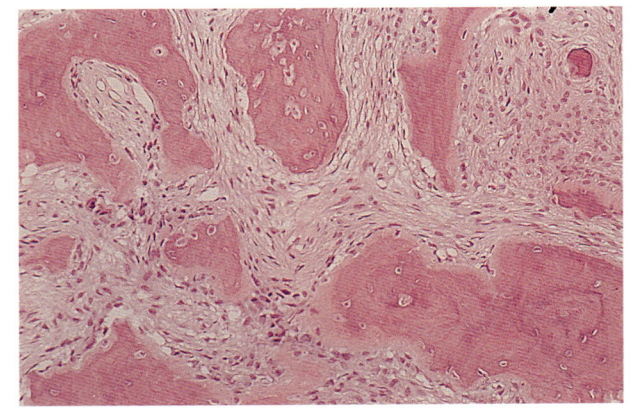

図4 病理組織像：セメント質粒様石灰化物より成熟した層板骨を認める。

③ Histiocytosis X（組織球症X） 総論 197p

概説 細網内皮系の障害により骨やその他の組織に肉芽組織が沈着する疾患のうち、細網内皮にリポイドを含まないものの総称。病理組織学的所見では、組織球の増殖を主徴とするため組織球増殖症とも呼ばれる。原因は不明である。代表的疾患は次の3つである。
①好酸球肉芽腫：好酸球の浸潤を伴う肉芽腫性病変。
②Letterer-Siwe病：3歳以下の幼児に多く、肝脾腫、出血、貧血、骨病変を伴う。
③Hand-Schüller-Christian病：皮膚、肺病変（肺組織球症）、骨病変（頭蓋骨に多く骨の好酸球性肉芽腫）とともに眼球突出、尿崩症などを伴い、小児に多い。

治療方針 放射線療法、副腎皮質ホルモン、抗癌薬などを使用する。

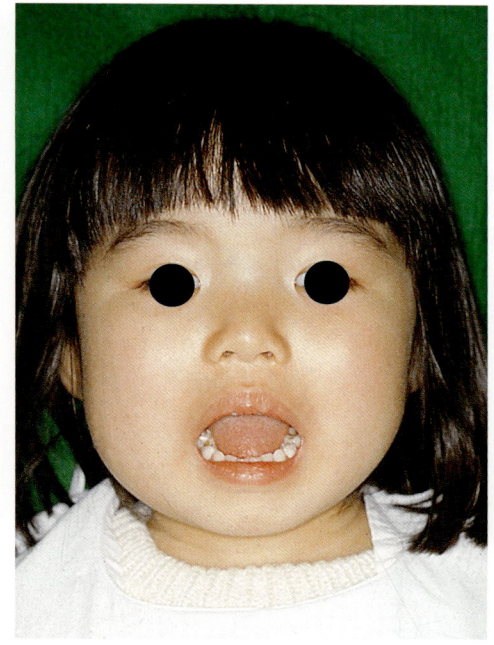

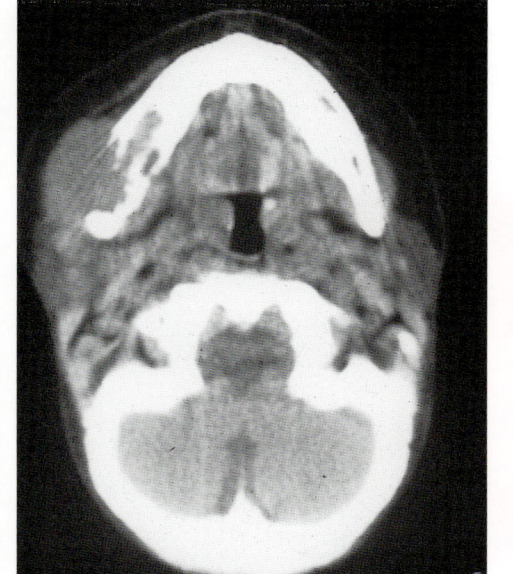

症　例：4歳、女児
主　訴：右側下顎の腫脹
現病歴：右側下顎の腫脹と違和感を伴って受診した。
（日本歯科大学新潟歯学部第2口腔外科症例）

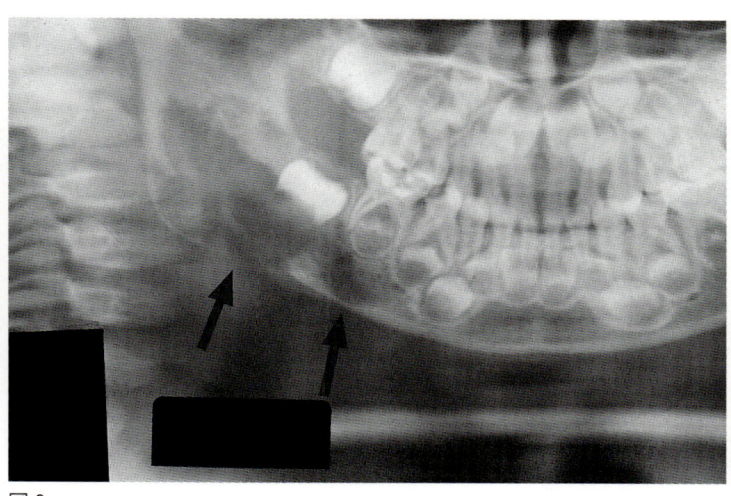

図1
図2

図3
図4

図1　顔貌：右側下顎の腫脹を認める。
図2、3　X線写真：右側下顎骨偶角部骨皮質の破壊を伴って、病変の増大が認められる。
図4　病理組織像：豊富な好酸性胞体とLangerhans細胞様細胞の増殖がみられる（皮膚生検）。

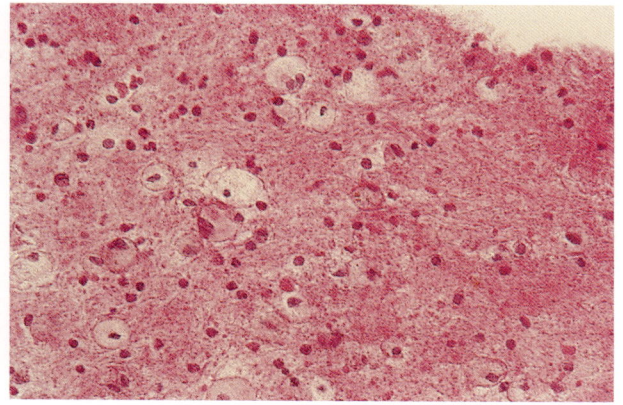

6．顎関節疾患

			本態	症状	治療方針
定義・分類・疾患の概要	1)発育異常		顎関節は胎生の6〜22週に形成され、特に8〜10週は重要な時期である。この期間に第一鰓弓に異常が生じると、先天異常を来す。後天異常の原因には外傷、感染および栄養不良などがある。		
		①関節突起無形成、関節突起形成不全	先天性は第一・第二鰓弓症候群の一症状のことがある。後天性は外傷、骨髄炎などの後遺症。	片側性では下顎骨の非対称による顔貌の変形、交叉咬合。両側性では小顎症。罹患側の顎運動障害。顎関節強直症を合併することがある。	顎関節形成手術、顎骨形成手術。
		②関節突起過形成	下顎頭の異常増大を来す疾患。局所の慢性刺激の関与が考えられる。	通常片側性。下顎骨の非対称による顔貌の変形、交叉咬合。罹患側の顎運動障害。	下顎頭切除手術、顎骨形成手術。
		③先天性二裂下顎頭	稀な奇形。		
	2)外傷		顎関節部に外力が加わることにより、顎関節を構成する骨および軟組織に障害が生じる。①脱臼、②骨折、③捻挫（外傷性顎関節炎）：「第3章 2.損傷」を参照。		
	3)炎症		顎関節における急性外傷、リウマチ性疾患による炎症および細菌感染による化膿性炎が含まれる。①外傷性顎関節炎：「第3章 2.損傷」を参照。　②化膿性顎関節炎：「第3章 3.感染症」を参照。		
	4)退行性関節疾患（変形性関節症）		組織や細胞の代謝障害に起因する病変を退行性病変といい、変性、萎縮、壊死の形態学的変化を生じる。顎関節症Ⅳ型。		
	5)全身性疾患に関連した顎関節異常	①リウマチ性顎関節炎 本態	慢性関節リウマチの一症状。関節の系統的疾患で自己免疫疾患。		
		症状	軽度：顎関節部の腫脹、疼痛、熱感、運動障害、朝のこわばり、関節雑音。重度：関節の変形、下顎の後退、開咬、顎運動障害。		
		検査所見	RA陽性、ASO上昇、CRP上昇、γ-グロブリン増加、血清アルブミン低下、A/G比低下。		
		X線所見	関節骨面の吸収、粗造化、平坦化。		
		治療	関節リウマチの治療（副腎皮質ステロイド投与、非ステロイド系消炎薬投与）、スプリント療法による顎関節の安静。		
		②痛風性顎関節炎 本態	尿酸の代謝異常である痛風によるもの。尿酸塩の結晶が関節包や軟骨膜などに沈着すると関節炎を生じる。指趾に好発し、顎関節では稀である。		
		③強直性脊椎炎 ④乾癬性関節炎 本態	リウマチ性疾患。顎関節では極めて稀。		
	6)腫瘍および類似疾患		骨、軟骨および滑膜などから腫瘍および腫瘍様病変が生じる。悪性腫瘍の発生は稀である。①骨腫、②軟骨腫、③滑膜軟骨腫症、④滑膜骨軟骨腫症、⑤軟骨肉腫：「第3章 5.腫瘍および類似疾患」を参照。		
	7)顎関節強直症	本態	顎関節を構成する組織の器質的変化により、持続的に顎の運動が著しく阻害されたものを顎関節強直症という。骨性癒着と線維性癒着がある。骨髄炎、化膿性顎関節炎、顎関節部外傷などが原因となるが、近年では抗菌薬の発達に伴い、感染に続発する症例は激減した。		
		症状	強い開口障害。骨性ではほとんど開口不能、幼小児に発現すると罹患側の顎発育障害による顎変形症。下顎正中の罹患側への偏位。両側性では小顎症。		
		X線所見	関節隙の狭窄、消失、下顎頭の消失。		
		治療方針	顎関節授動術、関節形成術、術後の開口訓練。		
	8)顎関節症	概念	顎関節や咀嚼筋の疼痛、顎関節雑音、開口障害または顎運動異常を主症候とする慢性疾患群の総称。		
		疫学	選挙人名簿に基づいた日本人における調査（男性304人、女性368人）では、正常者が30％、顎関節症群（日本顎関節学会の症型分類が可能なもの）が46％で、症状が軽微で生理的に適応状態と考えられる者（有症群）は24％であった。顎関節症群を筋障害群、関節障害群および筋・関節障害群に分類すると、発症頻度はそれぞれ1％、42％、3％であった。治療施設への来院患者における男女比は、1：2〜1：9と女性に多く報告されているが、疫学的には1：1.3であった（松香、1992）。		

6．顎関節疾患　221

		分類、症状	本態	症状	画像診断	治療方針
定義・分類・疾患の概要	8）顎関節症	①咀嚼筋障害（顎関節症Ⅰ型）	咀嚼筋障害を主徴候としたもの。	筋症状を伴う。筋の圧痛、運動痛。	X線写真で骨の変化なし。MR画像などで円板の転位が認められない。	マイオモニターによる筋刺激、筋弛緩薬・マイナートランキライザー投与、スプリント療法。
		②関節包・靱帯障害（顎関節症Ⅱ型）	円板後部組織・関節包・靱帯の慢性外傷性病変を主徴候としたもの。	開・閉口時、咬合時の鋭い牽引痛、関節周囲の圧痛、開口障害。筋症状が認められない。	X線写真で骨の変化なし。MR画像などで円板の転位が認められない。	関節部の安静。消炎鎮痛薬投与。スプリント療法。上関節腔洗浄法。
		③関節円板障害（顎関節症Ⅲ型）a：復位を伴うものb：復位を伴わないもの	関節円板の異常を主徴候としたもの。	a：クリック音b：顎運動障害、開口時の疼痛。	MR画像で関節円板の転位を認める。	a：下顎前方整位型スプリント、筋弛緩薬・消炎鎮痛薬投与、マイオモニター療法、上関節腔洗浄療法。b：マニピュレーション療法、パンピングマニピュレーション療法、スプリント療法、鏡視下剥離授動術。
		④変形性関節症（顎関節症Ⅳ型）	退行性病変を主徴候としたもの。	関節部の運動痛、クレピタス。	X線所見で骨の変化を認める。	顎関節の負担軽減療法。
		⑤その他のもの	以上のいずれにも分類されないもの。			

1) 発育異常

①下顎頭過形成症

概説 下顎頭の異常増大を来す疾患で、骨腫および軟骨腫などの腫瘍性病変との鑑別を要する。原因は不明であるが、片側性に生じることが多いため、局所的な慢性刺激の関与が考えられている。症状はオトガイが患側に偏位し、不正咬合を生じる。著明な場合では閉口時に上下の歯列間に間隙を認める。

治療方針 咬合および顔貌非対称の改善が目的となる。一般に下顎頭切除術が施行されるが、長期の経過観察あるいは ^{67}Ga シンチグラム撮影により、下顎頭の増大傾向を認めない場合は下顎枝垂直骨切り術も適応となる。また、下顎骨の偏位に伴って上顎の歯槽が変形し、咬合平面の傾斜を認める場合では、上下顎に対して種々の骨切り術が行われる。術後の咬合改善が不十分な場合や咬合の安定のために、補綴治療が必要となることもある。

症　例：33歳、男性
主　訴：下顎偏位、咀嚼障害
現病歴：過去に数回におよぶ下顎部の打撲があった。初診の約9カ月前より下顎が徐々に左側に偏位するとともに、咀嚼障害を生じるようになった。
現　症：下顎はわずか左側に偏位し、顔貌は非対称性であった。下顎前歯の正中は左側に約5mm偏位し、閉口時には右側の上下歯列間に間隙を認めた。

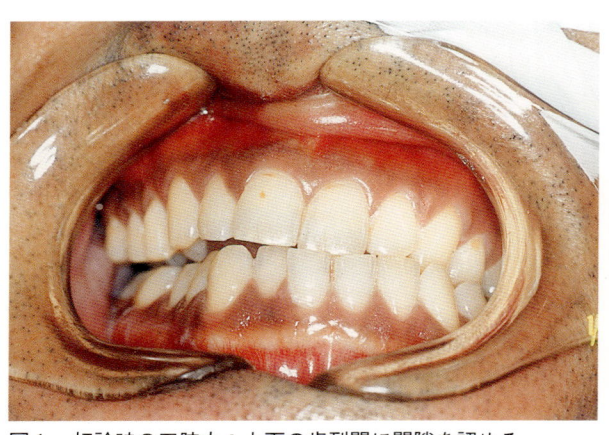

図1 初診時の口腔内：上下の歯列間に間隙を認める。

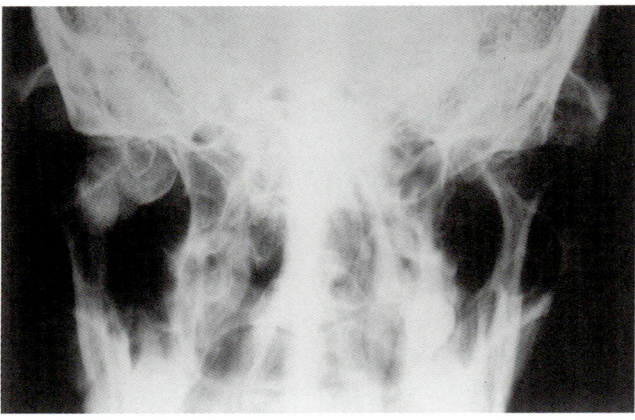

図2 初診時の Towne 法 X 線写真：右側下顎頭の増大を認める。

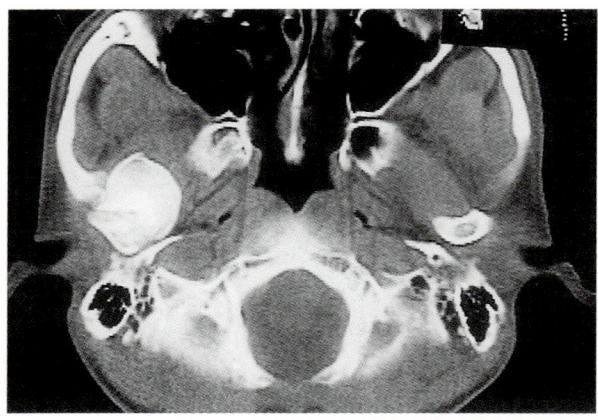

↑図3 術前のX線CT像：右側下顎頭の辺縁はほぼ平滑である。
→図4 摘出物

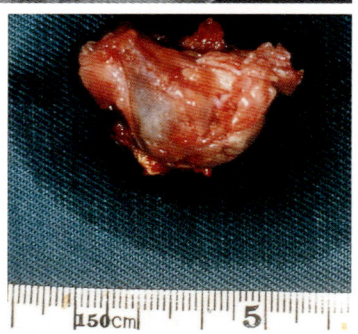

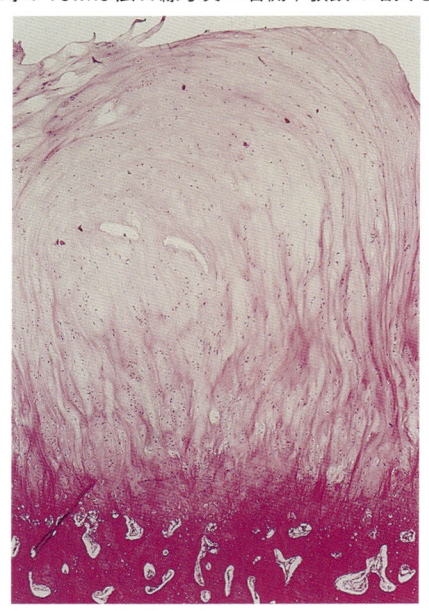

図5 病理組織像（ヘマトキシリン・エオジン染色）：骨梁の旺盛な増生と、厚い線維軟骨層が認められる。

2）顎関節強直症

→ 総論 220p

概説　関節強直には相対する骨面が癒着する関節内強直と、関節包、靱帯、関節周囲組織の収縮によって起こる関節包性強直とがあるが、通常は関節内強直のことをいう。癒着の状態や程度により、関節面が骨性に癒着する骨性癒着、結合組織で癒着する結合織性癒着あるいは完全強直、部分強直などに分類される。
顎関節部の感染と外傷が主たる原因である。感染経路は中耳炎や耳下腺炎などの隣接組織からと、下顎骨骨髄炎が進展し顎関節に及ぶ場合、あるいは稀に肺炎や腸チフス、猩紅熱、敗血症など、全身的感染症の血行性感染の場合もある。外傷によって関節面が挫滅し、関節内に出血すると、同部に肉芽が形成され化骨する。顎運動障害の程度は、癒着が骨性か線維性か、あるいは完全強直か部分強直かによって異なる。幼小児期に発症すると、片側性の場合ではオトガイが患側に偏位し、両側性の場合下顎骨の発育不全を来し、小顎症を呈する。開口障害により口腔清掃が不良となり、多数歯齲蝕や歯肉炎が認められる。障害は受傷時期が早いほど強く現われる。

治療方針　顎関節開放手術による顎関節授動術以外では、開口障害を是正する方法はない。手術に際しては、特に顔面神経損傷に注意する必要がある。手術は強直部の線維性結合組織および骨組織を除去したり、骨性強直が著明な場合では骨切除術が行われ、なかには筋突起の切離を必要とする場合もある。再癒着を防ぐため、人工物や生体材料の中間挿入物を使用することもある。術後は徹底的な開口訓練を必要とする。

①顎関節強直症（骨性）

→ 総論 220p

症　例：57歳、男性
主　訴：開口障害
現病歴：10歳頃左側耳部の化膿性炎に罹患、開口障害を生じるようになった。
現　症：顔貌は軽度の小顎症を呈し、開口距離は 5 mm（前歯切端間距離）であった。

図2　初診時の口腔内：開口障害は著明で、齲蝕による残根が多数認められる。
図3　初診時の断層X線写真：左側下顎頭は著しく変形し、下顎窩との骨癒着が認められる。また、筋突起（矢頭）の伸長が観察される。
図4　顎関節授動術：骨の切離断端にチタンメッシュプレートを中間挿入物として固定した。
図5　口腔内：開口障害は改善し、義歯の装着が可能となった。

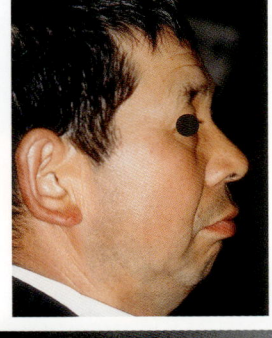

図1　初診時の側貌：軽度の小顎症を呈する。

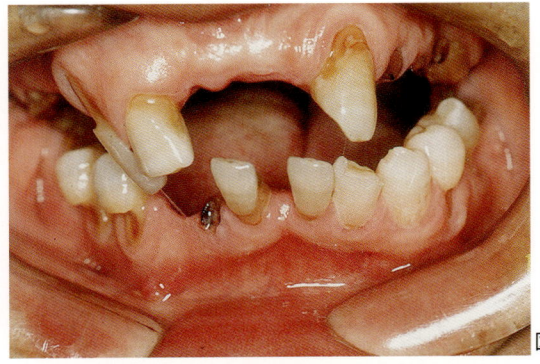

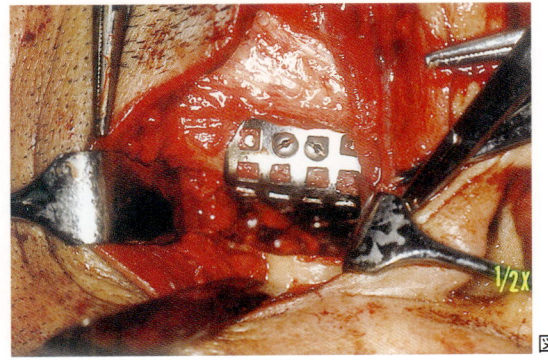

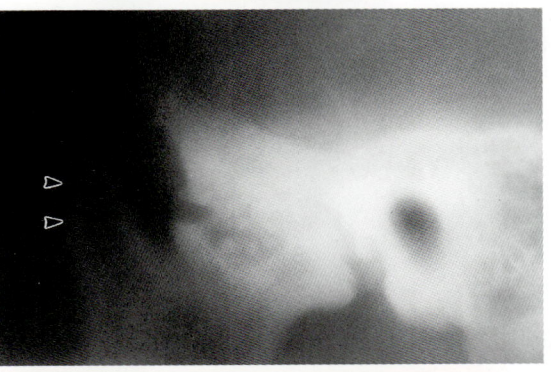

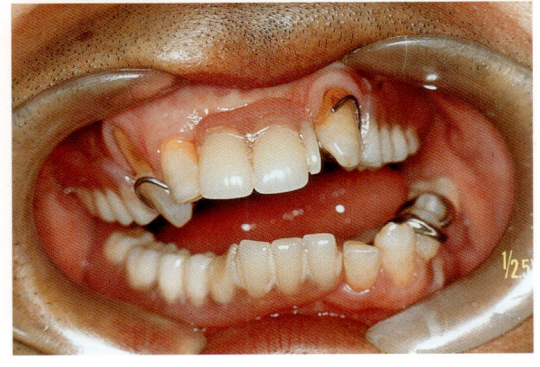

②顎関節強直症（線維性）

総論 220p

症　例：32歳、男性
主　訴：開口障害
現病歴：生後5カ月で右半身の多発性筋炎に罹患後、徐々に開口障害を生じるようになった。
現　症：顔貌は非対称で、オトガイの右側偏位を認めた。開口距離は15mm（前歯切端間距離）、開口時右側下顎頭の前方滑走運動は認められなかった。

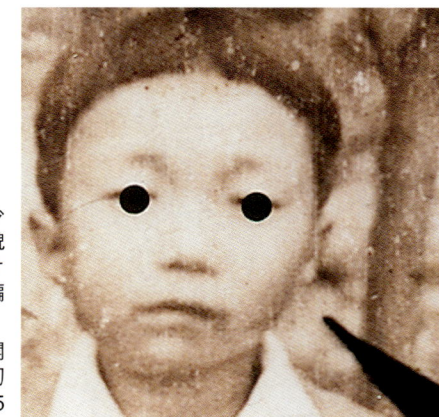

→図1　顔貌：少年の頃から顔貌は非対称で、オトガイの右側偏位を認める。
↓図2　病態：開口障害（前歯切端間距離は15mm）を認める。

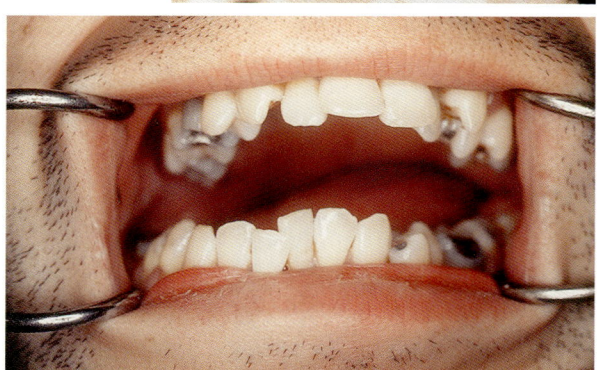

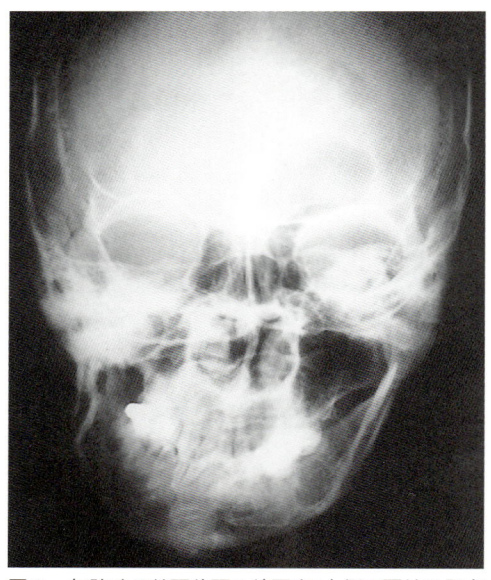

図3　初診時の前頭後頭X線写真：右側下顎枝の発育不全を認める。

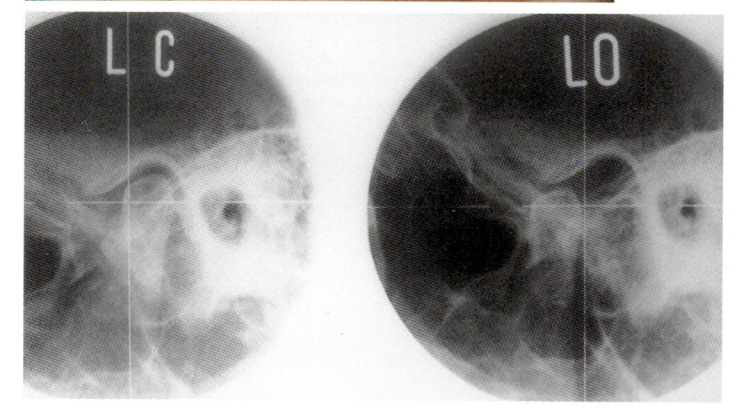

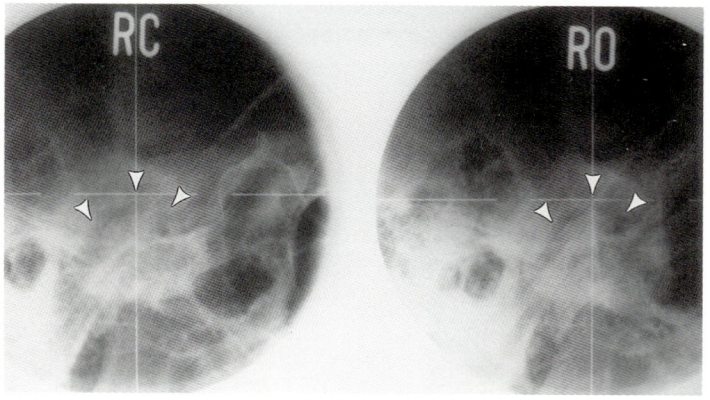

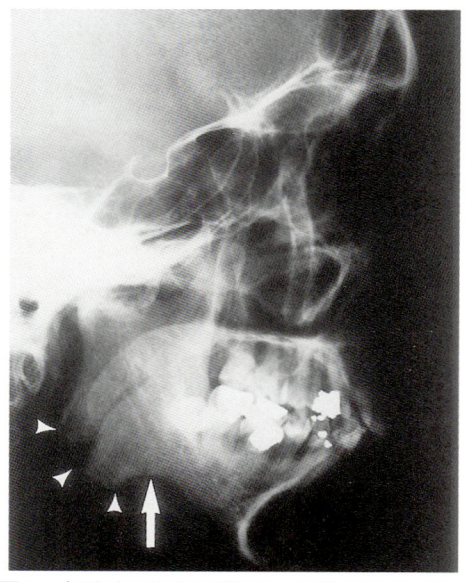

↑図4　初診時の側方X線写真：下顎角部（矢頭）の突出と下顎前切痕（矢印）の深化がみられる。
←図5　X線写真：右側の下顎頭および下顎窩（矢頭）の辺縁は不明瞭で、関節突起の前方滑走は認められない。

3) 顎関節症

概説 顎関節症とは、顎関節や咀嚼筋の疼痛、関節（雑）音、開口障害ないし顎運動異常を主要症候とする慢性疾患群の総括的診断名である（日本顎関節学会1996年）。顎関節症には種々の病態が含まれているため、日本顎関節学会では5つの型に分類している（221p参照）。臨床的には症型分類系統診断法（杉崎、1993）を用いると分かりやすい。X線検査（パノラマX線撮影法、パノラマ顎関節撮影法など）で骨に変化を認めればⅣ型、MR画像で関節円板の転位が確認できればⅢ型（MR検査ができなければ、クリック音や顎運動障害の状態により円板の転位を疑う）となる。画像で所見のない症例の中で、筋症状がある場合はⅠ型、そして残りがⅡ型となる。

治療方針 咀嚼筋障害では咀嚼筋の緊張やスパスム消失が目標となり、マイオモニターによる筋刺激、中枢性筋弛緩薬やマイナートランキライザーの投与およびスプリント療法などが行われる。関節包・靱帯障害では顎関節部の安静を図り、顎関節構成軟組織の微少な外傷を治癒させる。顎運動制限、硬固物の咀嚼制限を指示し、消炎鎮痛薬の投与やスプリント療法などを行う。また、関節痛が強い場合は上関節腔洗浄法を併用する。関節円板障害では、開口障害の是正と疼痛の軽減を目標とする。円板の復位を伴う場合では、下顎前方整位型スプリントを装着し、症状により中枢性筋弛緩薬、消炎鎮痛薬の投薬やマイオモニター療法を行う。ただし患者が成長期にあれば、スプリントの装着期間を考慮する必要がある。円板の復位を伴わない場合では、Farrarのマニピュレーション療法、パンピングマニピュレーション療法、円板整位を目的としたスプリント療法などが行われる。また、外科療法としては、鏡視下剥離授動術が適応となり、稀に関節開放手術が施行される。復位を伴わない場合でも、開口障害のない症例では咬合挙上型スプリントを装着し、薬物療法や上関節腔洗浄法などを併用する。変形性関節症では、顎関節部への負荷の軽減を図ることを基本的方針とし、関節円板障害に準じて治療法が選択される。関節開放手術では骨整形術が施行される。

①顎関節症Ⅲ型

＜顎関節症Ⅲ-a型＞

症例1：28歳、女性
主訴：関節雑音
現病歴：約3年前より左側顎関節に雑音（クリック）があり、時々開口障害があった。

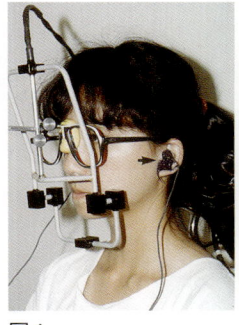

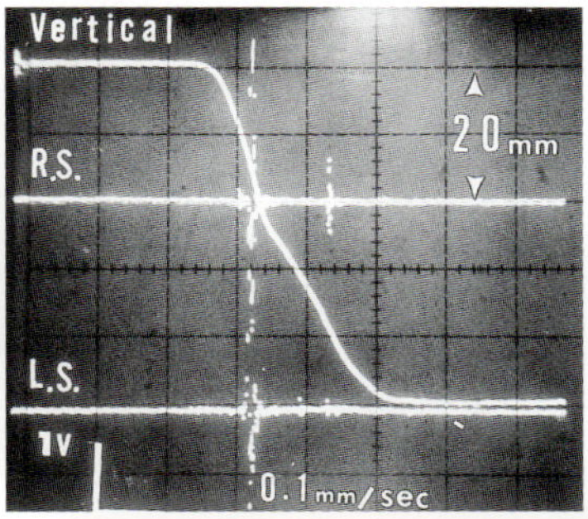

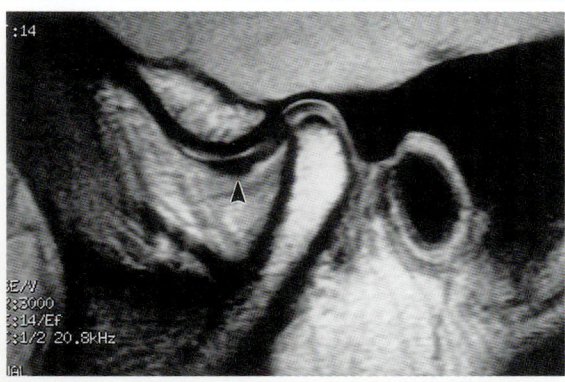

図1左：外耳道内に挿入された顎関節音収録マイク（矢印）とMKGセンサー。

図1右：MKG上に同時記録された顎関節音（開口時クリック音、RS：右顎関節音、LS：左顎関節音）。

図2 下顎前方位（クリック音消失位）での咬合採得。

図3 下顎前方整位型スプリントの装着。

図4 初診時の閉口位T1強調MR画像：関節円板（矢頭）の前方転位を認める。

図5 治療後の閉口位T1強調MR画像：関節円板（矢頭）の整位を認める。

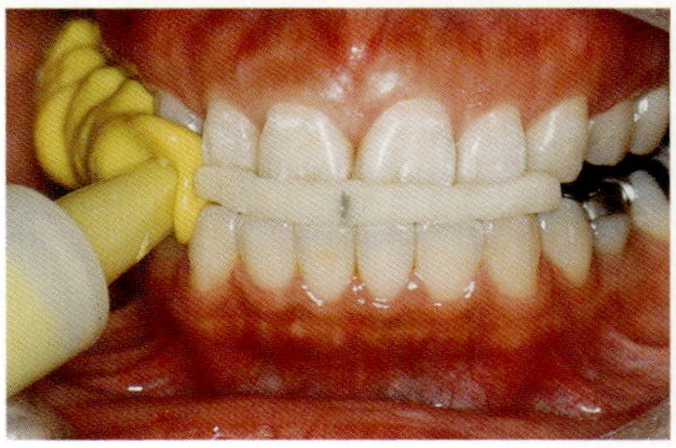

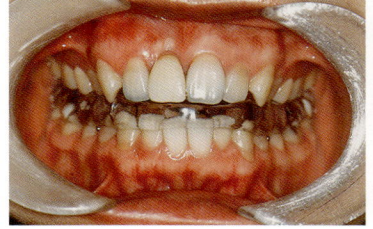

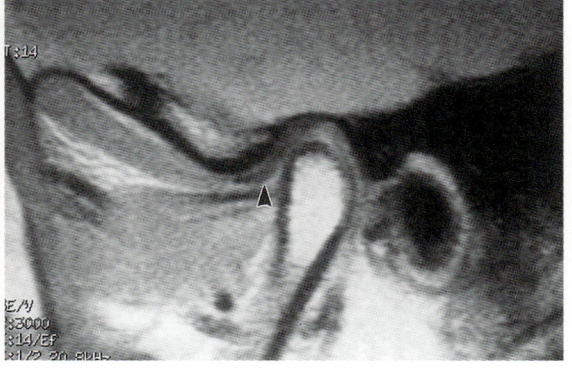

＜顎関節症Ⅲ-b型＞

症例2：19歳、女性
主　訴：開口障害
現病歴：数年前より右側顎関節に雑音（クリック）があった。約3カ月前から右側顎関節部に疼痛があり、雑音が消失した。約1週間前より開口障害が著明になった。
現　症：開口距離20mm（前歯切端間距離）、開口時下顎は右側に偏位した。

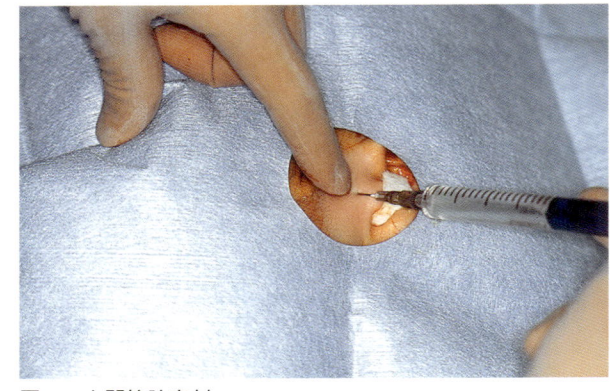

図1　上関節腔穿刺

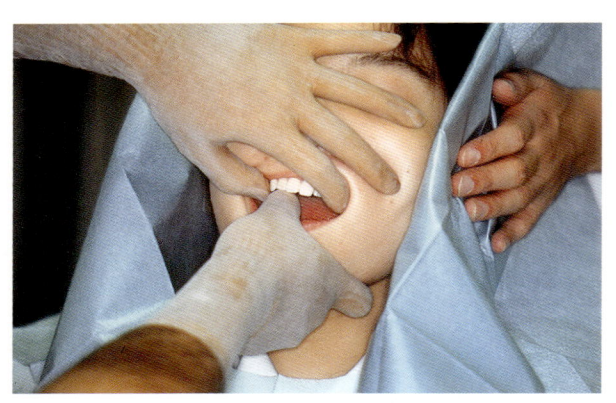

図2　マニピュレーション時、右側顎関節にクリック音を認めた。

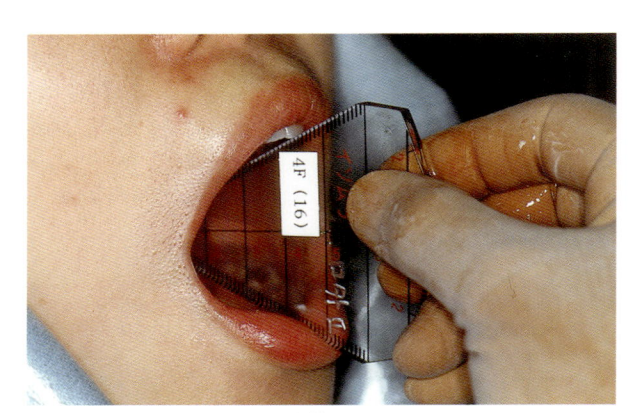

図3　開口距離は40mmに改善した。

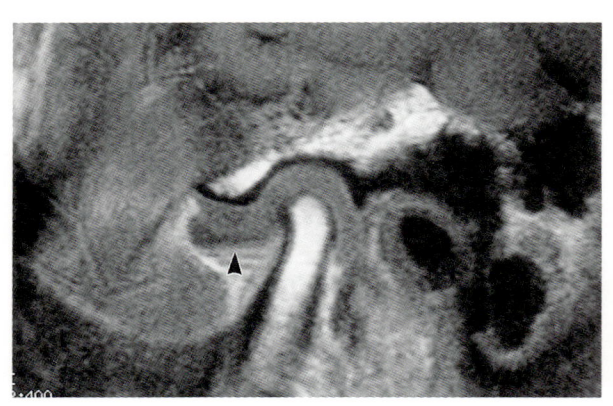

図4　初診時の開口位T1強調MR画像：関節円板（矢頭）の非復位型前方転位を認める。

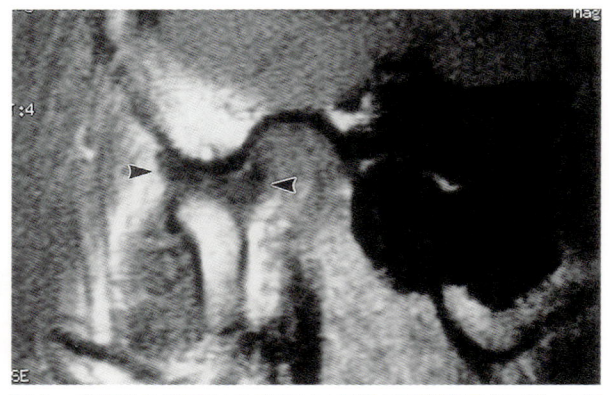

図5　治療後の開口位T1強調MR画像：関節円板（矢頭）の復位を認める。

②顎関節症Ⅳ型

　　　　　　　　　　　　　　　　　　　　総論 221p

症　例：55歳、女性
主　訴：左側顎関節部疼痛
現病歴：約2カ月前より、咀嚼時に左側顎関節部の疼痛および雑音（クレピタス）を認めた。
現　症：開口距離は33mm（前歯切端間距離）で、開口時左側顎関節にクレピタスを認めた。

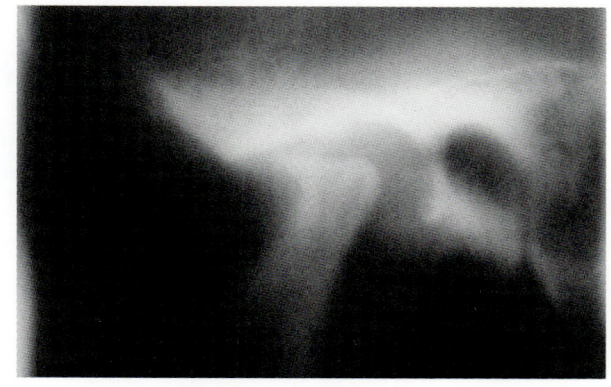

図1　初診時の断層X線写真：下顎頭の著しい平坦化と骨棘を認める。

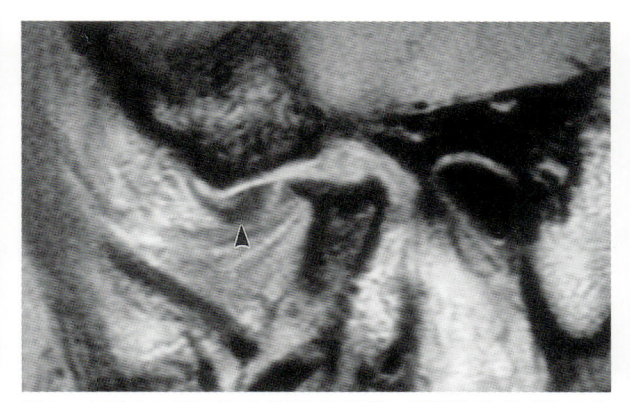

図2　初診時の閉口位T1強調MR画像：関節円板（矢頭）の前方転位を認める。

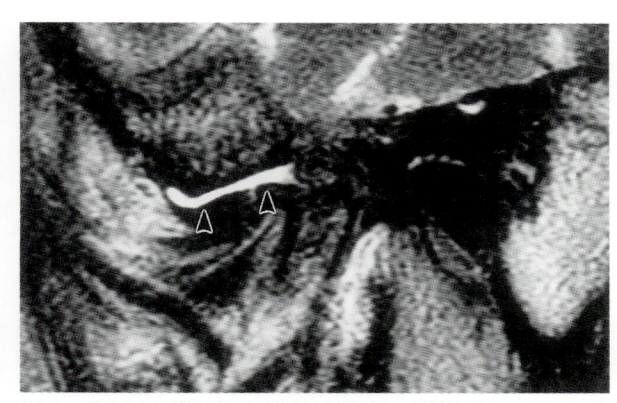

図3　初診時の閉口位T2強調MR画像：上関節腔にeffusion像（矢頭）を認める。

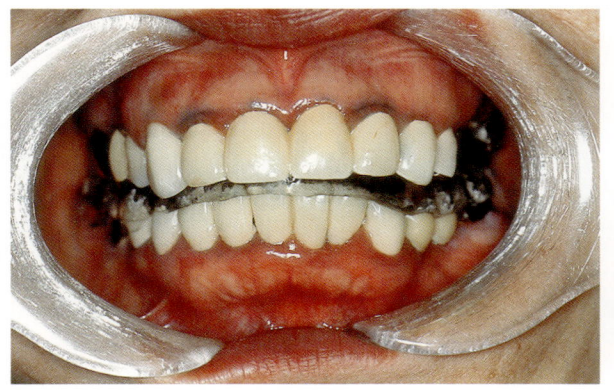

図4　咬合挙上型スプリントの装着。

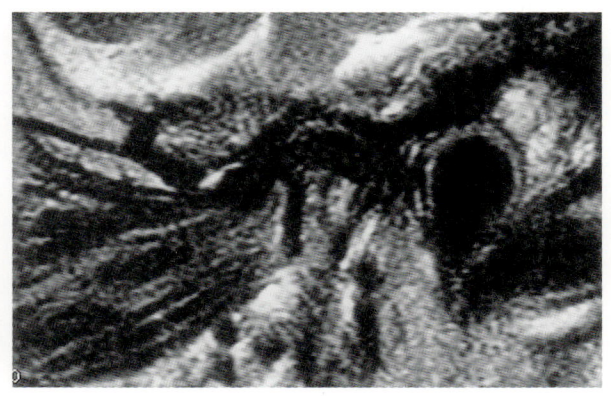

図5　スプリント装着6カ月後のT2強調MR画像：effusion像はほぼ消失した。

参考文献

<第1章>

1. 中山桂二他：Dens Invaginatus の3例．日口外誌（26）：461，1980．
2. Gorlin, RJ and Goldman, HM：Thoma's oral pathology. vol.1. 12-17, The C.V.Mosby, St.Louis, 1970（6th ed.）．
3. Mustarde, JC：Plastic surgery in infancy and childhood. 33-34, Livingstone, Edinburgh, 1971.
4. Calhoun, KH, Stiernberg, CM：Surgery of the lip. 71, Thieme, New York, 1992.
5. Dimitroulis, G, Dolwick, MF and Van Sickels, JE：Orthognathic surgery. 68, Butterworth-Heinemann, Oxford, 1994.
6. 塩田重利監修，道健一ら編：口腔顎顔面外科治療学．160-161，永末書店，京都，1996．

<第2章>

1. Seifert,G：Histological typing of salivary gland tumours. World Health Organization, Springer-Verlag, Berlin, Heiderberg, 1991（2nd ed.）．
2. 高木実　編：口腔病理アトラス．文光堂，東京，1998（第1版）．
3. Gorlin, RJ and Goldman, HM：Thoma's oral pathology. Vol.2. The C.V.Mosby Company, St.Louis, 1970（6th ed.）．
4. 大藤　眞：昭和52年度研究報告総括・シェーグレン病診断基準．厚生省特定疾患シェーグレン病調査研究班、昭和52年度研究業績：3-6, 1979．
5. 藤林孝司、後藤　聡他：シェーグレン症候群の各種診断基準に関する比較検討．日口粘膜誌（）2：60-68, 1996．
6. Foote,FW and Frazell,EL：Tumors of the major salivary glands. Cancer（6）：1065-1133, 1953.

<第3章>

1. Fechner, RE and Mills, SE：Atlas of Tumors of the Bone and Joints. AFIP, Washington, D. C., 1992（3rd Series）．
2. 石川梧朗監修：口腔病理学　Ⅱ．永末書店，京都，1984．
3. 石川栄世，牛島　宥，遠城寺宗知編：外科病理学．文光堂，東京，1986．
4. 内田安信，河合　幹，瀬戸皖一編：講談社顎口腔外科診断治療大系．講談社，東京，1991（第1版）．
5. 依田哲也，佐藤　修，石川雅彦，小野富昭，榎本昭二，木野孔司：顎関節に発生した Synovial osteochondromatosis の1例ならびに文献的考察．日口外誌 34（8）：178-185, 1988．
6. 日本頭頸部腫瘍学会：臨床・病理　頭頸部癌取扱い規約．62-64，金原出版，東京，1991年（第2版）．
7. Hoffman, S, Jacoway, JR, Krolls, SO：Intraosseous and Parosteal Tumors of the Jows.170-180, AFIP, Washington, D. C., 1987（2nd Series）．
8. Kramer, IRH, Pindborg, JJ, Shear M：Histological Typing of Odontogenic Tumours. 30, Springer-Verlag, Berlin, 1992（2nd ed.）．

索 引

記号索引

βラクタム系薬剤 168
^{67}Ga 112
^{99m}TcO$_4$ 112

欧文索引

A

Actinomyces israelli 36, 43
Addison 病 17, 92
AHG 109
AHG 欠乏症 105
AIDS 17, 112, 167
Albers-Schönberg 病 134, 144
Antoni A 型 66
Antoni B 型 66
Apert 症候群 134
APR 168
Ascher 症候群 28
ATL 105, 108
Auer 小体 105, 108

B

Baader 症候群 99
Basedow 病 135
Bedner のアフタ 31
Behçet 病 90, 94, 95
Bell 麻痺 128
Blandin-Nuhn 腺 54
Blandin-Nuhn 嚢胞 50, 54, 56
blow-out 156, 159
Bohn 結節 56
Borchers 法 155
Borrelia vincentii 93

C

C 型肝炎ウイルス 167
C 反応性タンパク 34
Caffey 病 134
Caldwell-Luc 法 181, 189
Candida albicans 36, 46
carcinoma in situ 59
CATCH22 症候群 135, 137
CBFA 1 143
Codman 三角 196, 214
compromised host 167
coxsackie virus A 37, 49
Cronin 法 25, 26
Crouzon 症候群 134, 147

CRP 34, 168
cryosurgery 65
cytomegalo virus 感染症 112

D

decortication 176
DIC 42, 105, 109
Dingman 法 133
DOG 133
Down 症候群 17, 29, 135, 151
dysostosis 134

E

Ehler-Danlos 症候群 105
Ellis-van Creveld 症候群 134
emerging disease 167
Epstein 真珠 17, 50, 56

F

Fanconi 症候群 105
FBN 1 149
FGFR 2 147
fibrillin 遺伝子 149
fibro-osseous lesion 205
Fiesinger-Rundu 症候群 99
fine needle aspiration biopsy 112
FNA 112
Fordyce 斑 25, 28
Franceschetti 症候群 134
Frey 症候群 112, 113

G

Gardner 症候群 196, 208
Garré 骨髄炎 169, 175
ghost cell 195, 203
GNAS 1 145
Goldenhar 症候群 134
green stick fracture 154, 160

H

Hallermann-Streiff 症候群 134
hamartoma 204
Hand-Schüller-Christian 病 197, 219
Heerfordt 症候群 112
Herpes Simplex Virus 37, 47
Hippocrates 法 155
Histiocytosis X 197, 219
HIV 167
HLA 95
Hodgkin 病 59
Hofrath 嚢胞 180, 186
Hotz 床 132
HSV 37, 47
HTLV-1 105, 108

Hunter 舌炎 100, 104, 106, 107
Hunt 症候群 37, 48
Hutchinson の歯 3, 13

I

initiation 58
ITP 109, 110

K

Kirschner 鋼線 160
Klestadt 嚢胞 50, 54
Köle 法 133, 138
Koplik 斑 37, 49
Küttner 腫瘍 112, 125

L

Langhans 型巨細胞 36
Le Fort Ⅰ 骨折 154, 157
Le Fort Ⅱ 骨折 154, 157
Le Fort Ⅲ 骨折 154, 158
Le Fort 型骨折 156
Le Fort 型骨切り術 132, 133, 138
Letterer-Siwe 病 197, 219
Liesegang 環 195, 200
Ludwig アンギーナ 35, 38, 42
Lyell 症候群 99

M

Malassez 上皮残遺 180, 198
Marfan 症候群 135, 149
McCune-Albright 症候群 17, 92, 134, 145, 197, 216
MCHC 104, 106
MCV 104, 106
Melkersson-Rosenthal 症候群 91, 102
Mikulicz 病 112, 113
Millard 法 25, 26
Möller-Barlow 病 105
mumpus virus 113, 117

N

Nikolsky 現象 91
NSAIDs 169

O

Obwegeser 法 133
OFD 症候群 134, 148
OLP 96
opportunistic infection 167
Osler 症候群 105
osteochondrodysplasia 134

P

Paget 骨病 135, 153

Papillon-Lefèvre 症候群　17
Perco 法　132
Partsch Ⅰ法　180, 182
Partsch Ⅱ法　180, 182
Patrick 発痛帯　127, 130
PCR　45
Peutz-Jeghers 症候群　17, 92, 135
PG　169
Pierre Robin 症候群　132, 136, 138
Pindborg　200
Pindborg 腫瘍　195
Plummer-Vinson 症候群　100, 104, 106, 107
polymerase chain reaction　45
Prevotella　93
promotion　58
PTA 欠乏症　105
PTCH　150
PTC 欠乏症　105
push back 法　132
pycnodysostosis　134
Pyle（病）骨異形成症　134

Q
Quincke 浮腫　91, 102

R
RA　113
Ramsay-Hunt 症候群　37, 48
Randall 法　26
ranula　54, 112
re-emerging disease　167
Riga-Fede 病　4, 31, 90, 93
Rose-Bengal 試験　113, 118
Rotation-advancement 法　26

S
saucerisation　176
Schilling 試験　106
Schirmer 試験　113, 118
Schönlein-Henoch 紫斑病　105
Schuhardt 法　138
Schwann 細胞　60, 66
Serres 上皮真珠　56
sialosis　112
Simonart's band　26
Sjögren 症候群　100, 112, 113, 118
spicula　214
Stafne　191
Stevens-Johnson 症候群　91, 99
Stickler 症候群　134
Sturge-Weber 症候群　60, 65, 66, 135
sun-ray appearance　214
sun-ray effect　214

T
TCOF 1　146
team approach　136
Tennison 法　26
TN（M）分類　70
TPHA　36, 44
Treacher-Collins 症候群　134, 146
treacle　146
Treponema pallidum　36
trisomy　151
Turner の歯　3, 13

U
UICC 分類　70

V
Valleix 圧痛点　127, 130
Varicella-Zoster Virus　37
vermillion border　26
Vincent の徴候　169
Visor 骨切り術　133
von Recklinghausen 病　17, 60, 67, 92, 135
von Willebrand 因子　109
von Willebrand 病　105, 109
VZV　37, 48
V 字形骨切り術　138

W
Waldeyer 輪　29, 61, 84
Wardill 法　132
Warthin 腫瘍　58, 112, 113, 119, 121
Wassermann 反応　36, 44
Wassmund-Wunderer 法　133

X
X 線半透過像　195

和文索引

ア
悪性エナメル上皮腫　194
悪性筋上皮腫　112
悪性血管外皮腫　82
悪性黒色腫　17, 58, 61, 86
悪性骨芽細胞腫　194
悪性混合腫瘍　112
悪性腫瘍　59, 68, 113, 194, 196, 197, 214
悪性線維性組織球腫　58, 61, 82
悪性貧血　100, 104, 106, 107
悪性末梢神経鞘腫瘍　82
悪性リンパ腫　58, 59, 61, 84, 85
アシクロビル　47, 48
アスピリン剤　109
アスペルギルス　36
アフタ性潰瘍　90, 94
アミロイドーシス　29
アミロイドの沈着　200
アミロイド様物質　195
アレルギー性紫斑病　105
アレルギー性唾液腺炎　112
アンホテリシンB　46

イ
易感染性宿主　167
異骨症　134, 146
萎縮性カンジダ症　36, 46
囲繞結紮　160
異常治癒経過　155
異所性唾液腺　112
胃全摘出後　104, 107
一次口蓋　132
一次線溶　105
位置の異常　2, 8, 24, 132
溢出型　50, 54, 113
移転　2, 8
遺伝性血小板減少症　105
遺伝性結合織疾患　105
遺伝性出血性末梢血管拡張症　105
遺伝的要因　24
咽頭腔拡大症　137, 133
咽頭破裂音　132
咽頭弁移植手術　132
咽頭摩擦音　132

ウ
ウイルス性感染症　35
ウイルス性唾液腺炎　112
運動障害性構音障害　133

エ
壊死性潰瘍　93
壊死性潰瘍性歯周炎　17
壊死性潰瘍性歯肉口内炎　93, 90
壊死性唾液腺化生　58, 89, 112
壊疽性炎　35
壊疽性潰瘍　93
エナメル質形成不全　3, 13
エナメル上皮腫　194, 195, 198
エナメル上皮線維歯牙腫　194, 195
エナメル上皮線維歯牙肉腫　194
エナメル上皮線維腫　194, 195, 201
エナメル上皮線維象牙質腫　194
エナメル上皮線維象牙質肉腫　194
エナメル上皮線維肉腫　194
エナメル真珠　2, 11
エプーリス　17, 20, 58

炎症 34
炎症性嚢胞 180
炎症性傍側性嚢胞 180
炎症の経過 34
炎症の5徴候 34
炎症の分類 34
円錐歯 2, 11

オ

横顔裂 25, 27
横骨折 154
黄色腫 58
横紋筋腫 58
横紋筋肉腫 58, 61, 82, 83
悪寒戦慄 167
オトガイ下隙 36
オトガイ形成術 138
オンコサイトーシス 58, 112
オンコサイトーマ 58, 112, 119

カ

外因系凝固因子 105
外因性色素沈着 90, 92
開花性型セメント質骨異形成症 194
回帰発症 48
壊血病 105
開咬症 133, 141
外傷 3, 15, 31
外傷後神経痛 127
外傷性潰瘍 93
外傷性顎関節炎 155, 166
外傷性骨折 154
外傷性骨嚢胞 181, 191
外傷性神経腫 58
外傷性線維腫 58
外歯瘻 36, 41, 169
外側鼻突起 25
介達骨折 154
回転伸展弁法 25, 26
外軟骨腫 196
開鼻声 132, 136
開放性骨折 154
開放性損傷 31
海綿状血管腫 65
潰瘍形成性疾患 90, 93
外来異物 112
外来性色素沈着 17
火焰様の母斑 66
過蓋咬合 2, 9, 10
下顎感染性頬部嚢胞 180
下顎・顔面異骨症 134, 146
下顎後退症 133
下顎骨一部切除術 138
下顎骨骨折 154, 160, 161

下顎骨骨髄炎 169, 173
下顎骨骨膜炎 169, 171
下顎枝垂直骨切り術 133, 138
下顎歯肉癌 74
下顎枝矢状分割法 133, 138
下顎前突症 133, 139
下顎前方歯槽部骨切り術 133, 138
下顎体一部切除法 133, 138
化学的損傷 31
下顎頭過形成症 222
下顎頭滑膜軟骨腫 212
下顎頭部骨軟骨腫 211
下顎突起 25
下顎矢状分割法 132
下顎隆起 133, 142
角化棘細胞腫 58
顎下隙 36
顎下腺癌 123, 124
顎下腺腺体内唾石 115
顎下腺導管内唾石 115
顎下腺嚢胞 50
角化病変 90, 96
顎関節強直症 138, 220, 223, 224
顎関節症 127, 220, 225, 226, 227
顎関節脱臼 155, 165
顎矯正治療 132
核の左方移動 34, 168
顎発育障害 132, 136
顎部放線菌症 36, 43
顎変形症 127, 133, 138
顎裂部骨移植手術 132
過形成 24, 132
過誤腫 204
化骨性筋炎 194
化骨性線維腫 194
火傷 31
過剰根 2, 11
過剰歯 2, 6, 8
過剰埋伏歯 6
下垂体機能亢進症 135
数の異常 2, 7
仮性神経痛 127
家族性下顎骨線維性骨異形成症 134
家族性多発性セメント質腫 194
家族性乳児皮質骨増殖症 134
カタル性炎 34
顎骨炎拡大波及の経路 168
顎骨形成手術 132
顎骨骨折 156
褐色腫 194
割創 31
合併損傷 154
滑膜性軟骨腫 194, 196
化膿性炎 34

化膿性顎下腺炎 112, 116
化膿性顎関節炎 178
化膿性耳下腺炎 112, 116
化膿性表皮カタル 34
カフェオーレ斑 67, 145
歌舞伎メーキャップ症候群 135
カポジ肉腫 82
ガマ腫 50, 54, 55, 112, 113
仮面うつ病 127
ガリウム 112
顆粒細胞腫 58
顆粒白血球減少症 105, 108
ガルバニー電流 31
カルバマゼピン 127, 130
眼・下顎・顔症候群 134
眼窩蜂巣(窩)織炎 36
環境的要因 24
肝硬変患者 109
眼・歯・指(骨)異形成症 134
含歯性嚢胞 180, 183
眼・耳・脊椎異症症 134
カンジダ・アルビカンス 46
肝疾患 105
管腫 60
癌腫 70, 112
肝障害 106
管状腺腫 112, 119
管状乳頭腫 112
関節円板障害 221
関節突起過形成 220
関節突起形成不全 220
関節突起無形成 220
関節包・靭帯障害 221
感染 34
感染症 34
乾癬性関節炎 220
感染の経路 35
間代性痙攣 127
管内唾石 113, 114
管肉腫 58
嵌入歯 15
顔面神経 126
顔面神経痛 127
顔面神経麻痺 128
顔面チック 127
顔面鼻咽腔症候群 137
顔面非対称 133, 140, 141
間葉腫 58
間葉腫瘍 196, 205
乾酪変性 36, 45
顔裂性嚢胞 181, 187

キ

偽関節 155, 160

奇形 24
義歯性線維腫 17, 19
器質的精神病 127
気腫 33
寄生体側病原因子 167
偽正中上唇裂 25, 27
偽性副甲状腺機能低下症 134
基底細胞腺癌 112
基底細胞腺腫 58, 112, 119
基底細胞母斑症候群 135, 150, 185
偽嚢胞 191
偽膜性カンジダ症 36
逆生性歯 2, 8
逆性乳頭腫 58
逆行性導管乳頭腫 112
臼後歯 2, 8
球状上顎嚢胞 181, 188
球状突起 24, 25, 132
丘疹性梅毒疹 44
吸唇癖 28
急性壊死性潰瘍性歯肉炎 17
急性化膿性炎 167
急性化膿性唾液腺炎 112, 113
急性化膿性リンパ節炎 35, 40
急性期反応物質 168
急性偽膜性カンジダ症 46
急性口底炎 35, 38
急性骨髄性白血病 108
急性白血病 104, 108
急速進行性歯周炎 17
臼傍歯 2, 8
頬隙 36
凝固阻止因子 105
頬骨・頬骨弓骨折 154, 164
頬小帯異常 25, 30
強直性痙攣 127
強直性脊椎炎 220
頬粘膜癌 78
頬部蜂巣（窩）織炎 35, 39
巨頬症 60, 64
棘細胞型エナメル上皮腫 198
旭日像 196, 214
巨細胞腫 194
巨細胞性エプーリス 20, 22
巨細胞性病変 195
巨細胞肉芽腫 58, 194
巨細胞封入体症 112
巨赤芽球性 104, 106
巨赤芽球性貧血 107
巨大型セメント質腫 194
巨大歯 2, 11
巨大唇 25, 28
巨大舌 25, 29
偽リンパ腫 59

菌血症 42
菌交代現象 35, 36
菌交代症 35
筋上皮癌 112
筋上皮腫 58, 112, 119
筋上皮腺腫 112, 119
金属アレルギー 91, 96

ク
クモ状指趾症 135, 149
グリセオフルビン 46
くる病 135
クレチン病 28, 29, 135

ケ
形質細胞腫 59
傾斜歯 2, 8
頸部血管隙 36
稽留熱 167
結核 35, 36, 167
結核潰瘍 45
結核性リンパ節炎 36, 45
血管運動神経性浮腫 28
血管球腫 194
血管腫 28, 29, 58, 60, 65, 194, 195
血管腫性エプーリス 20, 21
血管神経性 (Quincke) 浮腫 91, 102
血管性紫斑病 109
血管透過性亢進期 34
血管内凝固亢進症候群 109
血管内皮腫 58, 194
血管肉腫 82, 194
血小板機能異常 105
血小板減少症 105
血小板数 109
血清鉄 104, 106
血清・尿中リゾチーム 108
血清ビタミン B_{12} 値 104, 106
血清葉酸値 104, 106
結節 2, 11
血栓性血小板減少性紫斑病 105
血液凝固阻止剤 109
結合組織増殖期 34
欠如 24, 132
血友病 105, 109, 110
ケルビズム 134, 194
幻影細胞 195, 203
嫌気性菌 168
言語障害 132, 136
言語治療 132
原始性嚢胞 180, 184
原虫感染症 35
原発性骨内癌 194

コ
高位歯 2, 8
後咽頭隙 36
抗炎症薬 169
構音障害 132, 136
口蓋化構音 132, 136
口蓋形成手術 132
口蓋短小症 133, 137
口蓋突起 132
口蓋乳頭嚢胞 180
口蓋帆挙筋位置異常 133
口蓋裂頭床 132
口蓋隆起 133, 142
口蓋裂 132, 136
抗核抗体 113, 118
口角びらん 91, 102, 103
高γ-グロブリン 113
好気性菌 168
抗基底膜抗体 91, 98
咬筋肥大症 25, 28
口腔異常感症 127
口腔カンジダ症 46
口腔乾燥症 112, 113
口腔・顔面・指趾症候群 134, 148
口腔結核 36, 45
口腔常在菌 167
口腔神経症 127
口腔心身症 127
口腔粘膜疾患 90
口腔レンサ球菌 168
咬合の異常 2, 9
口呼吸性歯肉炎 17, 18
交叉咬合 2, 9, 10
好酸球肉芽腫 219
好酸性癌 112
好酸性沈着物 195
好酸性肉芽腫 194
咬傷 31, 32
溝状舌 91, 100
甲状舌管嚢胞 50, 53
甲状腺機能亢進 17, 135
甲状腺機能低下 106, 135
抗上皮細胞間物質抗体 98
口唇炎 90, 102
口唇疱疹 47
硬性下疳 44
構造の異常 3, 13
好中球アルカリホスファターゼ値 105, 108
口底癌 77
後天性結合織疾患 105
紅板症 58, 60, 68, 69
紅斑性（萎縮性）カンジダ症 36, 46
紅斑性天疱瘡 98

紅斑性梅毒疹 44
咬耗 3, 14
コクサッキーウイルス 37
コクサッキーウイルス感染症 49
黒色性神経外胚葉性腫瘍 194
黒毛舌 91, 100, 101
骨折 138, 156
骨片の偏位 155
骨芽細胞腫 194, 195
骨形成性エプーリス 20, 21
骨形成性腫瘍 194
骨形成不全症 105, 134
骨系統疾患 134, 138, 143
骨好酸球肉芽腫 197
骨腫 194, 195, 196, 208
骨髄異形成症候群 106
骨髄炎 167
骨髄腫瘍 194
骨髄浸潤 105
骨髄性白血病 105
骨髄穿刺 106
骨髄抑制 105
骨線維性骨異形成症 194
骨中心性骨血管腫 196
骨内類表皮嚢胞 194
骨軟化症 135
骨軟骨異形成症 134, 143
骨軟骨腫 194, 195, 196
骨・軟骨の腫瘍 58
骨肉腫 194, 196, 214
骨膜炎 167
骨膜性骨血管腫 196
骨膜性軟骨腫 196
骨隆起 133, 142
古典的感染症 167
ゴム腫 44
孤立性アフタ 94
孤立性骨嚢胞 181, 191
コレステリン結晶 180
混合腫瘍 119, 194, 195, 196, 201
根尖周囲性線維異形成症 194
根尖性歯根嚢胞 180
根尖性歯周組織炎 170
根尖性セメント質異形成症 194, 195, 197, 218
根側性歯根嚢胞 180
コンニャク状顎堤 17, 19
梱包療法 60, 65

サ

鰓弓症候群 134
細菌感染症 35, 38
細菌性唾液腺炎 112
再興感染症 167
再生不良性貧血 104, 105, 106

鰓嚢胞 50, 52
鎖骨頭蓋骨異形成症 134, 143
挫創 31, 32
擦過創 31
皿状形成術 176
サラセミア 104, 106
残遺 24, 132
三角弁法 25, 26
三叉神経 126
三叉神経痛 127, 130
三叉神経麻痺 129
残存性嚢胞 180, 182
三大唾液腺 112

シ

歯牙エナメル上皮腫 194
歯牙結紮法 160
歯牙腫 195, 196, 204
耳下腺癌 122
耳下腺気腫 112
耳下腺隙 36
耳下腺唾石 114
耳下腺嚢胞 50
歯冠周囲炎 169
歯冠の異常 2, 11
歯間離開 2, 9, 10
色素性病変 90, 92
色素性母斑 17, 58, 90, 92
直達骨折 154
シクロスポリン歯肉増殖症 17
歯原性角化嚢胞 150, 180, 184, 185
歯原性腫瘍 58, 59, 194, 195, 196, 198
歯原性上皮腫瘍 194
歯原性石灰化上皮腫 194, 195, 200
歯原性線維腫 194, 195, 196, 205
歯原性粘液腫 194, 195, 196, 206
歯原性嚢胞 17, 50, 180, 182
自己免疫疾患 91, 113
自己免疫性血管性紫斑病 105
自己免疫性水疱症 90, 98
自己免疫性溶血性貧血 106
歯根の異常 2, 11
歯根嚢胞 180, 182
歯根の弯曲 2, 11
歯根肥大 2, 11
自(己)臭症 127
歯周組織炎 169
歯周嚢胞 180, 186
思春期性歯肉炎 17
思春期前歯周炎 17
歯髄炎 3, 14
歯性感染症 168
歯性重症感染症 36, 42
歯性上顎洞炎 174

脂腺癌 112
脂腺腺腫 112, 119
刺創 31
歯槽堤萎縮症 133, 142
持続性神経痛 127
弛張熱 167
失血 104
歯堤 198
歯内歯 2, 12
歯肉癌 72
歯肉線維腫症 19, 58
歯肉増殖症 17, 18, 58
歯肉嚢胞 17, 50, 56
脂肪腫 58, 60, 63, 194, 195
脂肪肉腫 58, 82
斜顔裂 25, 27
若年性歯周炎 17
若木骨折 154, 160
縦隔洞 36
習慣性脱臼 155
集合性歯牙腫 194, 196, 204
縦骨折 154, 156
重積歯 2, 12
重複癌 59
周辺性エナメル上皮腫 198
終末導管腺癌 112
宿主側防御機構 167
樹枝状透過像 195
出血 106
出血時間 109
出血性炎 35
出血性骨嚢胞 181, 191
術後性上顎嚢胞 181, 189
腫瘍 58
腫瘍シンチグラフィー 112
腫瘍類似疾患 58, 88, 112, 197, 216
ジュール熱作用 31
傷 31
小アフタ型 90, 94
漿液性炎 34
小下顎症 133, 140
上顎硬口蓋癌 73
上顎後退症 133, 139
上顎骨骨髄炎 169
上顎骨骨膜炎 169, 172
上顎歯肉癌 72
上顎前突症 133, 138
上顎前方歯槽部骨切り術 133, 138
上顎洞癌 197, 215
上顎洞根治手術 189
上顎洞内血腫 156
上顎洞粘液嚢胞 181, 190
上顎突起 24, 25, 132
上顎部骨折 154, 156

小球性低色素性貧血 104, 106
症候群 134
小口症 25, 28
上行性歯髄炎 14
小細胞癌 112
小上顎症 133
ショウジョウバエ変異体遺伝子 150
上唇小帯異常 25, 30
少数歯症 2, 7
小唾液腺 79, 112
小唾液腺悪性腫瘍 79
小唾液腺癌 61
小児下顎骨骨折 162, 160
小児反復性耳下腺炎 112, 113
上皮筋上皮癌 112
上皮小体機能亢進症 135
上皮小体機能低下症 135
上皮性腫瘍 59, 62, 194, 198
上皮内癌 58, 59
静脈石 65
褥瘡性潰瘍 31, 90, 93
初発段階 58
歯列矯正 132
歯瘻 36, 41, 169
心因性 127
唇顎口蓋裂 138
心気症状 127
真菌 46
神経炎 127
神経芽細胞腫 58
神経痙攣 127
神経原性腫瘍 60
神経腫 127
神経症 127
神経鞘腫 58, 60, 66, 194, 195
神経節細胞分化型横紋筋肉腫 82
神経線維腫 29, 58, 60, 194, 195
神経線維腫症 67
神経線維腫症Ⅰ型 135
神経痛 127, 130
神経捻除術 130
神経ブロック 127, 130
神経麻痺 126, 128
新興感染症 167
進行性顔面半側萎縮症 138, 141
人工塞栓法 60, 65
侵襲性線維腫症 58
滲出性炎 34
滲出性中耳炎 132
浸潤様式の分類 70
針状骨 196, 214
尋常性天疱瘡 91, 98
侵蝕症 3, 14
心身症 127

腎性骨異栄養症 135, 152
真性神経痛 127
真性セメント芽細胞腫 194
真性セメント質腫 196
新鮮外傷 31
新鮮骨折 154
新鮮脱臼 155
人畜共通感染症 167
伸展仮骨形成法 133, 138
腎透析患者 109
唇裂 24, 25, 26

ス

水痘・帯状疱疹ウイルス 37, 48
水疱性天疱瘡 98
スピーチエイド 132

セ

正球性正色素性貧血 104, 106
静止性骨空洞 112, 181, 191
星状細胞 198
星状神経節ブロック 48
青色細胞 58
成人T細胞白血病 105, 108
成人性歯周炎 17
精神分裂病 127
正中下顎嚢胞 181
正中過剰埋伏 6
正中下唇裂 25, 27
正中頸嚢胞 50, 53
正中口蓋嚢胞 181, 187
正中歯 8
正中歯槽嚢胞 181
正中上顎嚢胞 187
正中上唇裂 25, 27
正中離開 30
正中菱形舌炎 91, 100, 101
声門破裂音 132, 136
赤芽球癆 104, 106
赤唇縁 26
脊髄癆 44
石灰化歯原性嚢胞 194, 195, 203
切開法 169
舌下隙 36
舌下神経 126
舌下神経麻痺 129
舌下垂症 136
赤血球酵素欠乏症 106
赤血球指数 106
赤血球増加症 104
赤血球沈降速度 34
赤血球の形態異常 106
石鹸泡状透過像 195
切歯管嚢胞 180

切歯結節 14
接触性口唇炎 102
切創 31, 32
絶対的歯槽堤形成術 133, 142
切端咬合 2, 9, 10
舌痛症 127
舌咽神経 126
舌咽神経痛 127
舌炎 90, 100
舌癌 76
舌小帯短縮（舌強直）症 25, 30
舌苔 100, 101
舌扁桃肥大 25, 29
セフェム系 168
セメント芽細胞腫 194, 196
セメント質形成線維腫 194
セメント質骨異形成症 194
セメント質骨形成線維腫 194, 195, 196,
　　　　　　　　　　　　209
線維腫 58, 60, 63, 195
線維腫症 58
線維腫性エプーリス 20
線維性エプーリス 20, 21
線維性骨異形成症 134, 145, 194, 197, 216
線維性増殖 58
線維性組織球腫 58
線維素性炎 35
線維肉腫 58, 61, 82, 194
腺癌 112, 122
前癌状態 58, 68
前癌病変 58, 60, 68, 97
全血凝固時間 109
潜在性骨空洞 181
穿刺細胞診 112
腺腫 112
染色体異常 24, 134
腺性口唇炎 102
腺性歯原性嚢胞 180
前舌腺 50, 54
全前脳胞症 25
腺体内唾石 114
先天異常 132, 138
先天欠如 2, 7
先天歯 4
先天性エプーリス 20, 22
先天性顆粒細胞腫 58
先天性口角小窩 25, 28
先天性口角瘻 25, 28
先天性口唇瘻 25, 28
先天性小下顎 136
先天性唾液瘻 112
先天性二裂下顎頭 220
先天性嚢胞 50, 51
先天性梅毒 3

先天性鼻咽腔閉鎖不全症 133, 137
先天性無痛無汗症 135
尖頭合指症Ⅰ型 134
腺内唾石 113, 114
線副子 160
腺房細胞癌 58, 79, 81, 112, 113, 122, 124
腺様歯原性腫瘍 194, 195, 202
腺様囊胞癌 58, 61, 79, 80, 112, 113, 122, 123
腺リンパ腫 112, 119

ソ

創 31
躁うつ病 127
早期浸潤癌 59
早期発症型歯周炎 17
早期萌出 2
象牙質形成不全 3, 13
象牙質腫 194, 195
総合治療 136
創傷 31
叢状型 195
叢状型エナメル上皮腫 198
巣状上皮性過形成 58
増殖性炎 35
増殖性天疱瘡 98
叢生 2, 9, 10
双生歯 2, 12
相対的歯槽堤形成術 133, 142
総鉄結合能 104, 106
側咽頭隙 36
側音化構音 132, 136
側頸囊胞 50, 52
束状型 66
促進段階 58
側頭筋隙 36
続発性貧血 104
側方性歯周囊胞 180, 186
組織奇形 204
組織球症X 197, 219
組織球増殖症 219
組織隙 168
組織隙の炎症 36
組織硬化剤注入法 65
咀嚼筋痙攣 127
咀嚼筋障害 221
その他のセメント質骨異形成症 194
損傷 31

タ

第4母斑症 135
第Ⅴ因子欠乏症 105
第Ⅶ因子欠乏症 105
第Ⅷ因子 109

第Ⅷ因子欠乏症 105
第Ⅸ因子欠乏症 105
第Ⅹ因子欠乏症 105
第ⅩⅠ因子欠乏症 105
大アフタ型 90, 94
大球性貧血 104, 106
退行性関節疾患 220
胎児赤芽球症 105
代謝病・内分泌疾患 134, 152
台状根 2, 11
帯状疱疹後神経痛 127
大(巨)唇症 60, 64
大(巨)舌症 60, 64
大唾液腺炎 116
大理石骨病 134, 144
多因子遺伝 24
唾液管癌 112
唾液管末端拡張症 113, 117
唾液腺歯原性囊胞 180
唾液腺腫瘍 58
唾液腺症 58, 112
唾液腺シンチグラフィー 112
唾液腺貯留囊胞 50, 54, 112
唾液腺導管囊胞 50
唾液腺囊胞 112
唾液瘻 112
多開口部びらん性外胚皮膚症 99
多形滲出性紅斑 90, 91, 99
多形性腺腫 58, 60, 62, 112, 113, 119, 120
多形性腺腫内癌腫 58, 79, 81, 112, 113, 122
多形性低悪性度腺癌 112
多血症 104
唾石 114
唾石症 112, 113, 114
唾疝痛 114
脱臼 3
多発性顎囊胞 185
多房性透過像 195
単一遺伝子異常 24
単球性白血病 105, 108
単純骨折 154
単純歯牙結紮法 160
単純性血管腫 65
単純性骨囊胞 181, 191, 194
単純性歯肉炎 17
単純性紫斑病 105
単純疱疹ウイルス 37, 47
単房性エナメル上皮腫 198
単房性透過像 195

チ

智歯周囲炎 169, 170
智歯の埋伏 5

地図状舌 91, 100
着色 3, 13
着色歯 3, 13
中咽頭癌 78
中心結節 14
中心性巨細胞肉芽腫 194
中心性血管腫 196, 213
中枢性顔面神経麻痺 128
中毒性皮膚壊死 99
聴覚障害 132, 136
貯留型 113
陳旧性外傷 31
陳旧性下顎骨骨折 160, 162
陳旧性骨折 154, 155
陳旧性脱臼 155

ツ

痛風性顎関節炎 220
ツベルクリン反応 36, 45

テ

手足口病 49
低位歯 2, 8
停滞型 50, 54
テクネシウム 112
デスモイド 58
鉄芽球性貧血 104, 106
鉄欠乏性貧血 100, 104, 106, 107
転位歯 2, 8
転移性腫瘍 58, 59, 86
電気凝固法 65
電気的損傷 33
電撃傷 31, 33
点状陰影 113
デンタルインプラント 132, 136
天疱瘡抗体 91

ト

樋状根 2, 11
頭蓋顔面異骨症 134, 147
導管内唾石 114
導管内乳頭腫 112
導管乳頭腫 112, 119
導管の圧迫 112
凍結療法 65
凍傷 31
透析性骨異栄養症 152
疼痛性疾患 127
糖尿病1型 17
特異性炎 35, 112
徒手整復 165
特発性血小板減少性紫斑病 105, 109, 110
突発性骨空洞 181
ドルーゼ 36, 43

ナ

内因系凝固因子 105
内因子欠乏 104
内向性導管乳頭腫 112
内歯瘻 36, 169
ナイスタチン 46
内側鼻突起 24, 25
内軟骨腫 194, 196
内反歯 2, 12
軟口蓋麻痺 133, 137
軟骨外胚葉異形成症 134
軟骨形成性腫瘍 194
軟骨腫 194, 195, 196, 210
軟骨肉腫 194
軟部好酸球肉芽腫 58, 88
軟部組織腫瘍 58

ニ

肉芽腫性エプーリス 20, 21
肉芽腫性口唇炎 28, 91, 102
肉腫 61, 82
二次口蓋 132
二次性貧血 106
二次線溶 105
二次的貧血 104
二重唇 25, 28
二段階法 132, 136
ニフェジピン歯肉増殖症 17, 18
乳児の黒色性神経外胚葉腫瘍 58
乳歯の晩期残存 4
乳頭腫 58, 60, 62
乳頭状過形成 58
乳頭状唾液腺腫 112
乳頭状嚢腺癌 112
乳頭状嚢腺腫 112
ニューマクロライド 168
妊娠腫 20
妊娠性エプーリス 20, 22
妊娠性歯肉炎 17

ネ

猫泣き症候群 135
熱傷 31, 33
粘液腫 58, 194, 195
粘液水腫 135
粘液栓 112
粘液線維腫 194, 195
粘液腺癌 112
粘液嚢腺腫 112
粘液嚢胞 50, 55, 112
粘液瘤 112
捻転 2, 8
粘表皮癌 58, 61, 79, 80, 112, 113, 122

粘膜下口蓋裂 132, 133, 137
粘膜弁法 132
粘膜類天疱瘡 91, 98

ノ

濃化異骨症 134
嚢腺腫 112, 119
脳梅毒 44
嚢胞状エナメル上皮腫 198
嚢胞状リンパ過形成症 112
嚢胞性リンパ管腫 64
嚢胞摘出閉鎖法 180
嚢胞類似疾患 181, 191
膿瘍 34

ハ

敗血症 42
梅毒 35, 36, 44
梅毒血清反応 36
梅毒トレポネーマ 36, 44
排膿法 169
白板症 17, 58, 60, 68, 91, 97
剥離性口唇炎 102
播種性血管内凝固 42, 105
破折 3
白血球の増加 34
白血球遊走期 34
白血病 104, 108
白血病性歯肉炎 17
白血病裂孔 105, 108
発育異常 132, 138
発育過剰 24, 132
発育性嚢胞 180
発育抑制 24, 132
歯の異常 132, 136
歯の大きさと形の異常 2, 11
歯の嵌入 16
歯の脱臼 15, 16
歯の破折 15
歯の発生、萌出 2
バラ疹 36, 44
晩期残存 2, 4
晩期萌出 2
瘢痕性類天疱瘡 91, 98
反射性交感神経萎縮症 127
斑状歯 3, 13
反対咬合 2, 9
反復性耳下腺炎 117

ヒ

非 Hodgkin リンパ腫 61, 84
鼻咽腔閉鎖機能 132
鼻咽腔閉鎖機能不全 132
非開放性骨折 154

非開放性損傷 31
脾機能亢進症 105
鼻腔構音 132
鼻口蓋管嚢胞 180, 187
肥厚性カンジダ症 36
鼻骨骨折 154, 164
非歯原性腫瘍 59, 194, 195, 196, 197, 208
非歯原性嚢胞 180, 187
鼻歯槽嚢胞 50, 54
皮質骨骨切り術 138
皮質除去術 176
非上皮性腫瘍 59, 63, 194
鼻唇嚢胞 50, 54
非ステロイド性抗炎症薬 169
肥大性歯肉炎 17, 18
ビタミン B_{12} 欠乏 106
ビタミン B_{12} の吸収障害 104
ビタミン C 欠乏症 105
ビタミン K 欠乏 105
非定型顔面痛 127
ヒト T 細胞向性ウイルス 1 型 105, 108
皮膚口内炎 99
び漫性硬化性骨髄炎 169, 176
び漫性メラニン色素沈着症 90
び漫性リンパ腫 59
日和見感染 35, 36, 167
病期分類 70
表層上皮性腫瘍 58
病的下顎骨骨折 160, 163
病的骨折 154
ピリドンカルボン酸系薬剤 168
貧血 104
貧血の一般症状 106

フ

フィブリノーゲン欠乏症 105
フィラデルフィア染色体 105, 108
フェニトイン歯肉増殖症 17, 18
吹抜け骨折 154, 156, 159
副腔形成 180
複雑骨折 154
複雑性歯牙腫 194, 196, 204
複雑性歯肉炎 17
副腎皮質ステロイド紫斑病 105
副唾液腺 112
腐骨形成期 169
腐骨分離期 169
不正咬合 9
不正癒合 155, 162
ブドウ状歯原性嚢胞 180
部分トロンボプラスチン時間 109
フラビーガム 17, 19
プリースニッツ罨法 37, 169
プレボテラ 93

プロスタグランジン 169
プロトロンビン欠乏症 105
プロトロンビン時間 109
分泌亢進 112
分泌低下 112

ヘ

平滑筋腫 58
平滑筋肉腫 58, 82
平滑舌 100, 101
平均赤血球ヘモグロビン濃度 104, 106
平均赤血球容積 104, 106
壁性エナメル上皮腫 198
ペニシリン系 168
ペネム系 168
ヘパリン 109
ペルオキシダーゼ 105, 108
ヘルパンギナ 49
辺縁性歯周組織炎 170
変形症 132
変形性関節症 220, 221
変形性骨炎 135, 153
変質性炎 34
変色 3, 13
変色歯 3, 13
扁桃周囲膿瘍 35, 40
扁平コンジローマ 36, 44
扁平上皮癌 58, 61, 70, 112
扁平上皮歯原性腫瘍 194
扁平苔癬 17, 91, 96

ホ

放射線性口内炎 31, 33
放射線性萎縮 112
放射線性骨髄炎 177
萌出の異常 2, 4
萌出嚢胞 50
疱疹状潰瘍型 90, 94
疱疹性口内炎 47
疱疹性歯肉口内炎 47
紡錘菌 93
紡錘形細胞癌 58
放線菌 36, 43
放線菌塊 43
放線菌症 35
蜂巣(窩)織炎 34
胞巣状透過像 195
発作性神経痛 127
発作性夜間血色素尿症 106
母斑細胞 92
ポルフィリン症 106

マ

埋伏 6

埋伏歯 2, 5
埋伏智歯 5
マクロライド系薬剤 168
麻疹ウイルス 37, 49
末梢性顔面神経麻痺 128
末端肥大症 29
摩耗 3, 14
マラリア 167
蔓状血管腫 65
慢性外傷 31
慢性顎骨骨髄炎 169
慢性感染症 104
慢性硬化性顎下腺炎 58, 112, 113
慢性(び漫性)硬化性骨髄炎 169, 176
慢性硬化性唾液腺炎 125
慢性骨髄性白血病 108
慢性再発性アフタ 90, 94
慢性再発性耳下腺炎 112, 113, 117
慢性唾液腺炎 112
慢性剥離性歯肉炎 17, 18
慢性白血病 104
慢性肥厚性カンジダ症 46
慢性皮膚粘膜カンジダ症 36
慢性辺縁性歯周炎 17
慢性リンパ性白血病 108
慢性リンパ節炎 35, 41

ミ

ミニプレート 156
未分化癌 58, 112
脈管性腫瘍 194
脈瘤性骨嚢胞 181, 192, 194

ム

無顆粒球症 105
ムコ多糖症Ⅰ型 134
無歯症 7
無唾液腺症 112
無トランスフェリン血症 104, 106
ムンプスウイルス 117

メ

明細胞歯原性腫瘍 194
迷走神経 126
迷走神経痛 127
迷入唾液腺 112
メラニン産生腫瘍 58
メラニン色素沈着 17, 92
メラノサイト 92
免疫異常による唾液腺炎 112

モ

盲孔 2, 11
毛細血管抵抗試験 109

網状型 66
網赤血球 106

ヤ

薬剤過敏症 105

ユ

ユーイング肉腫 194
疣贅状過形成 58
疣贅性癌 58, 77
癒合 24, 132
癒合歯 2, 12
癒合不全 24, 132
癒着 24, 132
癒着歯 2, 12
輸入感染症 167
弓倉の症状 169

ヨ

溶血性尿毒症症候群 105
溶血性貧血 104, 106
葉酸欠乏 104, 106
翼突下顎隙 36

ラ

癩 35
落葉性天疱瘡 98
ラケット状透過像 195

リ

リウマチ性顎関節炎 220
流行性耳下腺炎 112, 113, 117
良性血管周皮腫 58
良性腫瘍 59, 62, 194, 196, 208
良性セメント芽細胞腫 194, 196, 207
良性線維性組織球腫 194
良性軟骨芽細胞腫 196
良性リンパ上皮性疾患 58, 112, 113
リンパ管腫 28, 29, 58, 60, 64, 194
リンパ管肉腫 82
リンパ上皮性嚢胞 50, 52
リンパ性白血病 105

ル

類腱エナメル上皮腫 198
類腱線維腫 58, 194
類骨骨腫 194, 195
類上皮細胞 36
類上皮平滑筋肉腫 82
類天疱瘡 91, 98
類皮嚢胞 50, 51, 112
類表皮嚢胞 50, 51
類母斑基底細胞癌症候群 185

レ

裂創　31, 32
裂奇形　24, 26
裂型　24, 132
連続歯牙結紮法　160

ロ

瘻　36, 41
老人性萎縮　112
老人性紫斑病　105
弄唇癖　28
濾胞型　195
濾胞型エナメル上皮腫　198
濾胞性歯嚢胞　180
濾胞性リンパ腫　59

ワ

矮小歯　2, 11
和辻 - Denker 法　181, 189
ワルファリン剤投与　105, 109
ワンサンスピロヘータ　93

口腔顎顔面疾患カラーアトラス	定価　9,450円（本体9,000円＋税5％）

ⓒ 2000.11.26　第1版 第1刷	監　修　道　健一
2001. 8.23　第1版 第2刷	発行者　永末　摩美
2004. 4. 1　第1版 第3刷	印刷所　三報社印刷（株）
（検印廃止）	

発行所　株式会社　永末書店

〒602-8446 京都市上京区五辻通大宮西入五辻町 69-2　TEL 075-415-7280　FAX 075-415-7290
〒110-0005 東京都台東区上野 1-18-11 西楽堂ビル4F　TEL 03-3831-5211　FAX 03-5818-1375

ISBN 4-8160-1099-8 C3047

＊本書の無断複写（コピー）・複製・転載は著作権法上での例外を除き，禁じられています．